普通高等教育案例版系列教材

供药学、药物制剂、临床药学、中药学、制药工程、医药营销等专业使用

无机化学

案例版

第2版

主　编	张爱平　程向晖	
副主编	李雪华　王美玲　乔秀文	
编　委	(按姓氏笔画排序)	
	丁冶春(赣南医学院)	王美玲(内蒙古医科大学)
	叶建涛(中山大学)	乔秀文(石河子大学)
	任群翔(沈阳医学院)	杨小丽(长治医学院)
	李雪华(广西医科大学)	张爱平(山西医科大学)
	陈志琼(重庆医科大学)	苗兰兰(山西医科大学)
	苟宝迪(北京大学医学部)	赵先英(第三军医大学)
	徐　丽(广东药科大学)	高　静(牡丹江医学院)
	康　杰(福建医科大学)	程向晖(包头医学院)
	燕小梅(大连医科大学)	

科学出版社

北　京

郑 重 声 明

为顺应教学改革潮流和改进现有的教学模式,适应目前高等医学院校的教育现状,提高医学教学质量,培养具有创新精神和创新能力的医学人才,科学出版社在充分调研的基础上,首创案例与教学内容相结合的编写形式,组织编写了案例版系列教材。案例教学在医学教育中,是培养高素质、创新型和实用型医学人才的有效途径。

案例版教材版权所有,其内容和引用案例的编写模式受法律保护,一切抄袭、模仿和盗版等侵权行为及不正当竞争行为,将被追究法律责任。

图书在版编目(CIP)数据

无机化学 / 张爱平,程向晖主编. —2版. —北京:科学出版社,2017.1
ISBN 978-7-03-048852-7

I. ①无… II. ①张… ②程… III. ①无机化学-医学院校-教材 IV. ①O61

中国版本图书馆 CIP 数据核字(2016)第134157号

责任编辑:王 颖 / 责任校对:张怡君
责任印制:李 彤 / 封面设计:陈 敬

版权所有,违者必究。未经本社许可,数字图书馆不得使用

科学出版社 出版
北京东黄城根北街16号
邮政编码:100717
http://www.sciencep.com

北京虎彩文化传播有限公司 印刷
科学出版社发行 各地新华书店经销
*
2009年12月第 一 版 开本:787×1092 1/16
2017年1月第 二 版 印张:25 1/4 插页:1
2023年7月第十二次印刷 字数:683 000
定价:88.00元
(如有印装质量问题,我社负责调换)

前　言

　　案例版《无机化学》自2009年正式出版发行至今已近7年,经过多年使用,深受教师和学生的好评,很多院校在教学方面已经积累了宝贵经验,同时随着科学技术的迅猛发展,知识不断更新,教材内容须紧跟国家执业资格考试和研究生入学考试案例分析的命题方向,根据教育部药学专业的培养目标和培养医药应用型、创新型人才的要求,本教材进行了本次修订工作。

　　《无机化学》是高等医药院校药学类专业的一门重要基础课,同时它对后续的化学课程和专业课程起着至关重要的作用。根据培养高素质应用型和创新型人才的要求,同时考虑到医药院校对本课程的要求及大学一年级学生的实际水平,本教材在内容选择和安排上保持了无机化学学科的科学性和系统性,避免了复杂的理论推导,文字叙述也力求深入浅出、通俗易懂,便于学生自主学习。本教材以创新精神为主,根据"三纲"(教学大纲、执业考试大纲、研究生入学考试大纲),以突出"三基"(基础理论、基本知识、基本技能)、体现"五性"(思想性、科学性、先进性、启发性、适用性)和"三特定"(特定的对象、特定的要求、特定的限制)为编写思路,知识点明确,使学生好学,教师好教;注重创新能力和实践能力的培养,为学生知识、素质、能力协调发展创造条件;将教学改革和教学经验融入教材,使学生在尽可能短的时间内掌握所学课程的知识点,培养学生的自主学习能力。

　　本教材在内容选编方面,具有以下特点:

　　(1) 注重理论联系实际和专业需要。本教材重点阐述了与医药学等领域紧密相关的内容,如溶液理论、酸碱平衡、沉淀溶解平衡、氧化还原平衡、配位平衡;化学热力学、化学平衡和化学反应速率;原子结构理论、分子结构理论和离子键概念;元素化学概念以及s区、p区、d区、ds区和f区元素的一般性质和常见化合物,元素的生物学效应和常用药物。

　　(2) 在不改变现有教学体制的情况下,每章增加了3~5个与该章相关的案例,大多数案例来自于药学或医学的真实例子,描述案例后根据案例提出相关问题,启发学生思维,并结合理论知识对案例进行相应的分析和总结,这样既能激发学生的学习兴趣,又能拓展学生的知识面。

　　(3) 在每章开始给出学习目标,使学生明确需要掌握、熟悉和了解的知识点。每章的后面给出本章小结,使学生很快掌握学习要点。

　　(4) 本教材在附录表格中选用了相关的常用物理化学数据,这些资料引自当今国际上权威期刊或手册的最新数据资料。

（5）本教材根据60~90学时教学计划编写，各院校可以根据专业需要和教学时数，对相关内容进行取舍。

此外，本教材中每章后的习题都配有参考答案，请扫描封底二维码获取。

本教材在编写过程中参考和借鉴了部分著作、教材和文献，在此向有关作者表示感谢；同时得到科学出版社的大力支持，各编者所在学校也给予了支持和帮助，在此谨向他们致以诚挚的谢意。

本教材可作为药学、药物制剂、临床药学、医学检验专业及其他相关专业的教材或参考书，也可供社会读者自学。

本教材的编写力求做到开拓创新、尽善尽美，但由于时间紧迫、编者水平有限，虽经多次修改和校对，书中仍难免有不妥之处，敬请同行和读者批评指正。

编　者

2016年5月20日

目　　录

前言

第一章　绪论 (1)
　　第一节　无机化学的发展和研究内容 (1)
　　第二节　无机化学与药学 (3)
　　第三节　无机化学课程的基本内容和学习方法 (5)

第二章　化学热力学基础 (7)
　　第一节　热力学的一些基本概念 (8)
　　第二节　热力学第一定律和化学反应热效应 (11)
　　第三节　化学反应的方向性 (19)

第三章　化学平衡 (33)
　　第一节　化学平衡 (34)
　　第二节　化学平衡的移动 (37)

第四章　化学反应速率 (43)
　　第一节　化学反应速率及其表示方法 (43)
　　第二节　反应机理和反应级数 (45)
　　第三节　化学反应速率理论简介 (49)
　　第四节　温度对化学反应速率的影响 (52)
　　第五节　催化剂和酶 (53)

第五章　溶液 (58)
　　第一节　溶解 (58)
　　第二节　混合物的组成标度 (61)
　　第三节　稀薄溶液的依数性 (64)
　　第四节　强电解质溶液 (79)

第六章　弱电解质与酸碱平衡 (85)
　　第一节　弱电解质溶液的解离平衡 (85)
　　第二节　酸碱理论 (90)
　　第三节　酸碱溶液 pH 的计算 (98)

第七章　缓冲溶液 (108)
　　第一节　缓冲溶液的概念及组成特点 (108)
　　第二节　缓冲溶液的 pH (109)
　　第三节　缓冲作用原理 (113)
　　第四节　缓冲容量和缓冲范围 (115)
　　第五节　缓冲溶液的配制 (117)
　　第六节　缓冲溶液在医药中的应用 (119)

第八章　难溶强电解质的沉淀溶解平衡 (123)
　　第一节　难溶强电解质的沉淀溶解平衡 (123)
　　第二节　影响沉淀溶解平衡的因素 (126)
　　第三节　沉淀溶解平衡在医药中的应用 (135)

第九章　氧化还原与电极电势 (139)
　　第一节　氧化还原反应的基本概念 (139)
　　第二节　原电池与电极电势 (141)
　　第三节　影响电极电势的因素 (148)
　　第四节　电极电势和电池电动势的应用 (151)
　　第五节　元素电势图 (157)

第十章　原子结构和元素周期律 (163)
　　第一节　氢原子的 Bohr 模型 (164)
　　第二节　氢原子的量子力学模型 (167)
　　第三节　多电子原子的结构 (175)
　　第四节　原子的电子组态与元素周期表 (178)

第十一章 离子键、共价键和分子间作用力 （189）
- 第一节 离子键和离子晶体 （189）
- 第二节 共价键理论 （196）
- 第三节 分子间作用力 （216）

第十二章 配位化合物 （223）
- 第一节 配位化合物的基本概念 （223）
- 第二节 配合物的化学键理论 （227）
- 第三节 配位平衡 （237）
- 第四节 螯合物与影响配合物稳定性的因素 （243）
- 第五节 配合物在医药中的应用 （246）

第十三章 生命活动与化学元素 （250）
- 第一节 人体内元素的组成、分类和作用 （250）
- 第二节 几种常见有毒元素 （253）
- 第三节 化学元素与癌症 （255）

第十四章 s 区元素 （258）
- 第一节 氢 （258）
- 第二节 碱金属和碱土金属的单质 （263）
- 第三节 碱金属和碱土金属的化合物 （269）
- 第四节 锂和铍的特殊性和对角线规则 （276）
- 第五节 钾、钠、钙、镁和锂的生物学效应 （278）

第十五章 p 区元素 （281）
- 第一节 硼族元素 （281）
- 第二节 碳族元素 （285）
- 第三节 氮族元素 （292）
- 第四节 氧族元素 （301）
- 第五节 卤素 （308）
- 第六节 稀有气体 （315）

第十六章 d 区元素 （318）
- 第一节 过渡元素概述 （318）
- 第二节 钛与钒 （321）
- 第三节 铬、钼和钨 （324）
- 第四节 锰 （328）
- 第五节 铁系元素 （331）
- 第六节 铂系元素 （336）
- 第七节 d 区元素生物学效应及常用药物 （337）

第十七章 ds 区元素 （342）
- 第一节 铜族元素 （342）
- 第二节 锌族元素 （348）
- 第三节 生物学效应及常用药物 （352）

第十八章 f 区元素 （358）
- 第一节 镧系元素 （358）
- 第二节 锕系元素 （368）

主要参考文献 （374）

附录 （376）
- 附录一 我国的法定计量单位 （376）
- 附录二 一些物理和化学的基本常数 （378）
- 附录三 弱酸（弱碱）在水中的解离常数 （379）
- 附录四 一些难溶化合物的溶度积（298.15 K） （381）
- 附录五 一些金属配合物的累积稳定常数 （382）
- 附录六 一些物质的基本热力学数据 （384）
- 附录七 一些电对的标准电极电位（298.15K） （390）

中英文词汇对照表 （392）

元素周期表

第一章 绪 论

第一节 无机化学的发展和研究内容

一、化学是研究物质物理与化学变化的科学

化学(chemistry)是自然科学的一个分支,它是研究物质及其变化规律的一门科学。

物质可分为实物和场。实物包括宏观物质和微观物质两类,宏观物质是指肉眼可看到的物质或物体,如课本、书桌、太阳等;微观物质一般是指肉眼不能直接看到的物质,如分子、原子、电子等。场是物质存在的另一种基本形式,包括一切形式的能量。场虽然是无形的,但可以在一定条件下转化为有形物质,同时可在实物间或实物与非实物间互相传递和相互作用,例如,光可以在实物与非实物间传递,也可在实物与实物间传递;又如,物质燃烧可从有形的物质转化为无形的热。

每种物质都有其特定的结构和性质,而且可以发生变化。

(1) 1941 年,美国科学家 Anderson(安德森)用中子轰击 Hg 得到了 Au,其变化式为:

$$^{196}_{80}Hg + 2^{1}_{0}n \longrightarrow ^{197}_{79}Au + ^{1}_{1}H$$

又如核反应:$^{235}_{92}U + ^{1}_{0}n \longrightarrow ^{142}_{56}Ba + ^{91}_{36}Kr + 3^{1}_{0}n$

(2) 氢气与氧气反应生成水,其反应式为:

$$2H_2(g) + O_2(g) \longrightarrow 2H_2O(l)$$

上述两类反应均发生了物质变化和生成了新物质,均属化学变化,但它们有本质区别。前者原子核发生了变化,而后者原子核没有发生变化。

化学变化具有以下三个特征:

(1) 发生了质的变化。在化学变化中,不同分子中的原子重新组合——**生成新物质**,同时也是旧化学键断裂和新化学键生成的过程。例如,氢气与氧气反应生成了新物质水。

(2) 遵循质量守恒定律。即化学变化前后所有元素的原子核总数、核外电子数总数和总电荷数相等。如:

$$H_2(g)(2.016\ g) + 1/2\ O_2(g)(15.999\ g) \longrightarrow H_2O(l)(18.015\ g)$$

(3) 遵循"**能量守恒定律**"(热力学第一定律)。化学变化伴随着能量的变化,但反应过程中系统和环境的能量总和保持不变。例如,上述氢气与氧气反应生成水,破坏氢气和氧气分子中的化学键需要从环境中吸收 285.8 kJ·mol^{-1} 的能量,而生成水分子形成新的化学键则向环境释放 285.8 kJ·mol^{-1} 的能量。

因此,化学是在原子、分子、离子层面上研究物质的组成、结构、性质和它们之间的关系,是研究一种物质变为另一种物质的条件、方法及变化规律的科学。

化学是一门中心科学,其与许多其他科学领域紧密相关,这些领域包括:药学、生物学(生命科学)、环境科学、电子学、计算机科学、工程学、地质学、物理学、冶金学等。在这些相关的领域中,化学均发挥了十分重要的作用。化学家的任务是研究物质的变化规律,以此规律为原则研究和创新供人类衣、食、住、行的各种新方法和新型材料,如保证粮食供应和提高产量的新方法——制造农药和化肥用于农作物,又如制造新药,保障人类的健康等。

化学传统上分为无机化学、有机化学、物理化学和分析化学四个分支。随着科学的不断发展,

化学与各种学科如天文学、物理学、数学、生物学、医学、地质学等学科交叉融合,又形成了许多新的交叉学科,如高分子化学、核放射性化学、生物化学、药物化学、地球化学、环境化学、天体化学与宇宙化学、计算化学以及化学信息学等。

二、无机化学的发展过程和研究内容

无机化学(inorganic chemistry)是化学中最古老的分支学科之一。在人类历史早期,由于受当时生存条件和生产力水平的限制,化学研究多以实用为目的,它研究的对象主要为矿物等自然界的无机物。因此,早期的化学发展史几乎是无机化学的发展史。

原始人类已经知晓自然界存在的无机物的一些显著特性并加以利用,进行了制陶、炼铜、冶铁等与无机化学相关的活动。随着陶瓷器、铜器、铁器、食盐、焰硝、石灰、红矾、黄矾等几十种无机物生产过程的发展,人类已掌握了很多无机化学的知识和技术。

古代的炼丹术是希望将丹砂(硫化汞)之类的药剂变成黄金,并炼制出长生不老之丹的方术。炼丹家关于无机物变化的知识主要来自于实验,他们设计发明了加热锅、熔化炉、蒸馏器、研磨器、过滤装置等实验用具。他们所追求的目标虽荒诞,但所用的操作方法和积累的实践经验,却成为化学科学发展的基础。

近代无机化学的建立标志着近代化学的创始。1661年,英国化学家 R. Boyle(波义耳)阐述了元素和化合物的区别,首次提出元素是一种不能再分解的简单物质,这些新概念和新观点,对近代化学的发展做出了重大贡献。1789年,法国化学家 A. L. Lavoisier(拉瓦锡)推翻了燃素学说,创立氧化说以解释燃烧等实验现象,从实验的角度验证并总结了质量守恒定律,使化学从定性转为定量,为近代化学奠定了基础。1803年,英国化学家 J. Dalton(道尔顿)提出原子学说,认为化学元素由不可分的微粒原子构成,同种元素的原子性质和质量均相同,不同元素原子的性质和质量各不相同,不同元素化合时,原子以简单整数比结合,推导并用实验证明倍比定律。原子学说提出后,化学不再以实用为目的,而被确定为科学。

随后无机化学家发现了多种新元素,到19世纪30年代,新元素已达60多种。俄国化学家 D. I. Mendeleev(门捷列夫)研究了这些元素的性质,发现其性质随元素原子量的增加呈周期性变化,并于1869年提出了元素周期律。元素周期律揭示了化学元素隐含于自然系统的分类,对元素及化合物性质的系统研究起了指导作用,成为现代无机化学的基础。此后,无机化学的研究重点转移到无机化合物的提取、制备、化学性质及应用等方面。

20世纪50年代开始,随着原子能、电子工业和计算机行业的崛起,无机化学研究进入了一个崭新的时代。在发现许多新型结构化合物的同时,建立了相关的新概念、新方法、新理论和新领域。至此,一个比较完整的、具有雄厚实验和理论基础的现代无机化学新体系得以形成。

现代无机化学的研究内容极其广泛,它包括所有元素及其化合物(包括无机与有机结合的生物无机化合物)的组成、结构、性质和变化规律,其中结构表征、化学反应的热力学和动力学参数等方面的测定与分析,已融合了众多的现代物理实验方法及理论。

现代无机化学始于一些新理论的建立和新物理方法的发现,例如,量子力学的产生和原子结构理论的形成、化合物的价键理论和分子轨道理论的建立及配合物的晶体场理论等都是现代无机化学的理论基础。运用现代物理实验方法,如X射线、中子衍射、电子衍射、磁共振、光谱、质谱、色谱等,使无机物的研究由宏观深入到微观,同时进入到宏观与微观之间的介观——纳米,将物质的宏观性质与其微观结构相联系。

到了21世纪,无机化学得到了更深入、更全面的发展。此时的无机化学构筑了微观分子与宏观物质之间的多层次的桥梁和通道,打通了微观、介观、宏观的通道,将无机材料研究与物理学相结合,使芯片制作与电子元器件研究达到了前所未有的应用前景与发展速度。在超分子或泛分子的水平上,构筑起分子、液体以及生命体液之间多层次结构的桥梁和通道。为此,我国著名的无机化学家徐光宪将21世纪的化学发展趋势概括为"五多",即多学科交叉、多层次研究、多尺度探索、多整合发展和多方法协作攻关。

今天,随着现代化学内容的拓宽和与其他学科的更深融合,产生了更多分支,如配位化学、现代无机合成、生物无机化学、原子簇化学、固体无机化学、无机材料化学、稀土化学、同位素化学等。其中无机材料化学、生物无机化学、有机金属化学已经成为无机化学最活跃的一些领域,而物理无机化学、无机高分子化学、地球化学、宇宙化学、稀有元素化学等新型边缘学科也都生机勃勃。

第二节 无机化学与药学

无机化学与药学关系密切,早在公元前2000~3000年,古埃及和中国已开始将无机化合物作为药物使用,如铜和金等金属经常被使用。我国明代李时珍著的《本草纲目》收载的药物有1892种,其中矿物类药达222种。矿物药是中药的重要组成部分,其主要成分是天然或人工合成的无机物及金属单质。如轻粉(氯化亚汞)、砒霜(三氧化二砷)、炉甘石(碳酸锌)、绿矾(氯化亚铁)、食盐(氯化钠)、朴硝(硫酸钠)、石膏(硫酸钙)等,这些物质作为药物一直沿用至今。2015年版《中华人民共和国药典》(以下简称《药典》)收载的无机药物就达四十多种。

近代医药学上用于临床的最具代表性的无机药物是具有抗肿瘤作用的铂配合物以及用于抗风湿性关节炎的金化合物。其中顺式二氯二氨合铂(Ⅱ)(简称顺铂),自20世纪60年代发现、70年代用于临床以来,已有了第二代的卡铂、第三代的奥沙利铂等一系列铂的配合物用于肿瘤治疗和研究。另外金化合物在我国古代就已经开始使用,一般作为关节炎的治疗药,目前广泛应用于治疗风湿性关节炎的是金的硫醇类化合物和含磷的金化合物。除此之外,金的化合物还被用于治疗结核病。例如,20世纪初合成的二氰合金配合物$K[Au(CN)_2]$,近年来又发现其具有抗肿瘤和抗艾滋病活性。另外,一些非铂类配合物的抗肿瘤药是目前临床上治疗生殖泌尿系统及头颈部、食管、结肠等部位癌症的有效抗癌广谱药,如含铋化合物作为治疗胃溃疡的药物已经在临床上使用多年。

除了治疗性药物的研究以外,放射造影诊断药物的研究是另一个发展比较成熟且意义重大的分支。自Paul Lauterbur(保罗·劳特布尔)首次实现**磁共振成像**(magnetic resonance imaging,MRI)以来,这种先进的影像诊断技术在医学领域得到迅速发展和广泛应用,各种磁共振造影剂成为人们研究的热点。磁共振造影剂分为顺磁性造影剂、铁磁性造影剂和超顺磁性造影剂三类,其中临床应用较多的是顺磁性造影剂钆喷酸葡胺,但它在体内的分布没有特异性,且消除太快,随后又开发出超顺磁性造影剂氧化铁。

无机化学是药学类专业课程中的第一门化学基础课,它既和中学化学相连,又为后续其他化学和药学课程学习打下基础,承前启后,对实现药学专业的培养目标起着至关重要的作用,也是今后从事药学专业工作所必须掌握的课程。无论在理论课学习还是实验室工作或生产实践中,均应用到许多无机化学的知识与理论规律,下面举两个例子说明。

案例1-1

2001年12月14日,在某医院内科病房,护士给一患者静脉滴注阿莫西林钠克拉维酸钾后,接着滴注乳酸环丙沙星氯化钠注射液,当两种药物在输液器混合接触后,出现大量微黄色的针状结晶沉淀,而输液瓶中的剩余乳酸环丙沙星注射液仍澄清。经实验测定:阿莫西林钠克拉维酸钾注射液的pH为8.76,当pH降至6.59时产生浑浊,pH低于4.13即有微黄色的针状结晶析出。因此,阿莫西林钠克拉维酸钾注射液与pH较低的药物乳酸环丙沙星(pH 3.5~4.5)、庆大霉素(pH 4.0~6.0)配伍时即出现沉淀。滴加NaOH试液后,溶液变为澄清。

> **问题：**
> 1. 如何划分药物的酸碱性？
> 2. 如何测定或计算溶液的pH？
> 3. 物质在溶液中形成沉淀，或沉淀的溶解与什么因素有关？如何控制？

> **案例 1-2**
> 　　在维生素C注射液的制备实验中，首先在配制容器中加处方量80%的注射用水，通CO_2至饱和，加维生素C 104 g溶解后，分次缓缓加入$NaHCO_3$ 49.0 g，搅拌使完全溶解，加入预先配制好的含依地酸二钠（EDTA 二钠盐）0.05 g和Na_2SO_3 2.0 g的水溶液，搅拌均匀，调节药液pH在6.0~6.2，添加CO_2饱和的注射用水至1000 mL，用垂熔玻璃漏斗与膜滤器过滤，溶液中通CO_2，并在CO_2气流下灌封，最后于100℃流通蒸汽15 min灭菌。
>
> **问题：**
> 1. 在制备维生素C注射液时，为什么要加入较大量的$NaHCO_3$？
> 2. 加入依地酸二钠和Na_2SO_3的作用是什么？
> 3. 在制备的整个过程中，为什么要通入CO_2？

　　无机化学中的很多基本理论和基础知识与药学的理论、实验以及生产密切相关。例如，利用元素的原子结构理论与分子结构理论推测物质的分子结构、理化性质和生物活性，这是现代药物分子设计的基本方法之一。又如，研究药物在胃液中的存在状态与胃液中各种因素的关系时，常配制人工胃液进行模拟实验，固定或改变人工胃液的pH以反映被试药物的存在状态和组成变化，需要应用溶液的酸碱理论知识。消化道溃疡的症状之一是胃酸分泌过多，药物治疗方法之一是利用制酸剂中和胃酸，利用了简单的酸碱反应。根据这一反应机制，可以利用一些碱性药物如氢氧化铝等治疗胃溃疡。

　　此外，化学动力学更是无机化学理论在药学中最紧密应用的分支之一，其常用于衡量药物在体内的吸收、分布、代谢及清除等。其中生物半衰期反映了药物在体内消除（排泄、生物转化及储存等）的速度，表明药物在体内的时间与血药浓度间的关系，它是衡量药物从体内消除快慢的指标。

> **案例 1-1 分析**
> 　　上述因药物的配伍使用不当而出现的问题在临床中偶尔会遇到，为保证临床用药的安全性及有效性，应注意不同药物溶液的pH差异，避免因药物溶液pH的改变所造成的不良后果。可以在本书的"弱电解质与酸碱平衡"以及"难溶电解质的沉淀溶解平衡"章节的学习中得到问题的解答。

> **案例 1-2 分析**
> 　　维生素C分子中有烯二醇式结构，显强酸性，注射时刺激性大，产生疼痛，加入$NaHCO_3$可以使其部分中和为钠盐，调节维生素C至稳定的pH 6.0，以减轻疼痛，并增强本品的稳定。
> 　　维生素C易氧化水解，原辅料的质量是影响维生素C注射液的关键，空气中的氧气、溶液pH和金属离子（特别是铜离子）对其稳定性影响较大。因此，处方中加入抗氧剂Na_2SO_3、金属离子螯合剂（EDTA 二钠盐）及pH调节剂，并在工艺中采用充惰性气体CO_2等措施，尽量避免药液与金属器皿接触，减少氧化，以提高产品稳定性。通过学习氧化还原反应及配位化合物理论知识，我们就可以获得上述问题的答案。

第三节　无机化学课程的基本内容和学习方法

一、无机化学课程的基本内容

无机化学课程内容分为基本理论和元素各论两大部分。

基本理论主要包括三部分：

（1）物质的结构理论（原子结构、分子结构、晶体结构和配合物结构），揭示物质构成的规律、物质结构与性质的关系，有助于理解物质变化的本质，预测物质的性质，为药物分子设计提供科学依据。

（2）化学反应的平衡原理（酸碱平衡、沉淀-溶解平衡、氧化还原平衡和配位平衡），定量描述酸碱反应、沉淀-溶解反应、氧化还原反应和配位反应进行的程度或限度。

（3）化学热力学和化学动力学基础等，预测化学反应的方向，阐明反应机理。

元素各论主要介绍周期表中各族重要元素及其化合物的组成、结构、性质及其规律和应用方面的知识。

二、无机化学的学习方法

（一）基本理论的学习方法

基本理论是无机化学课程的精髓，必须熟练掌握。学习这部分内容时，要弄清基本概念，弄懂基本原理，在理解的基础上掌握这些知识。对每一个理论和概念，需了解其提出的背景、解释现象采用的方法、实际应用以及其局限性等，从而建立无机化学学科的思维模式。不要单纯地死记硬背和片面地考虑问题，应将学过的知识有机联系起来，这样既有利于深入了解和掌握所学的内容，又有利于运用所学无机化学知识解决自然和生产实践中的相关问题，开创新的应用领域，此外还要敢于对现有理论及知识提出疑问或提出新的观点，培养发散性、批判性思维及独立分析和解决问题的能力。例如，在学习"离子键、共价键和分子间作用力"一章时，能运用价层电子对互斥理论推断一些简单化合物的几何构型，并用杂化轨道理论加以解释，利用分子轨道理论确定一些双原子分子或离子的电子排布式，能给出分子的键型、键数、键级、磁性等结构信息及其稳定性；应用分子间作用力理论可以解释或判断物质的熔沸点、溶解性等规律。学习方法中，无机化学在医药学中的应用是不可或缺的内容，是药学研究与应用的必需内容，否则会出现为了学化学而学化学的局限。

（二）元素各论的学习方法

元素各论部分主要讨论元素及其化合物的存在、性质、制备和用途，其中性质是最基本的内容，包括物质的酸碱性、溶解性、热稳定性、氧化还原性质和配位反应等。

这部分涉及的元素和化合物及描述性内容较多，初学者往往感到记不住和抓不住要领。因此，对于元素各论的学习，需要剖析元素化学知识的体系，理清脉络，抓住重点。可采用类比法前后联系和归纳总结，找出规律，使这部分内容学习系统化。一方面将无机化学的基本理论应用于具体的元素和化合物的学习中，推断或解释物质的结构和性质；另一方面通过元素和化合物的结构和性质反过来验证并加深对基本理论的理解。例如，能根据原子结构理论写出某一元素原子的电子组态，确定其在周期表中的位置，预测其电负性、电离能、原子半径大小以及常见的氧化值，结合分子结构理论推测该元素单质的金属性或非金属性和化合物酸碱性的变化规律。

（三）无机化学实验的学习方法

化学是一门实验性很强的科学，掌握无机化学实验的基本操作技能，不但能够为后续实验课打下基础,为未来解决实际问题做准备,也是每个从事药学专业的科技工作者必须具备的基本功。

对于无机化学实验的学习,需要掌握正确的实验设计和规范的实验操作,客观准确地观察现象,正确记录和合理处理实验数据等。学会应用无机化学理论知识指导和解决实际问题,用实践验证理论。通过设置预习问题,让学生查阅资料,理清实验设计的思路和原理,设法解决实验中的各种问题与障碍,尽可能减小实验误差和提高实验的准确度,并转化学生被动学习的角色,使学生成为实验的设计者和参与者,从而培养学生的综合实验技能。

(四)学习方法实施的具体步骤

无机化学课程内容多,学时有限,而在有限的时间内,掌握所学知识,应掌握正确的学习方法,提高学习效率。为此,需做到以下几点:

1. 课前认真预习　在预习中,针对案例问题,先通读课本,再细读,同时查阅参考资料,找出答案。将存留的疑难问题记下,带到课堂上。这样听课目的更明确,注意力更集中,针对性更强。它可以培养我们的自学能力和主动学习的好习惯。

2. 课堂专心听课　听课是大学学习中一个非常重要的环节,听课时要紧跟老师的思路,手脑并用,做好听课笔记,记录重点和难点部分。学习老师分析问题的思路和解决问题的方法。它有助于提高我们分析和解决问题的能力。

3. 课后及时复习　复习是一个知识再现和巩固的过程。课后以最简洁的文字或关键词概括每章的概念或定律,寻找各概念间的联系,分清各定律的使用条件,总结概念与定律的关系,使整章书的内容形成一个清晰的网络,更加条理化和系统化,使课本从厚读薄。同时选择性地练习每章后的习题。先认真审题,然后从不同的角度和层次考虑,运用不同的方法进行分析研究,获得最佳解题方法。通过复习和练习,我们可以巩固所学知识,并真正理解和灵活应用所学知识。此外,我们还可以利用图书馆和网络上的辅导书籍及参考资料,不但能从中寻找疑难问题的答案,还能开阔视野,拓展知识。

(张爱平)

第二章 化学热力学基础

学习目标

掌握 Hess 定律、化学反应热的几种计算方法和化学反应熵变以及 Gibbs 自由能变的计算,能正确运用 Gibbs 自由能变判断化学反应的方向和限度。

熟悉 热力学能、焓、熵、Gibbs 自由能等状态函数及改变量的物理意义,自发过程的基本特点,化学反应的等温方程式。

了解 反应进度的概念、可逆过程及其基本特点。

案例 2-1

在自然界中,我们可以观察到许多能够自动发生的变化,如水从高处自动地流向低处,直到水位差等于零;气体自动地从压力大的一方向压力小的一方扩散,直到无压力差为止;热自动地从高温物体传递到低温物体,直到没有温差为止。对于一个化学反应,如

$$C_6H_{12}O_6(s) + 6O_2(g) \xrightleftharpoons{?} 6CO_2(g) + 6H_2O(l)$$

该反应会自动地向哪个方向进行?反应过程中的能量又如何变化?

问题:
1. 在一定条件下,如何判断一个化学反应能否自发进行?
2. 若能发生,它进行到什么程度?其能量如何变化?
3. 改变温度、压力等外界条件,对反应将产生什么影响?

热力学(thermodynamics)是研究宏观过程中各种形式的能量转化规律的科学。19 世纪建立的热力学第一定律和第二定律奠定了热力学的基础,20 世纪初建立的热力学第三定律使热力学趋于完善。热力学第一定律和第二定律是经验定律,但至今尚未违背热力学第一定律和第二定律的事件发生。应用热力学的原理和方法来研究化学反应过程中物质和能量变化规律的学科称为**化学热力学**(chemical thermodynamics)。其主要任务就是研究和解决化学反应的能量转化及规律以及反应的方向和限度。

热力学只讨论系统物质的宏观性质和规律,处理原子和分子的大量集合的统计行为和性质。根据热力学的基本定律所推导的结果,均能严格地与事实相符,具有高度的可靠性和普遍性。但它不考虑物质的微观结构和反应进行的机制。因此,对于涉及微观结构的性质,如反应速率和反应历程,热力学则不能做出本质的具体解答。

化学热力学对药物的研究、生产和使用等环节具有重要的指导作用。在设计和选择药物合成的路线、中药制药、药剂配制、中药成分的提取和分离等时,都需要化学热力学的基本理论和方法。本章旨在学习化学热力学的初步知识,并说明如何应用这些知识判断化学反应自发进行的方向和限度。

第一节 热力学的一些基本概念

一、系统与环境

用热力学方法研究问题时,首先要确定研究的对象及其范围。为此,通常把一部分物体和周围其他物体划分开来,作为研究的对象。被划作研究对象的这一研究范围称为系统(system)。而系统以外,与其密切相关的部分称为**环境**(surrounding)。例如,如果研究硝酸银和氯化钠在水溶液中的反应,则溶液就是系统,而盛溶液的烧杯和溶液上方的空气等就是环境。

根据系统和环境之间物质和能量的交换情况不同,可以将系统分为以下三种类型:

(1) **敞开系统**(opening system):系统与环境之间既有物质交换,又有能量传递的系统称为敞开系统,又称为开放系统。

(2) **封闭系统**(closed system):系统与环境之间只有能量交换,没有物质交换的系统称为封闭系统。

(3) **孤立系统**(isolated system):系统与环境之间既无物质交换,也无能量交换的系统称为孤立系统。孤立系统又称为隔离系统。

这种分类是人为的,并不是系统本身有何本质上的不同。例如,以敞口的一杯热水作为研究对象,则该系统为敞开系统,因为杯中的水分子可以逸散到空气中,而空气中物质也可以溶于水中,同时能量也可以传递到环境中。如果给其加密封盖,这时杯子内外只有能量交换而无物质交换,因此该系统为封闭系统。若将热水置于具塞的保温瓶中,此时,则可近似地把系统看做是与环境既无物质交换、又无能量交换的孤立系统。

自然界中绝对的孤立系统是不存在的。即使保温瓶的绝热效果再好,也不可能绝对隔热,但当这种影响降低到可以忽略不计的程度时,则可以近似地被认为是孤立系统。

二、状态和状态函数

一个系统的**状态**(state)是系统所有的物理性质和化学性质的综合表现,这些性质都是宏观的物理量,又称为系统的宏观性质。例如,表明气体状态的物理量有压力、体积、温度和组分的物质的量等。当这些物理量都有确定值时,该系统则处于一种确定的状态。如果系统的任何一种性质发生了变化,系统则从一种状态过渡到另一种状态。系统发生变化前的状态称为**始态**(initial state),变化后的状态称为**终态**(final state)。这些决定系统状态的物理量称为**状态函数**(state function)。例如,理想气体的基本性质由压力(p)、体积(V)、温度(T)和物质的量(n)四个物理量所决定,这四个物理量均为系统的状态函数。

状态函数具有以下特征:

(1) 系统状态一定,状态函数则有唯一确定的值。系统的状态函数发生改变,则系统的状态发生改变。

(2) 系统发生变化时,状态函数的改变只取决于系统的始态和终态,而与系统所经历的变化途径无关;系统一旦恢复到原来状态,状态函数也恢复到原来的数值。

系统的状态函数(性质)可分为两类。一类为**广度性质**(extensive property),也称容量性质,如体积 V、物质的量 n、质量 m 及后面将介绍的热力学能、焓、熵、自由能等都是广度性质,其数值与系统中物质的数量成正比,具有加和性。例如,50 mL 水与 50 mL 水相混合,其总体积为 100 mL。另一类为**强度性质**(intensive property),如温度、压力、密度等都是强度性质,其数值与系统中物质数量无关,不具有加和性。例如,323.15 K 的水与 323.15 K 的水相混合,水的温度仍为 323.15 K。

两种广度性质相除后,即成为强度性质。如体积除以物质的量得到的摩尔体积、质量除以体积得到的密度都是强度性质。

应该指出,描述一个系统所处的状态没必要把所有的状态函数都一一列出,因为这些状态函数间往往有一定的联系。描述这种联系的函数表达式称为状态方程。只要确定几个状态函数的值,通过状态方程,则可以确定其余状态函数的值。例如,描述理想气体所处的状态时,只要知道温度 T、压力 p、体积 V,就可以根据理想气体的状态方程 $pV = nRT$,确定此理想气体的物质的量 n。通常选择所研究的系统中易于测定的几个相互独立的状态函数来描述系统的状态。

三、过程和途径

热力学系统中状态发生的一切变化称为热力学过程,简称**过程**(process)。例如,气体的膨胀与压缩、液体的蒸发和凝固、化学反应等都是热力学过程。完成这个过程的具体步骤则称为**途径**(path)。热力学中常见的变化过程有:

(1) **等温过程**(isothermal process):在环境温度恒定下,系统的始态与终态温度相同且等于环境温度的过程($\Delta T = 0$)。

(2) **等压过程**(isobaric process):在环境压力恒定下,系统始态与终态压力相同且等于环境压力的过程($\Delta p = 0$)。

(3) **等容过程**(isovolumic process):在整个变化过程中,系统的体积始终保持不变的过程($\Delta V = 0$)。

(4) **绝热过程**(adiabatic process):在整个变化过程中,系统与环境之间没有热传递的过程($Q = 0$)。

(5) **循环过程**(cyclic process):系统由某一状态出发,经过一系列变化,又回到原来状态的过程。显然状态函数经过循环过程其变化值为零。

系统由始态变到终态,可以经由不同的方式,即经由不同的途径。尽管所经历的途径不同,但状态函数总的变化值却是相同的。当系统从某一状态转变到另一状态时,状态函数的改变只与最初和最终的状态有关,而与转变的途径无关。

四、热 和 功

(一) 热和功

系统在变化过程中,各系统之间或系统和环境之间交换能量的方式有两种,一种是**热**(heat),一种是**功**(work)。

在热力学中,热是由于温度不同而在系统和环境之间传递的能量,常用符号 Q 表示,单位为 J 或 kJ。热力学规定:系统从环境吸收热量,Q 为正值,即 $Q > 0$;系统向环境释放热量,Q 为负值,即 $Q < 0$。除热以外,系统和环境之间的其他被传递的能量称为功,常用符号 W 表示。功可分为体积功(W_e)和非体积功(W_f)两种,电功、机械功、表面功等属于非体积功。功的单位为 J 或 kJ。系统对环境做功,功为负值,即 $W < 0$。环境对系统做功(即系统从环境得功),功为正值,即 $W > 0$。

体积功(volume work)是因系统体积变化而引起的系统与环境之间交换的功。体积功在热力学中具有特殊的意义,因为化学热力学讨论化学变化及相变化,而参加化学变化及相变化的系统经常是只受外压作用的系统,它们与环境之间交换的能量,除热量外,其做功的方式一般是体积功。如图 2-1 所示,是系统做体积功的示意图。

图 2-1 中所示的气缸是一导热性能极好、内部充满一定量理想气体的系统。若环境温度为 T,由于环境极大,可认为其温度基本不变。气缸壁的导热性能极好,可以认为系统和环境的温度相同,即发生等温过程。假设活塞的截面积为 A,活塞与气缸壁之间无摩擦力,当理想气体等温膨胀时,系统反

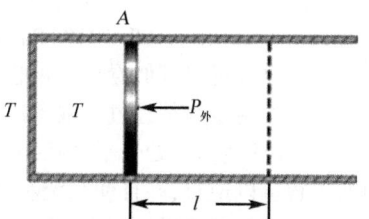

图 2-1 理想气体等温膨胀示意图

抗外压 $p_{外}$ 对环境所做的功为

$$W = -F \times \Delta l = -(p_{外} \times A) \times \Delta l = -p_{外} \times (A \times \Delta l) = -p_{外} \Delta V$$

式中:F 为作用在活塞截面积上的外力;Δl 为活塞反抗外压移动的距离;ΔV 为气体膨胀的体积。

热和功都不是状态函数。因为热和功不是系统固有的性质,而是系统与环境传递的能量,只有在系统发生变化时才涉及热和功,热和功的数值大小与系统所经历的途径有关。因此,不能说系统含有多少热或含有多少功,而只能说系统发生变化时吸收(或放出)多少热,得到(或给出)了多少功。

(二) 可逆过程与最大功

如果某一过程发生后可以使系统和环境都恢复原状,则称此过程为热力学**可逆过程**(reversible process)。

以 1 mol 理想气体在真空环境中膨胀($p_{外} = 0$)为例,假设 1 mol 理想气体,从始态 $p_{始} = 100$ kPa,$V_{始} = 1.00$ dm^3,$T_{始} = 273.15$ K 出发,恒外压相当于 10 个 10 kPa 的砝码所施加的压力,共 100 kPa,膨胀到终态 $p_{终} = 100$ kPa,$V_{终} = 10.00$ dm^3,$T_{终} = 273.15$ K,采取不同的等温膨胀途径,分别计算其体积功。

(1) 一步恒外压膨胀至终态,即一次拿去 9 个砝码。

由于 $p_1 V_1 = p_2 V_2$,$V_2 = 10.0$ dm^3,系统反抗恒外压对环境所做的体积功:

$W_1 = -p_{外} \Delta V = -10.0 \times 10^3$ Pa$\times(10.0-1.0) \times 10^{-3}$ m$^3 = -90.0$ J

(2) 两步恒外压膨胀到终态,即第一步拿去 5 个砝码,外压变为 50 kPa,第二步,再拿去 4 个砝码,外压为 10 kPa。

由于 $p_1 V_1 = p_3 V_3 = p_4 V_4$,$V_3 = 2.0$ dm^3,$V_4 = 10.0$ dm^3,两步膨胀系统对外做的总体积功为:

$W_2 = W_\text{I} + W_\text{II}$
$= -50 \times 10^3$ Pa$\times(2.0-1.0) \times 10^{-3}$ m$^3 - 10 \times 10^3$ Pa$\times(10.0-2.0) \times 10^{-3}$ m^3
$= -130.0$ J

对比(2)和(1)可知,两步恒外压膨胀系统所做的体积功大于一步恒外压膨胀,由此可以认为恒外压膨胀步骤越多,系统对外所作的体积功就越大。

(3) 无穷多步恒外压膨胀。

设想相当于 100 kPa 砝码的极细砂粒一粒粒地减少,每减少一粒细砂,外压减少一无穷小量,即外压仅比系统的压力小 $\mathrm{d}p$,$p_{外} = p_{系} + \mathrm{d}p$ 状态,此时系统发生一步极微小的膨胀,体积变化 $\mathrm{d}V$,所做的微小体积功记为 δW。

$$\delta W = -p_{外}\mathrm{d}V = -(p_{系} + \mathrm{d}p)\mathrm{d}V = -p_{系}\mathrm{d}V - \mathrm{d}p\mathrm{d}V$$

经过无穷个步骤、无限长时间,该理想气体恒外压膨胀达到终态,所做的体积功为

$$W_3 = W_\mathrm{r} = \int_{V_{始}}^{V_{终}} \delta W = -\int_{V_{始}}^{V_{终}} p_{外}\mathrm{d}V = -\int_{V_{始}}^{V_{终}} p_{系}\mathrm{d}V - \int_{V_{始}}^{V_{终}} \mathrm{d}p\mathrm{d}V$$

忽略二阶无穷小量 $\mathrm{d}p\mathrm{d}V$,得到

$$W_3 = W_\mathrm{r} = -\int_{V_{始}}^{V_{终}} p_{外}\mathrm{d}V = -\int_{V_{始}}^{V_{终}} \frac{nRT}{V}\mathrm{d}V = -nRT\ln\frac{V_{终}}{V_{始}} = -p_0 V_0 \ln\frac{V_{终}}{V_{始}}$$

$= -100.0 \times 10^3$ Pa$\times 1.0$ dm$^3 \times \ln 10 = -230.3$ J

上述过程可以近似看作是可逆过程,可逆过程具有以下特征:

(1) 可逆过程是经过无限多次的微小变化步骤和无限长时间完成的。在每一步微小变化步骤中,系统和环境基本处于平衡状态,因而可以认为可逆过程是在无限接近于平衡的状态下完成的,因而过程可以逆行,并且使系统和环境都能恢复原状。

(2) 在等温可逆过程中,系统对环境做功最大,环境对系统做功最小,二者的绝对值相同,符号相反。

可逆过程是一种理想的极限过程和科学的抽象。实际上并不存在真正的可逆过程,而只能无

限地趋近于它,正像理想气体的意义一样。这个概念具有极为重要的理论意义。

五、热力学能

热力学能(thermodynamic energy)又称**内能**(internal energy),是系统内部物质所有能量的总和,用符号 U 表示,包括系统内分子或原子的位能、分子的势能、平动动能、转动能、电子运动动能、化学键能、分子间作用能、原子核能等。随着人们对物质结构层次认识的不断深入,还将包括其他形式的能量,但不包括系统整体运动的动能和在外力场中的势能。由于微观粒子运动的复杂性,至今仍无法确定一个系统热力学能的绝对值。但处于一定状态的系统,热力学能必定有一个确定的值,因此可以肯定热力学能是一状态函数。

既然热力学能是状态函数,其值只取决于系统的状态。当系统处于确定的状态,其热力学能就具有确定的数值,它的改变只与系统的始态和终态有关,而与变化途径无关。如果 $U_{始}$ 为系统始态的热力学能,$U_{终}$ 为系统终态的热力学能,则系统由始态变化到终态时,其热力学能的改变可表示为

$$\Delta U = U_{终} - U_{始} \tag{2-1}$$

若系统经一循环过程,则热力学能的变化值为零,即 $\Delta U = 0$。

> **案例 2-2**
>
> 生物体最基本的特征之一是物质代谢,伴随着物质代谢所发生的一系列能量转变即能量代谢,是生物体基本特征的另一方面。生物系统不断地从周围环境中摄取物质,经一系列生化(合成)反应,转变成自己所需的组分,又将原有的组分通过一系列生化(分解)反应变为废料,通过体内排泄,同时伴随能量变化和传递。如人体摄入淀粉后,在体内水解为葡萄糖,最后氧化为 CO_2 和 H_2O。葡萄糖在体内氧化释放出的能量是人体能量的主要来源之一,其放出的热量可以通过体外反应近似计算。葡萄糖在体外完全氧化反应为
>
> $$C_6H_{12}O_6(s) + 6O_2(g) = 6CO_2(g) + 6H_2O(l)$$
>
> **问题:**
> 1. 如何计算葡萄糖完全氧化为 CO_2 和 H_2O 的能量变化?
> 2. 1 mol $C_6H_{12}O_6$ 完全氧化为 CO_2 和 H_2O 能放出多少热?

第二节 热力学第一定律和化学反应热效应

一、热力学第一定律

(一)热力学第一定律

热力学第一定律(the first law of thermodynamics)也称作能量守恒与转化定律,可具体表述为:自然界的一切物质都具有能量,能量有各种不同的形式,能够从一种形式转化为另一种形式,从一个物体传递给另一个物体,但在转化和传递过程中,能量的总值不变。

热力学第一定律的数学表达式为

$$\Delta U = Q + W \tag{2-2}$$

式中:ΔU 为系统终态和始态间的热力学能差。

式(2-2)说明系统热力学能的变化等于系统从环境吸收的热与环境对系统所做的功之和。

(二)热力学能的变化与等容热效应

热力学第一定律的数学表达式中的功 W 包括体积功和非体积功两项,即

$$W = W_e + W_f$$

对于化学反应,在变化过程中一般只做体积功(在下面的讨论中,如不特别指明,W 将只表示体积功),即 $W_f = 0$。由于 $W_e = -p\Delta V$,所以热力学第一定律的数学表达式可写为

$$\Delta U = Q - p\Delta V \tag{2-3}$$

如果化学反应是在体积不变(等容)的条件下进行的,即 $\Delta V = 0$,根据热力学第一定律,则有

$$\Delta U = Q_v \tag{2-4}$$

式中:Q_v 为等温、体积不变条件下的等容反应热效应,其实质是表示热力学能的改变。由式(2-4)可以看出,在不涉及膨胀功的等容过程中,热量 Q_v 与热力学能的变化一样,只取决于系统的始态和终态,而与变化的途径无关。

由 $\Delta U = Q_v$ 可知,在等容过程中,系统不做功,所吸收的热量全部用来增加系统的热力学能,即在等容条件下,ΔU 等于系统吸收或放出的全部热量。化学反应的等容热效应的实验测定可以在弹式量热计中进行。弹式量热计装置如图 2-2 所示,常用来测定一些有机物燃烧反应的等容热效应。将有机物置于充满高压氧气的钢弹瓶中,用电火花引燃。由于反应在恒容密闭钢弹瓶中进行,产生的热使水和整个装置温度升高,其温度的升高值可由精密的温度计测定,搅拌器可使测得的温度值更加可靠。

水的温度升高 1 K 所吸收的热称为水的热容(heat capacity)。整个装置温度升高 1 K 所吸收的热称为装置的热容,其数值可用实验方法确定。因此,等容热效应为

$$Q_v = \Delta T(C_1 + C_2) \tag{2-5}$$

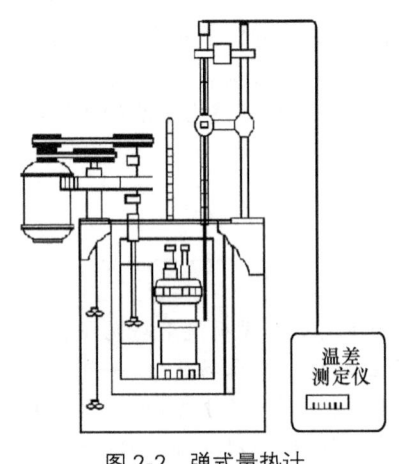

图 2-2 弹式量热计

式中:ΔT 为温度升高值;C_1 和 C_2 分别为水和装置的热容。

二、系统的焓和等压反应热效应

(一) 系统的焓

在实验室或生物体内进行的化学反应,一般都不是在等容下进行,而常在等压下进行,即在普通大气压下实现化学反应。这种情况下,系统的体积与热量同时发生变化。对于吸热反应而言,系统吸收的总热量,一部分用于对外做体积功($-p\Delta V$),而另一部分用于增加系统的热力学能(ΔU),即系统在等压、不做非体积功下,从始态变化到终态,有

$$\Delta U = Q_p + W_e$$

式中:Q_p 为系统在等压、不做非体积功下的等压反应热效应;U_1 和 U_2 分别为系统始态和终态的热力学能;W_e 为体积功,若系统抵抗外压做膨胀功,功为负值,即 $W_e = -p_外\Delta V$。上式可改写为

$$\Delta U = Q_p - p_外\Delta V \tag{2-6}$$

而 $\Delta U = U_2 - U_1$,$\Delta V = V_2 - V_1$,则

$$U_2 - U_1 = Q_p - p_外(V_2 - V_1)$$

等压过程有 $p_1 = p_2 = p_外$,代入上式可得

$$Q_p = (U_2 - U_1) + p_外(V_2 - V_1) = (U_2 + p_2 V_2) - (U_1 + p_1 V_1)$$

即

$$Q_p = (U_2 + p_2 V_2) - (U_1 + p_1 V_1) \tag{2-7}$$

在热力学中将 $(U + pV)$ 定义为**焓**(enthalpy),用符号 H 表示,即

$$H \xlongequal{\text{def}} U + pV \tag{2-8}$$

因为 U、p 和 V 都是状态函数,所以 H 也是状态函数,且有 $\Delta H = H_2 - H_1$。H 具有能量的单位,但它没有实际的物理意义,引入这个新的状态函数仅仅是为了热力学计算方便。

(二) 等压反应热效应

将式(2-8)中的 H 代入式(2-7),则
$$Q_p = H_2 - H_1 = \Delta H \tag{2-9}$$

式中:ΔH 为焓变;Q_p 为系统的等压反应热。

式(2-9)说明,等压反应热等于系统的焓变。由于不能确定系统热力学能 U 的绝对值,H 的绝对值也无法确定。但焓变 ΔH 却是可以测定的。大多数化学反应都是在等压、不做非体积功的条件下进行的,其化学反应的热效应 $Q_p = \Delta H$。因此,在化学热力学中,常用 ΔH 来表示等压热效应 Q_p。热量 Q 虽然不是状态函数,但在等压、不做非体积功的条件下,只取决于系统的始态和终态,与变化的途径无关。因此用一保温杯式量热计即可测定等压条件下的中和热、溶解热及其他溶液反应的热效应。其装置如图 2-3 所示。

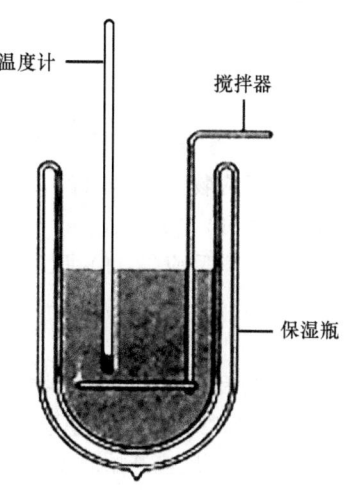

图 2-3 保温杯式量热计

(三) Q_p 与 Q_v 的关系

如果测定化学反应的热效应是在弹式量热计中进行,则实验测得的数据是等容热效应。而在保温杯式量热计中测得的数据是等压反应热。等容反应热和等压反应热有什么关系呢?同一反应的等容反应热和等压反应热是不同的,但二者之间存在着一定的关系。由式(2-6)及式(2-9)可得等容反应热和等压反应热的关系:

$$\Delta H = \Delta U + p\Delta V$$

据式(2-4)及式(2-9),上式可写成:

$$Q_p = Q_v + p\Delta V$$

相同温度下,若将系统的气体看成是理想气体,并忽略液体和固体的微小体积变化,根据理想气体状态方程可有

$$\Delta(pV) = \Delta(nRT) = \Delta n \cdot (RT)$$

则可得

$$Q_p = Q_v + \Delta n \cdot (RT)$$

也可以写成

$$\Delta H = \Delta U + \Delta n \cdot (RT) \tag{2-10}$$

式中:Δn 是气体生成物与气体反应物的物质的量之差。

如果反应体系内的反应物和产物均为液体或固体时,在反应过程中体积变化极小($\Delta V \approx 0$),$p\Delta V$ 可以忽略不计,这时,可以近似认为 $\Delta H \approx \Delta U$;对于反应前后气体的物质的量没有变化($\Delta n = 0$)的反应也可认为 $\Delta H \approx \Delta U$。

三、反应进度、热化学方程式与标准态

(一) 反应进度

对于同一个化学反应,若进行的程度不同,其产生的反应热也不相同。在讨论化学反应的热效应时,化学热力学中引入了一个物理量——**反应进度**(extent of reaction),是一表示化学反应进行程度的物理量,以符号 ξ 表示。

对任一化学反应：
$$aA + dD \rightleftharpoons gG + hH \tag{2-11}$$

将式(2-11)看成方程式，移项后有
$$gG + hH - aA - dD = 0$$

或简写为
$$\sum_B \nu_B B = 0 \tag{2-12}$$

式中：B 表示参与反应的任一组分；ν_B 为 B 组分的**化学计量数**(stoichiometric number)。

规定**反应物**(reactant)的 ν_B 为负值，如式(2-11)中 $\nu_A = -a$，$\nu_D = -d$；**产物**(product)的 ν_B 为正值，如式(2-11)中 $\nu_G = g$，$\nu_H = h$。

对于化学反应(2-11)，反应进度定义为
$$\xi = \frac{n_B(\xi) - n_B(0)}{\nu_B} \tag{2-13}$$

式中：$n_B(0)$ 和 $n_B(\xi)$ 分别为物质 B 在 0 时刻和 t 时刻的物质的量。

由式(2-12)可知反应进度 ξ 的 SI 单位为 mol。ξ 可以是正整数、正分数，也可以是零，$\xi = 0$ mol 表示反应开始时刻的反应进度。可以这样理解 ξ 的意义：当 $\xi = 1$ mol 时，意味着有 a mol 的 A 与 d mol 的 D 反应生成 g mol 的 G 和 h mol 的 H，或者说当化学反应按照计量系数比进行了单位反应时，反应进度 $\xi = 1$ mol。

对于计量关系确定的化学反应，在同一时刻用反应系统中的任一物质表示反应进度所得 ξ 值完全一致，这易于研究不同化学反应及比较其热效应和热力学能变。例如，比较不同反应的热效应和热力学能变时，可以将化学反应的焓变和热力学能变分别除以反应进度得摩尔焓变 $\Delta_r H_m$ 和摩尔热力学能变 $\Delta_r U_m$，比较 $\Delta_r H_m$ 和 $\Delta_r U_m$ 即可。

例 2-1 10 mol N_2 和 20 mol H_2 在合成塔混合反应，时间为 t 时生成了 4 mol NH_3。试分别以如下两个合成氨的化学计量方程式，计算时间为 t 时的反应进度。

(1) $N_2(g) + 3H_2(g) \xrightarrow{I^-} 2NH_3(g)$

(2) $\frac{1}{2}N_2(g) + \frac{3}{2}H_2(g) \xrightarrow{I^-} NH_3(g)$

解：各物质的物质的量变化分别为
$$\Delta n(N_2) = (10-2)\text{ mol} - 10\text{ mol} = -2\text{ mol}$$
$$\Delta n(H_2) = (20-6)\text{ mol} - 20\text{ mol} = -6\text{ mol}$$
$$\Delta n(NH_3) = 4\text{ mol} - 0\text{ mol} = 4\text{ mol}$$

按方程式(1)，由反应进度定义求 ξ：
$$\xi_{(N_2)} = \frac{\Delta n(N_2)}{\nu(N_2)} = \frac{-2\text{ mol}}{-1} = 2\text{ mol}$$

$$\xi_{(H_2)} = \frac{\Delta n(H_2)}{\nu(H_2)} = \frac{-6\text{ mol}}{-3} = 2\text{ mol}$$

$$\xi_{(NH_3)} = \frac{\Delta n(NH_3)}{\nu(NH_3)} = \frac{4\text{ mol}}{2} = 2\text{ mol}$$

显然有
$$\xi_{(N_2)} = \xi_{(H_2)} = \xi_{(NH_3)} = 2\text{ mol}$$

所以无论是采用反应物还是产物求得的 ξ 的值都一样。

按方程式(2)由反应进度定义求 ξ：

$$\xi_{(N_2)} = \frac{\Delta n(N_2)}{\nu(N_2)} = \frac{-2 \text{ mol}}{-\frac{1}{2}} = 4 \text{ mol}$$

$$\xi_{(H_2)} = \frac{\Delta n(H_2)}{\nu(H_2)} = \frac{-6 \text{ mol}}{-\frac{3}{2}} = 4 \text{ mol}$$

$$\xi_{(NH_3)} = \frac{\Delta n(NH_3)}{\nu(NH_3)} = \frac{4 \text{ mol}}{1} = 4 \text{ mol}$$

同样有 $\xi_{(N_2)} = \xi_{(H_2)} = \xi_{(NH_3)} = 4 \text{ mol}$

所以反应进度与选择哪种反应物或产物求算无关。

由此可见：对于同一化学反应方程式，无论选用哪种反应物或产物计算反应进度，所得 ξ 值都相同。然而对同一个化学反应，如果反应方程式的写法不同，反应进度是不同的。所以，反应进度与反应方程式的写法有关，不能离开具体的反应方程式去谈反应进度。

反应进度表示按所写的反应方程式作为基本单元度量反应进行了多少摩尔，如 $\xi = 1 \text{ mol}$，表示按所写的反应方程式作为基本单元反应完成了 1 mol。所以计算反应进度 ξ 时必须写出具体的反应方程式。

（二）热化学方程式与标准态

化学反应总是伴随着热量的放出或吸收。有热量放出的反应称为**放热反应**（exothermal reaction），吸收热量的反应称为**吸热反应**（endothermal reaction）。若系统的始态（反应物）和终态（产物）具有相同温度（在等温条件下），并且除体积功外不做其他功（不做非体积功），此时系统吸收或放出的热量称为化学反应的**热效应**（heat effect），简称**反应热**（heat of reaction）。研究化学反应热效应的学科称为**热化学**（thermochemistry）。

热化学方程式（thermochemical equation）是表示化学反应及其热效应关系的方程式。如

(1) $C(gra) + O_2(g) \rightleftharpoons CO_2(g)$ $\Delta_r H_{m,298.15}^\ominus = -393.5 \text{ kJ} \cdot \text{mol}^{-1}$

(2) $2H_2(g) + O_2(g) \rightleftharpoons 2H_2O(l)$ $\Delta_r H_{m,298.15}^\ominus = -571.6 \text{ kJ} \cdot \text{mol}^{-1}$

(3) $H_2(g) + \frac{1}{2}O_2(g) \rightleftharpoons H_2O(l)$ $\Delta_r H_{m,298.15}^\ominus = -285.8 \text{ kJ} \cdot \text{mol}^{-1}$

在热化学方程式中热效应符号 $\Delta_r H_{m,298.15}^\ominus$ 为反应的标准摩尔焓变，其中 r 表示**反应**（reaction），m 表示该反应的反应进度 $\xi = 1 \text{ mol}$，298.15 表示系统所处的温度为 298.15 K，$\ominus$ 表示系统处于标准状态。

热力学标准态（standard state）是指物质在某温度和 100 kPa 压力下的状态。标准状态不仅用于气体，也用于液体、固体或溶液。同一物质，所处的状态不同，标准状态的含义也不同。根据国家标准，热力学标准状态分别是：

1. 气体 $p^\ominus = 100 \text{ kPa}$，即标准压力下的纯理想气体。若为混合气体则指各气体的分压为标准压力且均具有理想气体性质。

2. 纯液体（或纯固体）   标准压力下的纯液体（或纯固体）。

3. 溶液中的溶质   溶质的标准态是指标准压力下，溶质的物质的量浓度（严格应为活度）$c^\ominus = 1 \text{ mol} \cdot \text{L}^{-1}$ 或溶质的质量摩尔浓度 $b^\ominus = 1 \text{ mol} \cdot \text{kg}^{-1}$，且符合理想溶液定律的溶质。

4. 溶剂   标准压力下的纯溶剂。

应当注意的是，标准状态没有指定温度。国际纯粹和应用化学联合会（International Union of Pure and Applied Chemistry，IUPAC）推荐 298.15 K 为参考温度。从手册中查到的热力学数据一般是 298.15 K 条件下的数据。因为化学反应的热效应与反应条件（温度、压力等）有关，也与反应物和产物的状态和数量有关，所以在书写热化学方程式时应注意以下几点：

（1）注明化学反应的热效应。放热反应系统能量减少，$\Delta_r H$ 取负号；吸热反应系统能量增加，$\Delta_r H$ 取正号。

（2）注明反应物和产物的状态。在反应方程式中，各物质化学式的右侧括号内注明物质的聚集状态，一般用小写英文字母 s、l、g、aq 分别表示固态、液态、气态、水溶液。固体物质的晶型也要注明，如石墨记为 C(gra)。

（3）注明反应的温度和压力。通常 298.15 K 可以省略，若为其他温度则要注明。若反应在标准态下进行，则要标注"⊖"。

（4）在热化学方程式中，允许化学计量数为分数，化学计量数不同，其反应热也不同。

四、Hess 定律和反应热的计算

（一）Hess 定律

1840 年，俄国化学家 G. H. Hess（盖斯）通过大量实验，总结出一条规律，即一个化学反应不管是一步完成还是分几步完成，其反应的热效应总是相同的。这一规律称为 Hess 定律。Hess 定律实质上是热力学第一定律在热化学中应用的必然结果。因为焓 H（或热力学能 U）是状态函数，只要化学反应的始态和终态一定，则 $\Delta_r H$（$\Delta_r U$）为定值，其与反应途径无关。实验表明，Hess 定律只对非体积功为零的等容反应或等压反应才严格成立。

（二）由热化学方程式计算反应热

Hess 定律是热化学的基本定律。根据 Hess 定律可以使热化学方程式像普通代数方程式一样进行运算，从而可以利用已知的化学反应的热效应间接计算那些难于准确测定或无法直接测定的化学反应的热效应。例如，碳与氧气化合生成一氧化碳的反应热是很难准确测定的，因为在反应中，不可避免地有少量二氧化碳生成。但是，碳与氧气化合生成二氧化碳、一氧化碳与氧气化合生成二氧化碳这两个反应的热效应却是很容易测定的，因而可借助 Hess 定律将碳与氧气化合生成一氧化碳的反应热间接地计算出来。实验测得下述反应的热效应：

$$C(gra) + O_2(g) = CO_2(g) \qquad \Delta_r H_{m,1}^{\ominus} = -393.5 \text{ kJ} \cdot \text{mol}^{-1}$$

$$CO(g) + \frac{1}{2} O_2(g) = CO_2(g) \qquad \Delta_r H_{m,2}^{\ominus} = -282.99 \text{ kJ} \cdot \text{mol}^{-1}$$

由 C(gra) 和 $O_2(g)$ 反应生成 $CO_2(g)$，可通过两种途径完成，如图 2-4 所示。

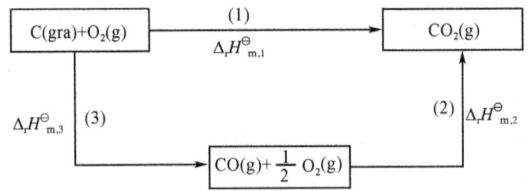

图 2-4　C(gra) 和 $O_2(g)$ 生成 $CO_2(g)$ 反应热效应图解

根据 Hess 定律，这 3 个热效应的关系如下：

$$\Delta_r H_{m,1}^{\ominus} = \Delta_r H_{m,3}^{\ominus} + \Delta_r H_{m,2}^{\ominus}$$

$$\begin{aligned}\Delta_r H_{m,3}^{\ominus} &= \Delta_r H_{m,1}^{\ominus} - \Delta_r H_{m,2}^{\ominus} \\ &= -393.5 \text{ kJ} \cdot \text{mol}^{-1} - (-282.99 \text{ kJ} \cdot \text{mol}^{-1}) \\ &= -110.51 \text{ kJ} \cdot \text{mol}^{-1}\end{aligned}$$

例 2-2　已知在 298.15 K 下，下列反应的标准摩尔焓变 $\Delta_r H_m^{\ominus}$：

（1）$C(gra) + O_2(g) = CO_2(g)$ 　　　　　　　　$\Delta_r H_{m,1}^{\ominus} = -393.5 \text{ kJ} \cdot \text{mol}^{-1}$

(2) $H_2(g) + \dfrac{1}{2} O_2(g) \Longrightarrow H_2O(l)$ $\Delta_r H_{m,2}^{\ominus} = -285.8 \text{ kJ} \cdot \text{mol}^{-1}$

(3) $C_3H_8(g) + 5O_2(g) \Longrightarrow 3CO_2(g) + 4H_2O(l)$ $\Delta_r H_{m,3}^{\ominus} = -2219.2 \text{ kJ} \cdot \text{mol}^{-1}$

试计算反应:$3C(\text{gra}) + 4H_2(g) \Longrightarrow C_3H_8(g)$ 的 $\Delta_r H_m^{\ominus}$。

解:由 $3 \times (1) + 4 \times (2) - (3)$,可得所求反应,则

$$\begin{aligned}\Delta_r H_m^{\ominus} &= 3\Delta_r H_{m,1}^{\ominus} + 4\Delta_r H_{m,2}^{\ominus} - \Delta_r H_{m,3}^{\ominus} \\ &= 3 \times (-393.5 \text{ kJ} \cdot \text{mol}^{-1}) + 4 \times (-285.8 \text{ kJ} \cdot \text{mol}^{-1}) - (-2219.2 \text{ kJ} \cdot \text{mol}^{-1}) \\ &= -104.5 \text{ kJ} \cdot \text{mol}^{-1}\end{aligned}$$

(三) 由标准摩尔生成焓计算反应热

根据热力学第一定律,得

$$Q_p = \Delta H = H_2 - H_1 = \sum H(\text{产物}) - \sum H(\text{反应物})$$

如果知道产物与反应物的焓值,则可以计算反应热。但是,到目前为止,人们还不能直接测定物质焓的绝对值。而我们只需要反应的焓变 $\Delta_r H$,因此,可以确定一个相对标准,用各物质的相对焓值进行计算。其方法是:规定在 100 kPa 压力和反应进行的温度下,最稳定的单质的焓值为零。依据这个标准,则可以利用单质生成化合物的生成反应的焓变和由化合物被氧气完全氧化的燃烧反应的焓变,计算反应的总焓变。

所谓最稳定单质是指在该条件下元素最稳定的状态,例如,碳的最稳定单质为石墨而非金刚石,溴的最稳定单质是液态溴而不是气态溴,碘的最稳定单质是固态碘而非气态碘。

化学热力学规定:在指定温度 T 下,由最稳定单质生成 1 mol 某纯物质时的焓变称为该温度下某纯物质的**摩尔生成焓**(molar enthalpy of formation),以符号 $\Delta_f H_m$ 表示(右下标"f"表示 formation),单位为 $\text{kJ} \cdot \text{mol}^{-1}$。标准状态下的摩尔生成焓称为物质的**标准摩尔生成焓**(standard molar enthalpy of formation),用符号 $\Delta_f H_m^{\ominus}$ 表示。按照标准摩尔生成焓的定义,实际上最稳定单质的 $\Delta_f H_m^{\ominus}$ 为零。

例如,$H_2O(l)$ 的标准摩尔生成焓 $\Delta_f H_m^{\ominus}(H_2O, l, 298.15 \text{ K}) = -285.8 \text{ kJ} \cdot \text{mol}^{-1}$ 是指下述生成反应的标准摩尔焓变(即标准状态下的等压反应热):

$$H_2(g, 298.15 \text{ K}, p^{\ominus}) + \dfrac{1}{2} O_2(g, 298.15 \text{ K}, p^{\ominus}) = H_2O(l, 298.15 \text{ K}, p^{\ominus})$$

$$\Delta_f H_m^{\ominus}(H_2O, l, 298.15 \text{ K}, p^{\ominus}) = \Delta_r H_m^{\ominus}(298.15 \text{ K}, p^{\ominus}) = -285.8 \text{ kJ} \cdot \text{mol}^{-1}$$

注意,书写标准态下由稳定单质形成某物质的反应式时,要使该物质的化学计量数 $\nu_B = 1$,如上式中的 $H_2O(l)$ 的 $\nu_{H_2O} = 1$。

根据 Hess 定律和标准摩尔生成焓的定义,可推导出利用生成焓计算反应热效应的公式。

如果一个化学反应以单质为始态经途径 Ⅰ 生成产物(终态),或从单质首先生成反应物,然后再生成产物(途径 Ⅱ、Ⅲ),这两条途径所产生的反应热效应应相等(图 2-5)。

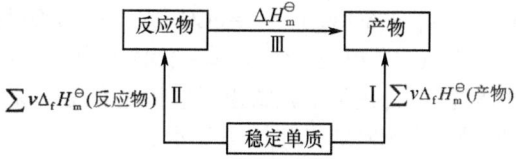

图 2-5 由标准摩尔生成焓计算反应热效应图解

由 Hess 定律和标准摩尔生成焓的定义,可得利用生成焓计算反应热效应的公式:

$$\Delta_r H_m^{\ominus} = \sum \nu \Delta_f H_m^{\ominus}(\text{产物}) - \sum \nu \Delta_f H_m^{\ominus}(\text{反应物}) \tag{2-14}$$

式中:ν 为相应各物质的化学计量系数。焓是广度性质,式中各物质的 $\Delta_f H_m^\ominus$ 必须乘以反应式中相应物质的化学计量系数 ν 再加以计算。

这个公式的意义是:化学反应的标准摩尔焓变等于产物的标准摩尔生成焓之和减去反应物的标准摩尔生成焓之和。利用本书附录或物理化学手册中的各物质的 $\Delta_f H_m^\ominus$ 数据,根据式(2-14)即可求得在标准状态下各种化学反应的等压反应热。

标准状态下,由最稳定单质生成 1 mol 某水合离子时的热效应,称为该水合离子的标准摩尔生成焓。规定在无限稀释的水溶液中,水合氢离子的标准摩尔生成焓为零,即

$$\frac{1}{2}H_2(g, 298.15\,K, p^\ominus) + aq \rightleftharpoons H^+(aq, c^\ominus) + e^- \qquad \Delta_f H_m^\ominus(H^+, aq, c^\ominus, p^\ominus) = 0$$

由此可求得其他离子的标准摩尔生成焓。

例 2-3 葡萄糖 $C_6H_{12}O_6(s)$ 的氧化是人体获得能量的重要反应,试计算 298.15 K 时下列反应的 $\Delta_r H_m^\ominus$。

$$C_6H_{12}O_6(s) + 6O_2(g) \rightleftharpoons 6CO_2(g) + 6H_2O(l)$$

解:查表得各物质 $\Delta_f H_m^\ominus$ 值:

	$C_6H_{12}O_6(s)$	$+ 6O_2(g)$	$\rightleftharpoons 6CO_2(g)$	$+ 6H_2O(l)$
$\Delta_f H_m^\ominus / kJ \cdot mol^{-1}$	-1273.3	0	-393.5	-285.8

代入式(2-14)可得:

$$\Delta_r H_m^\ominus = \sum \nu \Delta_f H_m^\ominus(产物) - \sum \nu \Delta_f H_m^\ominus(反应物)$$
$$= [6\Delta_f H_m^\ominus(CO_2, g) + 6\Delta_f H_m^\ominus(H_2O, l)] - [\Delta_f H_m^\ominus(C_6H_{12}O_6, s) + 6\Delta_f H_m^\ominus(O_2, g)]$$
$$= [6 \times (-393.5\,kJ \cdot mol^{-1}) + 6 \times (-285.8\,kJ \cdot mol^{-1})] - [(-1273.3\,kJ \cdot mol^{-1}) + 6 \times 0]$$
$$= -2802.5\,kJ \cdot mol^{-1}$$

(四)由标准摩尔燃烧焓计算反应热

大多数有机物很难甚至不能从稳定单质直接合成。因而有机化合物的生成焓,常通过间接求出。几乎所有的有机物很容易燃烧或氧化生成 $CO_2(g)$ 和 $H_2O(l)$,其燃烧热很容易由实验测定。因此,利用物质的燃烧热可方便地求出化学反应的热效应。

1 mol 物质完全燃烧(或完全氧化)生成指定稳定产物时的反应热称为该物质的**摩尔燃烧焓**(molar enthalpy of combustion),用符号 $\Delta_c H_m$(下标"c"指 combustion)表示。标准状态下的摩尔燃烧焓,称为**标准摩尔燃烧焓**(standard molar enthalpy of combustion),用符号 $\Delta_c H_m^\ominus$ 表示,单位为 $kJ \cdot mol^{-1}$。"完全燃烧"或"完全氧化"是指物质氧化后生成最稳定化合物或单质。由于反应物已"完全燃烧"或"完全氧化",故这些指定的稳定产物不能再燃烧,如化合物中的 C、H、S、N 及 X(卤素)等元素氧化为 $CO_2(g)$、$H_2O(l)$、$SO_2(g)$、$N_2(g)$ 及 $HX(g)$。实际上这些产物的标准摩尔燃烧焓值均为零,即 $\Delta_c H_m^\ominus = 0$。298.15 K 时一些物质的标准摩尔燃烧焓列于附录中。例如,1 mol 葡萄糖在足量氧气中完全燃烧,反应式为

$$C_6H_{12}O_6(s) + 6O_2(g) \rightleftharpoons 6CO_2(g) + 6H_2O(l)$$

放出 2802.5 $kJ \cdot mol^{-1}$ 的热量,即 $\Delta_c H_m^\ominus(C_6H_{12}O_6, s) = -2802.5\,kJ \cdot mol^{-1}$。

如反应物直接燃烧变成燃烧产物(途径Ⅰ),或由反应物先变成产物再变成燃烧产物(途径Ⅲ、Ⅱ),途径虽不同,但燃烧产物是完全相同的,如图 2-6 所示。

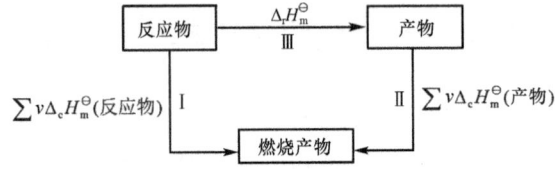

图 2-6 由标准摩尔燃烧焓计算反应热效应图解

由 Hess 定律和标准摩尔燃烧焓的定义推得利用燃烧焓计算反应热效应的公式：

$$\Delta_r H_m^{\ominus} = \sum \nu \Delta_c H_m^{\ominus}(\text{反应物}) - \sum \nu \Delta_c H_m^{\ominus}(\text{产物}) \tag{2-15}$$

由此可知，计算反应热效应只要用反应物的标准摩尔燃烧焓之和减去产物的标准摩尔燃烧焓之和即可，注意式(2-15)中减数与被减数的关系正好与式(2-14)相反。

例 2-4 求反应 $CH_3COOH(l) + CH_3CH_2OH(l) \rightleftharpoons CH_3COOC_2H_5(l) + H_2O(l)$ 的反应热效应 $\Delta_r H_m^{\ominus}$。

解：查表得各物质的标准摩尔燃烧焓 $\Delta_c H_m^{\ominus}$ 值：

$$CH_3COOH(l) + CH_3CH_2OH(l) = CH_3COOC_2H_5(l) + H_2O(l)$$

$\Delta_c H_m^{\ominus} / kJ \cdot mol^{-1}$　－874.2　　　－1366.8　　　　－2238.1　　　　0

代入式(2-15)得：

$$\begin{aligned}
\Delta_r H_m^{\ominus} &= \sum \nu \Delta_c H_m^{\ominus}(\text{反应物}) - \sum \nu \Delta_c H_m^{\ominus}(\text{产物}) \\
&= [\Delta_c H_m^{\ominus}(CH_3COOH,l) + \Delta_c H_m^{\ominus}(CH_3CH_2OH,l)] - [\Delta_c H_m^{\ominus}(CH_3COOC_2H_5,l) + \Delta_c H_m^{\ominus}(H_2O,l)] \\
&= [(-874.2 \text{ kJ} \cdot mol^{-1}) + (-1366.8 \text{ kJ} \cdot mol^{-1})] - [(-2238.1 \text{ kJ} \cdot mol^{-1}) + (0 \text{ kJ} \cdot mol^{-1})] \\
&= 2.9 \text{ kJ} \cdot mol^{-1}
\end{aligned}$$

例 2-5 已知甲烷的 $\Delta_c H_m^{\ominus} = -890.8 \text{ kJ} \cdot mol^{-1}$，求甲烷的标准摩尔生成焓。

解：甲烷的燃烧反应为：

$$CH_4(g) + 2O_2(g) \rightleftharpoons CO_2(g) + 2H_2O(l)$$

$\Delta_f H_m^{\ominus} / kJ \cdot mol^{-1}$　　　?　　　　0　　　　－393.5　　　－285.8
$\Delta_c H_m^{\ominus} / kJ \cdot mol^{-1}$　　－890.8　　　0　　　　0　　　　　0

$\Delta_r H_m^{\ominus} = [\Delta_f H_m^{\ominus}(CO_2,g) + 2\Delta_f H_m^{\ominus}(H_2O,l)] - [\Delta_f H_m^{\ominus}(CH_4,g) + 2\Delta_f H_m^{\ominus}(O_2,l)]$

∵ $\Delta_r H_m^{\ominus} = \Delta_c H_m^{\ominus}(CH_4,g)$，$\Delta_f H_m^{\ominus}(O_2,l) = 0 \text{ kJ} \cdot mol^{-1}$

∴ $\Delta_f H_m^{\ominus}(CH_4,g) = [\Delta_f H_m^{\ominus}(CO_2,g) + 2\Delta_f H_m^{\ominus}(H_2O,l)] - \Delta_c H_m^{\ominus}(CH_4,g)$
　　　　　　　　$= -393.5 \text{ kJ} \cdot mol^{-1} + 2 \times (-285.8 \text{ kJ} \cdot mol^{-1}) - (-890.8 \text{ kJ} \cdot mol^{-1})$
　　　　　　　　$= -74.3 \text{ kJ} \cdot mol^{-1}$

绝大多数化学反应并非在 298.15 K 下进行，而一般从化学手册上查得的数据通常是 298.15 K 的。在温度变化范围不大且要求不太精确时，可以认为反应热是一常数，即

$$\Delta_r H_{m,T}^{\ominus} \approx \Delta_r H_{m,298.15}^{\ominus}$$

案例 2-3

热力学第一定律的实质是能量守恒，自然界的一切过程均服从热力学第一定律，任何违背这一定律的过程肯定不能发生。但是，遵守热力学第一定律的过程在自然条件下并非都能发生。例如，298.15 K 和标准状态下，下列反应可以自发进行：

$$Zn(s) + CuSO_4(aq) = ZnSO_4(aq) + Cu(s) \qquad \Delta_r H_m^{\ominus} = -216.8 \text{ kJ} \cdot mol^{-1}$$

而在相同条件下，由环境提供 216.8 kJ·mol⁻¹ 的热能，其逆反应却不能进行，尽管此逆反应并不违背热力学第一定律。可见，对于化学反应进行的方向问题，热力学第一定律并不能回答。

问题：
1. 哪些因素决定一个化学反应自发进行的方向？
2. 在一定条件下，如何判断一个化学反应能否自发进行？若能进行，它能进行到什么程度？

第三节　化学反应的方向性

热力学第一定律是能量转化及能量守恒定律，通过热力学第一定律只是说明能量的各种形式

在相互转换时其总量保持不变,而不能预言某种转换能否发生以及进行的限度。也就是说,任何违背热力学第一定律的过程肯定不能发生,然而不违背热力学第一定律的过程也并不一定都能进行。可见,利用热力学第一定律不能判断化学反应进行的方向。有关化学反应方向的问题,必须用热力学第二定律来解决。

一、自发过程及其特征

(一)自发过程的特征

在一定的条件下不需要借助任何外力推动就能自动进行的过程称为**自发过程**(spontaneous process)。自然界存在许多自发过程,例如:

(1) 有水位差的水,在没有外力的作用下,会自动地由高处(高度 h_1)流向低处(h_2),直到无水位差($\Delta h = h_2 - h_1 = 0$,即势能平衡)为止。

(2) 有温差的物体接触时,热自动地从高温(T_1)物体传递到低温(T_2)物体,直到没有温差($\Delta T = T_2 - T_1 = 0$,即热平衡)为止。

(3) 有电势差的电极组成电池时,电流自动地从高电势正极端(E_1)流到低电势负极端(E_2),直到无电势差($\Delta E = E_2 - E_1 = 0$,即电势平衡)为止。

(4) 有浓度差的溶液相接触时,溶剂分子(或溶质分子)自动地从浓度大(c_1)的一方往浓度小(c_2)的一方扩散,直到体系内各部分组成相同($\Delta c = c_2 - c_1 = 0$,即物质平衡)为止。

自发过程是**不可逆过程**(irreversible process),即自发过程的逆过程是不能自动进行的,如热不能自动地从低温物体传递到高温物体等。因此,在没有外界影响(即与环境隔绝)的条件下,任何系统总是单向地趋于平衡状态,却不可能自动地逆向。但是,这里说的自发过程的逆向过程不能自动进行,并不是说不能进行,应注意"自动"二字,如果借助外力的帮助,同样可能进行。例如,利用抽水机可以将低处的水抽到高处,实现水从低处转移到高处的过程,但这不是自动进行的,而是借助外力帮助实现的,即环境消耗了能量。

自发过程具有以下特征:

1. 单向性 自发过程都有单向自发进行的倾向,即具有明显的方向性,而且都不能自动地逆转进行。自发过程一旦发生,就不能再使系统和环境都恢复到原来的状态,这称为自发过程的不可逆性。这是自发过程最根本的特征。

2. 具有做功的能力 所有自发的过程都有做功的潜能,如果对自发过程合理控制,就能利用其做功。而且过程的自发性越大,做功的能力也越大。做功能力实际上是过程自发性大小的一种度量。例如,高处流下的水可以推动水轮机做机械功,水位差越大,做的机械功也越大。自发过程一旦发生后,系统做功能力逐渐减小。

3. 具有一定的限度 任何自发过程进行到平衡状态时,宏观上不再继续进行。达到平衡状态时,做功的本领消失。

前面提到,在热传导中用温度来判断过程进行的方向和限度,其变化的方向总是从高温物体传递到低温物体,温度差为零就是过程进行的最大限度,即热传导不再进行。利用水位可以判断水流动的方向和限度。利用压力、电势、浓度等可以分别对气体流动、电流流动和物质扩散等过程的方向和限度做出判断。也就是说,这些物理量可作为判断自发过程进行的方向和限度的依据。

化学反应在一定条件下也总是自发地朝着某一方向进行,那么也一定存在一个类似的判据,借助其可以判断化学反应进行的方向和限度。

(二)化学反应自发进行的推动力

许多化学反应都能自发进行,例如,橡胶、塑料等会被氧化老化,铜制品、钢铁等金属材料和器皿会被腐蚀生锈,钟乳石的形成和岩石会被风化,NaOH 溶液与 HCl 溶液混合迅速产生 NaCl 并放出大量的热等,都是自发过程。判断一个化学反应能否自发进行及在什么条件下自发进行,意义重大而深远。因为若能预测一个化学反应根本不可能发生,则不必浪费时间、精力和经费研究其反应机理及反应速率等问题。

> **案例 2-4**
> 　　实验证明,许多放热反应在常温常压下能自发进行。但是,少数吸热反应在室温下也能自发进行。例如,
> $$N_2O_4(g) \rightleftharpoons 2NO_2(g) \quad \Delta_rH^{\ominus}_{m,298.15K} = 55.3 \text{ kJ·mol}^{-1}$$
> $$KNO_3(s) \rightleftharpoons K^+(aq) + NO_3^-(aq) \quad \Delta_rH^{\ominus}_{m,298.15K} = 35.0 \text{ kJ·mol}^{-1}$$
> **问题**:除了能量因素外,还有哪些因素影响化学反应自发进行的方向?

19世纪70年代,法国化学家P. E. M. Berthelot(伯德洛特)和丹麦化学家J. Thomson(汤姆逊)提出,反应热是判断化学反应自发进行的判据,并认为一切化学反应都朝着放出热量的方向自发进行,即放热反应能自发进行,而吸热反应不能自发进行。事实上,许多放热反应(即$\Delta H < 0$)在常温常压下能自发进行。例如,下列反应在常温下能自发进行:

$$2Fe(s) + \frac{3}{2}O_2(g) \rightleftharpoons Fe_2O_3(s) \quad \Delta_rH^{\ominus}_{m,298.15} = -824.2 \text{ kJ·mol}^{-1}$$

$$\frac{1}{2}H_2(g) + \frac{1}{2}Cl_2(g) \rightleftharpoons HCl(s) \quad \Delta_rH^{\ominus}_{m,298.15} = -92.3 \text{ kJ·mol}^{-1}$$

上述观点确实符合自然规律——系统能量越低,系统越稳定。如果系统处于高能态,是不稳定的,会自发地经过反应释放一部分能量给环境,变为低能态,系统将变得更稳定。

> **案例 2-4 分析**
> 　　上述吸热反应在室温下也能自发进行。由此可知,虽然反应热(或ΔH)是推动化学反应自发进行的因素,但不是决定反应方向的唯一因素。分析KNO_3固体溶解于水中这一过程,固体KNO_3中的K^+和NO_3^-的排列是相对有序的,溶于水形成KNO_3溶液后,每个K^+和NO_3^-都被周围的水分子所包围。溶液与固体KNO_3和溶剂水比较,溶液中粒子种类增多,且KNO_3和溶剂水的排列没有以前有序,即比以前混乱,也就是系统的混乱度增加了。
> 　　又如N_2O_4的分解反应,产物气体分子数比反应物气体分子数大1倍,也使混乱度增加。
> 　　考察上述自发进行而又吸热的反应可以发现,这些反应都有一个共同的特点,即反应后系统的混乱度增大。因此除反应热以外,系统的混乱度也是影响化学反应方向的一个重要因素。

二、熵与热力学第二定律

(一) 熵和熵变

冰中的H_2O分子受到晶格刚性结构的限制,只在1个位置附近振动。而处于液态的水不仅可以呈现宏观流动性,而且H_2O分子不断做热运动。显然,H_2O分子在液态水中的运动范围比在冰中大得多,可以表现出多种微观状态。因此,冰融化成水是一个微观状态数增多和混乱度增大的过程。混乱度是热力学系统的一个宏观状态。

系统的状态总是与确定的微观状态数对应。如果用系统的状态函数来描述系统的混乱度,那么这种状态函数和微观状态数之间必然存在某种定量关系。在热力学中把量度系统混乱度的状态函数称为熵(entropy),用符号S表示。系统的微观状态数越多,系统的混乱度越大,则熵值越大;反之,系统的混乱度越小,则熵值越小。影响系统熵值的主要因素有:

1. 物质的聚集状态 同一种物质的气相、液相、固相相比较，气相的混乱度最大，而固相的混乱度最小。因此，同一种物质气相、液相、固相熵的相对大小顺序为 $S_m(g) > S_m(l) > S_m(s)$。例如，$S_m(H_2O,g) > S_m(H_2O,l) > S_m(H_2O,s)$。

2. 分子的组成 对于聚集状态相同的物质，分子中原子的数目越多，微观状态数越多，混乱度越大，其熵值也越大，如 $S_m(C_3H_8,g) > S_m(C_2H_6,g) > S_m(C_2H_2,g)$。若分子中原子的数目相同，相对分子质量越大，质子数、中子数、电子数越多，混乱度越大，其熵值也越大，如 $S_m(SO_2,g) > S_m(NO_2,g) > S_m(CO_2,g)$。若分子中原子的数目相同，相对分子质量也相同，分子结构对称的分子的熵值小于分子结构不对称的分子熵值，如 $S_m(C_2H_5OH,l) > S_m(CH_3OCH_3,l)$。

3. 温度 温度升高，物质的混乱度增大，因此熵值也增大。例如，$S_m(CO_2,400\ K,g) > S_m(CO_2,300\ K,g)$。

4. 压力 压力增大时，将使物质限制在较小体积之中，混乱度减小，因此其熵值也减小。压力对固体和液体的熵值影响较小，对气体的熵值影响较大。

热力学已经证明，熵也是状态函数。当系统的状态一定时，就有确定的熵值；当系统的状态发生变化时，熵变 ΔS 只取决于系统的始态和终态，即 $\Delta S = S_{终} - S_{始}$，与实现变化的途径无关。熵也是一种广度性质，物质的量越多，微观状态数越多，混乱度越大，其熵值越大。

由热力学推导得出，等温过程的熵变与可逆过程热效应的关系的数学表达式为

$$\frac{Q_{ir}}{T} < \frac{Q_r}{T} = \Delta S \quad (2\text{-}16)$$

式中：Q_r 为可逆过程系统吸收的热（下标"r"表示可逆，reversible）；Q_{ir} 为不可逆过程系统吸收的热（下标"ir"表示不可逆，irreversible）；T 为系统的温度。

根据式(2-16)可知：系统吸热，熵增加；系统放热，则熵减少。而 ΔS 与温度成反比；相同热效应时，低温物体的熵变大，高温物体的熵变小。

等温过程的熵变与可逆过程热效应的关系也可以写为

$$\Delta S \geqslant \frac{Q_r}{T}$$

式中：$\frac{Q_r}{T}$ 称为热温商。上式可以认为是热力学第二定律的一种表述：系统的熵总是大于或等于热温商。在等温可逆过程中，系统的熵等于热温商；不可逆过程中，系统的熵总是大于热温商。

在孤立系统（隔离系统）中，系统和环境之间既无物质的交换，也无能量的交换，$Q_r = 0$，影响化学反应自发进行的因素只有混乱度这一个推动力，此时式(2-16)可写成：

$$\Delta S \geqslant 0 \quad (2\text{-}17)$$

$$\Delta S_{孤} \begin{cases} > 0 & 自发过程 \\ = 0 & 平衡状态 \\ < 0 & 非自发过程 \end{cases} \quad (2\text{-}18)$$

由此可以得出结论：在任何孤立系统中，如果是可逆过程，则熵值不变，$\Delta S = 0$；若是不可逆过程，则熵值必定增加，$\Delta S > 0$，称为**熵增加原理**（principle of entropy increase）。熵增加原理是热力学第二定律的另一种表达方式。

由于自发过程都是不可逆过程，所以又可得出下列结论：在孤立系统内发生的任何反应都向熵值增加的方向进行，直到熵值达到极大值，即达到平衡为止。因此，可以把熵值增加作为判断反应进行方向的依据，简称**熵判据**（entropy criterion）。注意，上述公式仅适用于孤立系统。

真正的孤立系统是不存在的，因为系统和环境之间总会存在或多或少的能量交换。若将系统与环境合起来考虑，从而构成一个新的系统，这个新系统可以看成孤立系统，其熵变为 $\Delta S_{总}$。则式(2-17)可改写为

$$\Delta S_\text{总} = \Delta S_\text{系统} + \Delta S_\text{环境} \tag{2-19}$$

$$\text{若 } \Delta S_\text{总} \begin{cases} > 0 & \text{自发过程} \\ < 0 & \text{非自发过程} \\ = 0 & \text{平衡状态} \end{cases}$$

(二) 热力学第二定律

热力学第二定律(the second law of thermodynamics)建立于热机效率的研究之中。1824 年,N. L. S. carnot(卡诺)设计了一部理想热机。L. kelvin(开尔文)和 R. Clausius(克劳修斯)分别研究了热机的工作,发现其中包含了热力学第二定律这个极为重要的自然规律。

热力学第二定律有多种表述方式,其中最经典的是 kelvin(开尔文)和 Clausius(克劳修斯)说法。Kelvin(开尔文)认为:不可能从单一热源吸热使之完全转变为功而不发生其他变化。Clausius(克劳修斯)认为:不可能将热从低温物体传递到高温物体而不引起其他变化。尽管热力学第二定律有不同的表述,但都指明了自然界宏观过程的单向性——不可逆性,并且各种不同表述在本质上是等价的。

假设热由低温物体传递到高温物体而不引起其他变化,则人们可以制造一种能从高温物体吸热并对低温物体放热而同时做功的机器,低温物体所得到的热又能够传递到高温物体而不引起其他变化。这相当于是一个从单一热源吸热使之完全转化为功而不发生其他变化的过程。显然,Clausius(克劳修斯)说法不成立时,Kelvin(开尔文)说法亦不成立,即两种说法是等价的。

正如热力学第一定律用状态函数 U 和 H 的变化判断过程能量变化一样,热力学第二定律利用状态函数——熵的变化量判断过程变化的方向和限度。前面讲到式(2-16)可以认为是热力学第二定律的一种表述,熵增加原理是热力学第二定律的另一种表述,即在孤立系统内发生的任何反应都是向熵增加的方向进行。

(三) 熵变与化学反应方向

如果知道各种物质的熵值,就能方便地计算化学反应的熵变。实际上熵的绝对值是不知道的,只能人为地规定一些参考点作为零基点求出其相对值。熵与系统的混乱度有关,若系统放热、温度越低,则熵越小,系统混乱度越小,分子排列越整齐。由此推测,当系统的温度接近绝对零度时,分子无规则的热运动几乎停止,分子排列达到整齐划一,此时的熵达到最小值。因此,热力学规定:热力学温度 0 K 时,任何纯物质的完整晶体(无任何缺陷和杂质)的熵值为零,这就是**热力学第三定律**(the third law of thermodynamics)。也就是说,在 0 K 时,任何纯物质的完整晶体的质点只有一种排列方式,即只有一种微观状态数。由热力学第三定律可知完整晶体在 $T = 0$ K 时, $S(0) = 0$ J·K^{-1}。由此,就可以确定其他温度下的熵值。相对于 0 K 时而言所得纯物质在其他温度下的熵值,通常称为该物质的**规定熵**(conventional entropy),即

$$S(T) = S(T) - S(0)$$

注意:其他温度时的规定熵不是绝对值,是相对于 0 J·K^{-1}, $S = 0$ 而言求出的纯物质的熵的相对值。

在标准状态下,1 mol 纯物质的规定熵称为该物质的**标准摩尔熵**(standard molar entropy),用符号 $S_m^\ominus$ 表示,单位是 J·K^{-1}·mol^{-1}。与标准摩尔生成焓 $\Delta_f H_{m,298.15}^\ominus$ 不同,稳定单质在 298.15 K 时的 $S_m^\ominus$ 不为零,因为这些单质不是 0 K 时的完整晶体。

在标准状态下,1 mol 理想溶液中某水合离子的标准熵就是该水合离子的标准摩尔熵 $S_m^\ominus$。通常规定在标准状态下水合 H_3O^+ 离子的 $S_m^\ominus = 0$ J·K^{-1}·mol^{-1}。其他水合离子的标准摩尔熵 $S_m^\ominus$ 都是相对于水合 H_3O^+ 离子的 $S_m^\ominus = 0$ J·K^{-1}·mol^{-1} 所得的相对值。

同一物质的标准摩尔熵 $S_m^\ominus$ 值有以下规律: $S_m^\ominus$(气态) > $S_m^\ominus$(液态) > $S_m^\ominus$(固态); $S_m^\ominus$(高温) > $S_m^\ominus$(低温); 气体物质有 $S_m^\ominus$(低压) > $S_m^\ominus$(高压), 压力对固态和液态物质的熵影响不大; 不同物质的混

合过程总有 $\Delta S_{混合} > 0$。

化学反应的标准摩尔熵变 $\Delta_r S_m^\ominus$ 可以用产物的标准摩尔熵 $S_m^\ominus$ 的总和减去反应物的标准摩尔熵 $S_m^\ominus$ 的总和计算：

$$\Delta_r S_m^\ominus = \sum \nu S_m^\ominus (产物) - \sum \nu S_m^\ominus (反应物) \quad (2\text{-}20)$$

由于熵具有广度性质，计算时要乘以反应式中相应物质的化学计量系数 ν。用一般物理化学手册或附表中 $S_m^\ominus$ 的值及式(2-20)只能求得 298.15 K 时的 $\Delta_r S_m^\ominus$，当温度变化范围不大时，可以近似地认为

$$\Delta_r S_m^\ominus (T) \approx \Delta_r S_m^\ominus (298.15 \text{ K})$$

例 2-6 利用 298.15 K 时的标准摩尔熵 $S_m^\ominus$ 计算反应：

$$C_6H_{12}O_6(s) + 6O_2(g) \Longrightarrow 6CO_2(g) + 6H_2O(l)$$

在 298.15 K 时的标准摩尔熵变 $\Delta_r S_m^\ominus$。

解：由附录查得 298.15 K 时

$S_m^\ominus (C_6H_{12}O_6, s) = 212.1 \text{ J} \cdot \text{K}^{-1} \cdot \text{mol}^{-1}$ $S_m^\ominus (O_2, g) = 205.2 \text{ J} \cdot \text{K}^{-1} \cdot \text{mol}^{-1}$

$S_m^\ominus (CO_2, g) = 213.8 \text{ J} \cdot \text{K}^{-1} \cdot \text{mol}^{-1}$ $S_m^\ominus (H_2O, l) = 70.0 \text{ J} \cdot \text{K}^{-1} \cdot \text{mol}^{-1}$

根据式(2-20)，反应的标准摩尔熵变为

$$\begin{aligned}
\Delta_r S_m^\ominus &= \sum \nu S_m^\ominus (产物) - \sum \nu S_m^\ominus (反应物) \\
&= 6 S_m^\ominus (CO_2, g) + 6 S_m^\ominus (H_2O, l) - S_m^\ominus (C_6H_{12}O_6, s) - 6 S_m^\ominus (O_2, g) \\
&= 6 \times 213.8 \text{ J} \cdot \text{K}^{-1} \cdot \text{mol}^{-1} + 6 \times 70.0 \text{ J} \cdot \text{K}^{-1} \cdot \text{mol}^{-1} - 212.1 \text{ J} \cdot \text{K}^{-1} \cdot \text{mol}^{-1} \\
&\quad - 6 \times 205.2 \text{ J} \cdot \text{K}^{-1} \cdot \text{mol}^{-1} \\
&= 259.6 \text{ J} \cdot \text{K}^{-1} \cdot \text{mol}^{-1}
\end{aligned}$$

案例 2-5

阿司匹林(aspirin)化学名为乙酰水杨酸。它具有较强的解热镇痛作用和抗炎、抗风湿作用。临床上用于感冒发热、头痛、牙痛、神经痛、肌肉痛等的治疗，它是风湿热及活动型风湿性关节炎的首选药物。阿司匹林还具有抗血小板聚集的作用，可用于活血化瘀，治疗心脏病。其是以水杨酸为原料，在硫酸催化下经乙酰酐乙酰化而得：

$$\text{水杨酸(COOH, OH)} + (CH_3CO)_2O \xrightarrow{H^+} \text{乙酰水杨酸(COOH, O-CO-CH}_3) + CH_3COOH$$

类似的药物合成反应，若反应的标准摩尔熵大于零，再求出环境的熵变，则可根据熵变判断该药物合成反应能否自发进行。化学反应一般是在等温等压与周围环境有能量交换的情况下进行的，如果用 $\Delta_r S$ 判断反应的方向和限度，既要考虑系统的熵变，又要考虑环境的熵变，应用很不方便。

问题：

是否有更方便的判据？也就是说，是否有只需考虑系统就可以解决化学反应自发进行方向的判据？

三、Gibbs 自由能与化学反应的方向

1876 年，美国科学家 J. W. Gibbs(吉布斯)在前人研究的基础上，引入了一个新的热力学函数，以作为在一般条件下，过程或反应自发进行方向的判断依据。这个综合了系统焓变、熵变、温度三者关系的状态函数就是 **Gibbs 自由能**(Gibbs free energy)。

（一）Gibbs 自由能

判断化学反应进行的方向，需要综合考虑反应热、熵变、温度的影响。热力学推导出系统等温过程的熵变为

$$\Delta S \geqslant \frac{Q_r}{T} \quad (2\text{-}21)$$

对于等温、等压下进行的化学反应有：$Q_{r,环境} = -\Delta H_{系统}$，因此，

$$\Delta S_{环境} = \frac{Q_{r,p,环境}}{T} = \frac{-Q_{r,p,系统}}{T} = -\frac{\Delta H_{系统}}{T}$$

$$\Delta S_{系统} + \Delta S_{环境} = \Delta S_{系统} - \frac{\Delta H_{系统}}{T} \geqslant 0$$

由于此处讨论等温下系统的变化，可将上式变为

$$\Delta H_{系统} - T\Delta S_{系统} \leqslant 0$$

省去下标"系统"并改写为

$$\Delta H - T\Delta S \leqslant 0 \quad (2\text{-}22)$$
$$\Delta(H - TS) \leqslant 0$$

令

$$G \xrightarrow{\text{def}} H - TS \quad (2\text{-}23)$$

G 称为 Gibbs 自由能，简称 Gibbs 能。因为 H、T、S 都是状态函数，所以由它们组合成的新物理量（$H-TS$），即 Gibbs 自由能也是状态函数。像焓一样，G 没有直观的物理意义，它的绝对值也无法测定，但 Gibbs 自由能的改变量（Gibbs 自由能变）只与系统的始态和终态有关，而与过程无关，是可以测定的。

引入 Gibbs 自由能状态函数后，不需要考虑环境就能很方便地判断在等温等压且没有非体积功的条件下过程是否自发进行。

根据式(2-22)和 Gibbs 自由能定义，有

$$\Delta G \leqslant 0 \quad (2\text{-}24)$$

式(2-24)是在封闭系统内和等温等压及不做非体积功条件下，化学反应自发进行的判据。

对于等温等压及不做非体积功条件下的化学反应来说：

$$\Delta G \begin{cases} < 0 & \text{反应自发进行} \\ = 0 & \text{反应处于平衡状态} \\ > 0 & \text{反应不能自发进行} \end{cases}$$

知识视窗

药物分子设计与自由能

药物分子设计始于20世纪60年代，将其应用于创新药物先导结构的发现和优化并取得突破性进展始于80年代中期，到90年代，药物分子设计已作为一种实用化的工具介入到了药物研究的各个环节，并已成为创新药物的核心技术之一。

直接药物分子设计是从生物靶标大分子结构出发，寻找、设计能够与其发生相互作用并调节其功能的小分子，分为分子对接和全新药物设计两种方法。分子对接法是通过将化合物三维结构数据库中的分子逐一与靶标分子进行"对接"，不断优化小分子化合物的位置、方向以及构象，寻找小分子与靶标生物分子作用的最佳构象，计算其与生物大分子的相互作用能。利用分子对接对化合物数据库中所有的分子排序，即可从中找出可能与靶标分子结合的分子。

> 分子对接的核心问题之一就是受体和配体之间结合自由能的评价,精确的自由能预测方法能够大大提高药物设计的效率。在过去的二十年中,随着受体和配体相互作用的理论研究以及计算机辅助药物设计方法的快速发展,自由能预测方法的研究受到了越来越多的关注。例如,苯酰胺类抑制剂是最典型的胰蛋白酶抑制剂之一。用基于线性响应近似的自由能预测方法计算胰蛋白酶和苯酰胺类抑制剂的结合自由能,双参数模型预测得到的自由能和实际自由能之间平均绝对误差仅为 $1.15 \text{ kJ} \cdot \text{mol}^{-1}$,自由能计算模型及分子动力学轨迹能很好地解释抑制剂结构和活性的关系,为药物设计提供了重要的结构信息。

(二) Gibbs 自由能变化与非体积功

在等温等压及不做非体积功的情况下,可以用 ΔG 作为判据判断过程能否自发进行。自发过程都具有做功的本领,所做的功除了体积功,可能还有非体积功。根据前面的讨论已知,与各种不可逆过程相比,系统经历可逆过程所做的功是最大的,亦即最大非体积功。热力学证明,在等温等压的可逆过程中系统对外做的最大非体积功($W_{f,max}$)等于系统 Gibbs 自由能的减少,即

$$W_{f,max} = \Delta_r G_{T,p} \tag{2-25}$$

可以通过设计一个等温等压的可逆过程,测定该过程的非体积功,就可以求出 Gibbs 自由能的变化值。

(三) 用 Gibbs 自由能变判断化学反应的方向

1. 用 Gibbs 自由能变判断化学反应的方向 在等温、等压下进行的化学反应自由能变可写成

$$\Delta_r G = \Delta_r H - T\Delta_r S \tag{2-26}$$

式(2-26)表明,在等温、等压下自发进行的化学反应方向和限度的判据 $\Delta_r G$ 是由焓变 $\Delta_r H$ 和 $T\Delta_r S$ 两项决定的。$\Delta_r G$ 体现了 $\Delta_r H$、T 和 $\Delta_r S$ 三种效应的综合结果。$\Delta_r H$、T 和 $\Delta_r S$ 三个因素对自发变化的影响如下:

(1) 若 $\Delta_r H < 0$(放热反应),$\Delta_r S > 0$(熵增加),两因素都对自发过程有利,则在任何温度下均有 $\Delta_r G < 0$,反应总是正向自发进行。

(2) 若 $\Delta_r H > 0$(吸热反应),$\Delta_r S < 0$(熵减小),两个因素都对过程自发进行不利,在任何温度都有 $\Delta_r G > 0$,反应在任何温度下都不可能正向自发进行。

(3) 若 $\Delta_r H < 0$(放热反应),$\Delta_r S < 0$(熵减小),高温不利于反应正向自发进行,但低温有利于反应正向自发进行。为使 $\Delta_r G < 0$,T 须符合下式:

$$T < \frac{\Delta_r H}{\Delta_r S} \tag{2-27}$$

(4) 若 $\Delta_r H > 0$(吸热反应),$\Delta_r S > 0$(熵增加),低温不利于反应正向自发进行,高温有利于反应正向自发进行。为了使 $\Delta_r G < 0$,T 又必须符合下式:

$$T > \frac{\Delta_r H}{\Delta_r S} \tag{2-28}$$

式(2-27)和式(2-28)所表示的温度称为转向温度,可统一表示为

$$T_{转向} = \frac{\Delta_r H}{\Delta_r S}$$

表 2-1 表明,放热反应不一定都能自发正向进行,吸热反应也可以自发正向进行。

表 2-1　影响反应自发过程的因素

$\Delta_r H$	$\Delta_r S$	$\Delta_r G = \Delta_r H - T\Delta_r S$		反应方向	实例
−	−	温度低时为	−	正向进行	$HCl(g) + NH_3(g) \rightleftharpoons NH_4Cl(s)$
		温度高时为	+	逆向进行	
+	+	温度低时为	+	逆向进行	$CaCO_3(s) \rightleftharpoons CaO(s) + CO_2(g)$
		温度高时为	−	正向进行	

（5）如果两因素影响的结果使其 $\Delta_r G = 0$，即两效应的作用相互抵消，系统则处于平衡状态。

（6）除了有相变的反应外，大多数反应的 $\Delta_r S$ 很小，则 $\Delta_r G \approx \Delta_r H$。可以用 $\Delta_r H$ 代替 $\Delta_r G$ 判断反应的方向。这就是许多反应可以由焓变判断其自发进行方向的原因。

反应系统各物质处于标准状态时的 Gibbs 自由能变化称为标准 Gibbs 自由能变，用符号 $\Delta_r G^\ominus$ 表示：

$$\Delta_r G^\ominus = \Delta_r H^\ominus - T\Delta_r S^\ominus \tag{2-29}$$

式(2-26)和式(2-29)都称为 Gibbs-Helmholtz（吉布斯-亥姆霍兹）公式，或称为 Gibbs 方程，而式(2-29)仅适用于标准状态。

2. 标准状态下 Gibbs 自由能变的计算　物质 Gibbs 自由能的绝对值与热力学能和焓的绝对值一样无法求得。但是，$\Delta_r G$ 本身就是相对值，因而可以参照各物质的标准摩尔生成焓计算反应的热效应，也可根据各物质的标准摩尔生成 Gibbs 自由能计算反应的 Gibbs 自由能变。

化学热力学规定：在标准状态下，由最稳定单质生成 1 mol 某物质的 Gibbs 自由能变称为该物质的**标准摩尔生成 Gibbs 自由能**(standard molar Gibbs free energy of formation)，用 $\Delta_f G_m^\ominus$ 表示，单位为 $kJ \cdot mol^{-1}$。和标准摩尔生成焓一样，这里没有指定温度，通常采用 298.15 K 的数据。按照标准摩尔生成 Gibbs 自由能 $\Delta_f G_m^\ominus$ 的定义，最稳定单质的 $\Delta_f G_m^\ominus = 0$。

附录中列出了一些物质的 $\Delta_f G_m^\ominus$ 值。根据标准摩尔生成 Gibbs 自由能的数据，就可以方便地由下式计算任何反应在 298.15 K 时的标准摩尔 Gibbs 自由能变 $\Delta_r G_m^\ominus (298.15\ K)$：

$$\Delta_r G_m^\ominus (298.15\ K) = \sum \nu \Delta_f G_m^\ominus (产物) - \sum \nu \Delta_f G_m^\ominus (反应物) \tag{2-30}$$

值得注意的是，G 是具有广度性质的状态函数，在计算时各物质需分别乘以其在反应方程式中相应的化学计量系数 ν。

热力学中没有指定标准态时的温度数值，而温度对 $\Delta_r H_m^\ominus$ 和 $\Delta_r S_m^\ominus$ 的影响又较小，因此在求 $\Delta_r G_m^\ominus (T)$ 的近似值时，可以采用 298.15 K 时 $\Delta_r H_m^\ominus (298.15\ K)$ 和 $\Delta_r S_m^\ominus (298.15\ K)$ 数值代替其他温度时的焓变和熵变数值，即

$$\Delta_r G_m^\ominus (T) = \Delta_r H_{m,298.15}^\ominus - T\Delta_r S_{m,298.15}^\ominus \tag{2-31}$$

例 2-7　葡萄糖 $C_6H_{12}O_6(s)$ 的氧化是人体获得能量的重要反应，试计算此反应在 298.15 K 时的 $\Delta_r G_m^\ominus$，并判断反应能否自发进行。

$$C_6H_{12}O_6(s) + 6O_2(g) \rightleftharpoons 6CO_2(g) + 6H_2O(l)$$

解：查表得 298.15 K 时各物质的 $\Delta_f G_m^\ominus$ 数据：

$$\begin{array}{cccc} C_6H_{12}O_6(s) & + 6O_2(g) \rightleftharpoons & 6CO_2(g) & + 6H_2O(l) \\ \end{array}$$

$\Delta_f G_m^\ominus / kJ \cdot mol^{-1}$　　−910.6　　　0　　　−394.4　　−237.1

代入式(2-30)可得：

$\Delta_r G_m^\ominus (298.15\ K) = \sum \nu \Delta_f G_m^\ominus (产物) - \sum \nu \Delta_f G_m^\ominus (反应物)$

$= [6\Delta_f G_m^\ominus (CO_2, g) + 6\Delta_f G_m^\ominus (H_2O, l)] - [\Delta_f G_m^\ominus (C_6H_{12}O_6, s) + 6\Delta_f G_m^\ominus (O_2, g)]$

$= [6 \times (-394.4\ kJ \cdot mol^{-1}) + 6 \times (-237.1\ kJ \cdot mol^{-1})] - [(-910.6\ kJ \cdot mol^{-1}) + 6 \times 0]$

$= -2878.4\ kJ \cdot mol^{-1}$

$\Delta_r G_m^\ominus < 0$,表明该反应在标准状态下能自发进行,1 mol $C_6H_{12}O_6(s)$ 参加反应可得到的最大非体积功为 2878.4 kJ·mol^{-1}。

例 2-8 反应 $CaCO_3(s) \Longrightarrow CaO(s) + CO_2(g)$ 的 $\Delta_r H_m^\ominus$(298.15 K) = 179.2 kJ·mol^{-1}, $\Delta_r S_m^\ominus$(298.15 K) = 160.2 J·K^{-1}·mol^{-1},试计算反应在 298.15 K 和 1200.15 K 时的 $\Delta_r G_m^\ominus$ 及反应自发进行的最低温度是多少?

解:根据式(2-31)得:

$$\Delta_r G_m^\ominus(298.15 \text{ K}) = \Delta_r H_{m,298.15}^\ominus - T\Delta_r S_{m,298.15}^\ominus$$
$$= 179.2 \text{ kJ·mol}^{-1} - 298.15 \text{ K} \times 160.2 \times 10^{-3} \text{ kJ·mol}^{-1}\text{·K}^{-1}$$
$$= 131.44 \text{ kJ·mol}^{-1}$$

$$\Delta_r G_m^\ominus(1200.15 \text{ K}) = \Delta_r H_{m,298.15}^\ominus - T\Delta_r S_{m,298.15}^\ominus$$
$$= 179.2 \text{ kJ·mol}^{-1} - 1200.15 \text{ K} \times 160.2 \times 10^{-3} \text{ kJ·mol}^{-1}\text{·K}^{-1}$$
$$= -13.06 \text{ kJ·mol}^{-1}$$

反应在 298.15 K 时,$\Delta_r G_m^\ominus > 0$,反应不能正向自发进行;但在 1200.15 K 时,$\Delta_r G_m^\ominus < 0$,反应正向自发进行。

若使反应正向自发进行,必有 $\Delta_r G_m^\ominus < 0$,因 $\Delta_r H_m^\ominus$(298.15 K) 和 $\Delta_r S_m^\ominus$(298.15 K) 均大于零,故反应温度为

$$T > \frac{\Delta_r H_m^\ominus}{\Delta_r S_m^\ominus} > \frac{179.2 \text{ kJ·mol}^{-1}}{160.2 \times 10^{-3} \text{ kJ·K}^{-1}\text{·mol}^{-1}} > 1118.60 \text{ K}$$

计算结果表明,在标准态时,$CaCO_3(s)$ 的最低分解温度为 1118.60 K(839℃)。同时也说明温度变化对 $\Delta_r G_m^\ominus$ 的影响相当显著。

例 2-9 计算下列反应在 298.15 K 时的标准摩尔焓变、标准摩尔熵变和标准摩尔 Gibbs 自由能变,并利用这些数据讨论利用该反应净化汽车尾气中的 NO 和 CO 的可能性。

$$CO(g) + NO(g) \Longrightarrow CO_2(g) + \frac{1}{2}N_2(g)$$

解:查表得相关热力学数据:

	CO(g)	+ NO(g) $\Longrightarrow$	CO$_2$(g)	+ $\frac{1}{2}$N$_2$(g)
$\Delta_f H_m^\ominus$ / kJ·mol^{-1}	-110.5	91.3	-393.5	0
$S_m^\ominus$ / J·K^{-1}·mol^{-1}	197.7	210.8	213.8	191.6
$\Delta_f G_m^\ominus$ / kJ·mol^{-1}	-137.2	87.6	-394.4	0

298.15 K 时反应的标准摩尔焓变、标准摩尔熵变和标准摩尔 Gibbs 自由能变分别为

$$\Delta_r H_m^\ominus(298.15 \text{ K}) = \sum \nu \Delta_f H_m^\ominus(\text{产物}) - \sum \nu \Delta_f H_m^\ominus(\text{反应物})$$
$$= [\Delta_f H_m^\ominus(CO_2, g) + \frac{1}{2}\Delta_f H_m^\ominus(N_2, g)] - [\Delta_f H_m^\ominus(CO, g) + \Delta_f H_m^\ominus(NO, g)]$$
$$= [(-393.5 \text{ kJ·mol}^{-1}) + \frac{1}{2} \times 0] - [(-110.5 \text{ kJ·mol}^{-1}) + 91.3 \text{ kJ·mol}^{-1}]$$
$$= -374.3 \text{ kJ·mol}^{-1}$$

$$\Delta_r S_m^\ominus(298.15 \text{ K}) = \sum \nu S_m^\ominus(\text{产物}) - \sum \nu S_m^\ominus(\text{反应物})$$
$$= [S_m^\ominus(CO_2, g) + \frac{1}{2}S_m^\ominus(N_2, g)] - [S_m^\ominus(CO, g) + S_m^\ominus(NO, g)]$$
$$= (213.8 \text{ J·K}^{-1}\text{·mol}^{-1} + \frac{1}{2} \times 191.6 \text{ J·K}^{-1}\text{·mol}^{-1}) - (197.7 \text{ J·K}^{-1}\text{·mol}^{-1}$$
$$+ 210.8 \text{ J·K}^{-1}\text{·mol}^{-1})$$

$$= -98.9 \text{ J} \cdot \text{K}^{-1} \cdot \text{mol}^{-1}$$

$$\Delta_r G_m^\ominus(298.15 \text{ K}) = \sum \nu \Delta_f G_m^\ominus(\text{产物}) - \sum \nu \Delta_f G_m^\ominus(\text{反应物})$$

$$= [\Delta_f G_m^\ominus(CO_2, g) + \frac{1}{2}\Delta_f G_m^\ominus(N_2, g)] - [\Delta_f G_m^\ominus(CO, g) + \Delta_f G_m^\ominus(NO, g)]$$

$$= [(-394.4 \text{ kJ} \cdot \text{mol}^{-1}) + \frac{1}{2} \times 0] - [(-137.2 \text{ kJ} \cdot \text{mol}^{-1}) + 87.6 \text{ kJ} \cdot \text{mol}^{-1}]$$

$$= -344.8 \text{ kJ} \cdot \text{mol}^{-1}$$

$\Delta_r G_m^\ominus(298.15 \text{ K})$ 也可以通过下式计算：

$$\Delta_r G_m^\ominus(298.15 \text{ K}) = \Delta_r H_{m,298.15}^\ominus - T\Delta_r S_{m,298.15}^\ominus$$

$$= -374.3 \text{ kJ} \cdot \text{mol}^{-1} - 298.15 \text{ K} \times (-98.9 \times 10^{-3} \text{ kJ} \cdot \text{K}^{-1} \cdot \text{mol}^{-1})$$

$$= -344.8 \text{ kJ} \cdot \text{mol}^{-1}$$

可见，两种方法求得的 $\Delta_r G_m^\ominus$ 值是一致的，由于 $\Delta_r G_m^\ominus < 0$，所以在 298.15 K，标准态下此反应能正向自发进行。从热力学角度看，可以利用该反应净化汽车尾气中的 NO 和 CO。

如果反应中有离子参与反应，还需要知道离子的标准摩尔生成 Gibbs 自由能。在热力学中，水合离子的标准摩尔生成 Gibbs 自由能是指在标准状态下，最稳定单质生成 1 mol 溶于足够大量的水中的离子的 Gibbs 自由能变。规定 $H^+(\infty \text{ aq})$ 的标准摩尔生成 Gibbs 自由能为零（∞ aq 表示无限稀溶液），在此基础上，可以求得其他离子的标准摩尔生成 Gibbs 自由能。

3. 非标准状态下 Gibbs 自由能变的计算　利用化学反应的标准摩尔 Gibbs 自由能变 $\Delta_r G_m^\ominus$ 可以判断化学反应在标准状态下进行的方向。实际上，许多化学反应都是在非标准状态下进行的，在等温等压且不做非体积功的条件下，必须用 $\Delta_r G_m$ 判断反应方向。那么，如何求算非标准状态下化学反应的摩尔 Gibbs 自由能变 $\Delta_r G_m$ 呢？

对于任一反应

$$a\text{A} + b\text{B} \Longleftrightarrow d\text{D} + e\text{E}$$

热力学已推导出非标准态下化学反应的摩尔 Gibbs 自由能变的计算公式为

$$\Delta_r G_m = \Delta_r G_m^\ominus + RT\ln Q \tag{2-32}$$

式中：$\Delta_r G_m$ 为反应在任意状态时的摩尔 Gibbs 自由能变；$\Delta_r G_m^\ominus$ 为反应的标准摩尔 Gibbs 自由能变；R 为摩尔气体常量；T 为热力学温度；Q 称为"反应商"。

式(2-32)称为化学反应**等温方程式**(isothermal equation)。Q 的表达式对溶液反应和气体反应有所不同。

对溶液反应：

$$Q = \frac{c_r^d(\text{D}) c_r^e(\text{E})}{c_r^a(\text{A}) c_r^b(\text{B})} \tag{2-33}$$

式中：$c_r(\text{A})$、$c_r(\text{B})$ 和 $c_r(\text{D})$、$c_r(\text{E})$ 分别表示反应物和产物在某一时刻的相对浓度 $c_r(\text{A})/c^\ominus$、$c_r(\text{B})/c^\ominus$ 和 $c_r(\text{D})/c^\ominus$、$c_r(\text{E})/c^\ominus$；Q 量纲为 1；$c^\ominus = 1 \text{ mol} \cdot \text{L}^{-1}$。

对气体反应：

$$Q = \frac{\left(\dfrac{p_D}{p^\ominus}\right)^d \left(\dfrac{p_E}{p^\ominus}\right)^e}{\left(\dfrac{p_A}{p^\ominus}\right)^a \left(\dfrac{p_B}{p^\ominus}\right)^b} \tag{2-34}$$

式中：p_A、p_B 和 p_D、p_E 分别表示反应物和产物的分压，单位是 kPa，$p^\ominus = 100$ kPa；除以 $p^\ominus$ 是使反应商 Q 的单位 1。

需要注意的是，计算时不要将纯液体或纯固体写入 Q 的表达式中。

知识视窗

非平衡体系热力学与生命

19 世纪中叶,关于演化论的理论给自然界指出了两个截然相反的演化方向。R. Clausius(克劳修斯)将热力学第二定律推广到整个宇宙,得出自然界将变成越来越无序的高度混乱的状态。而 C. R. Darwin(达尔文)根据自然选择的学说得出自然界将变得越来越有序、组织化程度更高的状态。自然界的演化到底是变得越来越有序,还是越来越混乱呢? 两者的矛盾最终在比利时科学家 L. Prigogine(普利高津)的耗散结构(dissipation structure)理论中得到了统一。

Prigogine(普利高津)把一切远离平衡条件下,因系统与环境间不断地进行物质和能量交换而形成、维持的有序结构称为耗散结构。耗散结构理论认为,一切孤立系统的自发变化总是朝着最混乱无序的方向进行,直到达到平衡。但是,在远离平衡态的开放系统,它与外界环境不断地进行物质和能量交换时,就有可能维持自身的有序组织结构,还可能产生自组织过程,向更加有序的组织结构方向进化。

从宏观角度看,生命过程是一个熵增的过程,始态是生命的产生,终态是生命的结束,这个过程是一个自发的、单向的不可逆过程。衰老是生命系统熵的一种长期缓慢的增加,这是一个不可抗拒的自然规律。但是,一个无序的世界是不可能产生生命的,有生命的世界必然是有序的。生物是由单细胞向多细胞、从简单到复杂、从低级到高级进化,也就是说向着更为有序、更为精确的方向进化,这是一个熵减的方向,与孤立系统向熵增大的方向恰恰相反。其实二者并不矛盾,因为生命系统是远离平衡态的开放系统,是"耗散结构"。生命体依靠从外界摄取低熵物质、排泄高熵物质的新陈代谢过程维持。生命体的生长、发育、进化都是建立在摄入负熵流的基础上,通过不断与外界交换物质、能量、信息和负熵,使生命系统的总熵值减小。在一定条件下,从原来的无序状态转变为一种在时间、空间或功能上有序的状态,生命体才得以动态地发展。当 $dS > 0$,体系熵增加时,生命体则会衰老,当熵趋于最大值时,机体处于极大的混乱状态,那就是生命的终结。

本 章 小 结

根据系统与环境间物质和能量的交换情况不同,热力学系统可分为开放系统、封闭系统和隔离系统。系统的状态函数是用来表征系统状态的宏观物理量,分为广度性质和强度性质。状态函数的改变量只取决定于系统的始态和终态,而与变化的途径无关。热力学能(U)、焓(H)、熵(S)和 Gibbs 自由能(G)均为系统的状态函数,但功和热不是状态函数。

热力学第一定律的数学表达式为 $\Delta U = Q + W$,它适用于封闭系统的一切过程。等容反应热 $Q_V = \Delta U$;等压反应热 $\Delta H = Q_p$。二者关系为 $Q_p = Q_V + \Delta n(RT)$ 或 $\Delta H = \Delta U + \Delta n(RT)$。

Hess 定律:一个化学反应不管是一步完成还是分几步完成,其反应的热效应总是相同的。应用 Hess 定律可以计算难测准或无法直接测定的化学反应的热效应。

热力学第二定律:等温、等压、不做非体积功的热力学系统总是朝着 Gibbs 自由能降低的方向自发进行,即自由能降低原理。

等温、等压、不做非体积功的化学反应:若 $\Delta_r G_m < 0$,正向自发进行;若 $\Delta_r G_m > 0$,逆向自发进行;若 $\Delta_r G_m = 0$,反应处于平衡状态。

Gibbs 方程:$\Delta G = \Delta H - T\Delta S$。其中转折温度为 $T_{转向} = \dfrac{\Delta_r H}{\Delta_r S}$。

化学反应等温方程:$\Delta_r G_m = \Delta_r G_m^{\ominus} + RT\ln Q$,可以计算任意温度下非标准状态时反应的 Gibbs 自由能变。

习 题

1. 试述热力学第一定律并写出其数学表达式。
2. 什么是 Hess 定律？应用 Hess 定律进行计算时需满足哪些条件？
3. 在常压下，273.15 K 以下的水会自发地结成冰，显然这是一个熵降低的过程，为什么该过程能自发进行？
4. 试判断下列反应在 100 kPa 下能否自发进行？为什么？
$$(NH_4)_2Cr_2O_7(s) \Longrightarrow Cr_2O_3(s) + N_2(g) + 4H_2O(l) \quad \Delta_r H_m^\ominus = -315.0 \text{ kJ} \cdot \text{mol}^{-1}$$
5. 根据 Gibbs 方程讨论 ΔH、ΔS 和温度 T 对化学反应自发进行方向的影响。
6. 如果在孤立系统中发生一个变化过程，ΔU 及 ΔH 是否为零？
7. 标准状态下苯的沸点是 353.15 K，其摩尔气化热 Q_p 为 30.75 kJ·mol^{-1}。若标准状态下 1 mol 液态苯在真空中等温蒸发为苯蒸气，并假设该蒸气为理想气体，计算此过程的 Q、W、ΔU、ΔH、ΔS 和 ΔG。
8. 合成氨反应的化学计量方程式可写成：
    (1) $N_2(g) + 3H_2(g) \Longrightarrow 2NH_3(g)$
    (2) $\frac{1}{2}N_2(g) + \frac{3}{2}H_2(g) \Longrightarrow NH_3(g)$

若反应起始时，N_2、H_2、NH_3 的物质的量分别为 10 mol、30 mol 和 0 mol，反应进行到 t 时刻，N_2、H_2、NH_3 的物质的量分别为 7 mol、21 mol 和 6 mol，计算时间为 t 时反应 (1) 和 (2) 的反应进度。

9. 人体肌肉活动中的一个重要反应是乳酸氧化成丙酮酸，计算 298.15 K 条件下该反应的 $\Delta_r H_m^\ominus$。已知：乳酸和丙酮酸的燃烧热分别为 -1364 kJ·mol^{-1} 和 -1169 kJ·mol^{-1}。

10. 在 298.15 K，标准状态下，计算下列反应的 $\Delta_r G_m^\ominus$，并判断自发进行的方向。
    (1) $H_2(g) + \frac{1}{2}O_2(g) \Longrightarrow H_2O(g)$
    (2) $N_2(g) + O_2(g) \Longrightarrow 2NO(g)$
    (3) $C_6H_{12}O_6(s) \Longrightarrow 2C_2H_5OH(l) + 2CO_2(g)$

11. 已知下列反应：
$$2Fe(s) + \frac{3}{2}O_2(g) \Longrightarrow Fe_2O_3(s)$$
$$4Fe_2O_3(s) + Fe(s) \Longrightarrow 3Fe_3O_4(s)$$

在 298.15 K、100 kPa 下，$\Delta_r G_m^\ominus$ 分别为 -742.2 kJ·mol^{-1} 和 -79 kJ·mol^{-1}。计算 $Fe_3O_4(s)$ 的 $\Delta_f G_m^\ominus$。

12. 糖代谢的总反应为：
$$C_{12}H_{22}O_{11}(s) + 12O_2(g) \Longrightarrow 12CO_2(g) + 11H_2O(l)$$
    (1) 由附表的热力学数据计算 298.15 K，标准状态下的 $\Delta_r G_m^\ominus$、$\Delta_r H_m^\ominus$ 和 $\Delta_r S_m^\ominus$。
    (2) 如果在体内只有 30% 的 Gibbs 自由能转化为非体积功，计算在 310.15 K 下，1 mol $C_{12}H_{22}O_{11}(s)$ 进行代谢时得到的非体积功。

13. 已知反应 $\frac{1}{2}I_2(g) + \frac{1}{2}H_2(g) \Longrightarrow HI(g)$ 在 298.15 K 时的 $\Delta_f H_m^\ominus(I_2, g) = 62.4$ kJ·mol^{-1}，$\Delta_f H_m^\ominus(HI, g) = 26.5$ kJ·mol^{-1}，$\Delta_f G_m^\ominus(I_2, g) = 19.3$ kJ·mol^{-1}，$\Delta_f G_m^\ominus(HI, g) = 1.7$ kJ·mol^{-1}，计算该反应在 373.15 K 时的 $\Delta_r G_m^\ominus$。

14. 已知 298.15 K 时 CuO(s) 的 $\Delta_f H_m^\ominus(CuO, s) = -157.3$ kJ·mol^{-1}，$\Delta_f G_m^\ominus(CuO, s) = -129.7$ kJ·mol^{-1}，若此时氧气的分压为 21.3 kPa，试计算铜被氧化成氧化铜所需的最低温度。

15. 关于生命的起源问题,有人主张最初植物或动物复杂分子是由简单分子自发形成的。对此进行过较多研究,例如尿素的形成,其反应和热力学有关数据如下:

	$CO_2(g)$	+	$2NH_3(g)$	===	$(NH_2)_2CO(s)$	+	$H_2O(l)$
$S_m^\ominus/J \cdot K^{-1} \cdot mol^{-1}$	213.8		192.8		104.6		70.0
$\Delta_f H_m^\ominus/kJ \cdot mol^{-1}$	-393.5		-45.9		-333.2		-285.8

(1) 计算 298.15 K 时反应的 $\Delta_r H_m^\ominus$、$\Delta_r S_m^\ominus$ 和 $\Delta_r G_m^\ominus$。

(2) 若在 298.15 K,反应自发进行,最高温度达多少度时,反应达平衡?

16. 已知氯化铵分解反应为:$NH_4Cl(s) === NH_3(g) + HCl(g)$

(1) 分别用两种方法计算上述反应在 298.15 K,标准状态下的 $\Delta_r G_m^\ominus$,并判断反应在 298.15 K,标准状态下能否自发进行。

(2) 若此反应不能自发进行,可否改变温度使其自发进行?反应自发进行的最低温度是多少?

17. 碳酸钙的分解反应如下:
$$CaCO_3(s) === CaO(s) + CO_2(g)$$

若使 CO_2 的分压为 0.010 kPa,温度至少达到多少度才能使反应自发进行?

(王美玲)

第三章 化学平衡

学习目标

掌握 标准平衡常数和实验平衡常数的表达式;有关平衡常数的计算。
熟悉 用标准平衡常数判断自发反应的方向;影响平衡移动的因素。
了解 可逆反应和化学平衡的概念及特点;多重平衡规则。

案例 3-1

地球表面有大气层覆盖,离地面 12 km 以上的高空有一臭氧层,它是地球生命的保护屏障。我们知道,太阳辐射对生命危害极大的是紫外线。当太阳辐射通过臭氧层时,约 90% 的紫外线被吸收,或者说把这些紫外辐射的能量转变为热量,使地面生命免受伤害。这其中的奥妙在于臭氧层里存在以下动态平衡:

$$O_2(g) + O \rightleftharpoons O_3(g)$$

问题:
1. 臭氧层是怎样使紫外辐射的能量转变为热量,使地面生命免受伤害的?
2. 上述反应达到平衡之后,反应是否处于静止状态?

根据自由能判据,当 $\Delta_r G_m = 0$ 时,反应达最大限度,处于平衡状态。化学平衡的建立是以可逆反应为前提的。在同一条件下,既可向正反应方向进行又可向逆反应方向进行的反应称为**可逆反应**(reversible reaction)。虽然多数反应都是可逆反应,不过可逆的程度不同,通常把可逆程度极微小的反应称作**不可逆反应**(irreversible reaction)。在可逆反应中,习惯上把从左向右进行的反应称为正向反应,从右向左进行的反应称为逆向反应。

从动力学角度看,反应开始时,反应物浓度较大,产物浓度较小,所以正反应速率大于逆反应速率。随着反应的进行,反应物浓度不断减小,产物浓度不断增大,所以正反应速率不断减小,逆反应速率不断增大。当正、逆反应速率相等时,系统中各物质的浓度不再发生变化,反应达到了平衡状态。化学平衡是动态平衡,从表面上看,反应似乎处于静止状态,实际上,正、逆反应仍在进行,只不过是正、逆反应速率相等而已。

案例 3-1 分析

现在来分析臭氧层中这一平衡是如何建立的。首先,太阳辐射把高空的氧分子分裂为氧原子,性质异常活泼的氧原子与氧分子结合成为臭氧。

$$O_2(g) \rightleftharpoons O + O$$
$$O_2(g) + O \rightleftharpoons O_3(g)$$

其次,在紫外线作用下,臭氧转化为氧气,并放出热量:

$$2O_3(g) \rightleftharpoons 3O_2(g) + Q$$

> 这一反应被看作臭氧能吸收紫外线,即从能量角度看,相当于把紫外辐射能转变为热能。臭氧分解生成的氧气,又会被太阳辐射生成氧原子,氧原子又会和氧分子结合成为臭氧,臭氧又吸收紫外线分解成为氧气……所以在臭氧层中,O_3、O_2和O处于动态平衡,构成了地球生命免受紫外线杀伤的天然屏障。

第一节 化学平衡

一、化学反应的限度与标准平衡常数

在一定温度下,任一化学反应摩尔 Gibbs(吉布斯)自由能变 $\Delta_r G_m(T)$ 可以用化学反应等温方程式计算:

$$\Delta_r G_m(T) = \Delta_r G_m^{\ominus}(T) + RT\ln Q \tag{3-1}$$

式中:Q 为反应商,与不同阶段时反应中各物质的浓度或分压有关。当 $\Delta_r G_m(T) = 0$,即反应达最大限度,系统处于平衡态,此时反应商 Q 则用符号 $K^{\ominus}$ 表示,$K^{\ominus}$ 即为**标准平衡常数**(standard equilibrium constant)。等温方程式则写成:

$$\Delta_r G_m(T) = \Delta_r G_m^{\ominus}(T) + RT\ln K^{\ominus} = 0$$

即
$$\Delta_r G_m^{\ominus} = -RT\ln K^{\ominus} \tag{3-2}$$

$K^{\ominus}$ 的写法与反应商 Q 的写法相似,只是表达式中相应各项要用平衡时的相对浓度和相对分压。对于任一可逆反应

$$a\mathrm{A} + b\mathrm{B} \rightleftharpoons d\mathrm{D} + e\mathrm{E}$$

如果是溶液中的反应,$K^{\ominus}$ 的表达式为

$$K^{\ominus} = \frac{([\mathrm{D}]/c^{\ominus})^d ([\mathrm{E}]/c^{\ominus})^e}{([\mathrm{A}]/c^{\ominus})^a ([\mathrm{B}]/c^{\ominus})^b} \tag{3-3}$$

式中:$[\mathrm{A}]$、$[\mathrm{B}]$ 和 $[\mathrm{D}]$、$[\mathrm{E}]$ 分别表示反应物和生成物的平衡浓度;$c^{\ominus}$ 为标准浓度,$c^{\ominus} = 1\mathrm{mol} \cdot \mathrm{L}^{-1}$。

如果是气体反应,$K^{\ominus}$ 的表达式为:

$$K^{\ominus} = \frac{(p_\mathrm{D}/p^{\ominus})^d (p_\mathrm{E}/p^{\ominus})^e}{(p_\mathrm{A}/p^{\ominus})^a (p_\mathrm{B}/p^{\ominus})^b} \tag{3-4}$$

式中:p_A、p_B 和 p_D、p_E 分别表示反应物和生成物的平衡分压,$p^{\ominus}$ 为标准压力,$p^{\ominus} = 100\ \mathrm{kPa}$。

若溶液反应系统中有气体物质 E 生成,则

$$K^{\ominus} = \frac{([\mathrm{D}]/c^{\ominus})^d (p_\mathrm{E}/p^{\ominus})^e}{([\mathrm{A}]/c^{\ominus})^a ([\mathrm{B}]/c^{\ominus})^b} \tag{3-5}$$

式(3-3)~式(3-5)均为标准平衡常数表达式,标准平衡常数 $K^{\ominus}$ 的单位是 1,$K^{\ominus}(T)$ 是化学反应的特征常数,不随反应物、生成物浓度的变化而变化。当温度一定时,$K^{\ominus}(T)$ 是一定值,是反应的固有本性。对于同类型的化学反应,$K^{\ominus}(T)$ 越大,化学反应进行的程度越完全,是一定温度下,化学反应最大限度的量度。但 $K^{\ominus}(T)$ 大的反应,其反应速率并不一定快。

书写标准平衡常数表达式时应该注意以下几点:

(1) 如果反应物或生成物中有固体或纯液体,不要把它们写入表达式中,如

$$\mathrm{CaCO_3(s)} \rightleftharpoons \mathrm{CaO(s)} + \mathrm{CO_2(g)}$$

$$K^{\ominus} = \frac{p(\mathrm{CO_2})}{p^{\ominus}}$$

(2) 在稀溶液中进行的反应,若溶剂参与反应,由于溶剂的量很大,浓度基本不变,可以看成一个常数,也不写入表达式中,如

$$NH_3(aq) + H_2O(l) \rightleftharpoons OH^-(aq) + NH_4^+(aq)$$

$$K^{\ominus} = \frac{([OH^-]/c^{\ominus})([NH_4^+]/c^{\ominus})}{([NH_3]/c^{\ominus})}$$

(3) $K^{\ominus}$表达式与化学反应方程式相对应,同一反应用不同反应方程式表示时,其 $K^{\ominus}$ 数值及表达式不同。例如,

$$2NO_2(g) \rightleftharpoons N_2O_4(g) \qquad K_1^{\ominus} = \frac{p(N_2O_4)/p^{\ominus}}{\{p(NO_2)/p^{\ominus}\}^2}$$

$$NO_2(g) \rightleftharpoons \frac{1}{2}N_2O_4(g) \qquad K_2^{\ominus} = \frac{\{p(N_2O_4)/p^{\ominus}\}^{1/2}}{p(NO_2)/p^{\ominus}}$$

显然,$K_1^{\ominus} = (K_2^{\ominus})^2$。

(4) 正、逆反应的平衡常数互为倒数,即 $K_{正}^{\ominus} = \dfrac{1}{K_{逆}^{\ominus}}$。

通过热力学数据可以计算标准平衡常数,或者通过反应物和产物的平衡浓度和平衡分压计算标准平衡常数。

例 3-1 查化学热力学数据表,计算 298.15 K 时 AgCl 的 K_{sp}。

解: $\qquad AgCl(s) \rightleftharpoons Ag^+(aq) + Cl^-(aq)$

$\Delta_r G_m^{\ominus} = \Delta_f G_m^{\ominus}(Ag^+,aq) + \Delta_f G_m^{\ominus}(Cl^-,aq) - \Delta_f G_m^{\ominus}(AgCl,s)$

$\qquad = 77.1 \text{ kJ}\cdot\text{mol}^{-1} + (-131.2) \text{ kJ}\cdot\text{mol}^{-1} - (-109.8) \text{ kJ}\cdot\text{mol}^{-1}$

$\qquad = 55.7 \text{ kJ}\cdot\text{mol}^{-1}$

由公式

$$\Delta_r G_m^{\ominus} = -RT\ln K^{\ominus}$$

$$\ln K^{\ominus} = \frac{-\Delta_r G_m^{\ominus}}{RT} = \frac{-55.7 \text{kJ}\cdot\text{mol}^{-1}}{8.314\times 10^{-3}\text{kJ}\cdot\text{mol}^{-1}\cdot\text{K}^{-1}\times 298.15\text{K}}$$

得出 $K^{\ominus} = 1.75 \times 10^{-10}$

$\qquad K_{sp} = K^{\ominus} = 1.75 \times 10^{-10}$

实验值为 1.77×10^{-10},从热力学数据求得的值 1.75×10^{-10} 与实验值接近。

二、标准平衡常数与化学反应方向

将式(3-2)代入式(3-1)得:

$$\Delta_r G_m = -RT\ln K^{\ominus} + RT\ln Q = RT\ln\left(\frac{Q}{K^{\ominus}}\right) \tag{3-6}$$

式(3-6)也称为化学反应的等温方程式,从式(3-6)可以看出,化学平衡移动的方向,可以根据反应商 Q 和标准平衡常数 $K^{\ominus}$ 的相对大小判断。

如果 $Q < K^{\ominus}$,则 $\Delta_r G_m < 0$,正向反应自发进行。

如果 $Q > K^{\ominus}$,则 $\Delta_r G_m > 0$,逆向反应自发进行。

如果 $Q = K^{\ominus}$,则 $\Delta_r G_m = 0$,化学反应达到平衡。

因此,标准平衡常数 $K^{\ominus}$ 也是一化学反应自发进行方向的判断标准。如果反应商 Q 不等于 $K^{\ominus}$,表明反应系统处于非平衡态,化学反应就有自发进行的趋势。Q 与 $K^{\ominus}$ 的值相差越大,正向或逆向自发进行的趋势就越大。

在有些情况下,也可用 $\Delta_r G_m^{\ominus}(T)$ 粗略判断反应的自发进行方向,因为 $\Delta_r G_m(T)$ 值受 Q 的影响较小,主要由 $\Delta_r G_m^{\ominus}(T)$ 决定。对等温定压下的任意反应,一般认为:

当 $\Delta_r G_m^{\ominus}(T) < -40 \text{ kJ}\cdot\text{mol}^{-1}$ 时,反应能自发进行。

当 $\Delta_r G_m^\ominus(T) > 40 \text{ kJ} \cdot \text{mol}^{-1}$ 时,反应不能自发进行。

当 $-40 \text{ kJ} \cdot \text{mol}^{-1} < \Delta_r G_m^\ominus(T) < 40 \text{ kJ} \cdot \text{mol}^{-1}$ 时,需根据反应条件进行具体分析判断。

例 3-2 已知反应 C(石墨) + CO_2(g) $\rightleftharpoons$ 2CO(g) 的 $\Delta_r G_m^\ominus(298.15\text{K}) = 120 \text{ kJ} \cdot \text{mol}^{-1}$,$\Delta_r G_m^\ominus(1000.15\text{K}) = -3.4 \text{ kJ} \cdot \text{mol}^{-1}$,试计算:

(1)温度分别为 298.15 K 和 1000.15 K 时的标准平衡常数;

(2)当温度为 1000.15 K,$p(CO) = 200$ kPa,$p(CO_2) = 800$ kPa 时,判断该反应方向。

解:(1)根据式(3-2),$\Delta_r G_m^\ominus = -RT\ln K^\ominus$

$$\ln K_{298.15}^\ominus = \frac{-120 \times 10^3 \text{J} \cdot \text{mol}^{-1}}{8.314 \text{J} \cdot \text{mol}^{-1} \cdot \text{K}^{-1} \times 298.15\text{K}}$$

$$K_{298.15}^\ominus = 9.55 \times 10^{-22}$$

$$\ln K_{1000.15}^\ominus = \frac{-(-3.4 \times 10^3 \text{J} \cdot \text{mol}^{-1})}{8.314 \text{J} \cdot \text{mol}^{-1} \cdot \text{K}^{-1} \times 1000.15\text{K}}$$

$$K_{1000.15}^\ominus = 1.51$$

(2) $\Delta_r G_m(1000.15\text{K}) = \Delta_r G_m^\ominus(1000.15\text{K}) + RT\ln Q(T)$

$$= -3.4 \text{ kJ} \cdot \text{mol}^{-1} + 8.314 \times 10^{-3} \text{kJ} \cdot \text{mol}^{-1} \cdot \text{K}^{-1}$$

$$\times 1000.15 \text{ K } \ln \frac{(200\text{kPa}/100\text{kPa})^2}{800\text{kPa}/100\text{kPa}}$$

$$= -9.1 \text{ kJ} \cdot \text{mol}^{-1}$$

$\Delta_r G_m(1000.15\text{K}) < 0$,该反应自发进行。

三、实验平衡常数

对于任意一可逆反应:

$$a\text{A} + b\text{B} \rightleftharpoons d\text{D} + e\text{E}$$

(1)若 A,B,D,E 都是在溶液中反应,则有

$$K_c = \frac{[D]^d [E]^e}{[A]^a [B]^b} \tag{3-7}$$

K_c 称为浓度平衡常数,对比 $K^\ominus$ 与 K_c 的表达式可知,$K^\ominus$ 与 K_c 数值相等,但 $K^\ominus$ 是单位为 1 的量,而 K_c 则不一定没有单位。若 $a + b = d + e$,则 K_c 无单位,若 $a + b \neq d + e$,则 K_c 有单位。

(2)如反应物和产物均为气体,平衡时各气体的分压分别为 p_A,p_B,p_D,p_E,则有

$$K_p = \frac{p_D^d p_E^e}{p_A^a p_B^b} \tag{3-8}$$

K_p 称为压力平衡常数。对比标准平衡常数 $K^\ominus$ 可知:

$$K^\ominus = \frac{(p_D/p)^d (p_E/p)^e}{(p_A/p)^a (p_B/p)^b} = \frac{p_D^d p_E^e}{p_A^a p_B^b} (p^\ominus)^{(a+b)-(d+e)} = K_p (p^\ominus)^{(a+b)-(d+e)}$$

当 $a + b = d + e$ 时,$K^\ominus$ 与 K_p 在数值上相同,并且都没有单位。当 $a + b \neq d + e$ 时,K_p 有单位,K_p 在数值上不等于 $K^\ominus$。

由于 K_c 或 K_p 可以由实验直接测定平衡状态时各组分浓度或分压而计算得到,因此,K_c 和 K_p 称为**实验平衡常数**(experimental equilibrium constant)。与 $K^\ominus$ 相同,实验平衡常数数值越大,化学反应向右进行得越彻底。从平衡常数表达式可以看出,K_c 和 K_p 一般是有单位的,但常常不写出;只有当反应物的化学计量数之和与产物的化学计量数之和相等时才没有单位。在现行教科书和文献中,实验平衡常数在化学平衡的计算中仍在广泛应用。

四、多重平衡

在一个复杂体系中，如果有几个反应，当它们在同一体系中又都处于平衡状态时，体系中各物质的分压和浓度必定同时满足这几个平衡，这种现象称为多重平衡（multiple equilibrium）。

例如，在某一体系中同时存在下列三个平衡：

(1) $C(石墨) + O_2(g) \rightleftharpoons CO_2(g)$ $\qquad \Delta_r G_{m,1}^{\ominus} = -RT\ln K_1^{\ominus}$

(2) $C(石墨) + O_2(g) \rightleftharpoons CO(g) + \frac{1}{2}O_2(g)$ $\qquad \Delta_r G_{m,2}^{\ominus} = -RT\ln K_2^{\ominus}$

(3) $CO(g) + \frac{1}{2}O_2(g) \rightleftharpoons CO_2(g)$ $\qquad \Delta_r G_{m,3}^{\ominus} = -RT\ln K_3^{\ominus}$

在这个体系中，O_2同时满足三个平衡；CO_2既满足平衡(1)又满足平衡(3)；CO既满足平衡(2)又满足平衡(3)。在整个体系中，每种物质只有一种浓度（或分压）。

从上述反应可以看出：反应(1) = 反应(2) + 反应(3)。由于化学反应的自由能变 ΔG 具有加合性。所以，

$$\Delta_r G_{m,1}^{\ominus} = \Delta_r G_{m,2}^{\ominus} + \Delta_r G_{m,3}^{\ominus}$$
$$-RT\ln K_1^{\ominus} = -RT\ln K_2^{\ominus} - RT\ln K_3^{\ominus}$$
$$\ln K_1^{\ominus} = \ln K_2^{\ominus} + \ln K_3^{\ominus}$$
$$K_1^{\ominus} = K_2^{\ominus} \cdot K_3^{\ominus}$$

在这种多重平衡的体系中，若某反应是由几个反应相加而成，则该反应的标准平衡常数等于各分反应的标准平衡常数之积；若相减而成，则该反应的标准平衡常数等于各分反应的标准平衡常数之商，这种关系称为多重平衡规则（multiple equilibrium rule）。

对于如下一般反应：

$$n \text{反应}(1) + m \text{反应}(2) = p \text{反应}(3)$$
$$n\Delta_r G_{m,1}^{\ominus} + m\Delta_r G_{m,2}^{\ominus} = p\Delta_r G_{m,3}^{\ominus}$$
$$-nRT\ln K_1^{\ominus} - mRT\ln K_2^{\ominus} = -pRT\ln K_3^{\ominus}$$
$$n\ln K_1^{\ominus} + m\ln K_2^{\ominus} = p\ln K_3^{\ominus}$$
$$(K_1^{\ominus})^n \cdot (K_2^{\ominus})^m = (K_3^{\ominus})^p \tag{3-9}$$

同理，如果 $n \text{反应}(1) - m \text{反应}(2) \rightleftharpoons p \text{反应}(3)$

则 $\qquad (K_1^{\ominus})^n / (K_2^{\ominus})^m = (K_3^{\ominus})^p \tag{3-10}$

应用多重平衡规则时要注意所有平衡反应必须在同一温度下，因为平衡常数是与温度有关的数值，温度一定时，某一具体反应的平衡常数才为定值。

例 3-3 已知下列反应在 1123.15 K 时的标准平衡常数：

(1) $C(石墨) + CO_2(g) \rightleftharpoons 2CO(g)$ $\qquad K_1^{\ominus} = 1.3 \times 10^{14}$

(2) $CO(g) + Cl_2(g) \rightleftharpoons COCl_2(g)$ $\qquad K_2^{\ominus} = 6.0 \times 10^{-3}$

计算反应(3) $C(石墨) + CO_2(g) + 2Cl_2(g) \rightleftharpoons 2COCl_2(g)$ 在 1123.15 K 时的 $K_3^{\ominus}$。

解：反应式(3) = 反应式(1) + 2 × 反应式(2)

$$K_3^{\ominus} = K_1^{\ominus} \times (K_2^{\ominus})^2 = 1.3 \times 10^{14} \times (6.0 \times 10^{-3})^2 = 4.7 \times 10^9$$

第二节　化学平衡的移动

> **案例 3-2**
> 边吃海鲜边喝啤酒可能是很多人的习惯吃法，不过有营养专家指出，这种吃法容易造成

痛风。痛风是由于嘌呤代谢紊乱造成血尿酸水平过高,或尿酸排泄减少而导致尿酸盐沉积的疾病。尿酸是人类嘌呤代谢的终产物,高尿酸血症是痛风的重要生化基础。急性痛风性关节炎的诊断多根据从关节滑液或痛风石中证实有尿酸盐结晶。近年来无论是欧美还是东方民族痛风的患病率均有逐年递增的趋势,目前痛风尚无根治办法,现行治疗的目的是及时控制痛风关节炎急性发作并降低血尿酸水平,以预防尿酸盐沉积、关节破坏及肾脏损害。尿酸和尿酸盐的平衡关系式如下:

$$C_5H_3N_4O_3H(尿酸) + Na^+ \rightleftharpoons C_5H_3N_4O_3Na(尿酸钠) + H^+$$

问题:

1. 痛风患者在饮食方面应注意哪些问题?
2. 为什么边吃海鲜边喝啤酒不科学?
3. 造成关节炎病的原因是在关节滑液中形成尿酸钠晶体,并且环境温度越低,越易诱发关节疼痛,说明在低温下尿酸钠能稳定存在,据此判断上述反应的正向反应是放热反应还是吸热反应?

一、浓度对化学平衡的影响

根据式(3-6),对于任意一化学反应,在等温下其 Gibbs 自由能变 $\Delta_r G_m$ 为

$$\Delta_r G_m = RT\ln(Q/K^{\ominus})$$

如果反应商 $Q = K^{\ominus}$,则 $\Delta_r G_m = 0$,化学反应达到平衡。如果增加反应物的浓度或减少生成物的浓度,$Q < K^{\ominus}$,则 $\Delta_r G_m < 0$,即原有平衡将被破坏,反应将自发正向进行,直到使 $Q = K^{\ominus}$,反应建立新的平衡为止。反之,如果增加生成物的浓度或减小反应物的浓度,将导致 $Q > K^{\ominus}$,$\Delta_r G_m > 0$,反应将逆向自发进行,直至建立新的平衡为止。

二、压力对化学平衡的影响

1. 改变分压 压力的变化对液相和固相反应的平衡几乎没有影响,但对于气体参与的任一反应:

$$a\text{A}(g) + b\text{B}(g) \rightleftharpoons d\text{D}(g) + e\text{E}(g)$$

增加反应物的分压或减小产物的分压,则使 $Q < K^{\ominus}$,$\Delta_r G_m < 0$,平衡向右移动。反之,增加产物的分压或减小反应物的分压,将导致 $Q > K^{\ominus}$,$\Delta_r G_m > 0$,平衡向左移动。这与浓度对化学平衡的影响规律完全相同。

2. 改变总压 对于一个已达平衡的气体化学反应,增加系统的总压或减少总压,对化学平衡的影响分两种情况:

(1) 当 $a + b = d + e$,即反应物的气体分子总数与生成物的气体分子总数相等时,增加总压与降低总压都不会改变 Q 值,仍然有 $Q = K^{\ominus}$,平衡不移动。

(2) 当 $a + b \neq d + e$,即反应物气体分子总数与生成物的气体分子总数不等时,改变总压会改变 Q 值,平衡将发生移动。增加总压力,平衡将向气体分子总数减少的方向移动;减小总压力,平衡将向气体分子总数增加的方向移动。

压力对平衡的影响在化工生产及化学实验中得到广泛应用。如合成氨的反应:

$$3H_2(g) + N_2(g) \rightleftharpoons 2NH_3(g)$$

正反应是气体分子数减小的反应,为提高 NH_3 的产率,工业生产中采取高压的反应条件。

例 3-4 合成氨的原料中,氮气和氢气的物质的量之比为 1:3。在 673.15 K 和 1 kPa 下达到平衡时,可产生体积分数为 3.85% 的 NH_3。

计算：
(1) 反应 $N_2 + 3H_2 \rightleftharpoons 2NH_3$ 的 K_p。
(2) 如果要得到 5% 的 NH_3，总压需要多大？

解：(1) 等温、等压变化，H_2 和 N_2 的体积之比与物质的量之比相同，平衡时，比值不因生成氨而改变。除氨外，剩余体积分数为

$$1 - 3.85\% = 96.15\%，其中 H_2 占 3/4，N_2 占 1/4$$

$$p(NH_3) = 1000 \times 3.85\% = 38.5 \text{ Pa}$$

$$p(N_2) = \frac{1}{4} \times 1000 \times 96.15\% = 240 \text{ Pa}$$

$$p(H_2) = \frac{3}{4} \times 1000 \times 96.15\% = 721 \text{ Pa}$$

$$K_p = \frac{p^2(NH_3)}{p(N_2) \cdot p^3(H_2)} = \frac{(38.5)^2}{240 \times 721^3} = 1.65 \times 10^{-8}$$

(2) 若要得到 5% NH_3，设需要总压为 p，则有 $p(NH_3) = 0.05p$，$p(N_2) = \frac{1}{4} \times 0.95p$，$p(H_2) = \frac{3}{4} \times 0.95p$

$$K_p = \frac{(0.05)^2 p^2}{\frac{1}{4} \times 0.95p \times \left(\frac{3}{4} \times 0.95p\right)^3} = 1.65 \times 10^{-8}$$

解得 $p = 1328 \text{ Pa}$

三、温度对化学平衡的影响

浓度、压力对化学平衡移动的影响是通过改变系统组分的浓度或分压，使反应商 Q 不等于 $K^\ominus$ 而引起平衡移动。在一定温度下，浓度或压力的改变不会引起 $K^\ominus$ 值的改变。然而，温度对化学平衡移动的影响则不然。温度的改变会引起 $K^\ominus$ 的改变，从而使化学平衡发生移动。这是因为：

$$\Delta_r G_m^\ominus = -RT \ln K^\ominus$$

$$\Delta_r G_m^\ominus = \Delta_r H_m^\ominus - T \Delta_r S_m^\ominus$$

两式合并得

$$\ln K^\ominus = -\frac{\Delta_r H_m^\ominus}{RT} + \frac{\Delta_r S_m^\ominus}{R} \tag{3-11}$$

设在温度为 T_1 和 T_2 时反应的标准平衡常数分别为 $K_1^\ominus$ 和 $K_2^\ominus$，并假定温度对 $\Delta_r H_m^\ominus$ 和 $\Delta_r S_m^\ominus$ 的影响可以忽略，则

$$(1) \ln K_1^\ominus = -\frac{\Delta_r H_m^\ominus}{RT_1} + \frac{\Delta_r S_m^\ominus}{R}$$

$$(2) \ln K_2^\ominus = -\frac{\Delta_r H_m^\ominus}{RT_2} + \frac{\Delta_r S_m^\ominus}{R}$$

(2)-(1) 得

$$\ln \frac{K_2^\ominus}{K_1^\ominus} = \frac{\Delta_r H_m^\ominus}{R} \left(\frac{T_2 - T_1}{T_1 T_2} \right) \tag{3-12}$$

式(3-11)和式(3-12)均表示标准平衡常数 $K^\ominus$ 与温度的关系。通过测定不同温度 T 下的 $K^\ominus$ 值，用 $\ln K^\ominus$ 对 $\frac{1}{T}$ 作图，可以求得化学反应的 $\Delta_r H_m^\ominus$ 和 $\Delta_r S_m^\ominus$ 这两个重要的热力学参数。

从式(3-12)可以看出温度对化学平衡的影响：对于正向吸热反应，$\Delta_r H_m^{\ominus} > 0$，升高温度时，即$T_2 > T_1$，则$K_2^{\ominus} > K_1^{\ominus}$，平衡将向吸热反应方向移动；对于正向放热反应，$\Delta_r H_m^{\ominus} < 0$，升高温度，即$T_2 > T_1$时，则$K_2^{\ominus} < K_1^{\ominus}$，平衡向逆反应方向移动(逆反应为吸热反应)。从式(3-12)还可以看出，$\Delta_r H_m^{\ominus}$的绝对值越大，温度改变对平衡的影响越大。

若已知化学反应的标准摩尔焓变$\Delta_r H_m^{\ominus}$，又知温度为T_1时的标准平衡常数$K_1^{\ominus}$，利用式(3-12)很容易求出T_2时的$K_2^{\ominus}$。

例3-5 已知反应：$CaCO_3(s) \rightleftharpoons CaO(s) + CO_2(g)$，在973.15 K时$K_1^{\ominus} = 5.43 \times 10^{-2}$；在1173.15 K时$K_2^{\ominus} = 2.33$。问：

(1) 正向反应是吸热反应还是放热反应？

(2) 正向反应的焓变是多少？

(3) 确定1273.15 K时的$K^{\ominus}$值。

解：(1) 由题中所给条件：$T_1 = 973.15$ K时，$K_1^{\ominus} = 5.43 \times 10^{-2}$，$T_2 = 1173.15$ K时，$K_2^{\ominus} = 2.33$。温度升高，$K^{\ominus}$值增大，由式(3-12)可知，$\Delta_r H_m^{\ominus} > 0$，即正向反应为吸热反应。

(2) 正反应的焓变可由式(3-12)计算求得：

$$\ln \frac{2.33}{5.43 \times 10^{-2}} = \frac{\Delta_r H_m^{\ominus} \times 1000 \text{J} \cdot \text{mol}^{-1}}{8.314 \text{J} \cdot \text{mol}^{-1} \cdot \text{K}^{-1}} \left(\frac{1173.15\text{K} - 973.15\text{K}}{973.15\text{K} \times 1173.15\text{K}} \right) = 3.76$$

解之，得 $\Delta_r H_m^{\ominus} = 178$ kJ·mol^{-1}

(3) 根据式(3-12)也可求得1273.15 K时的$K^{\ominus}$。

$$\ln \frac{K_{1273.15}^{\ominus}}{2.33} = \frac{178 \times 1000 \text{J} \cdot \text{mol}^{-1}}{8.314 \text{J} \cdot \text{mol}^{-1} \cdot \text{K}^{-1}} \left(\frac{1273.15\text{K} - 1173.15\text{K}}{1273.15\text{K} \times 1173.15\text{K}} \right)$$

解之得：$K_{1273.15}^{\ominus} = 9.77$

四、Le Chatelier 原理

通过讨论浓度、压力和温度对化学平衡移动的影响，可以总结出平衡移动的总规律为：如果改变平衡系统的条件之一(如浓度、压力或温度)，平衡则向减弱这种改变的方向移动。这一规律称为 Le Chatelier(勒夏特列)原理，又称为平衡移动原理。

Le Chatelier 原理不仅适用于化学平衡，也适用于物理平衡。但它只适用于已经达到平衡的系统。对于非平衡系统，其变化方向只有一个，就是自发地向着平衡的方向移动。

案例 3-2 分析

海鲜是高蛋白、低脂肪食物，含有嘌呤和苷酸两种成分，啤酒含有维生素B_1，它是嘌呤和苷酸分解代谢的催化剂。嘌呤、苷酸与维生素B_1混合，会发生化学作用，导致人体血液中的尿酸含量迅速增加，破坏原来的平衡。若尿酸不能及时排出体外，则以钠盐的形式沉淀，形成结石或痛风。

化学平衡是相对的，有条件的。当条件改变时，化学平衡就会被破坏，各种物质的浓度(或分压)就会改变，使反应继续进行，直到建立新的平衡。这种由于条件变化使可逆反应从一种平衡状态向另一种平衡状态转变的过程称为化学平衡的移动(shift of chemical equilibrium)。

本 章 小 结

标准平衡常数$K^{\ominus}$是化学反应的特性常数，它是在一定温度下，化学反应进行程度的量度。对于任一可逆的化学反应：

$$a\ A(g) + b\ B(aq) \rightleftharpoons d\ D(g) + e\ E(aq)$$

标准平衡常数的表达式为

$$K^{\ominus} = \frac{(p_D/p^{\ominus})^d ([E]/c^{\ominus})^e}{(p_A/p^{\ominus})^a ([B]/c^{\ominus})^b}$$

在一定温度下,任一化学反应摩尔吉布斯自由能变、标准平衡常数和反应商之间的关系可以用化学反应等温方程式表达:

$$\Delta_r G_m = -RT\ln K^{\ominus} + RT\ln Q = RT\ln\left(\frac{Q}{K^{\ominus}}\right)$$

化学平衡移动的方向,可以根据反应商 Q 和标准平衡常数 $K^{\ominus}$ 的大小判断。

如果 $Q < K^{\ominus}$,则 $\Delta_r G_m < 0$,正向反应自发进行。

如果 $Q > K^{\ominus}$,则 $\Delta_r G_m > 0$,逆向反应自发进行。

如果 $Q = K^{\ominus}$,则 $\Delta_r G_m = 0$,化学反应达到平衡。

在一个复杂体系中,如果有几个反应,当它们在同一体系中又都处于平衡状态时,体系中各物质的分压和浓度必定同时满足这几个平衡,这种现象称为多重平衡。在多重平衡的体系中,若某反应是由几个反应相加或相减而成,则该反应的标准平衡常数等于各分反应的标准平衡常数之积或商,这种关系称为多重平衡规则。

化学平衡是相对的,有条件的。如果改变平衡系统的条件之一,平衡则向减弱这种改变的方向移动。这一规律称为 Le Chatelier 原理,又称为平衡移动原理。

习　题

1. 什么是可逆反应?什么是化学平衡?什么是多重平衡规则?
2. 说明实验平衡常数与标准平衡常数的关系。
3. 温度如何影响平衡常数?
4. 写出下列各反应的标准平衡常数表达式和实验平衡常数表达式:

(1) $2SO_2(g) + O_2(g) \rightleftharpoons 2SO_3(g)$

(2) $AgO(s) \rightleftharpoons 2Ag(s) + \frac{1}{2}O_2(g)$

(3) $Cl_2(g) + H_2O(l) \rightleftharpoons H^+(aq) + Cl^-(aq) + HClO(aq)$

(4) $Fe^{2+}(aq) + \frac{1}{2}O_2(g) + 2H^+(aq) \rightleftharpoons Fe^{3+}(aq) + H_2O(l)$

5. 计算下列反应在 298.15 K 标准状态下的 $\Delta_r G_m^{\ominus}$,并判断反应自发进行的方向,求出标准平衡常数 $K^{\ominus}$:

(1) $CO(g) + NO(g) \rightleftharpoons CO_2(g) + 1/2 N_2(g)$ (可用于汽车尾气的无害化处理)

(2) $C_6H_{12}O_6(s) \rightleftharpoons 2C_2H_5OH(l) + 2CO_2(g)$ (可用于发酵法制备乙醇)

6. 已知反应 $ICl(g) \rightleftharpoons \frac{1}{2}I_2(g) + \frac{1}{2}Cl_2(g)$ 在 298.15 K 时的平衡常数为 $K^{\ominus} = 2.2 \times 10^{-3}$,试计算下列反应的标准平衡常数:

(1) $2ICl(g) \rightleftharpoons I_2(g) + Cl_2(g)$

(2) $\frac{1}{2}I_2(g) + \frac{1}{2}Cl_2(g) \rightleftharpoons ICl(g)$

7. 已知

(1) $HCN(aq) \rightleftharpoons H^+(aq) + CN^-(aq)$ $K_1^{\ominus} = 4.9 \times 10^{-10}$

(2) $NH_3(aq) + H_2O(l) \rightleftharpoons NH_4^+(aq) + OH^-(aq)$ $K_2^{\ominus} = 1.8 \times 10^{-5}$

(3) $H_2O(l) \rightleftharpoons H^+(aq) + OH^-(aq)$ $K_3^\ominus = 1.0 \times 10^{-14}$

求反应(4) $NH_3(aq) + HCN(aq) \rightleftharpoons NH_4^+(aq) + CN^-(aq)$ 的标准平衡常数 $K^\ominus$。

8. 超音速飞机在平流层飞行放出的燃烧尾气中的 NO 通过下列反应破坏臭氧：

$$NO(g) + O_3(g) \rightleftharpoons NO_2(g) + O_2(g)$$

已知 298.15 K 和 100 kPa 下 NO、NO_2 和 O_3 的摩尔生成自由能分别为 87.6 kJ·mol^{-1}、51.3 kJ·mol^{-1}、163.2 kJ·mol^{-1}，计算上述反应的 K_p 和 K_c。

9. 在 693.15 K 和 723.15 K 下，氧化汞分解为汞蒸气和氧气的平衡总压分别为 5.16×10^4 Pa 和 1.08×10^5 Pa，试计算该温度区域内分解反应的标准摩尔焓变和标准摩尔熵变。

10. 可逆反应 $PCl_3(g) + Cl_2(g) \rightleftharpoons PCl_5(g)$，$\Delta_r H_{m,298.15}^\ominus = -22.2 \text{kJ} \cdot \text{mol}^{-1}$。已知 298.15 K 时反应的标准平衡常数为 0.562，试计算 473.15 K 时反应的标准平衡常数。

（任群翔）

第四章 化学反应速率

学习目标

掌握 化学反应速率的表示方法,速率方程,Arrhenius 公式及应用。
熟悉 活化能和活化分子的概念,浓度、温度和催化剂等因素对化学反应速率的影响。
了解 酶催化的特征。

案例 4-1

2015 年 12 月中旬,某大学实验室突然起火,明火清晰可见,黑色浓烟不断从室内冒出。一周后,学校公布了事故调查结果,实验室内氢气瓶意外爆炸。随后,该大学化学系将起火这天设为安全教育日,警醒世人,树立"生命至上,安全第一"的理念。

问题:
1. 影响化学反应快慢的因素有哪些?
2. 这些因素如何影响化学反应速率?

第一节 化学反应速率及其表示方法

一、化学反应速率

化学反应一旦发生,伴随着反应的进行,体系内各物质的浓度将不断地发生变化,反应物的浓度逐渐减少,产物的浓度逐渐增加。一定时间内,生成的产物越多,其反应速率则越快;生成的产物越少,其反应速率则越慢。

化学反应速率(rate of chemical reaction)是衡量化学反应过程进行的快慢的物理量,即反应体系中各物质的量随时间的变化率。通常用单位时间内反应物浓度的减少或生成物浓度的增加表示。浓度常用物质的量浓度,单位是 $mol \cdot L^{-1}$。时间单位则根据反应的快慢用秒(s)、分(min)、小时(h)、天(d)甚至是年(a)等表示。

绝大多数化学反应速率随时间而改变,因此反应速率有平均速率和瞬时速率两种表示方式。

二、平均速率和瞬时速率

观察 H_2O_2 水溶液在少量 I^- 催化下的分解反应进程,可了解浓度随时间变化的情况。

$$H_2O_2(aq) \xrightarrow{I^-} H_2O(l) + \frac{1}{2}O_2(g)$$

在 298.15 K 时,H_2O_2 的初始浓度为 0.8 $mol \cdot L^{-1}$。每隔 20 min 通过实验测定 O_2 的量,计算 H_2O_2 浓度的变化,H_2O_2 分解的速率如表 4-1 所示。

表 4-1 H_2O_2 溶液的分解速率（298.15 K）

t/min	$c(H_2O_2)/(\text{mol}\cdot\text{L}^{-1})$	$-\dfrac{\Delta c(H_2O_2)}{\Delta t}/(\text{mol}\cdot\text{L}^{-1}\cdot\text{min}^{-1})$
0	0.80	—
20	0.40	2.0×10^{-2}
40	0.20	1.0×10^{-2}
60	0.10	5.0×10^{-3}
80	0.05	2.5×10^{-3}

由表 4-1 可知，反应刚开始时反应物浓度降低较快，之后逐渐减少，可用单位时间反应物浓度的减少值来表示 20 min 间隔内的**平均速率**(average rate)：

$$\bar{v}(H_2O_2) = -\frac{c_2(H_2O_2) - c_1(H_2O_2)}{t_2 - t_1} = -\frac{\Delta c(H_2O_2)}{\Delta t}$$

从 t_1 到 t_2 的时间间隔 Δt 内反应物浓度的减少量为 Δc，公式中负号是为了保证反应速率为正值。如果用单位时间内产物 O_2 的浓度增加量表示，则表示为

$$\bar{v}(O_2) = \frac{\Delta c(O_2)}{\Delta t}$$

将浓度对时间作图，得图 4-1，所得 c-t 曲线称为化学动力学曲线。

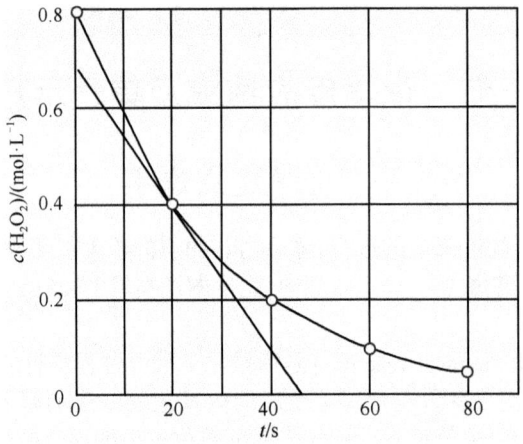

图 4-1 H_2O_2 分解的化学动力学曲线

动力学曲线形象地显示出反应进行得快慢与反应物浓度之间的关系。由于 H_2O_2 分解的速率随 H_2O_2 的浓度变化而变化，浓度又随时间的变化而改变，为确切地表示化学反应在某一时刻的速率，通常用**瞬时速率**(instantaneous rate)表示。瞬时速率即令 Δt 趋近于零时的平均速率的极限值。

$$v = \lim_{\Delta t \to 0} \frac{-\Delta c(H_2O_2)}{\Delta t} = -\frac{dc(H_2O_2)}{dt}$$

瞬时速率可以从动力学曲线上各相应时间点的切线斜率取绝对值求得，如在 20 min 时曲线的斜率为

$$\frac{0.40\ \text{mol}\cdot\text{L}^{-1} - 0.68\ \text{mol}\cdot\text{L}^{-1}}{20\ \text{min}} = -1.4\times10^{-2}\ \text{mol}\cdot\text{L}^{-1}\cdot\text{min}^{-1}$$

此值表示在第 20 min、当 H_2O_2 的浓度为 0.4 mol·L^{-1} 时的瞬时速率 $v = -1.4\times10^{-2}$ mol·L^{-1}·min^{-1}。

瞬时速率可确切地表示化学反应在某一时刻的速率，通常所说的反应速率就指瞬时速率。其中，反应起始($t = 0$)时的初始速率，是研究化学动力学非常重要的参数。

在同一时刻，同一化学反应的速率应为同一值。但实际上用不同物质的浓度变化表示化学反应速率时，其数值不同，由此可见，各物质表示的速率数值之间有一定的内在联系。

对于一般的化学反应：

$$aA + bB \longrightarrow gG + hH$$

有

$$-\frac{1}{a}v_A = -\frac{1}{b}v_B = \frac{1}{g}v_G = \frac{1}{h}v_H \tag{4-1}$$

在同一化学反应中，若已知某一物质的浓度变化所表示的化学反应速率，即可通过反应式中各物质的化学计量数求出其他物质所表示的反应速率。

> **案例 4-1 分析**
> 氢气与氧气点燃可以发生化学反应生成水，反应瞬间完成。当氢气在空气中的体积分数为 4.1%~74.2% 时，遇火源就会发生爆炸。
> 化学反应可以瞬间完成，如爆炸；也可能一年甚至几年完成，如铁生锈，同时还会受到反应条件的影响。大多数情况下，人们希望化学反应进行得快一些，有时也希望化学反应进行得慢一些，如金属腐蚀、塑料老化。

第二节 反应机理和反应级数

一个反应的化学方程式描述了反应物和最终产物之间的计量关系，仅从方程式无法看出反应物是怎样变成产物的。实际上反应的过程很复杂，许多反应要经过多步才能变成最终产物。一个化学反应所经历的途径或具体步骤称为**反应机理**(reaction mechanism)或反应机制。

一、元反应、简单反应与复合反应

由反应物一步直接转变为产物的反应称为简单反应，如

$$NO_2(g) + CO(g) \Longrightarrow NO(g) + CO_2(g)$$

一步能完成的化学反应又称为**元反应**(elementary reaction)，元反应通过原子、分子或离子间的直接碰撞一步形成产物，因此没有比元反应更简单的反应了。元反应中直接参加反应的微粒(原子、分子、离子)数称为**反应分子数**(molecularity of reaction)，根据反应分子数的不同，可将元反应分为单分子反应、双分子反应和三分子反应。例如，

单分子反应 $SO_2Cl_2(g) \Longrightarrow SO_2(g) + Cl_2(g)$
双分子反应 $NO_2(g) + CO(g) \Longrightarrow NO(g) + CO_2(g)$
三分子反应 $2NO(g) + H_2(g) \Longrightarrow N_2O(g) + H_2O(g)$

因为三个分子同时碰撞在一起且能够发生反应的机会很少，所以，三分子反应极少见。

反应分子数是为了说明反应机理提出的概念，仅适用于元反应，可以通过实验确定，而不能把化学方程式中的计量系数之和直接作为反应分子数。

若化学反应不是按计量方程式一步完成，而是经历了若干个步骤，这类反应称为复合反应。例如，氢气和碘蒸气生成碘化氢的反应：

$$H_2(g) + I_2(g) \Longrightarrow 2HI(g)$$

反应机理为

第一步　　　$I_2 \rightleftharpoons I + I$　　　　　　　　（快）

第二步　　　$H_2 + 2I \rightleftharpoons 2HI$　　　　　　（慢）

第二步反应速率慢,控制总反应的速率,因此在复合反应中,最慢的一步反应称为速率控制步骤(rate controlling step),简称速控步骤。

二、质量作用定律与速率方程式

(一) 质量作用定律

影响反应速率的因素很多,反应物浓度就是其中之一。大量实验证明,温度一定时,元反应的反应速率与各反应物浓度幂(以反应方程式中相应的化学计量系数为指数)的乘积成正比,这就是**质量作用定律**(law of mass action)。如下列元反应:

$$NO_2(g) + CO(g) \rightleftharpoons NO(g) + CO_2(g)$$

可根据质量作用定律,反应速率与反应物浓度的关系为

$$v = kc(NO_2)c(CO) \tag{4-2}$$

质量作用定律反映了反应速率与反应物浓度间的关系,仅适用于元反应。

(二) 速率方程式

表示反应速率与反应物浓度之间定量关系的数学式称为化学反应速率方程式。根据质量作用定律可写出元反应的速率方程,如式(4-2)。若不能确定反应是否为元反应,则必须根据实验确定速率方程式。大量事实说明,在一定温度下,化学反应的速率与各反应物浓度幂的乘积成正比:

任一化学反应　　　　　　$aA + bB \longrightarrow gG + hH$

速率方程为

$$v = kc_A^m c_B^n \tag{4-3}$$

式中:k 为**速率常数**(rate constant),与反应物浓度无关,只随温度、催化剂、溶剂等的不同而改变;m 和 n 为反应物浓度的指数,只能通过实验求得。

例 4-1　氢气和一氧化氮的反应为

$$2NO(g) + 2H_2(g) \rightleftharpoons N_2(g) + 2H_2O(g)$$

在 1073.15 K,不同浓度下,测得生成氮气的反应速率见表 4-2。写出该反应的速率方程式并求出速率常数。

表 4-2　H_2 和 NO 的反应速率(1073.15 K)

实验序号	$c(NO)/(mol \cdot L^{-1})$	$c(H_2)/(mol \cdot L^{-1})$	$v(N_2)/(mol \cdot L^{-1} \cdot s^{-1})$
1	6.00×10^{-3}	1.00×10^{-3}	3.19×10^{-3}
2	6.00×10^{-3}	2.00×10^{-3}	6.36×10^{-3}
3	6.00×10^{-3}	3.00×10^{-3}	9.56×10^{-3}
4	1.00×10^{-3}	6.00×10^{-3}	0.48×10^{-3}
5	2.00×10^{-3}	6.00×10^{-3}	1.92×10^{-3}
6	3.00×10^{-3}	6.00×10^{-3}	4.30×10^{-3}

解:对比实验 1、2、3 数据可知,在 NO 浓度不变时,H_2 的浓度增大 2 倍和 3 倍时,反应速率相应增大 2 倍和 3 倍,因此反应速率与氢气的浓度成正比,即 $v \propto c(H_2)$。

对比实验 4、5、6 数据可知,在 H_2 浓度不变的情况下,NO 浓度增大 2 倍和 3 倍时,反应速率增至 4 倍和 9 倍,即 2^2 和 3^2 倍。这表明反应速率和 NO 浓度的平方成正比,即 $v \propto c^2(NO)$。

综合 NO 和 H_2 对化学反应速率的影响可得
$$v \propto c(H_2)c^2(NO)$$
则速率方程为：$v = kc(H_2)c^2(NO)$

将实验 1 中的数据代入速率方程，可求出速率常数。

$$k_1 = \frac{v_1}{c_{H_2}c_{NO}^2} = \frac{3.19 \times 10^{-3} \text{ mol} \cdot \text{L}^{-1} \cdot \text{s}^{-1}}{1.00 \times 10^{-3} \text{mol} \cdot \text{L}^{-1} \times (6.00 \times 10^{-3} \text{ mol} \cdot \text{L}^{-1})^2} = 8.86 \times 10^4 \text{ L}^2 \cdot \text{mol}^{-2} \cdot \text{s}^{-1}$$

同理将实验 2、3、4、5、6 数据代入速率方程：

$$k_2 = \frac{v_2}{c_{H_2}c_{NO}^2} = \frac{6.36 \times 10^{-3} \text{ mol} \cdot \text{L}^{-1} \cdot \text{s}^{-1}}{2.00 \times 10^{-3} \text{ mol} \cdot \text{L}^{-1} \times (6.00 \times 10^{-3} \text{ mol} \cdot \text{L}^{-1})^2} = 8.83 \times 10^4 \text{ L}^2 \cdot \text{mol}^{-2} \cdot \text{s}^{-1}$$

$$k_3 = \frac{v_3}{c_{H_2}c_{NO}^2} = \frac{9.56 \times 10^{-3} \text{ mol} \cdot \text{L}^{-1} \cdot \text{s}^{-1}}{3.00 \times 10^{-3} \text{mol} \cdot \text{L}^{-1} \times (6.00 \times 10^{-3} \text{mol} \cdot \text{L}^{-1})^2} = 8.85 \times 10^4 \text{ L}^2 \cdot \text{mol}^{-2} \cdot \text{s}^{-1}$$

$$k_4 = \frac{v_4}{c_{H_2}c_{NO}^2} = \frac{0.48 \times 10^{-3} \text{ mol} \cdot \text{L}^{-1} \cdot \text{s}^{-1}}{6.00 \times 10^{-3} \text{mol} \cdot \text{L}^{-1} \times (1.00 \times 10^{-3} \text{mol} \cdot \text{L}^{-1})^2} = 8.00 \times 10^4 \text{ L}^2 \cdot \text{mol}^{-2} \cdot \text{s}^{-1}$$

$$k_5 = \frac{v_5}{c_{H_2}c_{NO}^2} = \frac{1.92 \times 10^{-3} \text{ mol} \cdot \text{L}^{-1} \cdot \text{s}^{-1}}{6.00 \times 10^{-3} \text{mol} \cdot \text{L}^{-1} \times (2.00 \times 10^{-3} \text{mol} \cdot \text{L}^{-1})^2} = 8.00 \times 10^4 \text{ L}^2 \cdot \text{mol}^{-2} \cdot \text{s}^{-1}$$

$$k_6 = \frac{v_6}{c_{H_2}c_{NO}^2} = \frac{4.30 \times 10^{-3} \text{mol} \cdot \text{L}^{-1} \cdot \text{s}^{-1}}{6.00 \times 10^{-3} \text{mol} \cdot \text{L}^{-1} \times (3.00 \times 10^{-3} \text{mol} \cdot \text{L}^{-1})^2} = 7.96 \times 10^4 \text{ L}^2 \cdot \text{mol}^{-2} \cdot \text{s}^{-1}$$

求以上六组的平均值可得速率常数为：
$$\bar{k} = 8.42 \times 10^4 \text{ L}^2 \cdot \text{mol}^{-2} \cdot \text{s}^{-1}$$

三、反 应 级 数

若反应速率与反应物浓度符合浓度幂乘积的形式，则化学反应可以用**反应级数**（reaction order）进行分类。

任一化学反应
$$a\text{A} + b\text{B} \longrightarrow g\text{G} + h\text{H}$$
速率方程为
$$v = kc_A^m c_B^n$$

在速率方程中，m 和 n 分别为该反应对 A 和 B 物质的反应级数，总反应级数为 $m+n$，称该反应为 $m+n$ 级反应，反应级数由实验确定，其值可以是零和正整数，也可以是分数或负数，负数表示该物质对反应起阻滞作用。下面仅研究反应级数为 1、2、0 的最简单级数的反应特点。

（一）一级反应

一级反应（reaction of the first order）是反应速率与反应物浓度的一次方成正比的反应。即
$$v = -\frac{dc}{dt} = kc \tag{4-4}$$

将式（4-4）定积分得：
$$-\int_{c_0}^{c} \frac{dc}{c} = \int_{0}^{t} kdt$$
得
$$\ln c = \ln c_0 - kt \tag{4-5}$$
或
$$\ln \frac{c_0}{c} = kt \tag{4-5a}$$

$$c = c_0 \cdot e^{-kt} \tag{4-6}$$

上述三个方程均为一级反应的反应物浓度与时间关系的方程式。c_0 为反应物的初始浓度,c 为反应时间为 t 时刻的反应物浓度。

若以 $\ln c$ 对 t 作图,则可得一条直线,直线的斜率为 $-k$,截距为 $\ln c_0$。

反应物浓度消耗一半所需要的时间,称为这个反应的**半衰期**(half-life),用 $t_{\frac{1}{2}}$ 表示。由式(4-5a)可求得一级反应的半衰期为

$$t_{\frac{1}{2}} = \frac{\ln 2}{k} = \frac{0.693}{k} \tag{4-7}$$

大多数药物在体内的代谢反应、热分解反应及放射性元素蜕变等均属于一级反应。

例 4-2 放射性 ^{60}Co 所产生的 γ 射线被广泛用于癌症治疗,放射性物质的强度以 ci(居里)表示,某医院购买一台 20 ci 的钴源,在使用 10 年后,^{60}Co 还剩多少?已知 ^{60}Co 衰变的 $t_{\frac{1}{2}}$ = 5.26 a。

解:

$$t_{\frac{1}{2}} = \frac{0.693}{k}$$

$$k = \frac{0.693}{t_{\frac{1}{2}}} = \frac{0.693}{5.26 \text{ a}} = 0.132 \text{ a}^{-1}$$

将 ^{60}Co 的初始浓度为 20 ci,$k = 0.132 \text{ a}^{-1}$ 代入式(4-5a)

$$\ln \frac{20 \text{ ci}}{c} = 0.132 \text{ a}^{-1} \times 10 \text{ a}$$

$$c = 5.3 \text{ ci}$$

使用 10 年后,放射性钴源的强度为 5.3 ci。

(二) 二级反应

二级反应(reaction of second order)是反应速率与反应物浓度的二次方成正比的反应。

二级反应的速率方程式可表示为

$$v = -\frac{dc}{dt} = kc^2 \tag{4-8}$$

积分可得

$$\frac{1}{c} - \frac{1}{c_0} = kt \tag{4-9}$$

以 $1/c$ 对 t 作图得一直线,斜率为 k。

由半衰期的定义可得

$$t_{\frac{1}{2}} = \frac{1}{kc_0} \tag{4-10}$$

在溶液中的许多有机反应属于二级反应,如加成反应、消去反应、取代反应等。

例 4-3 乙酸乙酯在 298.15 K 时的皂化反应为二级反应。

$$CH_3COOC_2H_5 + NaOH \longrightarrow CH_3COONa + C_2H_5OH$$

若乙酸乙酯与氢氧化钠的初始浓度均为 $0.0100 \text{ mol} \cdot \text{L}^{-1}$,反应 20 分钟后,碱的浓度减少了 $0.00566 \text{ mol} \cdot \text{L}^{-1}$,试求反应的速率常数和半衰期。

解:

$$k = \frac{1}{t}\left(\frac{1}{c} - \frac{1}{c_0}\right) = \frac{1}{20 \text{ min}}\left(\frac{1}{0.0100 \text{ mol} \cdot \text{L}^{-1} - 0.00566 \text{ mol} \cdot \text{L}^{-1}} - \frac{1}{0.0100 \text{ mol} \cdot \text{L}^{-1}}\right)$$

$$= 6.52 \text{ mol}^{-1} \cdot \text{L} \cdot \text{min}^{-1}$$

$$t_{\frac{1}{2}} = \frac{1}{kc_0} = \frac{1}{0.0100 \text{ mol} \cdot \text{L}^{-1} \times 6.52 \text{ mol}^{-1} \cdot \text{L} \cdot \text{min}^{-1}} = 15.3 \text{ min}$$

(三) 零级反应

零级反应(reaction of the zero order)是反应速率与反应物浓度无关的反应。温度一定时,其反应速率为一常数。即

$$v = -\frac{dc}{dt} = kc^0 = k \tag{4-11}$$

积分得

$$c_0 - c = kt \tag{4-12}$$

以 c 对 t 作图得一直线,斜率为 $-k$,半衰期为

$$t_{\frac{1}{2}} = \frac{c_0}{2k} \tag{4-13}$$

反应的总级数为零的反应并不多,最常见的零级反应是在一些固体表面上发生的催化反应,例如,氨在金属催化剂钨表面上的分解反应、苯酚的光催化降解就是典型的零级反应。

现将一级、二级和零级反应的基本特征进行小结,见表 4-3。

表 4-3 一级、二级、零级反应的特征

反应级数	一级反应	二级反应	零级反应
速率方程式	$v = kc$	$v = kc^2$	$v = kc^0$
基本方程式	$\ln c_0 - \ln c = kt$	$\frac{1}{c} - \frac{1}{c_0} = kt$	$c_0 - c = kt$
直线关系	$\ln c - t$	$\frac{1}{c} - t$	$c - t$
斜率	$-k$	k	$-k$
半衰期($t_{\frac{1}{2}}$)	$\frac{0.693}{k}$	$\frac{1}{kc_0}$	$\frac{c_0}{2k}$
k 的量纲	[时间]$^{-1}$	[浓度]$^{-1}$·[时间]$^{-1}$	[浓度]·[时间]$^{-1}$

第三节 化学反应速率理论简介

从 19 世纪末开始,人们尝试从分子微观运动和分子运动论的角度研究速率方程,后来发展为较成熟的两种理论:碰撞理论和过渡态理论。作为分子动力学理论模型,只讨论元反应。

一、碰撞理论

气体反应的碰撞理论是英国的 Lewis(路易斯)在 1918 年提出的,其基础是分子运动论,该理论主要适用于气体双分子反应。碰撞理论认为,反应物分子间的相互碰撞是反应进行的先决条件。反应物分子碰撞的频率越高,反应速率越大。

(一) 有效碰撞和弹性碰撞

反应物之间要发生反应,首先参加反应的分子或离子需要克服外层电子之间的斥力而充分接近,相互碰撞,才能促使外层的电子重排,即旧键的削弱、断裂和新键的生成,使反应物转化为产物。但反应物分子或离子之间的碰撞并非每一次都能发生反应,对一般反应而言,大部分的碰撞都不能发生反应,只有很少数的碰撞才能发生反应。其中能发生化学反应的碰撞称为**有效碰撞**(effective collision),不发生反应的碰撞称为**弹性碰撞**(elastic collision)。要发生有效碰撞,反应物的分子或离子必须具备两个条件:一要有足够的能量,如动能,这样才能克服外层电子之间的斥力而充分接近并发生化学反应;二要在碰撞时有合适的方向,即正好碰在能起反应的部位,如果碰撞的部位不合适,即使反应物分子具有足够的能量,也不会起反应。如图 4-2 所示。

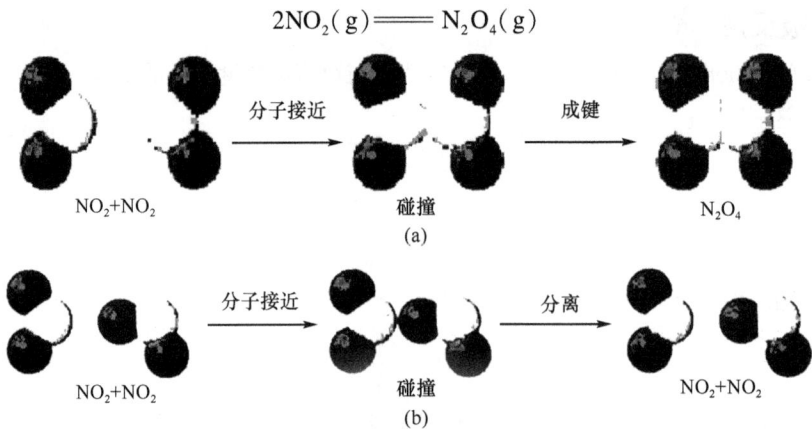

图 4-2 有效碰撞(a)和弹性碰撞(b)

(二)活化分子与活化能

具有较大的动能并能够发生有效碰撞的分子称为活化分子,通常只占分子总数中的小部分。活化分子具有的最低能量与反应物分子的平均能量之差,称为**活化能**(activation energy),用符号E_a表示,单位为$kJ \cdot mol^{-1}$。活化能与活化分子的概念可以从气体分子的能量分布规律加以说明。

在一定温度下,分子具有一定的平均动能,但并非每个分子的动能都一样,由于碰撞等原因,分子间不断进行着能量的重新分配,每个分子的能量并不是固定值。但从统计结果看,具有一定能量的分子数目不随时间改变。

以分子的动能为横坐标,具有一定动能的单位能量区间的分子的分子数为纵坐标作图,可得图 4-3,即为T_1和$T_2(T_2 > T_1)$两个不同温度下气态分子能量分布曲线。

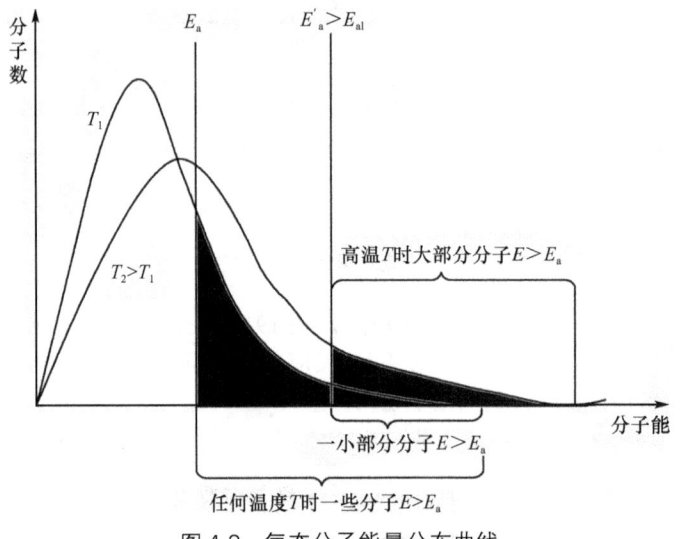

图 4-3 气态分子能量分布曲线

图 4-3 表明,只有部分分子可以达到反应所需要的活化能。反应物分子中活化分子在总反应分子数中所占的比例称为活化分子分数,活化分子分数的大小取决于活化能的大小和温度的高低。在一定温度下,活化能越小,活化分子分数越大,说明单位体积内有效碰撞的频率越大,反应速率越快;反之,活化能越大,活化分子分数越小,说明单位体积内有效碰撞的频率越小,反应速率越

慢。对任何一个反应而言,高温下活化分子数较多。

不同的反应具有不同的活化能,因此不同的化学反应有不同的反应速率,而活化能不同是化学反应速率不同的根本原因。活化能一般为正值,许多化学反应的活化能与破坏一般化学键所需要的能量相近,为 40~400 kJ·mol^{-1},多数为 60~250 kJ·mol^{-1}。活化能小于 40 kJ·mol^{-1} 的化学反应,其反应速率极快,活化能大于 400 kJ·mol^{-1} 的化学反应,其反应速率极慢。

二、过渡态理论

碰撞理论比较直观,容易理解,但仅限于处理气体双分子反应,把分子当作刚性球体,而忽略了其内部结构。20 世纪 30 年代,Eyring(艾林)和 Pelzer(佩尔采)在碰撞理论的基础上,应用量子力学和统计力学的观点,提出了反应的过渡态理论。

(一)活化络合物

过渡态理论认为,化学反应并不是通过反应物分子的简单碰撞就能完成,而是在反应物转化为产物的过程中经过一个高能量的过渡态,处于过渡态的分子称为**活化络合物**(activated complex)。活化络合物是一种高能量的不稳定的反应物原子组合体,能较快地分解为新的能量较低、较稳定的产物。例如,对于反应 $NO_2 + CO \rightleftharpoons NO + CO_2$,当具有较高能量的 NO_2 和 CO 分子彼此以适当的取向相互靠近到一定程度时,彼此的电子云会发生重叠,形成活化络合物[O—N⋯O⋯C—O],在活化络合物中,原有的 N—O 键部分断裂,新的 C—O 键部分形成。

(二)活化能与反应热

能形成活化络合物的反应物分子,应具有比一般分子更高的能量。过渡态理论认为,活化能是活化络合物分子平均能量与反应物分子平均能量之差,因此,不管是放热反应还是吸热反应,反应物经过过渡态变成产物,都必须越过一个高能量的过渡态,就像从一个谷地到另一个谷地必须爬山一样。以反应 $NO_2 + CO = NO + CO_2$ 为例,放热反应的能量变化如图 4-4 所示,a 表示反应物 $NO_2 + CO$ 的平均能量,b 表示过渡态[O—N⋯O⋯C—O]的平均能量,c 表示生成物 $NO + CO_2$ 的平均能量,反应物首先吸收 134 kJ·mol^{-1} 活化能(E_a)变成活化分子(过渡态的活化络合物),然后转化成产物放出 368 kJ·mol^{-1} 能量(E'_a),因此 $\Delta H = E_a - E'_a$。

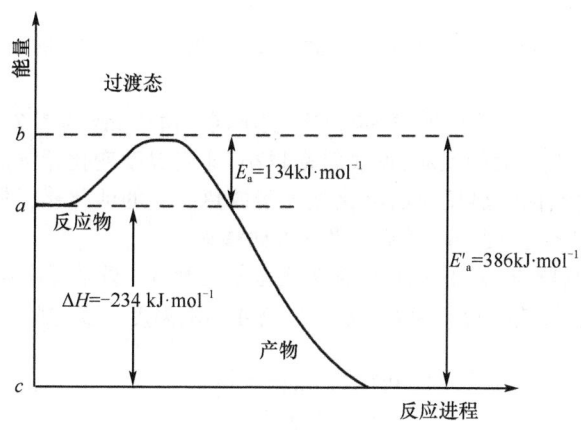

图 4-4 放热反应的能量变化

反应热 ΔH 等于正反应活化能(E_a)与逆反应活化能(E'_a)之差,当 $E_a < E'_a$ 时,$\Delta H < 0$,是放热反应;当 $E_a > E'_a$ 时,$\Delta H > 0$,是吸热反应。这样,动力学参数活化能与热力学参数反应焓则可以联系起来。

第四节 温度对化学反应速率的影响

若保持反应物浓度不变,只在适当范围内改变反应温度,则通常温度每升高 10 K,反应速率增加到原来的 2~4 倍。

一、温度与速率常数的关系

对大多数反应而言,速率常数随着温度的升高而增加,因而,温度升高使反应速率加快。例如,在常温下,氢气与氧气生成水的反应极慢,当温度为 673.15 K 时,约需 80 天完全化合,在 873.15 K 时反应瞬间完成。

1889 年,瑞典化学家 Arrhenius(阿伦尼乌斯)总结了大量实验事实,指出反应速率常数与温度之间的定量关系为

$$k = A \cdot e^{-\frac{E_a}{RT}} \tag{4-14}$$

或

$$\ln k = -\frac{E_a}{RT} + \ln A \tag{4-15}$$

式(4-14)和式(4-15)称为 Arrhenius 方程。式中:A 为常数,称为指前因子,与单位时间内反应物的碰撞总数有关,也与碰撞时分子取向的可能性有关;R 为摩尔气体常量,为 8.314 J·mol^{-1}·K^{-1};E_a 为活化能;T 为热力学温度。

二、温度对化学反应速率的影响

利用 Arrhenius 方程讨论反应速率与温度的关系时,可以近似地认为在一般的温度范围内活化能 E_a 和指前因子 A 都是常数,不随温度的变化而改变。

从 Arrhenius 方程可得到如下结论:

(1) 对于某一反应,活化能 E_a 是常数,则 $e^{-\frac{E_a}{RT}}$ 随 T 升高而增大,表明温度升高,k 值变大,反应加快;

(2) 当温度一定时,若反应的 A 值相近,活化能 E_a 越大,则 k 值越小,即活化能越大,反应越慢;

(3) 对不同的反应,温度对反应速率影响的程度不同。由于 $\ln k$ 与 $1/T$ 呈直线关系,而直线的斜率为负值($-E_a/R$),故 E_a 越大的反应,直线斜率越小,即当温度变化相同时,E_a 越大的反应,k 值变化越大。对于可逆反应,因吸热反应的活化能大于放热反应的活化能(图 4-4),因此,温度升高时,吸热反应速率增大较多,温度升高平衡向吸热方向移动。

利用 Arrhenius 方程进行有关计算时,常需消去未知常数 A。设某反应在温度 T_1 时反应速率常数为 k_1,而在温度 T_2 时反应速率常数为 k_2,又知 E_a 及 A 不随温度而变,则

$$\ln k_2 = -\frac{E_a}{RT_2} + \ln A$$

$$\ln k_1 = -\frac{E_a}{RT_1} + \ln A$$

两式相减得

$$\ln \frac{k_2}{k_1} = \frac{E_a}{R}\left(\frac{T_2 - T_1}{T_2 T_1}\right) \tag{4-16}$$

利用这一关系式可以确定反应的活化能或温度对反应速率常数的影响,也可以在已知 T_1、k_1、

T_2、k_2 的情况下,计算温度 T_3 时的反应速率常数 k_3。

例 4-4 $CO(CH_2COOH)_2$ 在水溶液中的分解反应,283.15 K 时 $k_{10} = 1.08\times10^{-4}\ s^{-1}$,333.15 K 时 $k_{60} = 5.48\times10^{-2}\ s^{-1}$,试求反应的活化能及 303.15 K 的化学反应速率常数 k_{30}。

解: 由题知 $T_1 = 283.15\ K$,$k_1 = 1.08\times10^{-4}\ s^{-1}$,$T_2 = 333.15\ K$,$k_2 = 5.48\times10^{-2}\ s^{-1}$

代入式(4-16)得

$$\ln\frac{5.48\times10^{-2}\ s^{-1}}{1.08\times10^{-4}\ s^{-1}} = \frac{E_a}{8.314\ J\cdot mol^{-1}\cdot K^{-1}}\left(\frac{333.15\ K - 283.15\ K}{283.15\ K \times 333.15\ K}\right)$$

$$E_a = 97.7\ kJ\cdot mol^{-1}$$

将 E_a 值代入式(4-16),由 k_{10} 或 k_{60} 求 k_{30}:

$$\ln\frac{K_{30}}{1.08\times10^{-4}\ s^{-1}} = \frac{97.7\ kJ\cdot mol^{-1}}{8.314\ J\cdot mol^{-1}\cdot K^{-1}}\left(\frac{303.15\ K - 283.15\ K}{283.15\ K \times 303.15\ K}\right)$$

$$k_{30} = 1.67\times10^{-3}\ s^{-1}$$

例 4-5 在生物化学中常用温度因子 Q_{10},即 310.15 K 时速率常数与 300.15 K 时速率常数的比值来说明温度对酶催化反应的影响。已知某种酶催化反应的 Q_{10} 为 2.50,试计算该反应的活化能。

解: 根据式(4-17)可得

$$E_a = R\frac{T_1 T_2}{T_2 - T_1}\ln\frac{k_{310}}{k_{300}}$$

$$= 8.314\times10^{-3}\ kJ\cdot mol^{-1}\cdot K^{-1}\times\left(\frac{310.15\ K\times300.15\ K}{310.15\ K - 300.15\ K}\right)\times\ln 2.50$$

$$= 70.9\ kJ\cdot mol^{-1}$$

从式(4-16)还可以看到,在活化能 E_a 不变的前提下,不仅温度差 $T_2 - T_1$ 影响反应速率,而且在由 T_2 和 T_1 体现的不同温度区段,同样的温度差所引起的速率变化的倍数也不相同。

表 4-4 列出 $S_2O_8^{2-} + 3I^- \Longrightarrow 2SO_4^{2-} + I_3^-$ 反应在不同温度区段的化学反应速率变化情况。

表 4-4 温度区段对于反应速率变化的影响($E_a = 53.4\ kJ\cdot mol^{-1}$)

温度区段/K	T_1	T_2	k_2/k_1
273.15~283.15	273.15	283.15	2.44
303.15~313.15	303.15	313.15	1.97

由表 4-4 可看出,对于同一反应,在较低温度区段升高 10 K 时,速率常数 k 增大的倍数较大;而在较高温度区段升高 10 K 时,速率常数 k 增大的倍数较小。所以,升高温度提高化学反应速率在低温区更有效。

对于活化能不同的反应,如 $E_{a1} = 20\ kJ\cdot mol^{-1}$,$E_{a2} = 251\ kJ\cdot mol^{-1}$ 在相同温度区段($T_1 = 500.15\ K$,$T_2 = 520.15\ K$)速率常数的改变不同。活化能为 $20\ kJ\cdot mol^{-1}$ 的反应,k_2/k_1 为 1.20;而活化能为 $251\ kJ\cdot mol^{-1}$ 的反应,k_2/k_1 为 10.20。因此,在同一区段升高相同的温度,活化能较大的反应,其速率常数随温度升高较快,所以升高温度更有利于活化能较大的反应进行。

第五节 催化剂和酶

案例 4-2

市场上普洱茶供不应求,人们开始对普洱茶进行后发酵研制。主要工艺是对选料后的新茶叶进行杀青、日光干燥,然后进行湿水堆渥发酵。茶叶在空气中微生物的作用下,其中多酚类物质缓慢氧化,进行极复杂的酶催化反应过程。

> 问题：
> 1. 什么是催化剂？
> 2. 催化剂有什么特点？
> 3. 酶催化具有什么特点？

一、催化剂及催化作用

(一) 催化剂

根据 IUPAC 的建议，**催化剂**（catalyst）定义为：在化学反应里能改变化学反应速率而不改变化学平衡，且本身的质量和化学性质在化学反应前后都没有发生改变的物质。催化剂在化学反应中起到的作用称为**催化作用**（catalysis）。

例如，常温常压下，氢气和氧气发生反应极慢，但加入少量铂粉后，立即反应生成水，而铂的化学成分及本身的质量在反应前后并没有改变，这里的铂粉就是一种催化剂。

能使反应速率减慢的物质曾称为负催化剂，现多采用阻化剂和抑制剂等名称。

有些反应的产物可作为其反应的催化剂，从而使反应速率加快，这一现象称为自动催化。例如，高锰酸钾在酸性溶液中与草酸的反应，开始时反应较慢，一旦反应生成了 Mn^{2+} 后，反应就自动加速。其反应式为

$$2KMnO_4 + 3H_2SO_4 + 5H_2C_2O_4 =\!=\!= 2MnSO_4 + K_2SO_4 + 8H_2O + 10CO_2$$

(二) 催化剂的特点

催化作用是一种极为普遍的现象，催化剂具有以下基本特点：

(1) 催化剂的作用是化学作用。由于催化剂参与反应，并在生成产物的同时，催化剂得到再生，因此在化学反应前后的质量和化学组成不变，而其物理性质可能变化，如 MnO_2 在催化 $KClO_3$ 分解放出氧气反应后，虽化学组成仍然为 MnO_2，但其由晶体变成了细粉。

(2) 由于短时间内催化剂能多次反复再生，所以少量催化剂就能起显著作用。例如，在每升 H_2O_2 溶液中加入 $3\mu g$ 胶态铂，即可显著促进 H_2O_2 分解成 H_2O 和 O_2。

(3) 在可逆反应中能催化正向反应的催化剂也同样能催化逆向反应。催化剂能加快化学平衡的到达，但不能使化学平衡发生移动，也不能改变平衡常数的值。因为催化剂能同等程度地影响正、逆反应速率，不改变反应的始态和终态，即不能改变反应的 $\Delta_r G_m$ 或 $\Delta_r G_m^{\ominus}$，因此催化剂不能使非自发反应变成自发反应。

(4) 催化剂有特殊的选择性。一种催化剂通常只能加速一种或少数几种反应，同样的反应物应用不同的催化剂可得到不同的产物。

例如，乙醇在 473.15～523.15 K，铜作催化剂时，产物为乙醛和氢气；在 523.15～573.15 K，三氧化二铝作催化剂时，产物为乙烯和水。

二、催化作用理论简介

正催化剂能够加快反应速率的根本原因，是其改变了反应途径，降低了反应的活化能。对于不同的催化反应，降低活化能的机理是不同的。

(一) 均相催化理论

催化剂处在溶液中或气相中、与反应物形成均相系统而发挥的催化作用称为**均相催化**（homogeneous catalysis）。

如液态酸或碱催化剂、可溶性过渡金属化合物催化剂均是均相催化剂，催化剂和反应物处于

同一个液相中。酸和碱对大量无机和有机反应均有催化作用,例如,酸可以作为催化剂促进蔗糖的水解、淀粉的水解等。同样,碱也可以作为催化剂,例如,在 H_2O_2 溶液中加入碱,可以使 H_2O_2 分解成 H_2O 和 O_2 的反应速率加快。而有些反应既能被酸催化也能被碱催化,如许多药物的稳定性与溶液的酸碱性有关。

酸碱催化的特点在于催化过程中发生质子的转移。因为质子只带一个正电荷,半径又很小,故电场强度大,易接近其他分子的负电荷一端形成新的化学键,同时不受对方电子云的排斥,因而仅需要较小的活化能。

例如,乙醛的气态热分解反应是催化剂和反应物同处于气相的均相催化反应,在 791.15 K 时,若不加催化剂,反应按下式进行:

$$CH_3CHO(g) \longrightarrow CH_4(g) + CO(g)$$

其活化能为 190 kJ·mol^{-1}。加入少量碘后,由于碘蒸气的存在,反应分两步进行:

(1) $CH_3CHO(g) + I_2(g) \longrightarrow CH_3I(g) + HI(g) + CO(g)$

(2) $CH_3I(g) + HI(g) \longrightarrow CH_4(g) + I_2(g)$

第一步是慢反应,活化能较高,为 136 kJ·mol^{-1},小于 190 kJ·mol^{-1},比不使用催化剂时活化能要低。由于碘的加入,改变了反应历程,降低了反应的活化能,从而使反应速率加快 10000 倍。

均相催化剂的活性中心比较均一,选择性较高,副反应较少,易于用光谱、波谱、同位素示踪等方法研究催化剂的作用,反应动力学一般不复杂。但均相催化剂存在难以分离、回收和再生的缺点。

(二) 多相催化理论

催化剂自成一相(常为固相)与反应物构成非均相系统而发生的催化作用,称为**多相催化**(heterogeneous catalysis)。

通常催化剂为多孔固体,反应物为液体或气体。多相催化反应通常按下述七步进行:

(1) 反应物的外扩散——反应物向催化剂外表面扩散。
(2) 反应物的内扩散——在催化剂外表面的反应物向催化剂孔内扩散。
(3) 反应物的化学吸附。
(4) 表面化学反应。
(5) 产物脱附。
(6) 产物内扩散。
(7) 产物外扩散。

这一系列步骤中化学吸附是最重要的步骤,化学吸附使反应物分子得到活化,降低了化学反应的活化能。因此,若要催化反应进行,必须至少有一种反应物分子在催化剂表面上发生化学吸附。固体催化剂表面是不均匀的,表面上只有一部分点对反应物分子起活化作用,这些点被称为活性中心。

三、生物催化剂——酶

生物体在其特定的条件下(如一定的 pH 和温度等)进行着许多复杂的反应,几乎所有的化学反应都是由特定的**酶**(enzyme)作催化剂的。生物体内酶的种类繁多,被酶所催化的物质称为**底物**(substrate),由生物催化剂——酶参加的反应称为**酶催化反应**(enzymic catalytic reaction)。

酶的本质为蛋白质。如果生物体内缺少某些酶,则影响有该酶所参加的反应。酶催化的原因仍是改变反应途径,降低活化能。酶除了具有一般催化剂的特点外,还有下列特征:

1. 酶具有高度特异性 一种酶只对某一种或某一类的反应起催化作用。如 α-淀粉酶作用于淀粉分子的主链,使其水解成糊精;而 β-淀粉酶只水解淀粉分子的支链,生成麦芽糖。即使底物分子为异构体时,酶一般也能识别,并选择其中之一进行反应。例如,延胡索酸酶只催化延胡索酸

(反丁烯二酸)加水生成苹果酸,对马来酸(顺丁烯二酸)则无作用。

2. 酶具有高度的催化活性　对于同一反应而言,酶的催化能力常常比非酶催化高 $10^6 \sim 10^{10}$ 倍。如蛋白质的消化(即水解),在体外需用浓的强酸或强碱,并煮沸相当长的时间才能完成;但食物中蛋白质的酸碱性都不强,在温度仅为 310.15 K 的人体消化道中,却能迅速消化,就是因为消化液中有蛋白酶等的催化作用。

3. 需要特定的 pH 和温度　酶通常在一定 pH 范围及一定温度范围内才能有效地发挥作用。酶的本质是蛋白质,本身具有许多可解离的基团,溶液 pH 改变,酶的荷电状态则会改变,从而影响酶的活性。人体中大多数酶最适温度为 310.15 K(通常所说的正常体温),最适 pH 与酶所处的具体部位有关,例如,正常人血液的 pH 为 7.35~7.45,而胃液的 pH 为 0.9~1.5。

> **案例 4-2 分析**
>
> 普洱茶的后发酵过程非常复杂,茶叶中的 400 多种有机物先后发生了一系列的相关反应,发酵后的"熟茶"外观呈褐红色,儿茶素转变为茶黄素,茶黄素进一步转变为茶红素。在普洱茶后发酵中的酶催化反应的酶主要是黑曲霉、棒曲霉、根酶等,大多数反应为酶催化的有机氧化反应。其中多酚类大分子、醛类、类脂、维生素 C 都进行了不同程度的氧化过程。不同的化学反应在不同酶的催化下,在一定时间内变成不同的产物。

本 章 小 结

化学反应速率用单位时间内反应物浓度的减少或生成物浓度的增加表示,通常有瞬时速率和平均速率两种表示方式。

一步完成的化学反应称为元反应,元反应中同时参加反应的微粒数,称为反应分子数,有单分子、双分子和三分子反应。不按化学反应计量方程式一步完成的反应称为复合反应,复合反应的反应速率取决于速控步骤。

质量作用定律揭示了元反应的反应速率与各反应物浓度之间的关系,根据质量作用定律可写出元反应的速率方程。若不能确定是否为元反应,则要通过实验确定速率方程。利用一级、二级和零级反应速率方程的计算可以解决药物代谢、药物分解量等实际问题。

活化能和活化分子可以解释浓度、温度和催化剂对化学反应速率的影响。Arrhenius 方程讨论了化学反应速率与温度的关系,利用 Arrhenius 方程可以计算化学反应的活化能。

催化剂可以显著改变化学反应速率,生物体内的复杂反应都是由特定的酶作催化剂的。

习　　题

1. 判断下列说法是否正确,并说明理由。
(1)对于元反应,单分子反应是一级反应,双分子反应是二级反应。
(2)温度升高使反应速率加快的主要原因是温度升高使碰撞频率增多,从而使反应速率加快。
(3)给出化学反应方程式,即可根据质量作用定律写出其速率方程。
(4)任何反应的反应速率都随时间而变化。
(5)对于同一反应,加入的催化剂虽然不同,但活化能的降低是相同的。
2. 名词解释
(1)化学反应速率
(2)速率控制步骤
(3)反应级数
(4)催化剂

(5) 酶

(6) 有效碰撞

3. 现有化学反应 $S_2O_8^{2-} + 3I^- \Longrightarrow 2SO_4^{2-} + I_3^-$,当反应速率 $-\dfrac{dc(S_2O_8^{2-})}{dt} = 2.0 \times 10^{-3}$ mol·L^{-1}·s^{-1} 时,求 $\dfrac{-dc(I^-)}{dt}$ 和 $\dfrac{dc(SO_4^{2-})}{dt}$ 各为多少?

4. 已知一化学反应:$A + 2B \Longrightarrow 2C$,在 250.15 K 时反应速率和浓度间的关系如下:

实验序号	c		$-v(A)/$
	A/mol·L^{-1}	B/mol·L^{-1}	mol·L^{-1}·s^{-1}
1	0.10	0.010	1.2×10^{-3}
2	0.10	0.040	4.8×10^{-3}
3	0.20	0.010	2.4×10^{-3}

(1) 写出该反应的速率方程,并指出反应级数。

(2) 计算该反应的速率常数。

(3) 计算 $c(A) = 0.010$ mol·L^{-1}, $c(B) = 0.020$ mol·L^{-1} 时的反应速率。

5. 反应 $H_2(g) + I_2(g) \Longrightarrow 2HI(g)$ 为二级反应,若 H_2 和 I_2 的浓度均为 2.0 mol·L^{-1} 时,反应速率为 0.10 mol·L^{-1}·s^{-1}。

(1) 计算 $c(H_2) = 0.10$ mol·L^{-1}, $c(I_2) = 0.50$ mol·L^{-1} 时的反应速率。

(2) 若该反应进行一段时间后,系统内 $c(H_2) = 0.60$ mol·L^{-1}, $c(I_2) = 0.10$ mol·L^{-1}, $c(HI) = 0.20$ mol·L^{-1},计算开始时的反应速率。

6. 测定化合物 s 的一种酶催化反应速率的实验结果为:

t/min	0	20	60	100	160
c/mol·L^{-1}	1.00	0.90	0.70	0.50	0.20

试计算在上述浓度范围内的反应级数和速率常数。

7. 青霉素 G 的分解为一级反应,实验数据如下:

T/K	310.15	316.15	327.15
k/h^{-1}	2.16×10^{-2}	4.05×10^{-2}	0.119

计算反应的活化能和指前因子 A。

8. 在 300.15 K 时,H_2O_2 分解成 H_2O 和 O_2 的活化能为 75.3 kJ·mol^{-1}。如果在酶催化下,反应的活化能为 25.1 kJ·mol^{-1}。设指前因子不变,计算在该温度下有酶催化与无酶催化时反应速率的倍数。

9. 元素放射性蜕变是一级反应。^{14}C 的半衰期为 5730 a(a 代表年)。今在一古墓的木质样品中测得 ^{14}C 含量为初始的 68.5%。此古墓距今多少年?

10. 阿司匹林的水解为一级反应。已知 373.15 K 时速率常数为 7.92 d^{-1},活化能为 56.464 kJ·mol^{-1},计算 300.15 K 时阿司匹林水解 20% 所需的时间。

(程向晖)

第五章 溶 液

学习目标

掌握 溶液组成标度的表示方法和有关计算；溶液蒸气压下降、沸点升高和凝固点降低的原因与规律；渗透压及其与浓度、温度的关系。

熟悉 溶解度的定义和影响溶解度大小的因素；强电解质理论、离子氛、表观解离度、活度和离子强度等概念。

了解 蒸气压与温度的关系，溶剂和溶液冷却曲线的异同点；渗透压在医学和药学中的意义和应用；活度因子、离子强度及其计算。

溶液(solution)是一种特殊的混合物，是指含有两种或两种以上的气体、液体或固体物质的均匀体系。其中，水溶液与医药的关系尤为密切。人体内的水溶液简称为**体液**(humor)，包括血液、胃液、尿液、细胞内液、组织间液等。机体的新陈代谢、食物的消化和吸收、营养物质的运输及转化、代谢废物的排泄等都是在水溶液中进行的。因此，在无机化学的学习中，掌握关于溶液特别是水溶液的基本知识具有十分重要的意义。

第一节 溶 解

案例 5-1

2015年10月5日，中国中医科学院研究员屠呦呦因在青蒿素研究中的杰出贡献，荣获诺贝尔生理学或医学奖，这是中国本土科学家首次获得诺贝尔自然科学奖项。青蒿入药在我国已有2000多年的历史，使用时多采用加水煎煮，但是提取物活性不强。屠呦呦从中医古籍得到启发，对溶剂提取法进行改进，由起初的水或乙醇提取，改为乙醚回流或冷浸，终于获得了抗疟效果非常显著的提取物，从而为青蒿素的成功研发奠定了基础。

问题：
1. 试述以溶剂提取法获得中草药有效成分的原理。
2. 为什么采用乙醚低温提取的方法可使青蒿提取物的效价获得明显提升？
3. 在选择提取溶剂时应注意哪些问题？

一、溶解和水合作用

溶质(solute)溶解在**溶剂**(solvent)中形成溶液。**溶解**(dissolve)是一种物质(溶质)均匀地分散在另一种物质(溶剂)中的过程。溶质溶解于溶剂的过程是一种特殊的物理化学过程。溶质在溶解过程中，常伴随着能量变化和体积变化，有时还有颜色的变化。例如，浓硫酸和氢氧化钠溶于水均放出大量的热，而硝酸钾、硝酸铵溶解于水时则要吸收热量；水与乙醇混合时液体总体积会减小，而水与乙酸混合时液体的总体积则会增大；无水硫酸铜是白色粉末，溶解于水时则形成蓝色溶液。这些现象说明，溶质在溶剂中的溶解不是一种简单的、机械混合的物理过程，在溶解时也伴随有一定程度的化学变化。但是这种化学变化又与单纯的化学变化不同，因为用蒸馏、结晶等物理方法可将溶质从溶剂中分离出来。

如图 5-1 所示,溶质在溶剂中的溶解实际上包括两个过程:一是溶质的分子或离子的分散,即溶质的微粒(分子或离子)在溶剂分子的作用下,克服相互的作用力,向溶剂中扩散的过程。这一过程需要吸收热量以克服原有质点间的吸引力,属于物理变化。二是溶质的微粒(分子或离子)和溶剂分子作用形成溶剂合分子或溶剂合离子的过程,即溶剂分子与溶质质点发生**溶剂合作用**(solvation),当溶剂为水时称为**水合作用**(hydrated effect)。这一过程会放出热量,属于化学变化。上述两个过程是同时存在的,整个溶解过程是放热还是吸热,体积是增大还是缩小,受"分散"和"溶剂化"两个过程的控制。至于颜色的变化也与"溶剂化"有关。例如,无水二价铜离子是无色的,溶解于水后生成水合铜离子时是蓝色的。$CuSO_4 \cdot 5H_2O$ 固体呈蓝色,就是因为其中的 Cu^{2+} 与 H_2O 生成$[Cu(H_2O)_4]^{2+}$;而无水硫酸铜则是无色的。

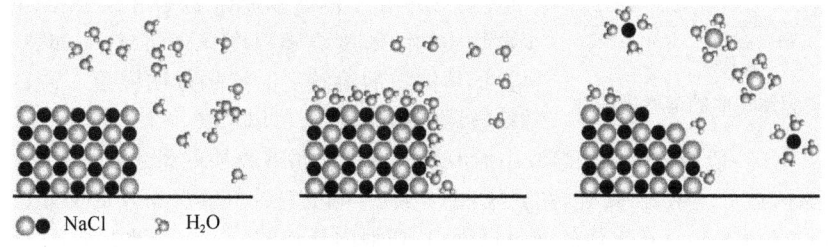

图 5-1 氯化钠晶体在水中的溶解过程示意图

水合作用不仅限于离子化合物,许多共价化合物也能发生水合作用。例如,葡萄糖分子中的羟基(—OH)和醛基(—CHO)都是极性基团。当把葡萄糖晶体放入水中时,水分子在葡萄糖晶体表面便自动取向,使水分子的正极或负极端朝向葡萄糖分子中带异号电荷端排列,并且葡萄糖分子还可以和水分子形成氢键而增加其水合作用。

需要指出的是,尽管在溶解过程中伴有化学变化,但溶液与化合物不同,化合物是单一的纯物质,有特定的组成、结构及摩尔质量等;溶液则是一种特殊的混合物,在溶液中,溶质和溶剂的相对含量可以在一定范围内变化。一般提到的溶液通常是液态溶液。根据溶剂的不同,可以将液态溶液分为水溶液和非水溶液,本书在没有特别指明溶剂时,通常所说的溶液都是指水溶液。

二、溶解度和相似相溶原理

(一) 溶解度

在 293.15 K 时,100 g 水中最多能溶解 35.7 g NaCl,超出此限度时,固体 NaCl 和溶液共存。表观上看,溶液中 Na^+、Cl^- 的含量和固体 NaCl 的量都不再变化,但微观地看则不然,固体 NaCl 仍不断溶解,而溶液中的 Na^+ 和 Cl^- 也不断结晶析出,这就形成了溶解过程的动态平衡。这种与溶质固体共存的溶液称为**饱和溶液**(saturated solution)。在一定温度和压力下,一定量饱和溶液中,所能溶解的溶质的量称为该溶质的**溶解度**(solubility),它是反映物质溶解性的重要指标。对于药品而言,溶解度也是其重要的物理性质之一。在我国《药典》中,药品的近似溶解度以下列名词术语表示:

1. **极易溶解** 系指 1 g(mL)溶质能在不到 1 mL 溶剂中溶解。
2. **易溶** 系指 1 g(mL)溶质能在 1~10 mL 溶剂中溶解。
3. **溶解** 系指 1 g(mL)溶质能在 10~30 mL 溶剂中溶解。
4. **略溶** 系指 1 g(mL)溶质能在 30~100 mL 溶剂中溶解。
5. **微溶** 系指 1 g(mL)溶质能在 100~1000 mL 溶剂中溶解。
6. **极微溶解** 系指 1 g(mL)溶质能在 1000~10000 mL 溶剂中溶解。

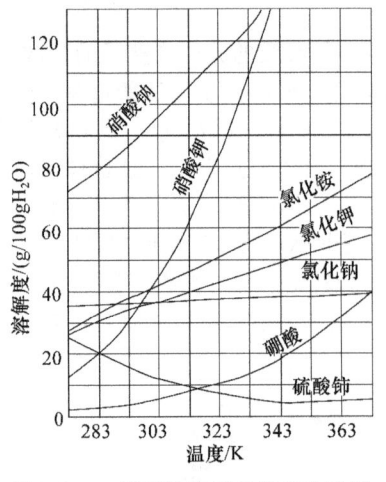

图 5-2 一些固体物质的溶解度曲线

7. 几乎不溶或不溶 系指 1 g(mL)溶质在 10000 mL 溶剂中不能完全溶解。

同时《药典》中也给出了观察药品近似溶解度时所采用的试验法,即:称取研成细粉的供试品或量取液体供试品,置于(298.15 ± 2)K 一定容量的溶剂中,每隔 5 分钟强力振摇 30 秒钟;观察 30 分钟内的溶解情况,如看不见溶质颗粒或液滴时,即视为完全溶解。

溶解度与溶质和溶剂的本性以及温度、压力均有关。如图 5-2 所示,温度对固体溶质的溶解度有明显的影响,绝大多数固体的溶解度随温度升高而增大。例如,硝酸钾在 100 g 水中,273.15 K 下的溶解度为 13 g,323.15 K 下为 84 g。但少数物质的溶解度会随温度升高而减小,如硫酸铈。因此,讨论固体溶质的溶解度时必须标明温度。通常压力对固体的溶解度的影响较小,可以忽略。

气体的溶解度一般用单位体积溶液中所溶解气体的质量或物质的量表示,其大小与气体分压关系密切,通常气体分压增大,其溶解度也随之增大。因此,讨论气体溶解度时必须注明溶液的温度和气体的压力(表 5-1)。在人体的呼吸过程中,肺泡内气体的分压大小直接影响 O_2 和 CO_2 在血液中的溶解度,是影响气体交换过程的关键因素之一。

表 5-1 气体溶解度与气体压力的关系(373.15 K)

$p/10^5$Pa	CO_2 溶解度/(mol·L^{-1})	$p/10^5$Pa	N_2 溶解度/(mol·L^{-1})
80.1	0.386	25.3	0.0155
106.5	0.477	50.7	0.0301
120.0	0.544	101.3	0.061
160.1	0.707	202.6	0.100
200.1	0.887	—	—

(二) 相似相溶原理

由于溶质与溶剂的种类繁多,性质千差万别,溶质与溶剂的相互作用关系呈现多样性,因此,关于溶解度的规律至今尚无完整的理论体系。归纳大量的实验事实所获得的经验规律是,溶质分子与溶剂分子的结构和极性越相似,越容易相互溶解,即**相似相溶原理**(like dissolves like)。如前所述,溶解过程包括溶剂和溶质分子扩散、溶剂与溶质分子相结合(溶剂化)等过程。如图 5-3 所示,若溶剂与溶质分子的结构越相似,溶解前后分子周围的作用力变化越小,则溶解过程就越容易发生。例如,甲醇(CH_3OH)和水(HOH)都可看作是羟基(—OH)与另一个基团联接而成的分子,结构相似,因此它们之间可以无限互溶;而戊醇($CH_3CH_2CH_2CH_2CH_2OH$)在水中几乎不溶,这是因为戊醇虽也含羟基,但戊醇的碳氢链相当长,与水的结构相似度较低。

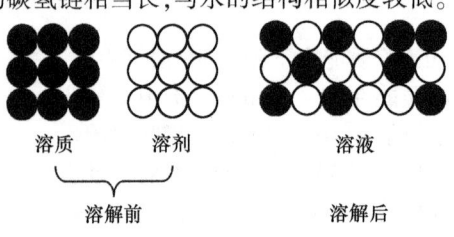

图 5-3 溶解前后分子间作用力的变化

分子的极性是否相似对溶解性影响很大,所以相似相溶原理又可以理解为"极性分子易溶于极性溶剂中,非极性分子易溶于非极性溶剂中"。例如,Br_2、I_2等都是非极性分子,易溶于CCl_4和苯等非极性溶剂,而在水这一极性溶剂中溶解度就很小。相反,离子化合物和HCl、H_2SO_4等强极性分子易溶于水而难溶于CCl_4和苯。关于分子结构和分子极性的知识将在本书第十一章第三节中讨论和学习。

综上所述,掌握相似相溶原理,有助于判断物质在不同溶剂中的溶解性。同时,相似相溶原理在生产、生活及科学研究中有着广泛的应用。在药物合成、制剂及药剂使用中,常需要将药物溶解于适当的溶剂中,利用相似相溶原理可对药物在某种溶剂中的溶解性进行推测,从而帮助我们选择合适的溶剂。此外,相似相溶原理在生命科学中也具有十分重要的意义。细胞膜是具有磷脂质双层分子结构的脂质膜,所以一些分子极性小、脂溶性高的药物相对较容易透过细胞膜而进入细胞内部发挥作用。当然,细胞膜对物质的通透性还受到很多其他因素(如被动扩散、主动转运或胞饮作用等)的影响,往往十分复杂。药物吸收后在体内的分布也受到药物分子极性或脂溶性的影响,一些极性小、脂溶性高的药物易于进入脂肪组织而被"储存"起来,若长期服用此类药物,就有可能因过量蓄积而产生明显的毒副作用。

> **案例 5-1 分析**
>
> 将溶剂加入中草药原料后,由于渗透等作用,溶剂分子逐渐通过细胞壁进入细胞内,将可溶性物质溶解,而造成细胞内外的浓度差。于是细胞内的浓溶液不断向外扩散,溶剂又不断进入药材组织细胞中。如此多次往返,直至细胞内外溶液浓度达到动态平衡,形成饱和溶液。将此饱和溶液滤出,继续多次加入新溶剂并重复上述过程,就可以提取得到所需的主要成分。
>
> 中草药成分在溶剂中的溶解度与溶剂的性质密切相关。溶剂可分为水、亲水性有机溶剂及亲脂性有机溶剂等,被溶解物质也有亲水性及亲脂性的不同。根据相似相溶原理,只要中草药成分的亲水性和亲脂性与溶剂的性质相似,就会在其中有较大的溶解度,这是选择适当溶剂的重要依据之一。此外,溶剂还需满足对杂质溶解度小、不能与中草药成分发生化学反应、要经济、易得、环保等条件。
>
> 青蒿素是一种无色针状结晶,易溶于丙酮、乙酸乙酯、氯仿、苯及冰醋酸,可溶于甲醇、乙醇、乙醚、石油醚,但在水中几乎不溶。因此,以水为溶剂所提取的青蒿素含量很少,并且在水煎煮和乙醇回流提取过程中,持续高温会造成药材破坏及引起各组分间的相互作用。此外,对比乙醇和乙醚提取物发现,前者杂质含量增加约2/3,故效价降低。若采用沸点仅为307.7 K的乙醚作溶剂进行低温提取,从溶解度、选择性及稳定性的角度,均较好地满足了青蒿素的提取条件。

第二节 混合物的组成标度

混合物(mixture)是由两种或两种以上物质共同组成的体系。当组成混合物的各组分在体系中所占的比例发生变化时,可能会导致混合物的性质产生明显改变。因此,对于混合物除应确定其组成成分外,往往需要进一步指明各组分的相对含量,即**组成标度**(composition scale)。下面以溶液为例介绍混合物的常用组成标度。

一、混合物的常用组成标度

溶液的组成标度通常是指溶液中溶质和溶剂的相对含量。它的表示方法很多,但总的来说可分为两大类:一类是用溶质与溶剂(或溶液)的相对量表示,这里所指的量可以是质量(克、千克)或物质的量(摩尔);另一类是用一定体积溶液中所含溶质的量表示。同一种溶液,根据不同的需要,可以选择不同的组成标度表示方法。

(一) 质量分数

质量分数(mass fraction)定义为物质 B 的质量除以混合物的质量。对于溶液而言,质量分数定义为溶质的质量除以溶液的质量,符号为 ω_B,即

$$\omega_B \xlongequal{\text{def}} m_B / m \tag{5-1}$$

式中:m_B 为溶质 B 的质量;m 为溶液的质量。

用质量分数表示溶液的组成标度,方法简单,使用方便,是常用的溶液组成标度表示方法之一,尤其是在生产上经常使用。市售硫酸、盐酸、硝酸、氨水等试剂都用这种方法表示其相对含量。

(二) 摩尔分数

摩尔分数(mole fraction)又称为物质的量分数或物质的量比。物质 B 的摩尔分数定义为:物质 B 的物质的量与混合物的总物质的量之比,符号为 x_B,即

$$x_B \xlongequal{\text{def}} n_B / \Sigma n_i \tag{5-2}$$

式中:n_B 为溶质 B 的物质的量;Σn_i 为混合物的物质的量。

对于由溶质 B 和溶剂 A 组成的溶液,溶质 B 的摩尔分数为

$$x_B = n_B / (n_A + n_B)$$

式中:n_B 为溶质 B 的物质的量;n_A 为溶剂 A 的物质的量。同理,溶剂 A 的摩尔分数为

$$x_A = n_A / (n_A + n_B)$$

显然 $x_A + x_B = 1$,即混合物(或溶液)中各物质的摩尔分数之和为 1。

在化学反应中,用物质的量表示有关物质之间量的关系则相对简单,所以用摩尔分数来表示溶液的组成标度可以和化学反应直接联系起来。此外,这种组成标度表示方法也常用于下面将要学习的稀薄溶液性质的研究中。

(三) 质量摩尔浓度

质量摩尔浓度(molality)定义为溶质 B 的物质的量除以溶剂的质量,符号为 b_B,即

$$b_B \xlongequal{\text{def}} n_B / m_A \tag{5-3}$$

式中:n_B 为溶质 B 的物质的量;m_A 为溶剂的质量。b_B 的 SI 单位为 $mol \cdot kg^{-1}$。

例 5-1 将 7.00 g 结晶草酸($H_2C_2O_4 \cdot 2H_2O$)溶解于 93.0 g 水中,计算该草酸溶液的质量摩尔浓度 $b(H_2C_2O_4)$ 和摩尔分数 $x(H_2C_2O_4)$。

解:根据结晶草酸的摩尔质量 $M(H_2C_2O_4 \cdot 2H_2O) = 126 \text{ g} \cdot mol^{-1}$,而 $M(H_2C_2O_4) = 90.0 \text{ g} \cdot mol^{-1}$,故 7.00 g 结晶草酸中草酸的质量为

$$m(H_2C_2O_4) = \frac{7.00 \text{ g} \times 90.0 \text{ g} \cdot mol^{-1}}{126 \text{ g} \cdot mol^{-1}} = 5.00 \text{ g}$$

溶液中水的质量为

$$m(H_2O) = 93.0 \text{ g} + (7.00 \text{ g} - 5.00 \text{ g}) = 95.0 \text{ g}$$

故

$$b(H_2C_2O_4) = \frac{5.00 \text{ g}}{90.0 \text{ g} \cdot mol^{-1} \times 95.0 \text{ g}} \times \frac{1000 \text{ g}}{1 \text{ kg}} = 0.585 \text{ mol} \cdot kg^{-1}$$

$$x(H_2C_2O_4) = \frac{5.00 \text{ g}/90.0 \text{ g} \cdot mol^{-1}}{(5.00 \text{ g}/90.0 \text{ g} \cdot mol^{-1}) + (95.0 \text{ g}/18.0 \text{ g} \cdot mol^{-1})} = 0.0104$$

在上述三种溶液组成标度的表示方法中,溶质或溶剂的量都是用质量或物质的量来表示,其优点是组成标度的数值不随温度变化,缺点是用天平或台秤称量液体较为不便。实验中经常用量筒或容量瓶来量度溶液的体积,因此也常用一定体积溶液中所含溶质的量表示溶液组成标度。

(四) 体积分数

体积分数(volume fraction)定义为在相同温度和压力下,物质 B 的体积除以混合物混合前各组分体积之和,符号为 φ_B,即

$$\varphi_B \stackrel{\text{def}}{=\!=\!=} V_B / \Sigma V_i \tag{5-4}$$

式中:V_B 为溶质 B 的体积;ΣV_i 为混合前各组分体积之和。

例如,310.15 K 时,人体动脉血中氧气的体积分数 $\varphi_B = 0.196$(或 19.6%);消毒乙醇的体积分数 $\varphi_B = 0.75$(或 75%)。

(五) 质量浓度

质量浓度(mass concentration)定义为溶质 B 的质量除以溶液的体积,符号为 ρ_B,即

$$\rho_B \stackrel{\text{def}}{=\!=\!=} m_B / V \tag{5-5}$$

式中:m_B 为溶质 B 的质量;V 为溶液的体积。ρ_B 的 SI 单位为 $kg \cdot m^{-3}$,常用单位为 $g \cdot L^{-1}$ 或 $g \cdot mL^{-1}$。

例如,我国《药典》中所提及的稀盐酸、稀硫酸、稀硝酸皆是质量浓度为 $0.10\ g \cdot mL^{-1}$ 的溶液。

(六) 物质的量浓度

物质的量浓度(amount-of-substance concentration)定义为物质 B 的物质的量 n_B 除以混合物的体积 V。对于溶液而言,物质的量浓度定义为溶质的物质的量除以溶液的体积,即

$$c_B \stackrel{\text{def}}{=\!=\!=} n_B / V \tag{5-6}$$

式中:c_B 为溶质 B 的物质的量浓度;n_B 为溶质 B 的物质的量;V 为溶液的体积。物质的量浓度的 SI 单位为 $mol \cdot m^{-3}$,常用单位为 $mol \cdot dm^{-3}$;医学和药学上常用的单位为 $mol \cdot L^{-1}$、$mmol \cdot L^{-1}$、$\mu mol \cdot L^{-1}$ 等。

物质的量浓度常简称为浓度。本书采用 c_B 表示物质 B 的浓度,用 [B] 表示物质 B 的平衡浓度。在使用物质的量浓度时应该注意下述问题:

(1) 必须指明物质 B 的基本单元。如 $c(H_2SO_4) = 1\ mol \cdot L^{-1}$,$c\left(\dfrac{1}{2} Ca^{2+}\right) = 3\ mmol \cdot L^{-1}$ 等。

(2) 此种表示方法的缺点是溶液的浓度会随温度的改变而略有变化,所以严格讲在讨论有些理论问题时,常用质量摩尔浓度($mol \cdot kg^{-1}$)。但是,对于很稀的溶液,可以认为 $c_B \approx b_B$。本章涉及的稀薄溶液,一般是指 $b_B \leqslant 0.2\ mol \cdot kg^{-1}$ 的溶液。

(3) 世界卫生组织建议,凡是已知相对分子质量的物质,在体液内的含量应当用其物质的量浓度表示;而对于未知其相对分子质量的物质,在体液内的含量则可以用其质量浓度表示。

例 5-2 正常人体每 100 mL 血浆中含 Na^+ 326 mg、HCO_3^- 164.7 mg、Ca^{2+} 10 mg,试计算它们各自的物质的量浓度。

解:

$$c(Na^+) = \frac{326\ mg}{23.0\ g \cdot mol^{-1}} \times \frac{1}{100\ mL} \times \frac{1\ g}{1000\ mg} \times \frac{1000\ mL}{1\ L} \times \frac{1000\ mmol}{1\ mol} = 142\ mmol \cdot L^{-1}$$

$$c(HCO_3^-) = \frac{164.7\ mg}{61.0\ g \cdot mol^{-1}} \times \frac{1}{100\ mL} \times \frac{1\ g}{1000\ mg} \times \frac{1000\ mL}{1\ L} \times \frac{1000\ mmol}{1\ mol} = 27.0\ mmol \cdot L^{-1}$$

$$c(Ca^{2+}) = \frac{10\ mg}{40\ g \cdot mol^{-1}} \times \frac{1}{100\ mL} \times \frac{1\ g}{1000\ mg} \times \frac{1000\ mL}{1\ L} \times \frac{1000\ mmol}{1\ mol} = 2.5\ mmol \cdot L^{-1}$$

(七) 比例浓度

比例浓度(ratio concentration)定义为将固体溶质 1 g 或液体溶质 1 mL 制成 X mL 溶液,用符号 1:X 表示,其中 X 为溶液体积;另一定义为将固体溶质 1 g 或液体溶质 1 mL 溶解于 X mL 溶剂中配成溶液,也可表示为 1:X,其中 X 为溶剂的体积。

例如 1:1000 的高锰酸钾消毒液就是将 1 g $KMnO_4$ 溶解于水配成 1000 mL 的溶液。此种表示方法极为简单,这样的溶液也易于配制,所以它是药物制剂中常用的溶液组成标度的表示方法。我国《药典》还有用溶液后标示的"(1→10)"等符号,系指固体溶质 1.0 g 或液体溶质 1.0 mL 溶于溶剂配成 10 mL 的溶液。

二、组成标度之间的换算

(一) 质量浓度与物质的量浓度的换算

质量浓度和物质的量浓度是两种常用的溶液组成标度的表示方法,根据它们的定义,可以求出它们之间的关系,并进行相互换算。因为

$$\rho_B = \frac{m_B}{V} \qquad c_B = \frac{n_B}{V} = \frac{m_B}{M_B V}$$

故

$$m_B = \rho_B V = c_B M_B V$$

可得

$$\rho_B = c_B M_B \tag{5-7}$$

式中:ρ_B 为溶液的质量浓度;c_B 为溶液的物质的量浓度;M_B 为溶质的摩尔质量。

例 5-3 1.0 L $NaHCO_3$ 注射液中含 50.0 g $NaHCO_3$,试求算该注射液的质量浓度和物质的量浓度。

解:由题可知,m_B = 50.0 g,V = 1.0 L,M_B = 84.0 g·mol^{-1},故

$$\rho_B = \frac{m_B}{V} = \frac{50.0 \text{ g}}{1.0 \text{ L}} = 50 \text{ g} \cdot L^{-1}$$

$$c_B = \frac{\rho_B}{M_B} = \frac{50 \text{ g} \cdot L^{-1}}{84.0 \text{ g} \cdot mol^{-1}} = 0.60 \text{ mol} \cdot L^{-1}$$

(二) 质量分数与其他组成标度表示方法的换算

质量分数是以质量表示溶液的量,当与其他以体积表示溶液的量的组成标度进行换算时,需要用到溶液的密度。溶液的密度可直接测得(如用密度计),或可从有关手册查得。

例 5-4 市售浓 H_2SO_4 的密度为 1.84 kg·L^{-1},H_2SO_4 的质量分数为 96%,计算物质的量浓度 $c(H_2SO_4)$ 和 $c\left(\frac{1}{2}H_2SO_4\right)$,单位用 mol·$L^{-1}$ 表示。

解:H_2SO_4 的摩尔质量为 98 g·mol^{-1},$\frac{1}{2}H_2SO_4$ 的摩尔质量为 49 g·mol^{-1}

$$c(H_2SO_4) = \frac{96}{100} \times \frac{1}{98 \text{ g} \cdot mol^{-1}} \times 1.84 \text{ kg} \cdot L^{-1} \times \frac{1000 \text{ g}}{1 \text{ kg}} = 18 \text{ mol} \cdot L^{-1}$$

$$c\left(\frac{1}{2}H_2SO_4\right) = \frac{96}{100} \times \frac{1}{49 \text{ g} \cdot mol^{-1}} \times 1.84 \text{ kg} \cdot L^{-1} \times \frac{1000 \text{ g}}{1 \text{ kg}} = 36 \text{ mol} \cdot L^{-1}$$

第三节 稀薄溶液的依数性

作为混合物,溶液的性质既不同于纯溶质,也不同于纯溶剂。溶液的性质总体分为两类:一类是由溶质的本性所决定,如溶液的颜色、体积的变化、导电性能等;另一类主要与溶质和溶剂微粒

数目之比有关,如溶液的蒸气压、沸点、凝固点和渗透压等。第二类性质,对难挥发性非电解质的稀薄溶液而言,称为**稀薄溶液的依数性质**(colligative properties of dilute solution),简称稀薄溶液的**依数性**。

稀薄溶液的依数性在人们的生产、生活中有很多的应用,对药学和医学都很重要,例如,测定难挥发性溶质的分子量、在临床进行输液治疗、讨论人体内的水和电解质的代谢等问题时,都会涉及稀薄溶液的依数性。本节主要讨论难挥发性非电解质稀薄溶液的依数性。

一、溶液的蒸气压下降

> **案例 5-2**
> 如图 5-4 所示,用相同规格的烧杯,分别盛取等体积的纯溶剂和某难挥发非电解质稀薄溶液。在室温下,将两者置于一个钟罩内。
> **问题:**
> 1. 经过一段时间后,可以观察到什么现象?为什么?
> 2. 分别采取以下措施:①提高室温;②将溶液中该难挥发非电解质换为其他同类物质;③改用较小规格的烧杯盛装纯溶剂;④增加所取溶液的体积。现象又如何?

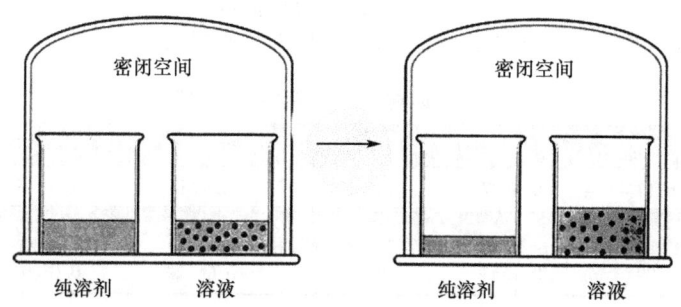

图 5-4 溶液蒸气压下降引起的溶剂转移现象

(一) 溶液的蒸气压

水和所有其他液体一样,其分子在不断地运动,处于表面的少数分子因为动能较大,可以克服液体分子间的引力而逸出液面,成为气相分子,这种现象称为**蒸发**(evaporation)。液面上的气相分子也可能被液面分子吸引或受外界压力作用而返回到液体中,这种现象称为**凝结**(condensation)。如将液体置于密闭容器内,开始时,液面上方气相分子较少,蒸发速率较大。随着液面上方气相分子逐渐增多,凝结的速率也随之加快。当蒸发和凝结速率相等时,密闭空间内的气相分子数不再发生变化,此时,蒸发和凝结达到动态平衡。

$$H_2O(l) \underset{凝结}{\overset{蒸发}{\rightleftharpoons}} H_2O(g) \tag{5-8}$$

与液相处于动态平衡的蒸气称为**饱和蒸气**(saturated vapor)。饱和蒸气所产生的压力称为**饱和蒸气压力**,简称为**蒸气压**(vapor pressure),用符号 p 表示,常用单位为 Pa 或 kPa。纯液体在一定温度下,其饱和蒸气压是一个常数,与液体的量以及液面上方空间体积无关。温度升高,液体的蒸气压也随之增大。这是因为蒸发是吸热过程,温度升高导致蒸发速率增加,式(5-8)所示的液相与气相的平衡将向右移动。水的蒸气压和温度的关系列于表 5-2。

表 5-2　水在不同温度下的蒸气压

$t/℃$	0	5	10	15	20	25	30	35	40
p/kPa	0.6113	0.8726	1.228	1.706	2.339	3.169	4.246	5.627	7.381
$t/℃$	50	60	70	80	90	100	110	120	130
p/kPa	12.34	19.93	31.18	47.37	70.12	101.3	143.2	198.5	270.0

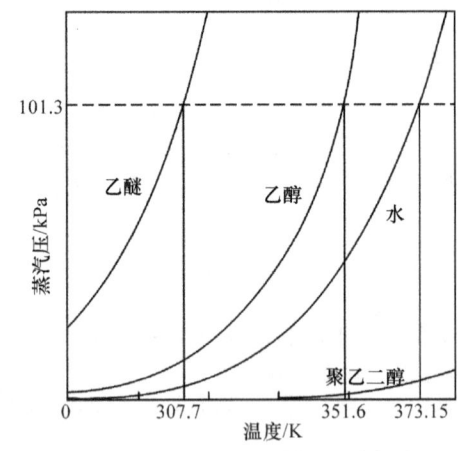

图 5-5　蒸气压与温度的关系示意图

液体的蒸气压与液体的本性有关,不同的液体在相同温度下,其蒸气压往往不同。图 5-5 表示乙醚、乙醇、水和聚乙二醇的蒸气压随温度的改变情况。

固体物质也具有一定的蒸气压。固体直接蒸发为气体的过程称为**升华**(sublimation),如碘、樟脑、萘等属于易升华物质。固体的蒸气压也随温度的升高而增大。表 5-3 列出了冰在不同温度下的蒸气压。

无论固体或液体,我们常将蒸气压较大的物质称为易挥发性物质,而将蒸气压相对较小的物质称为难挥发物质。固体的蒸气压在室温下通常较小,在本章对稀薄溶液依数性的讨论中,仅考虑溶剂的蒸气压而忽略难挥发性溶质所产生的蒸气压。

表 5-3　冰在不同温度下的蒸气压

$t/℃$	0	-1	-2	-3	-4	-5
p/kPa	0.6113	0.5627	0.5177	0.4761	0.4375	0.4018
$t/℃$	-10	-15	-20	-25	-30	-35
p/kPa	0.2599	0.1653	0.1034	0.06329	0.03801	0.02235

(二) 溶液的蒸气压下降

如图 5-6 所示,在左侧试管中装入纯水,右侧试管中装入葡萄糖溶液。两试管经由 U 形压力计相连。将两侧活塞的开关关闭,然后将装置置于水浴中。待恒温后,打开两侧开关,可以观察到压力计左侧的水银柱降低,而右侧升高,表明葡萄糖溶液的蒸气压低于纯水。大量实验证实,当难挥发性溶质溶于溶剂中形成溶液时,溶液的蒸气压总是低于同温度纯溶剂的蒸气压,此现象称为溶液的**蒸气压下降**(vapor pressure lowering)。

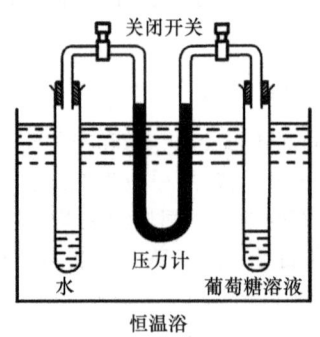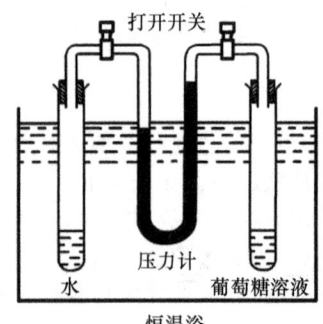

图 5-6　溶液的蒸气压下降示意图

如图 5-7 所示,由于难挥发性溶质的溶解,纯溶剂的部分表面被溶剂化的溶质所占据。从而导致在一定温度下,单位时间内逸出液面的溶剂分子数相应地比纯溶剂减少。所以,当达到平衡时,溶液的蒸气压低于纯溶剂的蒸气压。显然,由图 5-8 可以看出,溶液的浓度越大,其蒸气压下降就越多。

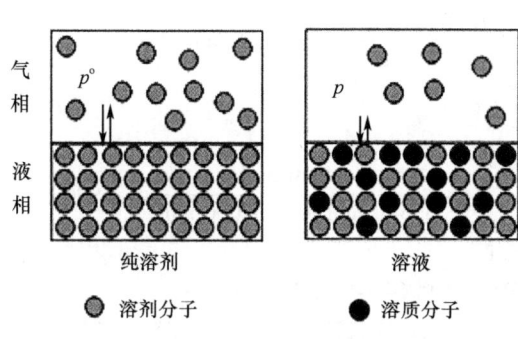 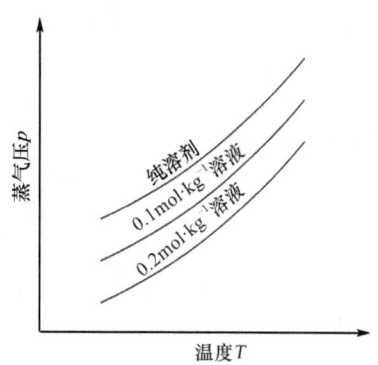

图 5-7　纯溶剂和溶液的蒸发-凝结示意图　　　图 5-8　纯溶剂与溶液的蒸气压曲线

19 世纪 80 年代,法国物理学家 F. M. Raoult(拉乌尔)研究了溶质对纯溶剂的凝固点和蒸气压的影响,于 1881 年得出结论:在一定温度下,难挥发非电解质稀薄溶液的蒸气压等于纯溶剂的蒸气压乘以溶剂的摩尔分数。其数学表达式为

$$p = p^{\circ}x_A \tag{5-9}$$

式中:p 为溶液的蒸气压;p° 为纯溶剂的蒸气压;x_A 为溶液中溶剂的摩尔分数。由于 x_A 小于 1,所以 p 必然小于 p°。

对于只有一种溶质 B 的稀薄溶液,设 x_B 为溶质的摩尔分数,则 $x_A + x_B = 1$,上式可写为

$$p = p^{\circ}(1 - x_B) = p^{\circ} - p^{\circ}x_B$$
$$p^{\circ} - p = p^{\circ}x_B$$

用 Δp 表示溶液的蒸气压下降,即 $\Delta p = p^{\circ} - p$,则

$$\Delta p = p^{\circ}x_B \tag{5-10}$$

此公式的意义在于,在一定温度下,难挥发非电解质稀薄溶液的蒸气压下降值 Δp 和溶质的摩尔分数成正比,而与溶质的本性无关。这一结论称为 Raoult 定律。

Raoult 定律仅适用于难挥发非电解质的稀薄溶液。这是因为,在稀薄溶液中,溶剂分子之间的引力受溶质分子的影响很小,与纯溶剂几乎相同。所以,溶剂的饱和蒸气压仅取决于单位体积内溶剂的分子数。当溶液浓度较大时,溶质与溶剂分子之间的引力不可忽略,用 Raoult 定律直接计算溶液的蒸气压时会出现较大的误差。

对于由溶质 B 和溶剂 A 组成的稀薄溶液, $x_B = \dfrac{n_B}{n_A + n_B} \approx \dfrac{n_B}{n_A}$ (n_A 远大于 n_B),若取溶剂 1000 g,则 $n_A = \dfrac{1000 \text{ g}}{M_A}$。此时,溶质 B 的物质的量在数值上约等于其质量摩尔浓度,即 n_B (mol) $\approx b_B$ (mol·kg^{-1}),可得

$$x_B = \frac{n_B}{n_A} = b_B \frac{M_A}{1000}$$

$$\Delta p = p^{\circ}x_B = p^{\circ}\frac{M_A}{1000}b_B$$

$$\Delta p = Kb_B \tag{5-11}$$

式中:K 为比例系数,取决于溶剂的 p° 和摩尔质量 M_A。

因此,Raoult 定律又可表述为:在一定温度下,难挥发非电解质稀薄溶液的蒸气压下降与溶质

的质量摩尔浓度 b_B 成正比,而与溶质的本性无关。

例 5-5 已知 293.15 K 时水的饱和蒸气压为 2.3388 kPa,若将 1.201 g 尿素[$CO(NH_2)_2$]溶于 100.0 g 水中,计算该尿素溶液的质量摩尔浓度和蒸气压。

解:尿素的摩尔质量为 60.06 g·mol^{-1},所以溶液的质量摩尔浓度为

$$b[CO(NH_2)_2] = \frac{1.201 \text{ g}}{60.06 \text{ g·mol}^{-1}} \times \frac{1000 \text{ g·kg}^{-1}}{100.0 \text{ g}} = 0.2000 \text{ mol·kg}^{-1}$$

水的摩尔分数为

$$x(H_2O) = \frac{\frac{100.0 \text{ g}}{18.02 \text{ g·mol}^{-1}}}{\frac{100.0 \text{ g}}{18.02 \text{ g·mol}^{-1}} + \frac{1.201 \text{ g}}{60.06 \text{ g·mol}^{-1}}} = \frac{5.549 \text{ mol}}{5.549 \text{ mol} + 0.02000 \text{ mol}} = 0.9964$$

尿素溶液的蒸气压为:$p = p^\circ x_A = 2.3388 \text{ kPa} \times 0.9964 = 2.330 \text{ kPa}$。

案例 5-2 分析

放置一段时间后,可见右侧和左侧烧杯内液面分别逐渐上升和不断下降。最后,装有纯溶剂的烧杯里的溶剂会全部转移到装有溶液的烧杯中去。在难挥发非电解质的稀薄溶液中,由于溶质阻碍了溶剂分子的蒸发,溶液的蒸气压低于同温度下纯溶剂的蒸气压。因左侧烧杯内纯溶剂的存在,钟罩内密闭空间中的蒸气压大于该温度下溶液的蒸气压,造成单位时间内进出溶液表面的溶剂分子数不相等,凝结速率大于蒸发速率,从而使溶剂分子经气相从纯溶剂中向溶液中迁移,溶液体积不断增加,而纯溶剂体积却不断减小直至为零。此时,仅存的右侧烧杯内的溶液,将达到蒸发凝结平衡,钟罩内的蒸气压取决于稀释后溶液的浓度。

温度上升后,由于溶剂分子蒸发速率提高,纯溶剂和溶液的蒸气压均增大,但溶液的蒸气压仍低于纯溶剂。难挥发非电解质稀薄溶液的蒸气压降低符合依数性规律,与溶质分子是何种物质无关,纯溶剂及溶液的蒸气压也不受到表面积大小和体积的影响。因此,在采取这些措施后,本例中观察到的现象仍会发生。

二、溶液的沸点升高

(一)液体的沸点

液体的蒸气压随温度的升高而增大。当温度升至使液体的蒸气压等于外界压力时,在液面和液体内部均发生剧烈的蒸发,液体内部形成大量气泡并逸出,液体开始沸腾。液体沸腾时,气泡内的蒸气压与外界压力相等。因此,液体的**沸点**(boiling point)定义为液体的蒸气压等于外界压力时的温度。

液体的沸点不仅与液体的本性有关,而且与外界压力的大小有关。因此在讨论液体的沸点时,必须指明外界压力条件。我们常将外界压力等于 101.3 kPa,即 1 个标准大气压时液体的沸点称为**正常沸点**(normal boiling point),简称沸点,用 T_b° 表示。例如,水的正常沸点为 373.15 K(即 100 ℃)。没有专门注明压力的沸点通常是指正常沸点,纯液体的正常沸点是一个定值。

根据液体的沸点与外界压力有关的性质,在提取和精制对热不稳定的物质时,常采取减压蒸馏或减压浓缩的方法,降低蒸发温度,以防止高温对这些物质的破坏。与此相反,医学上常见的高压灭菌法,即在密闭的高压消毒器内加热,可通过提高水蒸气的温度缩短灭菌时间并提高灭菌效果,适用于对热稳定的注射液和对某些医疗器械、敷料的消毒灭菌。

(二)溶液的沸点升高

当纯溶剂中加入难挥发性物质形成溶液后,其沸点会如何变化呢?实验表明,溶液的沸点总是高于纯溶剂的沸点,这一现象称为溶液的沸点升高(boiling point elevation)。

导致溶液沸点升高的原因正是溶液的蒸气压下降。图 5-9 给出了水、冰和溶液的蒸气压与温度的关系,其中横坐标表示温度,纵坐标表示蒸气压。AA' 为纯水的蒸气压曲线,BB' 为稀薄溶液的蒸气压曲线。从图中可以看出,在任何温度下,稀薄溶液中水的蒸气压都低于同温度下纯水的蒸气压。当纯水的蒸气压等于外界压力 101.3 kPa(AA' 曲线上的 A' 点)时,稀薄溶液中水的蒸气压小于 101.3 kPa。要使稀薄溶液中水的蒸气压等于外界压力而发生沸腾,则必须升高温度。当温度升高到 T_b 时,稀薄溶液开始沸腾,T_b 即为溶液的沸点,溶液的沸点升高为 ΔT_b,$\Delta T_b = T_b - T_b^\circ$。$T_b^\circ$ = 373.15 K 是纯水的沸点。

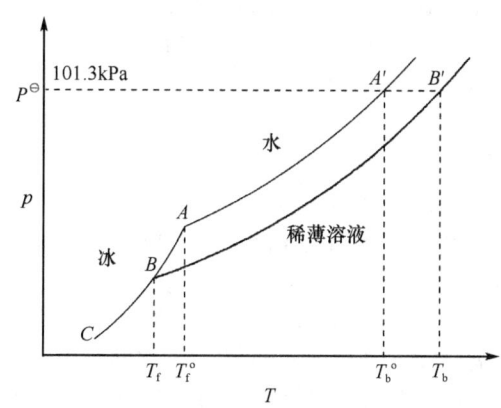

图 5-9 溶液的沸点升高和凝固点降低

需要注意的是,以其他液体为溶剂所形成的稀薄溶液,其蒸气压、沸点也有类似的现象。此外,纯溶剂的沸点是恒定的,而稀薄溶液的沸点却是不断变化的。这是因为随着沸腾的进行,溶剂不断蒸发,溶液的浓度随之增大,其蒸气压也不断下降,所以溶液的沸点持续升高。直到形成饱和溶液时,随着溶剂的不断蒸发,溶质不断地析出,溶液的浓度不再改变,其蒸气压也不再改变,此时溶液的沸点才会恒定。所以,稀薄溶液的沸点是指稀薄溶液刚开始沸腾时的温度。

溶液沸点升高是由溶液的蒸气压下降引起。因此,根据 Raoult 定律,可以得到难挥发非电解质稀薄溶液的沸点升高与溶液的质量摩尔浓度之间的定量关系:

$$\Delta T_b = T_b - T_b^\circ = K_b b_B \tag{5-12}$$

式中:ΔT_b 为溶液的沸点升高值;T_b 和 T_b° 分别为溶液和纯溶剂的沸点;K_b 为溶剂的沸点升高常数,它只取决于溶剂的本性。

式(5-12)的意义在于:难挥发非电解质稀薄溶液的沸点升高与溶液的质量摩尔浓度成正比。溶液的沸点升高与溶液中所含溶质微粒的数目有关,而与溶质的本性无关。

K_b 的数值可以由理论推算,也可以通过实验测得。若测定不同质量摩尔浓度(b_B)的稀薄溶液的 ΔT_b,以 $\Delta T_b/b_B$ 为纵坐标,b_B 为横坐标作图,再外推到 $b_B = 0$,则在纵轴上的截距即为该溶剂的 K_b。

若已知溶剂的 K_b,也可以通过溶液的沸点升高求算溶质的摩尔质量,从式(5-12)可以导出其计算公式为

$$M_B = \frac{K_b \cdot m_B}{\Delta T_b \cdot m_A} \tag{5-13}$$

式中:M_B 为溶质的摩尔质量(kg·mol^{-1});m_B 为溶质的质量(g);m_A 为溶剂的质量(g)。

三、溶液的凝固点降低

> **案例 5-3**
> 　　近年来,食品特别是乳制品的安全问题越来越受到人们的关注。原料奶的检测是保障乳制品质量、防止掺杂使假的第一道关口。牛奶的凝固点习惯上也称为牛奶的冰点,比纯水低。生鲜牛奶冰点的国际公认平均值为 272.625 K,其变动范围为 272.617 ~ 272.634 K。应用检测冰点的方法,可以监控生鲜牛奶的质量。目前,在我国部分地区已在原有的乳脂肪、乳蛋白、微生物、抗生素和黄曲霉素 5 项指标的基础上,增加了牛奶冰点作为检测项目。
> **问题:**
> 　　1. 通过检测生鲜牛奶冰点监控其质量的原理是什么?
> 　　2. 在生鲜牛奶中掺水或加入杂质对于其冰点有何影响?
> 　　3. 检测牛奶冰点时需注意哪些问题?

(一)纯液体的凝固点

物质的**凝固点**(freezing point)是指在一定外界压力下,物质的液相蒸气压和固相蒸气压相等时的温度,即固液共存的温度。在外压为 101.3 kPa,温度为 273.15 K 时,冰和水的蒸气压都等于 0.6113 kPa,冰和水共存,即水的凝固点为 273.15 K,也称为冰点。若两相蒸气压不相等,则蒸气压大的一相将向蒸气压小的一相转变。温度高于 273.15 K 时,水的蒸气压低于冰的蒸气压,冰转化为水,温度低于 273.15 K 时,冰的蒸气压低于水的蒸气压,水转化为冰。

图 5-10 为水和稀薄溶液的冷却曲线。曲线(A)为纯水的理想冷却曲线,从 a 点处无限缓慢地冷却至 b 点(273.15 K)时,水开始结冰。在结冰的过程中,温度不再降低,曲线上出现一段平台,即 bc 段,此时水和冰平衡共存。如果继续冷却,待全部的水结成冰以后,温度会再下降。在冷却曲线上,不随时间而改变的平台相对应的温度 T_f° 称为该液体的凝固点。

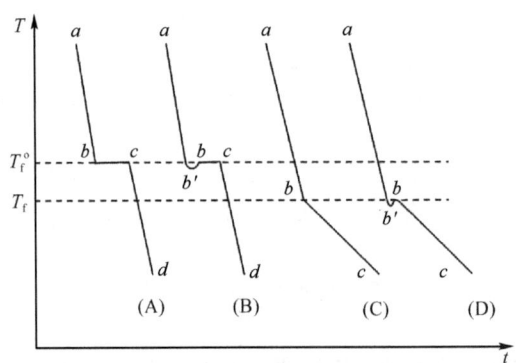

图 5-10　水和稀薄溶液的冷却曲线

曲线(B)是在实验条件下的水的冷却曲线。因为在实验中不可能实现无限缓慢冷却,而只能较快地强制性冷却,所以在温度降低到 T_f° 时,水仍然不凝固,而出现过冷现象(此时在液相中缺少既存的晶核供晶体附着生长,而导致结晶过程较难开始)。一旦固相出现(即水开始结冰),结晶所释放的热量再使体系温度回升至 b 点。

(二)溶液的凝固点降低

在图 5-10 中,曲线(C)表示溶液的理想冷却曲线。与曲线(A)不同的是,当温度由 a 处冷却,达到 T_f 时,溶液才开始结冰,此时 $T_f < T_f^\circ$。随着冰不断析出,溶液浓度逐渐增大,溶液的凝固点也随之下降,bc 段为下降的斜线,而不是一段平台。因此,对溶液而言,其凝固点是指刚有溶剂固体

析出(即 b 点)的温度 T_f。

曲线(D)是实验条件下的溶液冷却曲线,可以看出,过冷现象的出现使溶液凝固点的观察变得容易(因为温度降低到 T_f 以下的 b' 点,一旦固相出现将使体系温度回升)。

难挥发性非电解质稀薄溶液的凝固点总是低于纯溶剂的凝固点,这一现象称为稀薄溶液的**凝固点降低**(freezing point depression)。它也是由于稀薄溶液的蒸气压总低于纯溶剂的蒸气压所引起。如图 5-9 所示,水的蒸气压曲线 AA' 与固体水(即冰)的蒸气压曲线 AC 相交于 A 点,表明其蒸气压都为 0.6113 kPa,此时冰和水两相平衡共存。A 点所对应的温度即为水的凝固点,T_f^o = 273.15 K。此时若向冰水共存的体系中加入难挥发性非电解质溶质,则必然会引起溶液中溶剂(水)的蒸气压下降,但对冰的蒸气压却没有影响,此时溶液和冰不能共存,冰变为水。如果进一步降温到 B 点,由于冰的蒸气压曲线 AC 的斜率大,而溶液的蒸气压曲线 BB' 的斜率小,AC 与 BB' 相交于 B 点,此时溶液中溶剂的蒸气压与冰的蒸气压再次相等,此时溶液和冰又平衡共存。B 点所对应的温度就是溶液的凝固点。

对于难挥发性非电解质稀薄溶液,其凝固点降低也正比于溶液的质量摩尔浓度,而与溶质的本性无关,即

$$\Delta T_f = T_f^o - T_f = K_f b_B \tag{5-14}$$

式中:ΔT_f 为溶液的凝固点降低值;T_f^o 为溶剂的凝固点;T_f 为溶液的凝固点;K_f 为溶剂的凝固点降低常数,它只与溶剂本性有关。

与溶剂的 K_b 一样,溶剂的 K_f 既可以由理论推算,也可以通过实验测定。其测定方法与测定 K_b 的方法相类似,即 K_f 也可通过测定一系列已知质量摩尔浓度(b_B)的稀薄溶液的 ΔT_f 值,并用 $\Delta T_f/b_B$ 对 b_B 作图,再外推到 $b_B = 0$ 处而求得。一些常见溶剂的沸点及 K_b、凝固点及 K_f 列于表 5-4。

表 5-4　几种常见溶剂的 T_b^o、K_b 和 T_f^o、K_f 值

溶剂	T_b^o/℃	K_b/(K·kg·mol^{-1})	T_f^o/℃	K_f/(K·kg·mol^{-1})
水	100	0.512	0.0	1.86
乙酸	118	2.93	17.0	3.90
乙醇	78.4	1.22	−117.3	1.99
四氯化碳	76.7	5.03	−22.9	32.0
苯	80	2.53	5.5	5.10
萘	218	5.80	80.0	6.90

利用稀薄溶液的凝固点降低同样可以测定溶质的摩尔质量,其公式为:

$$M_B = \frac{K_f \cdot m_B}{\Delta T_f \cdot m_A} \tag{5-15}$$

式中:M_B 为溶质的摩尔质量(kg·mol^{-1});m_B 为溶质的质量(g);m_A 为溶剂的质量(g)。

从式(5-11)的推导过程可以看出,通过实验测出溶液的蒸气压下降值 Δp,即可求出溶液的质量摩尔浓度,进而计算溶质的摩尔质量。利用溶液的蒸气压下降、沸点升高和凝固点降低均可以测定溶质的摩尔质量,但在医学和生命科学实验中,凝固点降低法的应用更为广泛。这主要是因为:①蒸气压不容易测准,故用蒸气压下降法得到的摩尔质量不够精确;②大多数常见溶剂的 K_f 值均大于其 K_b 值,由相同质量摩尔浓度的难挥发非电解质稀薄溶液测得的凝固点降低值 ΔT_f 大于其沸点升高值 ΔT_b,故凝固点降低法灵敏度相对较高,实验误差较小;③凝固点测定过程中,有晶体析出,现象明显,容易观察。同时在低温下稀薄溶液的质量摩尔浓度基本不变,且不易引起生物样品的变性或破坏。此外,对于挥发性溶质不宜用沸点升高法测定其摩尔质量,而采用凝固点降低法。采用现代实验技术,ΔT_f 的测量可以精确到 0.0001 K。

例 5-6 将 0.749 g 谷氨酸溶于 50.0 g 水中,测得该溶液的凝固点比纯水低 0.188 K,试计算谷氨酸的摩尔质量。

解:水的 $K_f = 1.86 \text{ K} \cdot \text{kg} \cdot \text{mol}^{-1}$,由式(5-15)

$$M_B = \frac{K_f \cdot m_B}{\Delta T_f \cdot m_A}$$

代入有关数值得:

$$M_B = \frac{1.86 \text{ K} \cdot \text{kg} \cdot \text{mol}^{-1} \times 0.749 \text{ g}}{50.0 \text{ g} \times 0.188 \text{ K}} = 0.148 \text{ kg} \cdot \text{mol}^{-1} = 148 \text{ g} \cdot \text{mol}^{-1}$$

计算结果与其理论摩尔质量 147 g·mol^{-1} 非常接近。

在日常生活中我们常遇到与凝固点降低有关的现象。例如,海水的凝固点低于 273.15 K;常青树的树叶因富含糖分而在严寒的冬天常青不冻,等等。溶液凝固点降低的性质也有许多实际应用,例如,撒盐可将道路上的积雪融化;冬天施工的混凝土中常添加氯化钙;为防止冬天汽车水箱冻裂常加入适量的乙二醇、甲醇或甘油等抗冻剂。在水产业和食品储藏及运输中,广泛使用食盐和冰混合而成的冷却剂。这是因为冰的表面总附有少量水,当撒上盐后,盐溶解在水中形成溶液,此时溶液的蒸气压下降,当它低于冰的蒸气压时,冰就会融化。而冰融化时将吸收大量的热,于是冰盐混合物的温度就会降低。尽管我们日常遇到的溶液不一定是难挥发非电解质的溶液,但溶液的凝固点仍会降低,只是不符合式(5-14)的定量关系而已。表 5-5 给出了一些常用的实验室制冷剂。

表 5-5 实验室常用的冰盐制冷剂

	W/g	t/℃		W/g	t/℃
$CaCl_2 \cdot 6H_2O$	41	−9.0	$NaNO_3$	59	−18.5
$CaCl_2$	80	−11	$(NH_4)_2SO_4$	62	−19
$Na_2S_2O_3 \cdot 5H_2O$	67.5	−11	$NaCl$	33	−21.2
KCl	30	−11	$CaCl_2 \cdot 6H_2O$	82	−21.5
NH_4Cl	25	−15.8	$CaCl_2 \cdot 6H_2O$	125	−40.3
NH_4NO_3	60	−17.3	$CaCl_2 \cdot 6H_2O$	143	−55

注:W 为与 100 g 冰(或雪)混合的盐的质量;t 为最低制冷温度。

案例 5-3 分析

牛奶中水分约占 85% 以上,并含有脂肪、蛋白质、乳糖、电解质和多种维生素。在正常情况下,生鲜牛奶的冰点基本保持稳定,只在很小的范围内变化。但当生鲜牛奶被掺水或含有其他杂质时,其冰点会发生改变。因此,生鲜牛奶的冰点检测是检测牛奶中是否掺水和掺杂的重要指标。随着掺水比例增加,冰点下降明显减小,并且通过冰点的测定可以检测加水的量。相反,加入蔗糖、乳糖、尿素、三聚氰胺等物质或无机盐类,会引起冰点下降增大。另外,倘若在牛奶中掺加淀粉、豆浆或羧甲基纤维素等物质,可使其冰点上升。

如果生鲜牛奶的测定样品不能保持新鲜,牛奶中的细菌则会将乳糖逐步分解为乳酸,从而使冰点下降,这种情况可掩盖牛奶的掺水现象。此外,待测样品不能添加任何防腐剂,否则也会影响冰点。

四、溶液的渗透压

> **案例 5-4**
> 口服渗透泵给药系统是一种新颖的制剂技术,它利用渗透压控制口服药物输送,可用于控制高血压和治疗心脏病等的药物中。图5-11是单室渗透泵控释片的结构示意图,在药物芯片外包有半透膜,在膜上用激光制造出一个或多个小孔以供药物释放。
>
> **问题:**
> 1. 何为半透膜?其在此控释片中起什么作用?
> 2. 试解释该控释片的工作原理。

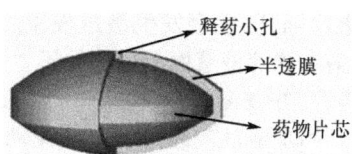

图 5-11　单室渗透泵控释片的结构示意图

(一)渗透现象和渗透压

如果在一个烧杯中装入一定量的蔗糖溶液,再在该溶液的上面小心地加上一层纯水,避免任何机械振动,静置一段时间。由于分子的热运动,溶液中的蔗糖分子向水层中运动,而水层中的水分子也同时向溶液中运动,直至成为一杯均匀的蔗糖溶液。这种某物质的微粒(分子或离子)自发地向其他物质中分散的现象称为**扩散**(diffuse)。事实上在任何纯溶剂与溶液之间或者两种不同浓度的溶液相互接触时,均有溶质和溶剂分子间的扩散现象发生。

假如用**半透膜**(semi-permeable membrane),即一种只允许某些物质透过而不允许另一些物质透过的特殊薄膜,将容器中的蔗糖溶液与水分开,如图5-12所示,经过一段时间后,可以观察到蔗糖溶液的液面上升。这说明水分子不断地通过半透膜转移到蔗糖溶液中。这种溶剂分子通过半透膜进入到溶液中的现象,称为**渗透**(osmosis)。

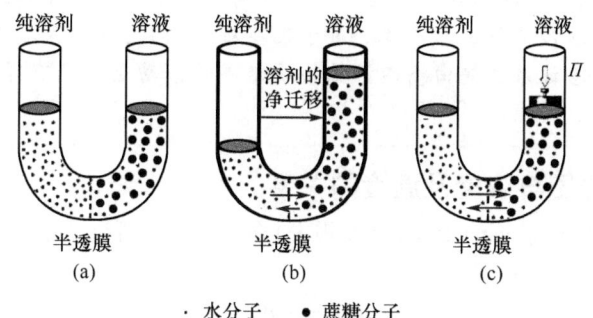

图 5-12　渗透现象和渗透压

在图5-12(a)中,半透膜只允许溶剂水分子透过,不允许蔗糖分子透过。由于膜两侧单位体积内溶剂分子数不等,单位时间内由纯溶剂进入溶液中的水分子数要比溶液进入纯溶剂的多,如图5-12(b)所示,结果是右侧的液面上升而左侧下降。由此可见,产生渗透现象需要两个必要条件:一是有半透膜存在;二是半透膜两侧单位体积内溶剂的分子数不相等。

半透膜的种类繁多,其通透性能也不相同。理想的半透膜是一种水分子能自由通过,而其他所有的溶质分子或离子都不能透过的薄膜,这样的半透膜实际上是不存在的。人工制备的火棉胶膜、玻璃纸等,不仅溶剂水分子可以透过,而且小的溶质分子和离子也可以缓慢透过,但大分子化合物不能透过。在生物化学实验中用到的透析袋和超滤膜也是用半透膜制成的,它们有不同的规格(即不同的微孔大小),可以阻止大于一定直径的溶质分子透过。至于生物膜(如萝卜皮、肠衣、细胞膜、毛细血管壁等),其通透性能更为特殊和复杂。

在图 5-12 中,随着蔗糖溶液的液面上升,水柱的静水压增大,从而使水分子从溶液进入纯水中的速率增加。当静水压增大到一定值时,将达到渗透平衡,即单位时间内溶剂分子进出半透膜数目相等的状态,此时两侧液面高度不再发生改变。**渗透压**(osmotic pressure)的定义是:将纯溶剂与溶液以半透膜隔开时,为维持渗透平衡所需要施加给溶液的额外压力,如图 5-12(c)所示。渗透压用符号 Π 表示,常用单位是 Pa 或 kPa。

若将不同浓度的两溶液用半透膜隔开,也会发生渗透现象。需要注意的是,浓度不同的溶液用半透膜隔开,为保持渗透平衡所需在浓溶液液面上增加的压力是两溶液渗透压之差。

若以半透膜将溶液和纯溶剂隔开,并在溶液一侧施加一个大于其渗透压的外力时,溶剂的流动方向将与正常的渗透方向相反,开始从溶液向纯溶剂一侧流动,这一过程称为**反向渗透**(reverse osmosis)。同样,用半透膜将稀溶液和浓溶液隔开,并在浓溶液一侧施加大于两种溶液渗透压差的外力时,也会发生反向渗透。根据反向渗透的原理,在压力驱动下借助于半透膜的选择截留作用可实现溶液中溶质与溶剂的分离,已广泛用于各种溶液的提纯与浓缩,在食品、医药、电子、化工等诸多行业中都发挥重要作用。其中最普遍的应用实例是在水处理工艺中,用反向渗透技术可将水中的离子、细菌、病毒、有机物及胶体等杂质去除,以获得高质量的纯净水,它是目前制取医药用纯水的主要方法之一。此外,反向渗透技术也常用于对海水的淡化处理。

> **案例 5-4 分析**
>
> 渗透泵片是利用渗透压原理制备的口服控释制剂,其在体内释药的最大特点是,释药速率不受胃肠道可变因素如蠕动速率、pH、胃排空时间等的影响,是一种较理想的口服控释制剂。单室渗透泵控释片主要由三部分组成:含有渗透压活性物质的药物片芯;具有一定机械强度和韧性的半透膜;半透膜上大小合适的释药小孔。当药物进入人体后,胃液中的水分子将透过药片外层的半透膜慢慢进入片芯,被片芯中渗透活性物质吸收后产生很大渗透压差。这里所使用的半透膜,只允许水分子透过而不允许药物分子透过。在渗透压的作用下,药物即经半透膜上的小孔缓慢释放进入人体。对于某些难溶药物,可以做成双层渗透泵,以产生足够的渗透压。双层渗透泵主要由渗透活性物质组成的推动层与具有释药小孔的药物层构成。

(二)溶液的渗透压与浓度及温度的关系

1886 年,荷兰物理化学家 van't Hoff(范特霍夫)在大量实验研究的基础上,得出稀薄溶液的渗透压、溶液浓度和温度的关系:

$$\Pi V = n_B RT \tag{5-16}$$

$$\Pi = c_B RT \tag{5-17}$$

式中:Π 为溶液的渗透压;V 为溶液的体积;n_B 为溶液中所含溶质的物质的量;R 为摩尔气体常量;T 为绝对温度;c_B 为溶液的物质的量浓度。

van't Hoff 公式表明,在一定温度下,稀薄溶液的渗透压与溶液的浓度成正比。也就是说,渗透压与单位体积溶液中溶质质点的数目成正比,而与溶质的本性无关。因此,稀薄溶液的渗透压也具有依数性规律,且溶液的浓度越小,由实验测得的数值越接近于理论计算值。

对于非电解质稀薄溶液,当溶剂为水时,$c_B \approx b_B$,故可用质量摩尔浓度的数值代替物质的量浓度的值进行近似计算：

$$\Pi \approx b_B RT \tag{5-18}$$

例 5-7 将 4.00 g 蔗糖（$C_{12}H_{22}O_{11}$）溶于水，配成 100.0 mL 溶液，求该溶液在 298.15 K 时的渗透压。

解：$C_{12}H_{22}O_{11}$ 的摩尔质量为 342 g·mol^{-1}，则

$$c(C_{12}H_{22}O_{11}) = \frac{n}{V} = \frac{4.00 \text{ g}}{342 \text{ g·mol}^{-1} \times 0.1000 \text{ L}} = 0.117 \text{ mol·L}^{-1}$$

根据式（5-17）：$\Pi = c_B RT$，其中摩尔气体常量 R 的单位

$[R]$ = J·K^{-1}·mol^{-1} = Pa·m^3·K^{-1}·mol^{-1} = 10^{3}Pa·L·K^{-1}·mol^{-1} = kPa·L·K^{-1}·mol^{-1}

故 Π = 0.117 mol·L^{-1} × 8.314 kPa·L·K^{-1}·mol^{-1} × 298.15 K = 290 kPa

从上例可以看出，0.117 mol·L^{-1} 的蔗糖溶液在 298.15 K 可产生 290 kPa 的渗透压，相当于 29.6 m 高的水柱所产生的压力。这表明渗透压是一种强大的推动力，因此要用普通半透膜精确测定渗透压较困难，除非这种膜有很高的机械强度，否则难以承受。

由 van't Hoff 公式也可以看出，测量稀薄溶液的渗透压可以求出溶质的摩尔质量，但主要应用于蛋白质等高分子化合物的摩尔质量测定。由于小分子溶质常能透过半透膜，用测定渗透压的方法测定其摩尔质量实际上相当困难，故多以凝固点降低法测定。

例 5-8 将 2.00 g 白蛋白溶于适量纯水中，配制成 100 mL 溶液，在 298.15 K 时测得该溶液的渗透压为 0.717 kPa，求白蛋白的摩尔质量。

解：根据 van't Hoff 公式：

$$\Pi V = n_B RT = \frac{m_B}{M_B} RT$$

$$M_B = \frac{m_B RT}{\Pi V}$$

代入相应数值，得

$$M(白蛋白) = \frac{2.00 \text{ g} \times 8.314 \text{ kPa·L·K}^{-1}\text{·mol}^{-1} \times 298.15 \text{ K}}{0.717 \text{ kPa} \times 0.100 \text{ L}} = 6.91 \times 10^4 \text{ g·mol}^{-1}$$

此白蛋白溶液的浓度为 2.89×10^{-4} mol·L^{-1}，凝固点下降仅为 5.38×10^{-4} K，很难测准。但其渗透压相当于 73.2 mm 高的水柱产生的压力，采用该方法完全可以准确测定。

五、电解质稀薄溶液的依数性

与非电解质稀薄溶液一样，电解质溶液也具有蒸气压下降、沸点升高、凝固点降低及渗透压等性质。但是，电解质溶液的依数性的理论计算值和实验测定值常有较大偏差。一些电解质水溶液的凝固点降低值见表 5-6。

表 5-6 一些电解质水溶液的凝固点降低值

b_B/(mol·kg^{-1})	ΔT_f（实验值）/K			ΔT_f（计算值）/K
	KNO$_3$	NaCl	MgSO$_4$	
0.01	0.03587	0.03603	0.0300	0.01858
0.05	0.1718	0.1758	0.1294	0.09290
0.10	0.3331	0.3470	0.2420	0.1858
0.50	1.414	1.692	1.018	0.9290

由表 5-6 可见，三种溶液的 ΔT_f 的实验值均大于计算值，如 0.10 mol·kg^{-1} 的 NaCl 溶液，按 ΔT_f =

$K_f b_B$ 计算,ΔT_f 应为 0.1858 K,但实验测定值却是 0.3470 K,实验值几乎是计算值的 2 倍。因此,计算电解质稀薄溶液的依数性时必须引入校正因子 i,也称为 van't Hoff 系数。溶液越稀薄,i 越趋近于电解质解离出的正离子和负离子的总数。例如,在极稀薄溶液中,AB 型电解质(如 KCl、KNO_3、$CaSO_4$ 等)的 i 值趋近于 2;AB_2 或 A_2B 型电解质(如 $MgCl_2$、$CaCl_2$、Na_2SO_4 等)的 i 值趋近于 3。因此,对于电解质稀薄溶液:

$$\Delta T_b = i K_b b_B \tag{5-19}$$

$$\Delta T_f = i K_f b_B \tag{5-20}$$

同样,在计算电解质稀薄溶液的渗透压时:

$$\Pi = i c_B RT \tag{5-21}$$

例 5-9 临床上常用的生理盐水是 $9.0\ g \cdot L^{-1}$ 的 NaCl 溶液,求其在 310.15 K 时的渗透压。

解:NaCl 在稀薄溶液中完全解离,$i \approx 2$,NaCl 的摩尔质量为 $58.5\ g \cdot mol^{-1}$

根据 $\Pi = i c_B RT$ 可得

$$\Pi = \frac{2 \times 9.0\ g \cdot L^{-1} \times 8.314\ kPa \cdot L \cdot K^{-1} \cdot mol^{-1} \times 310.15\ K}{58.5\ g \cdot mol^{-1}} = 7.9 \times 10^2\ kPa$$

六、渗透压在医药领域的应用

> **案例 5-5**
> 硫酸链霉素滴眼剂可治疗眼部结核杆菌感染及结膜炎、角膜炎等,是一种常见的医院自制制剂。某医院制剂室曾采用的配制处方为:取硫酸链霉素 5 g,加无菌水至 100 mL 并充分溶解。按此法制得的滴眼剂药物含量较高,但在实际使用过程中,多数患者反映眼部有胀痛感。随后,该单位进行了如下改进:取硫酸链霉素 5 g,氯化钠 0.55 g,加无菌水至 100 mL 并充分溶解。结果表明,患者的不适感明显减轻。
> 问题:
> 1. 按原处方配制的滴眼剂为何造成患者不适?
> 2. 加入的氯化钠的作用是什么?其用量如何确定?
> 3. 用哪些物质代替滴眼剂中的氯化钠能起同样作用?

(一)渗透浓度

稀薄溶液的渗透压具有依数性,其数值大小只与溶液中溶质粒子的浓度有关,而与粒子的本性无关,所以我们将溶液中能产生渗透效应的溶质粒子(分子、离子)统称为**渗透活性物质**(osmosis activated matter)。根据 van't Hoff 定律,在一定温度下,稀薄溶液的渗透压与渗透活性物质的物质的量浓度成正比,所以也可以用渗透活性物质的物质的量浓度表示稀薄溶液渗透压的大小。

根据国际纯粹与应用化学联合会(IUPAC)临床化学部和国际临床化学联合会(IFCC)推荐,渗透活性物质的浓度可以使用**渗透浓度**(osmotic concentration)表示,定义为渗透活性物质的物质的量除以溶液的体积,符号记作 c_{os},单位为 $mol \cdot L^{-1}$ 或 $mmol \cdot L^{-1}$。

例 5-10 计算临床常用的 $50.0\ g \cdot L^{-1}$ 葡萄糖溶液和 $9.00\ g \cdot L^{-1}$ NaCl 溶液(生理盐水)的渗透浓度。

解:葡萄糖($C_6H_{12}O_6$)的摩尔质量为 $180\ g \cdot mol^{-1}$,$50.0\ g \cdot L^{-1}$ $C_6H_{12}O_6$ 溶液的渗透浓度为

$$c_{os}(C_6H_{12}O_6) = \frac{50.0\ g \cdot L^{-1}}{180\ g \cdot mol^{-1}} \times \frac{1000\ mmol}{1\ mol} = 278\ mmol \cdot L^{-1}$$

NaCl 的摩尔质量为 $58.5\ g \cdot mol^{-1}$,NaCl 溶液中渗透活性物质为 Na^+ 和 Cl^-,因此,$9.00\ g \cdot L^{-1}$ NaCl 溶液的渗透浓度为

$$c_{os}(\text{NaCl}) = \frac{9.00 \text{ g} \cdot \text{L}^{-1}}{58.5 \text{ g} \cdot \text{mol}^{-1}} \times \frac{1000 \text{ mmol}}{1 \text{ mol}} \times 2 = 308 \text{ mmol} \cdot \text{L}^{-1}$$

表 5-7 列出了正常人血浆、组织间液和细胞内液中各种渗透活性物质的渗透浓度。

表 5-7 正常人血浆、组织间液和细胞内液中各种渗透活性物质的渗透浓度（mmol·L^{-1}）

渗透活性物质	血浆中浓度	组织间液中浓度	细胞内液中浓度
Na^+	144	137	10
K^+	5	4.7	141
Ca^{2+}	2.5	2.4	—
Mg^{2+}	1.5	1.4	31
Cl^-	107	112.7	4
HCO_3^-	27	28.3	10
HPO_4^{2-}、$H_2PO_4^-$	2	2	11
SO_4^{2-}	0.5	0.5	1
磷酸肌酸	—	—	45
肌肽	—	—	14
氨基酸	2	2	8
肌酸	0.2	0.2	9
乳酸盐	1.2	1.2	1.5
三磷酸腺苷	—	—	5
一磷酸己糖	—	—	3.7
葡萄糖	5.6	5.6	—
蛋白质	1.2	0.2	4
尿素	4	4	4
总计	303.7	302.2	302.2

在我国《药典》中，药物溶液的渗透压采用**渗透压摩尔浓度**（osmolality，也称为质量渗透摩尔浓度）衡量。渗透压摩尔浓度的单位，通常以每千克溶剂中溶质的毫渗透压摩尔浓度表示，可按下列公式计算毫渗透压摩尔浓度（mOsmol·kg^{-1}）：

毫渗透压摩尔浓度 =（每千克溶剂中溶解的溶质克数/分子量）× n × 1000

式中：n 为一个溶质分子溶解或解离时形成的粒子数。在理想溶液中，如葡萄糖 $n = 1$，氯化钠或硫酸镁 $n = 2$，氯化钙 $n = 3$，枸橼酸钠 $n = 4$。

按《药典》规定，静脉输液、营养液、电解质或渗透利尿药（如甘露醇注射液）等制剂，均应在药品说明书上标明其渗透压摩尔浓度，以便临床医生根据实际需要对所用制剂进行适当的处置（如稀释）。处方中添加了渗透压调节剂的制剂，均应控制其渗透压摩尔浓度。

（二）等渗、低渗和高渗溶液

稀薄溶液渗透压的高低是相对的。渗透压（或渗透浓度）相等的溶液互称为**等渗溶液**（isotonic solution）。对于渗透压不同的溶液，渗透压相对较高的溶液称为**高渗溶液**（hypertonic solution）；渗透压相对较低的溶液称为**低渗溶液**（hypotonic solution）。

在临床治疗中，需要为病人大剂量输液时，要特别注意补液的渗透浓度（或渗透压），否则可能导致机体内水分调节失常及细胞的变形或破坏，从而造成不良后果，严重时甚至危及生命。现以红细胞在不同浓度 NaCl 溶液中的形态变化说明。

如图 5-13(a)所示,若将红细胞置于较高浓度的 NaCl 溶液中,如 $c(\text{NaCl}) = 3.0 \text{ mol} \cdot \text{L}^{-1}$,此时由于红细胞内液的渗透压低于细胞外液,红细胞内的水将向外渗透。红细胞逐渐皱缩且互相聚结成团。若此现象发生于血管内,可形成血管栓塞。反之,如图 5-13(b)所示,当将红细胞置于纯水或稀薄 NaCl 溶液中,如 $c(\text{NaCl}) = 5\times10^{-2} \text{ mol} \cdot \text{L}^{-1}$,此时由于细胞内液的渗透压高于细胞外液,细胞外液的水将向细胞内渗透。在显微镜下可以观察到红细胞逐渐胀大,最后破裂,这一过程称为**溶血**(hemolysis)。若将红细胞置于生理盐水中,$c(\text{NaCl}) = 0.15 \text{ mol} \cdot \text{L}^{-1}$,如图 5-13(c)所示,因为生理盐水与红细胞内液的渗透压相等,细胞内外液处于渗透平衡状态。红细胞既不膨胀也不皱缩,其形态可维持正常。

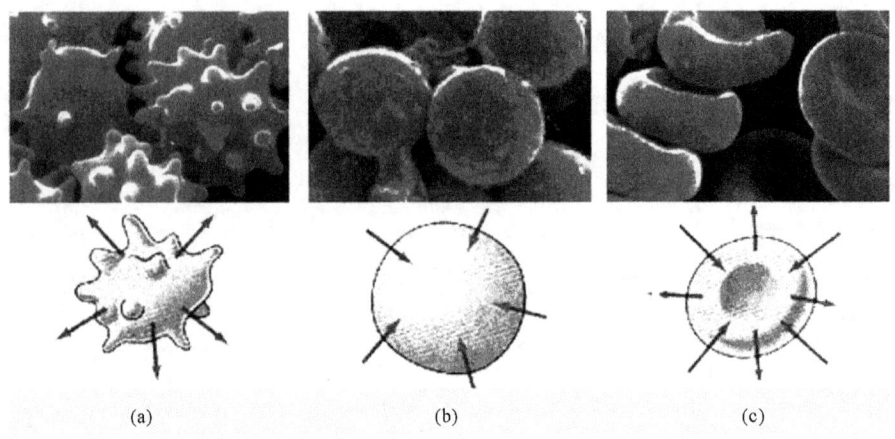

图 5-13　红细胞在不同浓度的 NaCl 溶液中的形态变化

医学上等渗、低渗或高渗溶液是以血浆的总渗透压为标准的。从表 5-7 可知,正常人血浆的渗透浓度为 303.7 mmol·L^{-1}。实验测得血浆的凝固点下降值为 0.553 K,据此求得血浆的渗透浓度为 297 mmol·L^{-1}。所以临床上规定渗透浓度在 280~320 mmol·L^{-1} 的溶液为等渗溶液。$c(\text{NaCl})$ 为 0.15 mol·L^{-1} 的氯化钠溶液和 $c(\text{C}_6\text{H}_{12}\text{O}_6)$ 为 0.28 mol·L^{-1} 的葡萄糖溶液,对应于血浆渗透压而言都是等渗溶液,在大量补液过程中,细胞不致破坏而仍可保持正常生理功能。临床上除了用等渗溶液外,也有使用高渗溶液的情况。例如,质量浓度为 50% 的葡萄糖溶液用于纠正低血糖,以及 20% 甘露醇注射液治疗各种原因引起的脑水肿等。

(三) 晶体渗透压和胶体渗透压

人体血浆等生物体液所含成分十分复杂(表 5-7),其中包括小分子物质和电解质,也包括大分子物质。在医学上,通常将电解质和小分子物质统称为晶体物质,其产生的渗透压称为**晶体渗透压**(crystalloid osmotic pressure);而将大分子物质称为胶体物质,其产生的渗透压称为**胶体渗透压**(colloidal osmotic pressure)。

在人体血浆中,胶体物质的质量浓度约为 70 g·L^{-1},而晶体物质的质量浓度约为 7.5 g·L^{-1}。尽管后者的含量较低,但因为它们的相对分子质量较小,有的还可以解离为离子,所以在单位体积的血浆中的粒子数目多,产生的渗透压也大。在 310 K 时,正常人体血浆的渗透压约为 773 kPa,其中胶体渗透压为 2.9~4.0 kPa,其余的为晶体渗透压。由此可见,人体血浆的渗透压主要来自晶体渗透压(约占 99.5%),胶体渗透压仅占极小一部分。

由于人体内的半透膜(如细胞膜和毛细血管壁等)的通透性不同,晶体渗透压与胶体渗透压在维持体内水盐平衡中的功能也不同,即表现出不同的生理作用,现简要说明如下。

细胞膜是一种生物半透膜,将细胞内液与细胞外液分隔开,细胞与其外环境的物质交换必须通过细胞膜。细胞膜可以允许水分子自由透过,但对离子(Na^+、K^+、Ca^{2+}等)和胶体物质的透过具有选择性。因为晶体渗透压远大于胶体渗透压,所以水分子的渗透方向主要取决于晶体渗透压,即晶体渗透压是决定细胞内液和细胞外液之间水分转移的主要因素。如果人体由于某种原因而缺水时,细胞外液中电解质的浓度将相对升高,晶体渗透压增大,于是迫使细胞内液中的水分子通过细胞膜向细胞外液渗透,造成细胞失水,使人感到口渴。如果大量饮水或输入过多的葡萄糖溶液(葡萄糖在血液中被氧化逐渐失去渗透活性),则将使细胞外液的电解质浓度降低,而渗透压减小,细胞外液中的水分子就透过细胞膜而进入细胞中,严重时可能产生水中毒。

毛细血管壁也是一种生物半透膜,将血浆和组织间液分隔开,只允许小分子晶体物质和水分子透过,而不允许蛋白质等大分子物质透过。血浆的胶体渗透压在调节血容量及维持血浆和组织间液之间的水平衡方面起着重要的作用。当血液流经毛细血管时,血浆中的水、晶体等小分子物质可自由透过毛细血管壁,晶体小分子物质在血浆和组织间液中的浓度大致相同,所以血浆的晶体渗透压虽然很大,但对水进出毛细血管基本不起调节作用。同时,血浆中的蛋白质浓度比组织间液中的蛋白质浓度高,所以蛋白质等大分子物质所产生的胶体渗透压直接影响血浆与组织间液的水分交换,是组织间液回流进入毛细血管的驱动力。如果某种原因造成血浆中的蛋白质减少,血浆的胶体渗透压将随之降低,血浆中的水就会过多地透过毛细血管壁进入组织间液,造成组织间液增多,这是形成水肿的原因之一。临床上对大面积烧伤或失血过多而造成血容量降低的病人进行输液时,除输入生理盐水外,有时还需要输入血浆或代血浆(如右旋糖酐等),以恢复血浆的胶体渗透压并增加血容量。

> **案例 5-5 分析**
>
> 高渗溶液使眼部组织脱水而产生不适感;低渗溶液则能造成角膜组织膨胀而引起疼痛。滴眼剂的渗透压过高或过低,均可刺激眼睛,引起泪液分泌增多,而导致药液迅速被稀释或冲走,使疗效降低。我国《药典》2015 年版四部在"制剂通则 0105"项下明确要求,除另有规定外,滴眼剂应与泪液等渗。这相当于生理盐水的渗透压。
>
> 除氯化钠外,葡萄糖、山梨醇、甘油、聚乙二醇、丙二醇等也常作为辅料,用于调节药物制剂的渗透压。在药剂学中,这些物质的加入量可用氯化钠等渗当量法计算。氯化钠等渗当量是与 1 g 药物呈等渗效应的氯化钠质量。例如,硫酸链霉素的氯化钠等渗当量为 0.07,即 1 g 硫酸链霉素与 0.07 g 氯化钠可产生相等的渗透压。在本案例中,每 100 mL 溶液含有硫酸链霉素 5 g,即相当于 0.35 g 氯化钠产生的渗透压,故再加入 0.55 g 氯化钠即大致与生理盐水等渗。

第四节 强电解质溶液

电解质(electrolyte)是指在水溶液中或在熔融状态下能够导电的化合物,其水溶液称为**电解质溶液**(electrolytic solution)。电解质的种类较多,性质各异,按照溶解性可分为难溶性电解质和可溶性电解质。一般对可溶于水的电解质,按解离程度可分为**强电解质**(strong electrolyte)和**弱电解质**(weak electrolyte)。强电解质在水溶液中完全解离,其溶液导电能力强;弱电解质在水溶液中仅少部分解离,且解离过程是可逆的,存在**解离平衡**(dissociation equilibrium),其水溶液导电能力相对较弱。

人体体液中含有许多电解质离子,如 Na^+、K^+、Ca^{2+}、Mg^{2+}、Cl^-、HCO_3^-、CO_3^{2-}、HPO_4^{2-}、$H_2PO_4^-$ 等,这些电解质离子在体液中的存在状态及含量,关系到体液渗透平衡和体液的酸碱度,并对神经、肌肉等组织的生理、生化功能起着重要的作用。因此,掌握电解质溶液的基本理论、基本特性和变化规律等知识,对医科和药学的学习十分重要。

一、强电解质和解离度

从结构上看,强电解质包括离子型化合物(如 KCl、NaOH,它们的晶体是由离子组成的,因而在熔融状态下也能导电)和强极性分子(如 HCl、HNO_3 等)。强电解质在水溶液中能完全解离成离子,不存在解离平衡。如

$$KCl(s) \longrightarrow K^+(aq) + Cl^-(aq)$$
$$HCl(g) \longrightarrow H^+(aq) + Cl^-(aq)$$

与强电解质不同,弱电解质在水溶液中大部分是以分子的形式存在,只有部分解离成离子,且存在解离平衡,如 HAc、NH_3 等。

$$HAc(l) \rightleftharpoons H^+(aq) + Ac^-(aq)$$
$$NH_3(aq) + H_2O(l) \rightleftharpoons NH_4^+(aq) + OH^-(aq)$$

电解质的解离程度可以定量地用解离度表示。**解离度**(degree of dissociation)是指电解质达到解离平衡时,已解离的分子数和原有的分子总数之比,其符号用 α 表示,即

$$\alpha = \frac{\text{已解离的分子数}}{\text{原有分子总数}} \tag{5-22}$$

解离度可通过测定电解质溶液的依数性(如 T_f、T_b 或 Π 等)求得。

例 5-11 某电解质 HB 的水溶液,其质量摩尔浓度为 0.20 mol·kg^{-1},测得此溶液的 ΔT_f 为 0.39 K,求该电解质的解离度。

解:设 HB 在此条件下解离度为 α,HB 在水溶液中存在解离平衡:

$$HB(aq) \rightleftharpoons H^+(aq) + B^-(aq)$$

初始 b/(mol·kg^{-1})	0.20	0	0
平衡 b/(mol·kg^{-1})	0.20−0.20α	0.20α	0.20α

达到解离平衡时,溶液中所含 HB 的未解离部分和已解离成离子部分的总浓度为:

$$[(0.20-0.20\alpha) + 0.20\alpha + 0.20\alpha] \text{ mol·kg}^{-1} = 0.20(1+\alpha) \text{ mol·kg}^{-1}$$

由 $\Delta T_f = K_f b_B$ 可得

$$0.39 \text{ K} = 1.86 \text{ K·kg·mol}^{-1} \times 0.20(1+\alpha) \text{ mol·kg}^{-1}$$
$$\alpha = 0.048 = 4.8\%$$

在相同浓度下,不同电解质的解离度大小反映了电解质的相对强弱。电解质越弱,其解离度就越小,反之亦然。电解质解离度的大小除取决于电解质的本性外,还与溶剂、温度、溶液的浓度等因素有关。同一电解质溶液,其浓度越小,解离度越大;弱电解质的解离度常随溶液温度的升高而增大。因此,在给出电解质的解离度时,必须指明温度和溶液的浓度。

在实际应用中,通常把在质量摩尔浓度为 0.1 mol·kg^{-1} 的电解质溶液中,解离度大于 30% 的称为强电解质,小于 5% 的称为弱电解质,而介于 5% ~ 30% 的称为中强电解质。

二、强电解质溶液理论简介

从 X 射线实验可知,大多数盐在固态时以离子晶体形式存在,不存在分子,其在水溶液中也都完全以离子的形式存在,因此理论上它们的解离度应为 100%。但是溶液的导电性和依数性实验结果均表明,强电解质在水溶液中的解离度均小于 100%。是什么原因造成了强电解质在溶液中不完全解离的假象呢?1923 年,Debye(德拜)和 Hückel(休克尔)提出了电解质**离子相互作用理论**(ion interaction theory),较为满意地解释了上述实验现象。

该理论的要点是:①强电解质在水溶液中是全部解离的。②离子间通过静电力相互作用,每一个离子都被周围电荷相反的离子包围,形成**离子氛**(ion atmosphere)。在强电解质溶液中,由于电解质全部解离,离子浓度一般较大。离子间的静电力使异性离子相互吸引,同性离子相互排斥,

因此每个离子在溶液中所处的状态,是这两种作用的结果。如图 5-14 所示,在溶液中每一个离子都被多个带相反电荷且分布不均匀的离子所包围,即每一个阳离子的周围形成了带负电荷的离子氛,而每一个阴离子的周围形成了带正电荷的离子氛,每一个中心离子同时又是组成另一个异性离子的离子氛的一员。因为溶液中的离子始终在不断地运动和变化,所以离子氛是一个统计性质的平均结果。由于离子氛的存在,离子相互作用而互相牵制,强电解质溶液中的离子并不是独立的自由离子,不能完全自由运动,因而不能百分之百地发挥其应有的效能。例如,当给溶液以外加电场时,决定导电性的离子运动速率相应地减小,即由导电性实验测得的电解质在溶液中的解离度也相应地减小。

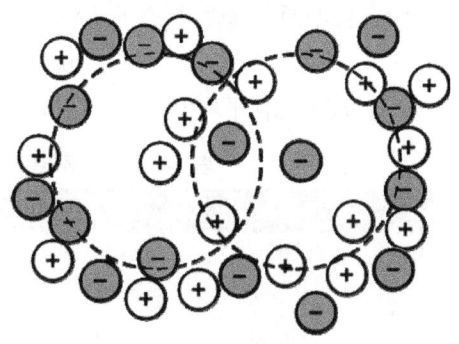

图 5-14　离子氛示意图

离子相互作用理论应用在 1-1 价型强电解质(如 NaCl)的稀薄溶液时比较成功,但用于其他价型的强电解质溶液时,其结果存在一定的偏差。研究发现,在强电解质溶液中,特别是在浓度较高时,还存在离子缔合的现象。溶液中的阳离子和阴离子部分缔合成**离子对**(ion pair)作为独立单位运动。强电解质溶液中的离子只有在无限稀释的条件下才能完全独立、自由地运动。因此,由于离子氛和离子对的存在,通过导电性实验和依数性实验所测得的强电解质的解离度均小于 100%。

需要注意的是,强电解质的解离度的意义与弱电解质的解离度的意义完全不同:弱电解质的解离度表示解离的分子所占的百分比;而强电解质的解离度只是反映离子间相互牵制作用的强弱程度,故强电解质的解离度又称为**表观解离度**(apparent degree of dissociation)。表 5-8 给出了几种强电解质的表观解离度。

表 5-8　几种强电解质的表观解离度($0.1\ mol\cdot L^{-1}$,298.15 K)

电解质	KCl	$ZnSO_4$	HCl	HNO_3	H_2SO_4	NaOH	$Ba(OH)_2$
表观解离度/%	86	40	92	92	61	91	81

三、离子的活度和活度因子

在电解质溶液中,因为离子氛和离子对的存在,表观解离度总是小于理论解离度,所以离子的有效浓度(即表观浓度)总是比理论浓度小。离子的有效浓度是指电解质溶液中实际发挥作用的离子的浓度,称为**活度**(activity)。活度用 a_B 表示。a_B 与质量摩尔浓度 b_B 的关系为

$$a_B = \gamma_B \cdot b_B / b^{\ominus} \tag{5-23}$$

式中:γ_B 为溶质 B 的**活度因子**(activity factor),也称**活度系数**(activity coefficient);$b^{\ominus}$ 为标准质量摩尔浓度,即 $1\ mol\cdot kg^{-1}$;a 和 γ 均为量纲为 1 的量。

一般而言,因为 $a_B < b_B$,故 $\gamma_B < 1$。溶液越稀,离子间距离越大,离子间的牵制作用就越弱,离子氛和离子对出现的机会越少,活度与浓度的差别就越小。因此,在下述情况中可将 γ_B 近似地视为 1,即可用 b_B 代替 a_B。

(1) 当强电解质溶液中的离子浓度很小,且离子所带的电荷数较少时,活度接近浓度,$\gamma_B \approx 1$。

(2) 对于液态或固态的纯物质以及稀薄溶液中的溶剂(如水),其 γ_B 可视为 1。

(3) 溶液中中性分子的活度和浓度区别较小,所以通常把中性分子的 γ_B 视为 1。

(4) 对于弱电解质溶液,因其离子浓度很小,一般把弱电解质的 γ_B 也视为 1。

在电解质溶液中,因为正、负离子同时存在,至今还未能设计出一种实验方法测定单种离子的活度因子,但可通过实验求得电解质溶液离子的平均活度因子 $\gamma_\pm$。

对 1-1 价型的电解质,其离子的平均活度因子定义为阳离子和阴离子的活度因子的几何平均值,即 $\gamma_\pm = \sqrt{\gamma_+ \cdot \gamma_-}$,式中 γ_+ 和 γ_- 分别是正、负离子的活度因子。而离子的平均活度等于阳离子和阴离子活度的几何平均值,即 $a_\pm = \sqrt{a_+ \cdot a_-}$。表 5-9 列出了一些强电解质的离子平均活度因子。

表 5-9　一些强电解质离子的平均活度因子(298.15 K)

$b/(\text{mol} \cdot \text{kg}^{-1})$	0.001	0.005	0.01	0.05	0.1	0.5	1.0
HCl	0.966	0.928	0.904	0.803	0.796	0.753	0.809
KOH	0.96	0.93	0.90	0.82	0.80	0.73	0.76
KCl	0.965	0.927	0.901	0.815	0.769	0.651	0.606
H_2SO_4	0.830	0.637	0.544	0.340	0.265	0.154	0.130
$Ca(NO_3)_2$	0.88	0.77	0.71	0.54	0.48	0.38	0.35
$CuSO_4$	0.74	0.53	0.41	0.21	0.16	0.068	0.047

离子的活度因子是溶液中离子间作用力强弱的反映,不仅受自身浓度和电荷的影响,也受溶液中其他离子的浓度及电荷的影响。为了定量地衡量这些影响的大小,引入了**离子强度**(ionic strength)的概念,其定义为

$$I = \frac{1}{2} \sum_i b_i z_i^2 \tag{5-24}$$

式中:b_i 和 z_i 分别为溶液中第 i 种离子的质量摩尔浓度和该离子的电荷数。I 的单位为 $\text{mol} \cdot \text{kg}^{-1}$。溶液浓度不大时,近似计算中也可以用 c_i 代替 b_i。

离子强度 I 是溶液中存在的离子所产生的电场强度的量度,只与溶液中各离子的浓度和电荷数有关,而与离子的本性无关。离子的浓度越大,电荷数越多,则溶液的离子强度越大;反之亦然。

离子强度 I 反映了溶液中离子间作用力的强弱,I 值越大,离子间的作用力越大,活度因子 γ_B 就越小;反之,I 值越小,离子间的作用力越小,活度因子 γ_B 就越大。

1923 年,Debye 和 Hückel 从电学和分子运动论出发,从理论上导出某离子的活度因子与溶液的离子强度的近似关系式:

$$\lg \gamma_i = -A z_i^2 \sqrt{I} \tag{5-25}$$

式中:z_i 为离子 i 的电荷数;I 为以 $\text{mol} \cdot \text{kg}^{-1}$ 为单位时的离子强度;A 为常数,在 298.15 K 的水溶液中 A 值为 $0.509 \text{ kg}^{\frac{1}{2}} \cdot \text{mol}^{-\frac{1}{2}}$。

求算电解质离子的平均活度因子时,式(5-25)可改为下列形式:

$$\lg \gamma_\pm = -A |z_+ \cdot z_-| \sqrt{I} \tag{5-26}$$

式中:z_+ 和 z_- 分别为正、负离子所带的电荷数。式(5-26)只适用于离子强度小于 0.01 $\text{mol} \cdot \text{kg}^{-1}$ 的极稀薄溶液。对于离子强度较高的溶液,需要对式(5-25)和式(5-26)进行修正:

$$\lg \gamma_i = \frac{-A z_i^2 \sqrt{I}}{1 + \sqrt{I}} \tag{5-27}$$

$$\lg \gamma_\pm = \frac{-A |z_+ \cdot z_-| \sqrt{I}}{1 + \sqrt{I}} \tag{5-28}$$

式(5-27)和式(5-28)对于离子强度达到 0.1 ~ 0.2 $\text{mol} \cdot \text{kg}^{-1}$ 的 1-1 价型电解质,仍可取得较好的结果。

本书除特别指明之处,对稀薄溶液一般不考虑活度因子的校正。但在生物体中,电解质离子以一定的浓度和一定的比例存在于体液中,离子强度对酶、激素和维生素等的功能影响不能忽视。

例 5-12 计算 0.0050 mol·kg^{-1}NaCl 溶液的离子强度、活度因子、活度和 298.15 K 时的渗透压。

解：$I = \frac{1}{2}\sum_i b_i z_i^2$

$$= \frac{1}{2}[0.0050 \text{ mol}\cdot\text{kg}^{-1}\times(+1)^2 + 0.0050 \text{ mol}\cdot\text{kg}^{-1}\times(-1)^2] = 0.0050 \text{ mol}\cdot\text{kg}^{-1}$$

$$\lg\gamma_\pm = -A|z_+\cdot z_-|\sqrt{I} = -0.509 \text{ kg}^{1/2}\cdot\text{mol}^{-1/2}\times|(+1)\times(-1)|\times\sqrt{0.0050 \text{ mol}\cdot\text{kg}^{-1}} = -0.036$$

$$\gamma_\pm = 0.92$$

$$a_\pm = \gamma_\pm \cdot b_B/b^\ominus = 0.92\times 0.0050 \text{ mol}\cdot\text{kg}^{-1}/(1 \text{ mol}\cdot\text{kg}^{-1}) = 0.0046$$

$$c(\text{NaCl}) \approx 0.0046 \text{ mol}\cdot\text{L}^{-1}$$

由 $\Pi = ic_B RT$，$i = 2$ 可得：

$$\Pi = 2\times 0.0046 \text{ mol}\cdot\text{L}^{-1}\times 8.314 \text{ J}\cdot\text{mol}^{-1}\cdot\text{K}^{-1}\times 298.15 \text{ K}\times\frac{1\text{kPa}\cdot\text{L}}{1\text{J}} = 23 \text{ kPa}$$

实验测得 Π 值为 22.4 kPa，与上述用离子活度计算的 Π 值比较接近，而不考虑活度时的计算值为 24.8 kPa，与实测值相差较大。

本 章 小 结

溶液形成过程是一种特殊的物理化学过程，常伴随体积、能量和颜色等的变化。溶质溶解能力的大小可以用溶解度衡量。利用相似相溶原理可以预测溶质在不同溶剂中的溶解性，从而有助于选择合适的溶剂。

溶质的相对含量可影响溶液的性质，因而明确溶液的组成标度十分必要。常用的溶液组成标度有：质量分数、摩尔分数、质量摩尔浓度、体积分数、质量浓度、物质的量浓度、比例浓度等。

难挥发非电解质的稀薄溶液具有依数性质，包括蒸气压下降、沸点升高、凝固点降低和渗透压。相关计算公式如下：

$$p = p^\circ x_A$$
$$\Delta T_b = T_b - T_b^\circ = K_b b_B$$
$$\Delta T_f = T_f^\circ - T_f = K_f b_B$$
$$\Pi V = n_B RT$$

强电解质溶液也具有与非电解质溶液类似的依数性，可通过引入校正因子 i 进行计算。溶液的依数性质在生产和生活，特别是在医药领域有广泛应用。

在溶液中，由于离子间的相互作用，强电解质的表观解离度小于 100%，能实际发挥作用的离子浓度称为活度：

$$a_B = \gamma_B \cdot b_B/b^\ominus$$

离子间相互作用越强，活度因子 γ_B 越小。利用离子强度可以定量衡量浓度和电荷对于离子间相互作用的影响：

$$I = \frac{1}{2}\sum_i b_i z_i^2$$

习 题

1. 在医学及药学中常用的溶液的组成标度包括哪些？这些组成标度的定义各是什么？

2. 在溶液中，KI 和 KMnO$_4$ 可发生如下反应：

$$10 \text{ KI} + 2 \text{ KMnO}_4 + 16 \text{ H}^+ =\!=\!= 12 \text{ K}^+ + 2 \text{ Mn}^{2+} + 5 \text{ I}_2 + 8 \text{ H}_2\text{O}$$

若反应后有 0.476 g I$_2$ 生成，则以 (KI + $\frac{1}{5}$ KMnO$_4$) 为基本单元时，所消耗的反应物的物质的量是多少？

3. 现有一患者需输液补充 Na^+ 3.0 g，如用生理盐水（9.0 g·L^{-1} NaCl 溶液），应需多少体积？

4. 经检测某成年人每 100 mL 血浆中含 K^+ 20 mg、Cl^- 366 mg，试计算它们的物质的量浓度（单位用 mmol·L^{-1} 表示）。

5. 在室温下，物质 B（M_B = 100.00 g·mol^{-1}）的饱和溶液 9.00 mL 的质量为 10.00 g，将该溶液蒸干后得到溶质 2.00 g，试计算此溶液的：(1)质量分数 ω_B；(2)质量浓度 ρ_B；(3)质量摩尔浓度 b_B；(4)物质的量浓度 c_B。

6. 试简要回答以下问题：
(1)为什么在冰上撒食盐，会使冰融化，且体系的温度下降？
(2)在临床治疗中，当需要为病人大剂量输液时，为什么一般要输等渗溶液？

7. 溶液 A 由 1.59 g 蔗糖（M_r = 342）溶于 20.0 g 水组成，溶液 B 由 1.45 g 尿素（M_r = 60）溶于 20.0 g 水组成。
(1)在相同温度下，哪个溶液的蒸气压高？
(2)若将两者同时放入同一恒温密闭的容器内，经过足够长时间后，其各自的浓度是否会发生改变？为什么？
(3)当上述系统的蒸气压达到平衡时，转移水的质量是多少？

8. 比较下列溶液凝固点的高低：
(1) 0.2 mol·kg^{-1} 葡萄糖的水溶液；(2) 0.2 mol·kg^{-1} 乙二醇的水溶液；
(3) 0.2 mol·kg^{-1} 乙二醇的苯溶液；(4) 0.2 mol·kg^{-1} 氯化钾的水溶液。
已知苯的凝固点为 278.7 K，苯的 K_f = 5.10 K·kg·mol^{-1}，水的 K_f = 1.86 K·kg·mol^{-1}。

9. 在相同温度下，下列溶液的渗透压由大到小的顺序是什么？
(1) c(NaOH) = 0.1 mol·L^{-1}；(2) $c(\frac{1}{3}K_3PO_4)$ = 0.1 mol·L^{-1}；
(3) $c(\frac{1}{2}Na_2CO_3)$ = 0.1 mol·L^{-1}；(4) $c(C_6H_{12}O_6)$ = 0.1 mol·L^{-1}。

10. 尼古丁是烟草的主要有害成分之一，其实验式是 C_5H_7N。若将 0.634 g 尼古丁溶于 10.0 g 水中，所得溶液的沸点在 101.3 kPa 下比纯水高 0.200 K。试写出尼古丁的分子式。

11. NH_4Cl 针剂在临床可用于治疗碱中毒，其每支的规格为 20.00 mL，含 0.1600 g NH_4Cl。试计算该针剂的物质的量浓度和渗透浓度。在 310.15 K 时，该针剂的渗透压是多少？若将红细胞置于其中，则形态能否维持正常？

12. 将 2.00 g 白蛋白溶于 100 mL 水中，在 298.15 K 时测定此溶液的渗透压为 0.717 kPa。计算该白蛋白的相对分子质量。此溶液的凝固点比纯水低多少？

13. 什么是晶体渗透压和胶体渗透压？并简述两者不同的生理作用。

14. 某病人的血浆凝固点比纯水低 0.560 K，则 310.15 K 时其血浆的渗透浓度及渗透压各为多少？

15. 某电解质 HA 溶液，其质量摩尔浓度 b(HA) 为 0.10 mol·kg^{-1}，测得该溶液的 ΔT_b 为 0.052 K，求该物质的解离度。

16. 试述离子相互作用理论的要点和离子氛的概念，并用该理论解释为何强电解质在水溶液中的表观解离度小于 100%。

17. 求 298.15 K 时 0.010 mol·kg^{-1} HCl 溶液的离子强度、活度因子、活度。

18. 分别用浓度和活度计算 0.0050 mol·L^{-1} KNO_3 溶液在 298.15 K 的渗透压，设 $\gamma_\pm$ = 0.92。

（叶建涛）

第六章 弱电解质与酸碱平衡

学习目标

掌握 酸碱质子理论的要点和酸碱反应的实质及酸碱反应进行方向的判断;同离子效应及盐效应;一元弱酸、一元弱碱水溶液 pH 的计算。

熟悉 弱酸和弱碱解离平衡的概念、酸碱强弱的判断;水的质子自递平衡常数 K_w 的意义、共轭酸碱对 K_a 和 K_b 的关系、溶剂的拉平效应与区分效应的概念。

了解 酸碱电子理论;人体各种体液的 pH 及一些常见药物的 pK_a。

案例 6-1

阿司匹林是一种历史悠久的水杨酸类解热镇痛药,广泛应用于治疗伤风感冒、头痛、神经痛、关节痛、急慢性风湿痛及类风湿痛等疾病。某医生在治疗发热患者时发现,口服弱酸性药物阿司匹林片时,起效迅速,解热镇痛效果良好;而将阿司匹林与碱性药物 $NaHCO_3$ 同时服用后,解热镇痛效果明显降低甚至失效。

问题:
1. 为什么单独使用阿司匹林或与碱性药物 $NaHCO_3$ 同时服用药效不同?
2. 酸碱性药物的解离程度主要与哪些因素有关?

酸碱平衡与人体的许多生理和病理现象有关。人体体液酸碱平衡是人体的三大基础平衡之一。占人体体重 70% 的体液有一定的酸碱度,并在较窄的范围内保持稳定,这种酸碱平衡是维持人体正常生命活动的重要基础。如果这一平衡被破坏,就会影响人体的正常生理活动,并导致各种疾病。药物的制备、分析和药理作用研究也常常涉及酸碱反应。许多药物本身就是弱酸或弱碱,且绝大多数的药物制剂往往也具有其稳定的酸碱条件。因此,酸碱平衡在医药学中发挥着重要的作用。

第一节 弱电解质溶液的解离平衡

一、弱酸、弱碱的解离平衡

弱酸、弱碱在水溶液中只有极少数分子**解离**(dissociation)成离子,部分离子互相吸引又重新结合成分子,已解离的离子和未解离的分子之间存在着解离平衡。例如,HAc 是典型的**一元弱酸**(monoprotic acid),在水溶液中存在如下平衡:

$$HAc(aq) + H_2O(l) \rightleftharpoons H_3O^+(aq) + Ac^-(aq)$$

根据化学平衡原理,在一定温度下,HAc 与 H_2O 之间建立解离平衡,各离子平衡浓度幂的乘积与未解离分子的平衡浓度的比值是一个常数:

$$K_a = \frac{[H_3O^+][Ac^-]}{[HAc]} \tag{6-1}$$

根据热力学知识,纯液体 H_2O 不写入平衡常数的表达式中。K_a 称为弱酸解离平衡常数,简称**酸解离常数**(acid dissociation constant)或**酸度常数**(acidity constant)。平衡常数可以由热力学定义,称为标准平衡常数,用 $K^\ominus$ 表示,量纲为 1;也可以通过实验直接测定,称为实验平衡常数,以 K 表示。根据目前大多数的化学物理手册和习惯用法,本书若不加以说明,均采用实验平衡常数 K,并且以 [B] 表示物质 B 的平衡浓度。通常实验平衡常数 K(如 K_a、K_b 等)具有浓度的量纲,但本书不予表示。

同理,$NH_3 \cdot H_2O$ 为**一元弱碱**(monoprotic base),在水溶液中存在如下平衡:

$$NH_3(aq) + H_2O(l) \rightleftharpoons NH_4^+(aq) + OH^-(aq)$$

$$K_b = \frac{[NH_4^+][OH^-]}{[NH_3]} \tag{6-2}$$

K_b 称为弱碱解离平衡常数,简称**碱解离常数**(base dissociation constant)或**碱度常数**(basidity constant)。

与所有平衡常数一样,解离常数 K_a 或 K_b 只与温度有关而与浓度无关。表 6-1 列出了不同温度下 HAc 的 K_a。

表 6-1 不同温度下 HAc 的 K_a

温度/K	283.15	293.15	303.15	313.15	323.15	333.15
K_a	1.73×10^{-5}	1.75×10^{-5}	1.75×10^{-5}	1.70×10^{-5}	1.63×10^{-5}	1.54×10^{-5}

温度对解离常数虽然有影响,但因其热效应不大,故温度的改变对解离常数影响并不大,因此在室温范围内,可以忽略温度对 K_a 或 K_b 的影响。

同一温度下,解离常数是弱电解质的一个特性常数,因而可用来衡量某弱电解质的解离程度的大小。对于弱酸,K_a 越大,表明该弱酸解离出的 H^+ 越多,酸性较强;K_a 越小,表明该弱酸解离出的 H^+ 越少,酸性较弱。例如,在 298.15 K 时,HF、HAc、HCN 的 K_a 分别为 6.3×10^{-4}、1.75×10^{-5}、6.2×10^{-10},故这三种酸的强弱顺序为 HF > HAc > HCN。

为方便使用,常用解离常数的负对数表示:

$$pK_a = -\lg K_a \qquad pK_b = -\lg K_b$$

pK_a 或 pK_b 越小,表明酸的酸性或碱的碱性越强;而 pK_a 或 pK_b 越大,表明酸的酸性或碱的碱性越弱。表 6-2 列出了一些常用弱酸的 K_a 和 pK_a。一些药物的 pK_a 列于表 6-3。

表 6-2 水溶液中的共轭酸碱对及其 pK_a (298.15 K)

	共轭酸 HA	K_a	pK_a	共轭碱 A^-	
	$H_2C_2O_4$	5.6×10^{-2}	1.25	$HC_2O_4^-$	
	H_2SO_3	1.4×10^{-2}	1.85	HSO_3^-	
	HSO_4^-	1.0×10^{-2}	1.99	SO_4^{2-}	
	H_3PO_4	6.9×10^{-3}	2.16	$H_2PO_4^-$	
酸性增强	HF	6.3×10^{-4}	3.20	F^-	碱性增强
	HNO_2	5.6×10^{-4}	3.25	NO_2^-	
	$HC_2O_4^-$	1.5×10^{-4}	3.81	$C_2O_4^{2-}$	
	HAc	1.75×10^{-5}	4.756	Ac^-	
	H_2CO_3	4.5×10^{-7}	6.35	HCO_3^-	
	H_2S	8.9×10^{-8}	7.05	HS^-	

续表

共轭酸 HA	K_a	pK_a	共轭碱 A^-	
↑	HSO_3^-	$6.0×10^{-7}$	6.22	SO_3^{2-}	
酸性增强	$H_2PO_4^-$	$6.1×10^{-8}$	7.21	HPO_4^{2-}	碱性增强
	HClO	$3.9×10^{-8}$	7.40	ClO^-	
	HCN	$6.2×10^{-10}$	9.21	CN^-	
	HCO_3^-	$4.7×10^{-11}$	10.33	CO_3^{2-}	
	HPO_4^{2-}	$4.8×10^{-13}$	12.32	PO_4^{3-}	
	HS^-	$1.2×10^{-13}$	12.90	S^{2-}	
	H_2O	$1.0×10^{-14}$	14.00	OH^-	↓

表 6-3 一些药物的 pK_a(298.15 K)

药物名称	pK_a	药物名称	pK_a
阿司匹林	3.5	氯丙嗪(冬眠灵)	9.3
苯巴比妥	7.4	哌替啶	8.7
呋塞米	3.9	咖啡因	0.6
二甲双胍	12.4	阿托品	9.6
地西泮(安定)	3.4	卡托普利	$pK_{a1}=3.7, pK_{a2}=9.8$
苯妥英	8.3	利血平	7.4
麻黄碱	9.4	奎宁	8.4

通常把 K_a 在 $10^{-3} \sim 10^{-2}$ 的电解质称为中强电解质;$K_a < 10^{-4}$ 为弱电解质;$K_a < 10^{-7}$ 为极弱电解质。对于弱电解质,还可以用**解离度** α(degree of dissociation)表示其解离的程度:

$$\alpha = \frac{已解离的分子总数}{解离前的分子总数} \times 100\% \tag{6-3}$$

解离度 α 和弱酸(碱)解离常数 $K_a(K_b)$ 均可表示弱电解质的相对强弱。相同温度和浓度下,α 越大表明弱电解质相对较强,反之亦然。

值得注意的是,α 和 K 既有联系又有区别。$K_a(K_b)$ 是弱电解质的特性常数,与浓度无关,而 α 则是转化率的一种形式,随浓度的变化而变化。一个很弱的电解质在很稀的溶液中,解离度可能会很高。因此,K_a 和 K_b 比 α 更能表明弱酸、弱碱的本质和强度。

解离度、解离常数和弱酸(碱)浓度之间存在一定的关系。下面以一元弱酸 HAc 解离平衡为例推导。

设弱酸的起始浓度为 c mol·L^{-1},解离度为 α:

$$HAc(aq) + H_2O(l) \rightleftharpoons H_3O^+(aq) + Ac^-(aq)$$

起始浓度/(mol·L^{-1})　　c　　　　　　　　　0　　　　0
平衡浓度/(mol·L^{-1})　　$c(1-\alpha)$　　　　$c\alpha$　　　$c\alpha$

$$K_a = \frac{[H_3O^+][Ac^-]}{[HAc]} = \frac{c\alpha \cdot c\alpha}{c-c\alpha} = \frac{c\alpha^2}{1-\alpha} \tag{6-4}$$

当 $c/K_a \geq 500$ 时,$\alpha < 5\%$,则 $1-\alpha \approx 1$,式(6-4)简化为

$$K_a = c\alpha^2$$

故

$$\alpha = \sqrt{\frac{K_a}{c}} \qquad (6\text{-}5)$$

对于一元弱碱：

$$\alpha = \sqrt{\frac{K_b}{c}} \qquad (6\text{-}6)$$

从式(6-5)和式(6-6)可以看出，弱电解质的解离度随着溶液浓度减小而增大，称为**稀释定律**(diluting law)。

对同一弱电解质，如果酸或碱浓度越大，则其解离度越小，反之则越大。当溶液极稀时，各离子之间的平均距离增大，相互碰撞机会减小，分子化速率显著减小，解离平衡向生成离子的方向移动，电解质均趋于完全解离。但要注意弱电解质的解离度增大，酸度不一定增大，因为 $[H_3O^+] = c\alpha$。对于相同类型的不同酸，当它们的浓度相等时，K_a 越大的酸，其解离度越大。

不同的弱电解质，在相同浓度下，它们的解离度不同，这表明解离度的大小不仅取决于物质的本性，还与溶剂的性质、浓度和温度等因素有关。表 6-4 列出了几种弱电解质的解离常数和解离度。

表 6-4 几种弱电解质溶液在常温下的解离常数和解离度($0.10\ mol \cdot L^{-1}$)

弱酸	化学式	K_a	$\alpha/\%$	弱碱	化学式	K_b	$\alpha/\%$
草酸	$H_2C_2O_4$	5.6×10^{-2}	75	二甲胺	$(CH_3)_2NH$	1.9×10^{-11}	0.0014
亚硫酸	H_2SO_3	1.4×10^{-2}	37	乙胺	$CH_3CH_2NH_2$	2.2×10^{-11}	0.0015
磷酸	H_3PO_4	6.9×10^{-3}	26	甲胺	CH_3NH_2	2.2×10^{-11}	0.0015
氢氟酸	HF	6.3×10^{-4}	7.9	胸腺嘧啶	$C_5H_6N_2O_2$	1.1×10^{-10}	0.0032
乙酸	HAc	1.75×10^{-5}	1.3	鸟嘌呤	$C_5H_5N_5O$	1.2×10^{-10}	0.0035
碳酸	H_2CO_3	4.5×10^{-7}	0.21	氨水	$NH_3 \cdot H_2O$	1.8×10^{-5}	1.3
氢硫酸	H_2S	8.9×10^{-8}	0.094	吗啡	C_4H_9NO	3.2×10^{-9}	0.018
次溴酸	HBrO	2.0×10^{-9}	0.014	羟胺	NH_2OH	1.07×10^{-8}	0.033
氢氰酸	HCN	6.2×10^{-10}	0.0079	腺嘌呤	$C_5H_5N_5$	1.5×10^{-10}	0.0039

案例 6-1 分析

药物经胃肠道黏膜吸收，都必须透过细胞膜。由于细胞膜由磷脂双分子层构成，因此，药物的脂溶性越大则越易经膜吸收。药物的非解离部分脂溶性较高，解离部分脂溶性低，前者容易通过膜扩散，后者的扩散能力差。体液 pH 对药物的解离程度有重要影响。酸性药物在酸性环境中以及碱性药物在碱性环境中的解离程度较低，药物的非解离部分(中性分子)占多数，因而脂溶性较高，较易扩散并通过膜吸收。反之，酸性药物在碱性环境中或碱性药物在酸性环境中的解离程度高，因而脂溶性较低，吸收减少。案例 6-1 中阿司匹林为弱酸性药物($pK_a = 3.5$)，在强酸性环境中解离程度较小，因此其在胃液(pH 为 0.9~1.5)及小肠上段(pH 为 3.6~4.3)吸收好，此时阿司匹林主要以分子形式存在，脂溶性较好，吸收快，因此解热镇痛效果良好；但若与碱性药物 $NaHCO_3$ 同时服用，胃及小肠上部 pH 增大，阿司匹林的解离程度增大，脂溶性降低，其通过膜的扩散能力就会降低，而以被动扩散的方式吸收，因此吸收减弱，必然导致其解热镇痛效果降低甚至失效。

二、酸碱平衡的移动

弱电解质的解离平衡与其他化学平衡一样,是一种动态平衡。外界因素如浓度、温度的改变都会引起平衡的移动,本节重点讨论浓度变化对酸碱平衡的影响。

例如,HAc 溶于水,存在如下平衡:

$$HAc(aq) + H_2O(l) \rightleftharpoons H_3O^+(aq) + Ac^-(aq)$$

一定温度下达到平衡时,溶液中 HAc、H_3O^+、Ac^- 的浓度都不随时间的变化而变化,是一个定值,如果改变其中任意物质的浓度,将使解离平衡发生移动。当向 HAc 溶液中加入浓 HAc 溶液或减小平衡体系中 Ac^- 的浓度时,HAc 的解离平衡将向右移动;而向稀 HAc 溶液中加入 Ac^- 或减小平衡体系中 HAc 的浓度时,将使 HAc 的解离平衡向左移动。这种由于浓度改变,使弱电解质由原来的解离平衡达到新的解离平衡的过程,称为**解离平衡的移动**(shift of dissociation equilibrium)。导致平衡移动的主要因素是分子和离子浓度的变化。

(一)同离子效应对酸碱平衡的影响

弱电解质溶液的解离度除了与解离常数和溶液浓度有关外,还受溶液中存在的其他电解质的影响。在弱电解质溶液中,加入一种与弱电解质含有相同离子的强电解质时,将对弱电解质的解离产生显著的影响。

例如,在 HAc 溶液中加入甲基橙指示剂,溶液显红色,再加入强电解质 NaAc 固体少许后,溶液由红色变黄色。这是因为溶液中存在如下反应:

$$HAc(aq) + H_2O(l) \rightleftharpoons H_3O^+(aq) + Ac^-(aq)$$
$$NaAc(s) \longrightarrow Na^+(aq) + Ac^-(aq)$$

NaAc 为强电解质,在水溶液中完全解离,溶液中 Ac^- 浓度增加,使 HAc 的解离平衡向左移动,从而降低了 HAc 的解离度,溶液中的 H_3O^+ 浓度下降,结果使溶液的酸性减弱,pH 增大。

同理,在 $NH_3 \cdot H_2O$ 溶液中加入指示剂酚酞,溶液显粉红色,再加入少许强电解质 NH_4Cl 固体后粉红色变浅或褪色。这是因为溶液中存在如下反应:

$$NH_3(aq) + H_2O(l) \rightleftharpoons NH_4^+(aq) + OH^-(aq)$$
$$NH_4Cl(s) \longrightarrow NH_4^+(aq) + Cl^-(aq)$$

NH_4Cl 是强电解质,在水溶液中完全解离,溶液中 NH_4^+ 浓度增加,使上述解离平衡向左移动,降低了 $NH_3 \cdot H_2O$ 的解离,OH^- 浓度下降,结果使溶液的碱性减弱,pH 降低。

在 HAc 溶液中加 HCl 或在 $NH_3 \cdot H_2O$ 溶液中加 NaOH 也能使 HAc 或 NH_3 的解离平衡向左移动,使其解离度降低,这是因为 HAc 溶液中增加了 H^+ 浓度;在 NH_3 水溶液中增加了 OH^- 浓度,它们都与 HAc 或 $NH_3 \cdot H_2O$ 解离产生了相同的离子。这种在弱电解质溶液中加入一种与该弱电解质含有相同离子的易溶强电解质,而使弱电解质解离度降低的现象称为**同离子效应**(common ion effect)。下面通过计算说明同离子效应对弱电解质解离度的影响程度。

例 6-1 在 298.15 K 时,HAc 的 $K_a = 1.75 \times 10^{-5}$,试计算

(1) 0.10 $mol \cdot L^{-1}$ HAc 水溶液中的 $[H_3O^+]$ 及 α。

(2) 在 1 L 0.10 $mol \cdot L^{-1}$ HAc 水溶液中加入 0.10 mol NaAc(忽略引起的体积变化)后溶液中的 $[H_3O^+]$ 和 α,并比较计算结果。

解:(1) 当达到解离平衡时,设溶液中 $[H_3O^+] = [Ac^-] = x$ $mol \cdot L^{-1}$,则 $[HAc] = (0.10-x)$ $mol \cdot L^{-1}$

$$HAc(aq) + H_2O(l) \rightleftharpoons H_3O^+(aq) + Ac^-(aq)$$

起始浓度/($mol \cdot L^{-1}$)   0.10   0   0

平衡浓度/($mol \cdot L^{-1}$)   0.10-x   x   x

平衡时

$$K_a = \frac{[H_3O^+][Ac^-]}{[HAc]}$$

$$\frac{(x\,mol \cdot L^{-1})^2}{(0.01-x)\,mol \cdot L^{-1}} = 1.75 \times 10^{-5}$$

解一元二次方程得

$$[H_3O^+] = x = 1.3 \times 10^{-3}\,mol \cdot L^{-1}$$

$$\alpha = \frac{[H_3O^+]}{c} \times 100\% = \frac{1.3 \times 10^{-3}\,mol \cdot L^{-1}}{0.10\,mol \cdot L^{-1}} \times 100\% = 1.3\%$$

(2) 因为加入 NaAc 产生同离子效应,抑制了 HAc 的解离,使溶液中$[H_3O^+] \neq [Ac^-]$,设溶液中$[H_3O^+] = y\,mol \cdot L^{-1}$,则$[Ac^-] \approx 0.10\,mol \cdot L^{-1}$,由 HAc 的解离平衡常数关系式可知:

$$HAc(aq) + H_2O(l) \rightleftharpoons H_3O^+(aq) + Ac^-(aq)$$

平衡浓度/(mol·L^{-1}) 0.10−y ≈ 0.10   y   y+0.10 ≈ 0.10

$$K_a = \frac{[H_3O^+][Ac^-]}{[HAc]} = \frac{y\,mol \cdot L^{-1} \times 0.10\,mol \cdot L^{-1}}{0.10\,mol \cdot L^{-1}} = 1.75 \times 10^{-5}$$

解得:$y = [H_3O^+] = 1.75 \times 10^{-5}\,mol \cdot L^{-1}$

$$\alpha = \frac{[H_3O^+]}{c} \times 100\% = \frac{1.75 \times 10^{-5}\,mol \cdot L^{-1}}{0.10\,mol \cdot L^{-1}} \times 100\% = 0.18\%$$

以上计算说明,由于同离子效应的存在,$[H_3O^+]$由 1.3×10^{-3} mol·L^{-1}下降到 1.75×10^{-5} mol·L^{-1},解离度也由 1.3%下降到 0.018%,两者下降的幅度都相当大,故同离子效应对弱酸(或弱碱)解离程度的影响极为显著。

利用同离子效应可控制溶液中某种离子的浓度,也可用于缓冲溶液的配制和金属离子的分离。在分析化学和药物检验中,常用可溶性硫化物作为沉淀剂分离金属离子,由于不同的金属离子生成硫化物沉淀所需的$[S^{2-}]$不同,可利用同离子效应调节溶液酸碱性控制$[S^{2-}]$,达到分离或沉淀某种金属离子的目的。详细内容见第八章"难溶强电解质的沉淀溶解平衡"。

(二) 盐效应对酸碱平衡的影响

如果在 1 L 0.10 mol·L^{-1} HAc 水溶液中加入 0.10 mol NaCl 固体,HAc 的解离度略有增大,近似计算结果表明,HAc 溶液中的$[H_3O^+]$由 1.3×10^{-3} mol·L^{-1}增大到 1.8×10^{-3} mol·L^{-1},HAc 的解离度 α 也由 1.3%增大到 1.8%。这是由于强电解质解离出大量的正、负离子,聚集在弱电解质解离出的正、负离子周围,形成离子氛,降低了弱电解质离子重新结合成分子的概率。平衡向生成离子的方向移动,解离度相应增大。这种在弱电解质溶液中加入与其不含相同离子的易溶强电解质,使弱电解质的解离度略有增大的现象称为**盐效应**(salt effect)。

实际上,在发生同离子效应的同时必然伴随盐效应,但盐效应对解离平衡的影响一般不大。因此,当二者共存时,通常忽略盐效应,主要考虑同离子效应。

第二节 酸碱理论

一、酸碱质子理论

1887 年,瑞典化学家 S. A. Arrhenius(阿伦尼乌斯)根据电解质在水中的解离情况提出了酸碱电离理论。该理论认为:凡是在水溶液中解离产生的阳离子全部是 H$^+$的化合物称为**酸**(acid),凡是在水溶液中解离产生的阴离子全部是 OH$^-$的化合物称为**碱**(base),H$^+$和 OH$^-$分别是酸和碱的特征。酸碱反应的实质是 H$^+$和 OH$^-$作用生成 H$_2$O 的反应。Arrhenius 的酸碱电离理论成功地揭示了一部分含有 H$^+$和 OH$^-$的物质在水溶液中的酸碱性,但它把酸和碱仅限制在能解离出 H$^+$和 OH$^-$的物质上。对于结构

中没有 H^+ 或 OH^- 的 NH_4Cl、Na_2CO_3、Na_3PO_4 等分子,该理论无法解释它们的酸碱性。而且该理论把酸碱和酸碱反应局限于水溶液中,对非水体系和无溶剂体系物质的酸碱性和酸碱反应均无法解释。1923年,丹麦化学家 J. N. Brönsted(布朗斯台德)和英国化学家 T. M. Lowry(洛里)分别提出酸碱质子理论。这一理论不仅适用于水溶液中的反应,而且适用于非水体系和无溶剂体系中的反应。

酸碱质子理论(Brönsted-Lowry theory)认为:凡是能给出质子的物质称为酸;凡是能接受质子的物质称为碱;酸是**质子的给予体**(proton donor),碱是**质子的接受体**(proton acceptor)。例如,HCl、HAc、NH_4^+、H_2SO_3、H_2CO_3、H_3O^+、H_2O、H_3PO_4、$[Zn(H_2O)_4]^{2+}$ 等都能给出质子,它们是质子酸;而 OH^-、Ac^-、NH_3、CO_3^{2-}、HCO_3^-、H_2O、$H_2PO_4^-$、$[Zn(OH)(H_2O)_3]^+$ 等都能接受质子,它们是质子碱,酸和碱的关系为

$$HCl \rightleftharpoons H^+ + Cl^-$$

$$HAc \rightleftharpoons H^+ + Ac^-$$

$$NH_4^+ \rightleftharpoons H^+ + NH_3$$

$$H_3PO_4 \rightleftharpoons H^+ + H_2PO_4^-$$

$$H_2PO_4^- \rightleftharpoons H^+ + HPO_4^{2-}$$

$$H_2CO_3 \rightleftharpoons H^+ + HCO_3^-$$

$$HCO_3^- \rightleftharpoons H^+ + CO_3^{2-}$$

$$[Zn(H_2O)_4]^{2+} \rightleftharpoons H^+ + [Zn(OH)(H_2O)_3]^+$$

$$H_3O^+ \rightleftharpoons H^+ + H_2O$$

$$H_2O \rightleftharpoons H^+ + OH^-$$

从以上反应可以看出,酸和碱不是孤立的,可以相互转化。酸给出质子后变为碱,碱接受质子后变为酸。我们把这种关系称为共轭关系。酸和碱的质子传递过程称为**酸碱半反应**(half reaction of acid-base),可用下面通式表示:

$$酸 \rightleftharpoons H^+ + 碱$$

一种物质作为碱接受一个质子后生成的物质称为该碱的共轭酸,如通式中左侧的酸是右侧碱的**共轭酸**(conjugate acid)。一种物质作为酸给出一个质子后剩余的部分称为该酸的共轭碱,如右侧的碱是左侧酸的**共轭碱**(conjugate base)。仅相差一个质子的酸碱对称为**共轭酸碱对**(conjugate pair of acid-base),如 HAc 是 Ac^- 的共轭酸,Ac^- 是 HAc 的共轭碱,HAc 和 Ac^- 是一对共轭酸碱对。

按照酸碱质子理论,酸和碱可以是分子、阳离子和阴离子,如 H_2O、NH_3、CO_3^{2-}、NH_4^+、Ac^-。有些物质既可以给出质子,又可以接受质子,这类物质称为**两性物质**(amphiprotic substance),如 H_2O、HCO_3^-、$H_2PO_4^-$、HS^- 和氨基酸等。HS^- 给出质子变成 S^{2-},HS^- 是质子酸;而 HS^- 接受质子变成 H_2S,HS^- 是质子碱:

$$HS^- + H_2O \rightleftharpoons H_3O^+ + S^{2-}$$

$$HS^- + H_2O \rightleftharpoons OH^- + H_2S$$

HS^- 水溶液显酸性还是碱性,取决于以上两个反应向右进行程度的大小。

酸碱质子理论扩大了酸碱的范围。需要注意的是,质子理论中没有盐的概念,既不能给出质子又不能接受质子的物质,称为中性物质,如 Na_2CO_3 中的 Na^+ 等。

在一对共轭酸碱对中,共轭酸的酸性越强,其共轭碱的碱性就越弱;反之亦然。

二、酸碱反应的实质

按照酸碱质子理论,酸碱的半反应不能单独存在,因为酸和碱不能自动给出和接受质子,质子也不能独立存在,它们必须同时共存,故酸碱反应的实质是两个共轭酸碱对之间质子的传递,其反应可用一个通式表示:

$$\text{酸}_1 + \text{碱}_2 \xrightarrow{H^+} \text{碱}_1 + \text{酸}_2$$

两个酸碱半反应相互作用,结果是酸₁把质子传递给碱₂,本身变为碱₁,碱₂接受酸₁的质子后变为酸₂,酸₁与碱₁是一对共轭酸碱对,碱₂与酸₂是一对共轭酸碱对,这种质子传递反应无论在非水溶剂、无溶剂体系还是水溶液及气相中均能进行。

例如,在液氨中,氨基钠(NaNH₂)显碱性,氯化铵(NH₄Cl)显酸性,而二者之间的反应完全类似于水溶液中酸和碱的中和反应:

$$\underset{\text{酸}_1}{NH_4^+} + \underset{\text{碱}_2}{NH_2^-} \xrightarrow{H^+} \underset{\text{酸}_2}{NH_3} + \underset{\text{碱}_1}{NH_3}$$

又如,HCl 与 NH₃ 在气相中的酸碱反应:

$$\underset{\text{酸}_1}{HCl(g)} + \underset{\text{碱}_2}{NH_3(g)} \xrightarrow{H^+} \underset{\text{酸}_2}{NH_4^+(g)} + \underset{\text{碱}_1}{Cl^-(g)}$$

酸碱中和反应:

$$\underset{\text{酸}_1}{HAc} + \underset{\text{碱}_2}{NH_3} \xrightarrow{H^+} \underset{\text{酸}_2}{NH_4^+} + \underset{\text{碱}_1}{Ac^-}$$

弱酸的解离反应:

$$\underset{\text{酸}_1}{HAc} + \underset{\text{碱}_2}{H_2O} \xrightarrow{H^+} \underset{\text{酸}_2}{H_3O^+} + \underset{\text{碱}_1}{Ac^-}$$

弱碱的解离反应:

$$\underset{\text{酸}_1}{NH_3} + \underset{\text{碱}_2}{H_2O} \xrightarrow{H^+} \underset{\text{酸}_2}{NH_4^+} + \underset{\text{碱}_2}{OH^-}$$

水的自身解离反应:

$$\underset{\text{酸}_1}{H_2O} + \underset{\text{碱}_2}{H_2O} \xrightarrow{H^+} \underset{\text{酸}_2}{H_3O^+} + \underset{\text{碱}_1}{OH^-}$$

弱酸弱碱盐 NH₄Ac 中的酸碱反应:

$$\underset{\text{酸}_1}{NH_4^+} + \underset{\text{碱}_2}{Ac^-} \xrightarrow{H^+} \underset{\text{碱}_1}{NH_3} + \underset{\text{酸}_2}{HAc}$$

弱碱 CO_3^{2-} 的水解反应:

$$\underset{\text{酸}_1}{H_2O} + \underset{\text{碱}_2}{CO_3^{2-}} \xrightarrow{H^+} \underset{\text{酸}_2}{HCO_3^-} + \underset{\text{碱}_1}{OH^-}$$

总之,上述反应都是酸和碱之间的质子传递反应,在质子理论中,都称为酸碱反应。因此,酸碱质子理论扩大了酸碱反应的范围。

酸碱反应进行的方向总是由较强的酸和较强的碱反应生成较弱的碱和较弱的酸。即

$$\text{强酸}_1 + \text{强碱}_2 \rightleftharpoons \text{弱酸}_2 + \text{弱碱}_1$$

三、水的质子自递平衡

(一) 水的质子自递平衡和水的离子积

根据酸碱质子理论,水是两性物质。在纯水中存在如下质子传递反应:

$$H_2O(l) + H_2O(l) \rightleftharpoons H_3O^+(aq) + OH^-(aq)$$

这种在同种分子间发生的质子传递反应,称为**质子自递平衡**(autoprotolysis equilibrium)。水的质子自递平衡常数为

$$K = \frac{[H_3O^+][OH^-]}{[H_2O][H_2O]}$$

水是极弱的电解质,在上述反应中[H_2O]几乎不变,可看成是一个常数,将它合并到解离常数 K 中得到 K_w:

$$[H_3O^+][OH^-] = K[H_2O]^2 = K_w \tag{6-7}$$

K_w 称为水的**质子自递平衡常数**(autoprotolysis equilibrium constant)或称为水的**离子积**(ionic product)。

因为水的质子自递反应是吸热反应,所以温度升高,K_w 略增大。表 6-5 列出了不同温度下水的离子积 K_w。

表 6-5 不同温度下水的离子积 K_w

T/K	273.15	283.15	293.15	298.15	313.15	323.15	363.15	373.15
K_w	0.115×10^{-14}	0.296×10^{-14}	0.687×10^{-14}	1.01×10^{-14}	2.87×10^{-14}	5.31×10^{-14}	37.3×10^{-14}	54.3×10^{-14}

通常,室温范围内采用 298.15 K 的数值,即 $K_w = 1.0\times10^{-14}$。

水的离子积不仅适用于纯水,也适用于所有稀水溶液,水溶液中的 H_3O^+ 和 OH^- 浓度的关系可以根据 $K_w = [H_3O^+][OH^-] = 1.0\times10^{-14}$ 进行相关计算。在液氨和冰醋酸中,也存在类似的质子自递平衡:

$$NH_3(l) + NH_3(l) \rightleftharpoons NH_2^-(aq) + NH_4^+(aq)$$

$$HAc(l) + HAc(l) \rightleftharpoons H_2Ac^+(aq) + Ac^-(aq)$$

(二) 水溶液的 pH

溶液的酸碱性对物质的性质,如药物的稳定性和生理作用都有很大影响,药物的合成、含量测定、临床检验和临床用药等工作都需要控制溶液的 pH 在一定范围内。

在水溶液中同时存在 H_3O^+ 和 OH^-,溶液的酸碱性取决于溶液中所含有的 H_3O^+ 和 OH^- 浓度的相对大小。

溶液的酸碱性可用[H_3O^+]或[OH^-]表示,但习惯上常用[H_3O^+]表示。二者之间可以通过 $K_w = [H_3O^+][OH^-] = 1.0\times10^{-14}$ 相互换算。

在生产和科学研究中,许多化学反应和生理现象都发生在[H_3O^+]很小($10^{-2} \sim 10^{-8}$ mol·L^{-1})的溶液中,如血液的[H_3O^+] = 4.0×10^{-8} mol·L^{-1}。为了使用和书写方便,通常用[H_3O^+]的负对数表示溶液的酸碱性,以符号 pH 表示:

$$pH = -lg[H_3O^+] \tag{6-8}$$

溶液的酸碱性也可用 pOH 表示,它是[OH^-]的负对数,K_w 也可用 pK_w 来表示:

$$pOH = -lg[OH^-] \tag{6-9}$$

$$pK_w = -lgK_w \tag{6-10}$$

若对式(6-7)两边取负对数,则有

$$pH + pOH = pK_w = 14 \tag{6-11}$$

不论是酸性溶液还是碱性溶液,H_3O^+ 和 OH^- 都共存于其中。增大[H_3O^+],则[OH^-]减小;减小[H_3O^+],则[OH^-]增大。根据水的离子积能简便地计算溶液中的酸度(acidity)或碱度(basidity),即溶液中的[H_3O^+]和[OH^-]。需要注意的是,酸(碱)的分析浓度(即总浓度)等于未解离酸(碱)和已解离酸(碱)浓度之和,应注意与酸度或碱度的概念有区别。常温时,溶液的酸碱性[H_3O^+]、[OH^-]和 pH 的关系可表示为

[H_3O^+] = [OH^-] = 1.0×10^{-7} mol·L^{-1},pH = 7,溶液表现为中性

[H_3O^+] > [OH^-],[H_3O^+] > 1.0×10^{-7} mol·L^{-1},pH < 7,溶液表现为酸性,而且[H_3O^+]越大,溶液的酸性越强;

[H_3O^+] < [OH^-],[H_3O^+] < 1.0×10^{-7} mol·L^{-1},pH > 7,溶液表现为碱性,而且[H_3O^+]越小,溶液的碱性越强。

pH 和 pOH 的使用范围一般为 1~14,在这个范围以外,用浓度 c(mol·L^{-1})表示酸度和碱度更方便,而且 pH 的使用较 pOH 普遍。

pH 在医学上具有特别重要的作用,人体内的各种生物化学变化和酶的活性等均需在一定的 pH 范围内才能正常进行和保持活性,人体的各种体液都有一定的 pH 范围。表 6-6 列出了人体几种体液的正常 pH。

表 6-6 人体几种体液的正常 pH

体液	pH	体液	pH
血液	7.35 ~ 7.45	脑脊液	7.35 ~ 7.45
成人胃液	0.9 ~ 1.5	胰液	7.5 ~ 8.0
婴儿胃液	5.0	大肠液	8.3 ~ 8.4
尿液	4.8 ~ 8.4	小肠液	~ 7.6
唾液	6.5 ~ 7.5	粪便	4.6 ~ 8.4
乳汁	6.6 ~ 7.6	胆汁	6.8 ~ 7.0
泪水	~ 7.4	十二指肠液	4.8 ~ 8.2

案例 6-2

药物溶液一般需要适宜的 pH 才能发挥药效,若偏离体液 pH 太远时,容易对组织产生刺激,所以配制输液、注射液、滴眼剂和用于伤口的溶液时,必须维持其 pH 在适宜范围。维生素 C 注射液(5 mg·mL^{-1})直接用于局部注射会产生疼痛感,因此,在制备维生素 C 注射液时需要加入适量的 $NaHCO_3$,将 pH 调节在 5.5 ~ 6.0,以减轻维生素 C 注射液注射时引起的疼痛。

问题:加入适量的 $NaHCO_3$ 为什么能减轻维生素 C 注射液注射时引起的疼痛?

四、共轭酸碱解离常数的关系

根据酸碱质子理论,共轭酸碱对的 K_a 和 K_b 之间存在定量关系。现以共轭酸碱对 HAc-Ac$^-$ 为例进行推导。

共轭酸碱对 HAc-Ac$^-$ 溶液中存在如下质子传递反应:

$$HAc(aq) + H_2O(l) \rightleftharpoons H_3O^+(aq) + Ac^-(aq)$$

$$K_a = \frac{[H_3O^+][Ac^-]}{[HAc]} \tag{1}$$

$$Ac^-(aq) + H_2O(l) \rightleftharpoons HAc(aq) + OH^-(aq)$$

$$K_b = \frac{[HAc][OH^-]}{[Ac^-]} \tag{2}$$

(1)和(2)相乘得

$$K_a \cdot K_b = \frac{[H_3O^+][Ac^-]}{[HAc]} \cdot \frac{[HAc][OH^-]}{[Ac^-]} = [H_3O^+] \cdot [OH^-] = K_w$$

$$K_a \cdot K_b = K_w \tag{6-12}$$

从式(6-12)可以看出,酸越强,其共轭碱越弱。已知酸的解离常数 K_a,就可以求出其共轭碱的解离常数 K_b 值,反之亦然。

对式(6-12)两边同时取负对数可得

$$pK_a + pK_b = pK_w = 14 \tag{6-13}$$

例 6-2 已知 298.15 K 时,$K_a(HAc) = 1.75 \times 10^{-5}$,计算 0.10 mol·L^{-1} HAc 水溶液中的 $K_b(Ac^-)$。

解: HAc-Ac$^-$ 是一对共轭酸碱对

$$K_b(Ac^-) = \frac{K_w}{K_a(HAc)} = \frac{1.0 \times 10^{-14}}{1.75 \times 10^{-5}} = 5.71 \times 10^{-10}$$

例 6-3 已知 298.15 K 时,H_2S 的 $K_{a1}(H_2S) = 8.9 \times 10^{-8}$,$K_{a2}(H_2S) = 1.2 \times 10^{-12}$,计算 S^{2-} 的 K_{b1} 和 K_{b2}。

解:

$$H_2S(g) + H_2O(l) \rightleftharpoons H_3O^+(aq) + HS^-(aq)$$

$$HS^-(aq) + H_2O(l) \rightleftharpoons H_3O^+(aq) + S^{2-}(aq)$$

S^{2-} 为二元弱碱,而且 S^{2-}-HS$^-$ 是一对共轭酸碱对,则

$$K_{b1} \cdot K_{a2} = K_w$$

$$K_{b1}(S^{2-}) = \frac{K_w}{K_{a2}(H_2S)} = \frac{1.0 \times 10^{-14}}{1.2 \times 10^{-12}} = 8.3 \times 10^{-3}$$

H_2S-HS$^-$ 是一对共轭酸碱对,则

$$K_{b2} \cdot K_{a1} = K_w$$

$$K_{b2}(HS^-) = \frac{K_w}{K_{a1}(H_2S)} = \frac{1.0 \times 10^{-14}}{8.9 \times 10^{-8}} = 1.1 \times 10^{-7}$$

五、溶剂的拉平效应与区分效应

(一)拉平效应

酸碱的强弱与溶剂的性质有关,例如,在溶剂水中,HCl 是强酸,HAc 是弱酸;而在液氨(NH_3)中均表现为强酸,这是因为:

$$HCl(aq) + NH_3(l) \rightleftharpoons NH_4^+(aq) + Cl^-(aq)$$

$$HAc(aq) + NH_3(l) \rightleftharpoons NH_4^+(aq) + Ac^-(aq)$$

NH_3 接受质子的能力(碱性)比水接受质子的能力(碱性)强,促进了 HAc 的解离。HCl 和 HAc 中的质子都完全传递给 NH_3,它们的酸性均被拉到 NH_4^+ 的水平,此时二者的酸强度相等。这种能将各种不同强度的酸(或碱)拉平到溶剂化质子水平的效应称为拉平效应(leveling effect),具有拉平效应的溶剂称为**拉平溶剂**(leveling solvent)。例如,四种无机酸 HNO_3、HCl、H_2SO_4、$HClO_4$,当它们的浓度不是很高时,在水中都是强酸,它们都能将质子完全传递给水生成 H_3O^+,在水中存在的最

强酸是 H_3O^+，结果这些不同强度的酸都被溶剂水拉平到 H_3O^+ 的强度水平，这些酸的强度都相等。对这些酸而言，水是它们的拉平溶剂。反应式如下：

$$HNO_3(aq) + H_2O(l) \rightleftharpoons H_3O^+(aq) + NO_3^-(aq)$$

$$HCl(aq) + H_2O(l) \rightleftharpoons H_3O^+(aq) + Cl^-(aq)$$

$$H_2SO_4(aq) + H_2O(l) \rightleftharpoons H_3O^+(aq) + HSO_4^-(aq)$$

$$HClO_4(aq) + H_2O(l) \rightleftharpoons H_3O^+(aq) + ClO_4^-(aq)$$

又如，对于 O^{2-}、NH_2^- 和 $C_2H_5O^-$ 等强碱，与水反应后生成碱 OH^-，即

$$O^{2-}(aq) + H_2O(l) \rightleftharpoons OH^-(aq) + OH^-(aq)$$

$$NH_2^-(aq) + H_2O(l) \rightleftharpoons NH_3(aq) + OH^-(aq)$$

$$C_2H_5O^-(aq) + H_2O(l) \rightleftharpoons C_2H_5OH(aq) + OH^-(aq)$$

溶剂水将上述三种不同强度的碱拉平到 OH^- 的水平，即这些碱的强度都相等。对这些碱而言，溶剂水是它们的拉平溶剂。

由此可见，同一酸(碱)在不同溶剂中的酸碱相对强弱由溶剂的性质决定。这是酸碱质子理论与酸碱电离理论的重要区别。

(二)区分效应

溶剂 H_2O 可以区分 HAc 和 HCN 酸性的强弱，但是 HNO_3、HCl、H_2SO_4、$HClO_4$ 在水中均为强酸，其酸强度相差很小。若以冰醋酸(HAc)为溶剂时，由于 HAc 接受质子的能力较弱，这四种酸的强度差异明显，其酸碱反应为：

$$HClO_4(aq) + HAc(l) \rightleftharpoons H_2Ac^+(aq) + ClO_4^-(aq) \quad K_a = 2.0 \times 10^7$$

$$H_2SO_4(aq) + HAc(l) \rightleftharpoons H_2Ac^+(aq) + HSO_4^-(aq) \quad K_a = 1.3 \times 10^6$$

$$HCl(aq) + HAc(l) \rightleftharpoons H_2Ac^+(aq) + Cl^-(aq) \quad K_a = 1.0 \times 10^3$$

$$HNO_3(aq) + HAc(l) \rightleftharpoons H_2Ac^+(aq) + NO_3^-(aq) \quad K_a = 22$$

这四种酸的强度依次为：$HClO_4 > H_2SO_4 > HCl > HNO_3$。这种能用一种溶剂把强度接近的酸(或碱)的相对强弱区分开的效应称为**区分效应**(differentiating effect)，具有区分效应的溶剂称为**区分溶剂**(differentiating solvent)。冰醋酸就是上述四种酸的区分溶剂。

溶剂的拉平效应和区分效应与溶质和溶剂的酸碱相对强度有关。同一溶剂既可以作拉平溶剂，也可以作区分溶剂。例如，酸性较强的溶剂是强酸的区分溶剂，却是碱的拉平溶剂；酸性较弱的溶剂，对弱碱具有区分效应，但对强酸具有拉平效应。

从上述讨论可以看出，酸碱的强弱是相对的。酸碱的强弱不仅和它们的本性有关，还和与之反应的溶剂接受或给出质子的能力有关。本章讨论物质的酸碱性，主要是讨论在水溶液中的酸碱性。

六、酸碱电子理论

Brönsted 和 Lowry 的酸碱质子理论扩展了 Arrhenius 的酸碱电离理论。但是对于酸限制在含有质子的物质，酸碱反应只局限于质子传递反应。1923 年，美国物理学家 G. N. Lewis(路易斯)根据分子的电子结构提出了**酸碱电子理论**(electron theory of acid and base)。这一理论克服了酸碱电离理论的局限性，将酸碱的概念和范围更加扩大。该理论认为：凡是能够接受电子对的物质称为酸；凡是能够给出电子对的物质称为碱，碱和酸分别是电子对的给予体和接受体，称为 Lewis 碱和 Lewis 酸。酸碱反应的实质是 Lewis 碱与 Lewis 酸生成酸碱配合物的反应。

Lewis 碱与质子碱的概念本质上是一致的。质子碱要接受一个质子，必定有未共享的电子对。例如，$H_2O\colon$、NH_3 和 F^- 等都能提供一对电子给外来质子，分别生成 H_3O^+、NH_4^+ 和 HF。它们都是质子碱，也是 Lewis 碱。

$$H—\ddot{O}—H \qquad H—\ddot{N}—H \qquad (:\ddot{F}:)^-$$
$$\phantom{H—\ddot{O}—H \qquad H—\ddot{N}—}H$$

Lewis 酸比质子酸具有更广的范围。质子可以接受电子对,一些金属离子或缺电子的分子也可以接受电子对。例如,

$$HCl + H—\ddot{O}—H \rightleftharpoons \left[\begin{array}{c} H \\ \uparrow \\ H—O—H \end{array} \right]^+ + Cl^-$$

$$HCl + \begin{array}{c} H—\ddot{N}—H \\ | \\ H \end{array} \rightleftharpoons \left[\begin{array}{c} H \\ \uparrow \\ H—N—H \\ | \\ H \end{array} \right]^+ + Cl^-$$

$$Cu^{2+} + 4(:NH_3) \rightleftharpoons \left[\begin{array}{c} NH_3 \\ \downarrow \\ H_3N \rightarrow Cu \leftarrow NH_3 \\ \uparrow \\ NH_3 \end{array} \right]^{2+}$$

$$\begin{array}{c} F \\ | \\ F—B \\ | \\ F \end{array} + (:\ddot{F}:)^- \rightleftharpoons \left[\begin{array}{c} F \\ | \\ F—B \leftarrow F \\ | \\ F \end{array} \right]^-$$

$$\begin{array}{c} F \\ | \\ F—B \\ | \\ F \end{array} + \begin{array}{c} H \\ | \\ :N—H \\ | \\ H \end{array} \rightleftharpoons \left[\begin{array}{c} F \\ | \\ F—B \\ | \\ F \end{array} \leftarrow \begin{array}{c} H \\ | \\ N—H \\ | \\ H \end{array} \right]$$

酸碱电子理论摆脱了酸必须含有 H^+ 的限制,也不受溶剂的束缚,相对于 Arrhenius 的酸碱电离理论和 Brönsted-Lowry 的酸碱质子理论,扩大了酸碱的范围,应用于许多有机反应和无溶剂系统。但酸碱概念过于笼统,同时,对酸碱的强弱也不能给出定量的标度。因此,在酸碱电子理论的基础上,1963 年,美国化学家 R. G. Pearon(皮尔逊)提出了软硬酸碱的概念和反应规律,用以解释配合物的稳定性。该内容将在第十二章配位化合物中学习和讨论。

> **案例 6-2 分析**
> 　　人体血液的 pH 约为 7.4,人的血液中含有 H_2CO_3-$NaHCO_3$,NaH_2PO_4-Na_2HPO_4 等缓冲体系(详细内容见第七章"缓冲溶液"),适量的酸性或碱性溶液缓缓注入血液时,血液能自行调节 pH,但其缓冲能力有限,所以注射剂应有适宜的 pH,保证注射时对机体无刺激,通常调节注射剂 pH 在 4~9,若注射剂 pH 高于 9,注射时易发生组织坏死;而 pH 低于 3,常引起剧烈疼痛与静脉炎,大量静脉注射时,甚至会引起酸碱中毒的危险。
> 　　维生素 C 又称 L-抗坏血酸,在酸性环境中稳定。其注射液(5 mg·mL^{-1})的 pH 为 3.0,若直接注射会产生剧烈的疼痛感,因此,常用 $NaHCO_3$ 调节其 pH 在 5.5~6.0,接近血液的 pH,以减轻注射时引起的疼痛,还能增加其稳定性。

第三节 酸碱溶液 pH 的计算

> **案例 6-3**
> 正常成人每日胃液分泌量为 1.5～2.5 L。纯净的胃液是一种无色透明的酸性液体,pH 为 0.9～1.5。由胃腺壁细胞分泌的盐酸又称为胃酸。胃酸以两种形式存在:一种是游离酸;另一种为结合酸,即与蛋白质结合的酸,称为盐酸蛋白质。二者的浓度合称为总酸度,其中游离酸占绝大部分。胃液中盐酸的作用:① 激活胃蛋白酶原,并提供胃蛋白酶发挥作用所需的酸性环境(最适 pH 为 2.0,随着 pH 的增高,其活性降低)。② 可抑制和杀死随食物进入胃内的细菌。③ 盐酸进入小肠后能促进胰液、胆汁和小肠液的分泌。④ 盐酸所造成的酸性环境,有助于小肠对铁和钙的吸收。⑤ 分解食物中的结缔组织和肌纤维,使食物中的蛋白质变性,易于被消化。因此,若盐酸分泌过少,会引起消化不良;若分泌过多,对胃和十二指肠黏膜有损害,可能引起溃疡。
>
> **问题:**
> 1. 正常成人胃液中含有的氢离子总浓度为多少?
> 2. 为什么可用氢氧化铝类制剂或"小苏打"治疗胃酸过多?

一、一元强酸或强碱溶液 pH 的计算

一元强酸在水溶液中完全解离,不存在可逆反应,而水是弱电解质,有自身的解离平衡关系式存在,故 H_3O^+ 有两个来源:一个来自于水的解离,另一个来自于强酸的解离,溶液中的 $[H_3O^+]_总$ = $[H_3O^+]_{强酸}$ + $[H_3O^+]_水$,当强酸的浓度 $c > 20[OH^-]$ 时,常常忽略来自水解离的 H_3O^+。溶液中的 $[H_3O^+]$ 近似等于一元强酸的初始浓度,按式(6-8)直接算出溶液的 pH。对于一元强碱溶液,OH^- 有两个来源:一个来自于水的解离,另一个来自于强碱的解离,溶液中的 $[OH^-]_总$ = $[OH^-]_{强碱}$ + $[OH^-]_水$,当强碱的浓度 $c > 20[H_3O^+]$ 时,常常忽略来自水解离的 OH^-。溶液中的 $[OH^-]$ 近似等于一元强碱的初始浓度。

二、一元弱酸或多元弱酸溶液 pH 的计算

(一)一元弱酸溶液 pH 的计算

一元弱酸 HA 水溶液中,其初始浓度为 c mol·L^{-1},存在 HA 和 H_2O 的质子传递平衡:

$$HA(aq) + H_2O(l) \rightleftharpoons H_3O^+(aq) + A^-(aq)$$

$$K_a = \frac{[H_3O^+][A^-]}{[HA]} \tag{6-14}$$

同时,溶液中还存在水的质子自递平衡:

$$H_2O(l) + H_2O(l) \rightleftharpoons H_3O^+(aq) + OH^-(aq)$$

平衡常数表达式为

$$K_w = [H_3O^+] \cdot [OH^-] \tag{6-15}$$

溶液中的 H_3O^+ 来自 HA 和 H_2O,H_3O^+、HA、OH^- 和 A^- 四种物质的浓度之间是相互联系的,因此可建立四个独立的方程式求解未知物质的浓度。在一元弱酸的水溶液中,除了式(6-14)和式(6-15)两个解离平衡常数关系式以外,还存在两个关系式,一个是电荷平衡式,另一个是物料平衡式。

电荷平衡(charge balance):指整个溶液是电中性的,即溶液中总的正电荷量和负电荷量相等

$$[H_3O^+] = [OH^-] + [A^-] \tag{6-16}$$

物料平衡(mass balance):指在溶液中存在的各物种的浓度之和等于溶液中 HA 的总浓度,即
$$c = [HA] + [A^-] \tag{6-17}$$
将式(6-14)~式(6-17)联立,可得只含[H_3O^+]的方程:
$$[H_3O^+]^3 + K_a[H_3O^+]^2 - (K_w + cK_a)[H_3O^+] - K_wK_a = 0 \tag{6-18}$$
解一元三次方程,即得一元弱酸溶液中[H_3O^+]的精确计算式。

因精确求解十分繁琐,在实际工作中,常进行下面的近似处理。

(1) 当弱酸的 $c \cdot K_a < 20K_w$,且 $c/K_a \geq 500$ 时,忽略弱酸的解离,即 $K_a \cdot [HA] \approx K_a \cdot c$,而不能忽略水的解离,根据式(6-14)和式(6-15)可得:
$$[H_3O^+] = [H_3O^+]_{HA} + [H_3O^+]_{H_2O}$$
$$[H_3O^+] = \frac{K_a[HA]}{[H_3O^+]} + \frac{K_w}{[H_3O^+]}$$
$$[H_3O^+]^2 = K_a[HA] + K_w$$
$$[H_3O^+]^2 \approx K_a \cdot c + K_w$$
$$[H_3O^+] = \sqrt{K_a \cdot c + K_w} \tag{6-19}$$
式(6-19)为一元弱酸溶液中[H_3O^+]的近似计算式。

(2) 当 $c \cdot K_a \geq 20K_w$ 时,忽略水的解离,只考虑 HA 的解离平衡,[H_3O^+] ≈ [A^-],故利用平衡常数 K_a 即可计算[H_3O^+]:
$$K_a = \frac{[H_3O^+][A^-]}{[HA]} \approx \frac{[H_3O^+]^2}{[HA]}$$
$$[H_3O^+] = \sqrt{K_a \cdot [HA]} \tag{6-20}$$
[HA] = $c - [H_3O^+]$,将其代入式(6-20),得
$$[H_3O^+] = \sqrt{K_a \cdot (c - [H_3O^+])}$$
整理得
$$[H_3O^+]^2 + K_a[H_3O^+] - cK_a = 0$$
$$[H_3O^+] = -\frac{K_a}{2} + \sqrt{\frac{K_a^2}{4} + K_a \cdot c} \tag{6-21}$$
式(6-21)为一元弱酸溶液中[H_3O^+]的近似计算式。

(3) 当 $c \cdot K_a \geq 20K_w$,且 $c/K_a \geq 500$ 时,[HA] = $c - [H_3O^+] \approx c$,由式(6-20)得
$$[H_3O^+] = \sqrt{K_a \cdot c} \tag{6-22}$$
式(6-22)为一元弱酸溶液中[H_3O^+]的最简计算式。

例 6-4 计算在 298.15 K 时,0.10 mol·L^{-1}·HAc 水溶液的[H_3O^+]、pH 及 α。已知 K_a(HAc) = 1.75×10^{-5}。

解:$c/K_a = 0.10/1.75 \times 10^{-5} = 5.7 \times 10^3 > 500$,故可用最简式计算:
$$[H_3O^+] = \sqrt{K_a \cdot c}$$
$$= \sqrt{1.75 \times 10^{-5} \times 0.10 \text{ mol·L}^{-1}}$$
$$= 1.3 \times 10^{-3} \text{mol·L}^{-1}$$
$$\text{pH} = -\lg[H_3O^+] = -\lg(1.3 \times 10^{-3}) = 2.87$$
$$\alpha = \frac{[H_3O^+]}{c} \times 100\% = \frac{1.3 \times 10^{-3} \text{mol·L}^{-1}}{0.10 \text{ mol·L}^{-1}} \times 100\% = 1.3\%$$

例 6-5 计算在 298.15 K 时,0.10 mol·L^{-1} NH$_4$Cl 水溶液的 pH。已知 K_a(NH$_4^+$) = 5.56×10^{-10}。

解：$c/K_a = 0.10/(5.56 \times 10^{-10}) = 1.8 \times 10^8 > 500$，故可用最简式计算：

$$[H_3O^+] = \sqrt{K_a \cdot c}$$
$$= \sqrt{5.56 \times 10^{-10} \times 0.10} \text{ mol} \cdot \text{L}^{-1}$$
$$= 7.5 \times 10^{-6} \text{ mol} \cdot \text{L}^{-1}$$

$$pH = -\lg[H_3O^+] = -\lg(7.5 \times 10^{-6}) = 5.12$$

例6-6 计算在298.15 K时，$0.10 \text{ mol} \cdot \text{L}^{-1}$ HF水溶液的pH和α。已知$K_a(\text{HF}) = 6.3 \times 10^{-4}$。

解：$c/K_a = 0.10/6.3 \times 10^{-4} = 1.6 \times 10^2 < 500$，故可用式(6-21)计算$[H_3O^+]$。

$$[H_3O^+] = -\frac{K_a}{2} + \sqrt{\frac{K_a^2}{4} + K_a \cdot c}$$
$$= -\frac{6.3 \times 10^{-4}}{2} + \sqrt{\frac{(6.3 \times 10^{-4})^2}{4} + 6.3 \times 10^{-4} \times 0.10} \text{ mol} \cdot \text{L}^{-1}$$
$$= 7.6 \times 10^{-3} \text{ mol} \cdot \text{L}^{-1}$$

$$pH = -\lg[H_3O^+] = -\lg(7.6 \times 10^{-3}) = 2.12$$

$$\alpha = \frac{[H_3O^+]}{c} \times 100\% = \frac{7.6 \times 10^{-3} \text{ mol} \cdot \text{L}^{-1}}{0.10 \text{ mol} \cdot \text{L}^{-1}} \times 100\% = 7.6\%$$

例6-7 计算在298.15 K时，$1.0 \times 10^{-4} \text{ mol} \cdot \text{L}^{-1}$ HCN溶液的$[H_3O^+]$、pH及α。已知$K_a(\text{HCN}) = 6.2 \times 10^{-10}$。

解：由于 $c \cdot K_a = 1.0 \times 10^{-4} \times 6.2 \times 10^{-10} = 6.2 \times 10^{-14} < 20K_w$，

且 $c/K_a = 1.0 \times 10^{-4}/6.2 \times 10^{-10} = 1.6 \times 10^5 > 500$，

故可用式(6-19)计算：

$$[H_3O^+] = \sqrt{K_a \cdot c + K_w}$$
$$= \sqrt{6.2 \times 10^{-10} \times 1.0 \times 10^{-4} + 1.0 \times 10^{-14}} \text{ mol} \cdot \text{L}$$
$$= 2.7 \times 10^{-7} \text{ mol} \cdot \text{L}$$

$$pH = -\lg[H_3O^+] = -\lg(2.7 \times 10^{-7}) = 6.57$$

$$\alpha = \frac{[H_3O^+]}{c} \times 100\% = \frac{2.7 \times 10^{-7} \text{ mol} \cdot \text{L}^{-1}}{1.0 \times 10^{-4} \text{ mol} \cdot \text{L}^{-1}} \times 100\% = 0.27\%$$

（二）多元弱酸溶液pH的计算

凡是能够给出两个或更多个质子的酸称为多元弱酸（polyprotic acid），如H_2SO_4、H_2CO_3、$H_2C_2O_4$、H_3PO_4和H_2S等。多元弱酸在水中是分步解离的，每一步解离都有其对应的解离常数。

例如，三元弱酸H_3PO_4分三步解离：

$$H_3PO_4(aq) + H_2O(l) \rightleftharpoons H_3O^+(aq) + H_2PO_4^-(aq) \qquad K_{a1} = 6.9 \times 10^{-3}$$
$$H_2PO_4^-(aq) + H_2O(l) \rightleftharpoons H_3O^+(aq) + HPO_4^{2-}(aq) \qquad K_{a2} = 6.1 \times 10^{-8}$$
$$HPO_4^{2-}(aq) + H_2O(l) \rightleftharpoons H_3O^+(aq) + PO_4^{3-}(aq) \qquad K_{a3} = 4.8 \times 10^{-13}$$

由于存在同离子效应，第一步解离产生的H_3O^+将抑制第二、第三步解离，因此，解离常数的大小依次为$K_{a1} \gg K_{a2} \gg K_{a3}$。

对于多元弱酸，H_3O^+浓度的主要来源为第一步解离，即多元弱酸的酸性，主要由第一步解离决定。若对多元弱酸的相对强弱进行比较时，只需比较它们的第一级解离常数即可。

若计算多元弱酸溶液的H_3O^+浓度，只考虑第一步解离就可以了，若需计算第二、第三步解离的其他物种浓度时，则需考虑第二或者第三步解离平衡。

根据以上讨论，对于二元弱酸溶液pH的计算可以归纳如下：

（1）当$K_{a1}/K_{a2} > 10^2$，且$c \cdot K_{a1} \geq 20K_w$时，忽略弱酸的第二步解离和$K_w$，只考虑弱酸提供的

[H_3O^+],故按一元弱酸近似公式计算溶液中的[H_3O^+]:

$$[H_3O^+] = -\frac{K_{a1}}{2} + \sqrt{\frac{K_{a1}^2}{4} + K_{a1} \cdot c} \tag{6-23}$$

(2) 当 $K_{a1}/K_{a2} > 10^2$, $c \cdot K_{a1} \geq 20K_w$, 且 $c/K_{a1} \geq 500$ 时,按一元弱酸最简公式计算溶液中的 [H_3O^+]:

$$[H_3O^+] = \sqrt{K_{a1} \cdot c} \tag{6-24}$$

例 6-8 计算在 298.15 K 时,0.040 mol·L^{-1} H$_2$CO$_3$ 溶液中的[H_3O^+]、[HCO_3^-]、[CO_3^{2-}]各为多少?pH 和 α 各为多少?已知 $K_{a1}(H_2CO_3) = 4.5 \times 10^{-7}$, $K_{a2}(H_2CO_3) = 4.7 \times 10^{-11}$。

解:(1)第一种解法,因为 $K_{a1}/K_{a2} > 10^2$,可忽略第二步解离, $c \cdot K_{a1} \geq 20K_w$,可忽略水的解离,计算溶液中的[$H_3O^+$]只考虑 H$_2CO_3$ 的第一步解离:

$$H_2CO_3(aq) + H_2O(l) \rightleftharpoons H_3O^+(aq) + HCO_3^-(aq)$$

起始浓度/(mol·L^{-1}) c 0   0
平衡浓度/(mol·L^{-1})   0.040−x≈0.040 x x

$$K_{a1} = \frac{[H_3O^+][HCO_3^-]}{[H_2CO_3]} = \frac{(x \text{ mol} \cdot L^{-1})^2}{0.040 \text{ mol} \cdot L^{-1}} = 4.5 \times 10^{-7}$$

整理得

$$x = [H_3O^+] = [HCO_3^-] = 1.3 \times 10^{-4} \text{ mol} \cdot L^{-1}$$

第二种解法,由于 $K_{a1}/K_{a2} > 10^2$, $c \cdot K_{a1} \geq 20K_w$,且 $c/K_{a1} = 0.040/4.5 \times 10^{-7} = 8.9 \times 10^4 > 500$,直接采用式(6-24)计算:

$$[H_3O^+] = \sqrt{K_{a1} \cdot c} = \sqrt{4.5 \times 10^{-7} \times 0.040 \text{ mol} \cdot L^{-1}} = 1.3 \times 10^{-4} \text{ mol} \cdot L^{-1}$$

$$[H_3O^+] = [HCO_3^-] = 1.3 \times 10^{-4} \text{ mol} \cdot L^{-1}$$

(2) 计算[CO_3^{2-}],设[CO_3^{2-}] = y mol·L^{-1}

$$HCO_3^-(aq) + H_2O(l) \rightleftharpoons H_3O^+(aq) + CO_3^{2-}(aq)$$

平衡浓度/(mol·L^{-1})   1.3×10^{-4} 1.3×10^{-4} y

$$K_{a2} = \frac{[H_3O^+][CO_3^{2-}]}{[HCO_3^-]} = \frac{1.3 \times 10^{-4} \text{ mol} \cdot L^{-1} \times y \text{ mol} \cdot L^{-1}}{1.3 \times 10^{-4} \text{ mol} \cdot L^{-1}} = 4.7 \times 10^{-11}$$

整理得

$$y = [CO_3^{2-}] \approx K_{a2} = 4.7 \times 10^{-11} \text{ mol} \cdot L^{-1}$$

$$\text{pH} = -\lg[H_3O^+] = -\lg(1.3 \times 10^{-4}) = 3.89$$

$$\alpha = \frac{[H_3O^+]}{c} \times 100\% = \frac{1.3 \times 10^{-4} \text{ mol} \cdot L^{-1}}{0.040 \text{ mol} \cdot L^{-1}} \times 100\% = 0.33\%$$

计算结果表明,在 0.040 mol·L^{-1} H$_2$CO$_3$ 溶液中,H$_2$CO$_3$ 的解离度仅为 0.33%,主要以 H$_2$CO$_3$ 分子形式存在。在二元弱酸 H$_2$A 溶液中,[A^{2-}] ≈ K_{a2},酸根离子 A^{2-} 的浓度与该酸的起始浓度无关。

三、一元弱碱、多元弱碱溶液 pH 的计算

同理,按一元弱酸和多元弱酸的推导结果以及应用条件,得出相应的一元弱碱和多元弱碱溶液中[OH$^-$]的近似式和最简式。

(一) 一元弱碱溶液 pH 的计算

(1) 当 $c \cdot K_b < 20K_w$,且 $c/K_b \geq 500$ 时,得

$$[OH^-] = \sqrt{K_b \cdot c + K_w} \tag{6-25}$$

式(6-25)为一元弱碱溶液中[OH^-]的近似计算式。

(2) 当 $c \cdot K_b \geq 20K_w$，且 $c/K_b < 500$ 时，溶液的[OH^-]按下式计算：

$$[OH^-] = -\frac{K_b}{2} + \sqrt{\frac{K_b^2}{4} + K_b \cdot c} \tag{6-26}$$

式(6-26)为一元弱碱溶液中[OH^-]的近似计算式。

(3) 当 $c \cdot K_b \geq 20K_w$，且 $c/K_b \geq 500$ 时，可看成 $c - [OH^-] \approx c$，由式(6-25)得

$$[OH^-] = \sqrt{K_b \cdot c} \tag{6-27}$$

式(6-27)为一元弱碱溶液中[OH^-]的最简计算式。

例 6-9 平喘药左旋麻黄碱（L-$C_{10}H_{15}ON$）为一元弱碱，在 283.15 K 时，它的 $K_b = 9.08×10^{-5}$，计算质量浓度为 $1.00\ g \cdot L^{-1}$ 的左旋麻黄碱溶液的 pH。

解：左旋麻黄碱摩尔质量 $M = 165\ g \cdot mol^{-1}$，左旋麻黄碱的浓度为

$$c = 1.00\ g \cdot L^{-1}/165\ g \cdot mol^{-1} = 6.06×10^{-3}\ mol \cdot L^{-1}$$

由于 $c/K_b = 6.06×10^{-3}/9.08×10^{-5} = 66.7 < 500$，故用式(6-26)计算：

$$[OH^-] = -\frac{K_b}{2} + \sqrt{\frac{K_b^2}{4} + K_b \cdot c}$$

$$= -\frac{9.08×10^{-5}}{2} + \sqrt{\frac{(9.08×10^{-5})^2}{4} + 9.08×10^{-5}×6.06×10^{-3}}\ mol \cdot L$$

$$= 6.98×10^{-4}\ mol \cdot L$$

$$pOH = -lg[OH^-] = -lg(6.98×10^{-4}) = 3.16$$

$$pH = 14 - pOH = 10.84$$

例 6-10 计算 $0.10\ mol \cdot L^{-1}$ NaAc 溶液中的[OH^-]、pH 及 α。已知 $K_a(HAc) = 1.75×10^{-5}$。

解：Ac^--HAc 是一对共轭酸碱对，$K_a(HAc) = 1.75×10^{-5}$

$$K_b = \frac{K_w}{K_a} = \frac{1.0×10^{-14}}{1.75×10^{-5}} = 5.7×10^{-10}$$

由于 $c \cdot K_b = 0.10×5.7×10^{-10} = 5.7×10^{-11} > 20K_w$，且 $c/K_b = 0.10/(5.7×10^{-10}) = 1.8×10^8 > 500$，故用最简式(6-27)计算：

$$[OH^-] = \sqrt{K_b \cdot c} = \sqrt{5.7×10^{-10}×0.10\ mol \cdot L^{-1}} = 7.5×10^{-6}\ mol \cdot L^{-1}$$

$$pOH = -lg[OH^-] = -lg(7.5×10^{-6}) = 5.12$$

$$pH = 14 - pOH = 8.88$$

$$\alpha = \frac{[OH^-]}{c} ×100\% = \frac{7.5×10^{-6}\ mol \cdot L^{-1}}{0.10\ mol \cdot L^{-1}} ×100\% = 0.0075\%$$

(二) 多元弱碱溶液 pH 的计算

凡是能够接受两个或更多个质子的弱碱称为**多元弱碱**（polyprotic base），如 S^{2-}、CO_3^{2-}、PO_4^{3-} 等均为多元弱碱。多元弱碱在水中也是分步接受质子的，溶液中碱度的计算与多元弱酸相似，只不过将 K_a 换为 K_b 即可。计算弱碱溶液中[OH^-]近似公式和最简式如下：

(1) 当 $K_{b1}/K_{b2} > 10^2$，且当 $c \cdot K_{b1} \geq 20K_w$ 时，忽略 K_w，只考虑弱碱提供的[OH^-]：

$$[OH^-] = -\frac{K_{b1}}{2} + \sqrt{\frac{K_{b1}^2}{4} + K_{b1} \cdot c} \tag{6-28}$$

(2) 当 $c \cdot K_{b1} \geq 20K_w$ 时，且 $c/K_{b1} \geq 500$ 时，溶液中的[OH^-]按一元弱碱最简式计算：

$$[OH^-] = \sqrt{K_{b1} \cdot c} \tag{6-29}$$

例 6-11 计算 $0.10\ mol \cdot L^{-1}\ Na_2C_2O_4$ 水溶液的 pH。

解：已知 $K_{b1}(C_2O_4^{2-}) = 6.7 \times 10^{-11}$，$K_{b2}(C_2O_4^{2-}) = 1.8 \times 10^{-13}$，显然，$K_{b1}/K_{b2} > 10^2$，且 $c/K_{b1} = 0.10/(6.7 \times 10^{-11}) = 1.5 \times 10^9 > 500$，故可用最简式(6-29)直接计算：

$$[OH^-] = \sqrt{K_{b1} \cdot c} = \sqrt{6.7 \times 10^{-11} \times 0.10 \text{ mol} \cdot L^{-1}} = 2.6 \times 10^{-6} \text{ mol} \cdot L^{-1}$$

$$pOH = -\lg[OH^-] = -\lg(2.6 \times 10^{-6}) = 5.58$$

$$pH = 14 - pOH = 8.42$$

应当注意，pH 及 pK_a 等对数值，其有效数字的位数仅取决于小数点后面数字的位数，而其整数部分的数字只代表原值的幂次。关于 pH 及 pK_a 的计算，通常应保留到小数点以后第 2 位。

四、两性物质溶液 pH 的计算

按照酸碱质子理论，既能给出质子又能接受质子的物质是两性物质。例如，酸式盐 $NaHCO_3$、NaH_2PO_4、Na_2HPO_4 等，弱酸弱碱盐 NH_4Ac、NH_4CN 以及氨基酸都是两性物质。其质子传递平衡比较复杂，在计算两性物质溶液中 $[H_3O^+]$ 或 $[OH^-]$ 时，可以根据具体情况，抓住溶液中的主要平衡，进行近似处理。

下面以 NaH_2PO_4 为例讨论两性物质溶液 pH 的计算。

假设 NaH_2PO_4 溶液的浓度为 c，在 NaH_2PO_4 溶液中存在下列平衡：

$$H_2PO_4^-(aq) + H_2O(l) \rightleftharpoons H_3O^+(aq) + HPO_4^{2-}(aq) \quad (1)$$

$$K_a = \frac{[H_3O^+][HPO_4^{2-}]}{[H_2PO_4^-]}$$

$$H_2PO_4^-(aq) + H_2O(l) \rightleftharpoons OH^-(aq) + H_3PO_4(aq) \quad (2)$$

$$K_b = \frac{[H_3PO_4][OH^-]}{[H_2PO_4^-]}$$

令 $K'_a = \dfrac{K_w}{K_b}$，$[H_3PO_4] = \dfrac{[H_3O^+][H_2PO_4^-]}{K'_a}$

$$H_2O(l) + H_2O(l) \rightleftharpoons H_3O^+(aq) + OH^-(aq) \quad (3)$$

$$K_w = [H_3O^+] \cdot [OH^-]$$

第一个解离平衡中 $H_2PO_4^-$ 给出质子，第二个解离平衡中 $H_2PO_4^-$ 接受质子。溶液中的 H_3O^+ 来源于反应(1)和反应(3)的解离，而溶液中的 OH^- 来源于反应(2)和反应(3)的解离，即 $[H_3O^+] = [H_3O^+]_1 + [H_3O^+]_3$，$[OH^-] = [OH^-]_2 + [OH^-]_3$，根据平衡原理及 $H_2PO_4^-$ 和 H_2O 的解离平衡，经整理得到计算两性物质溶液中 $[H_3O^+]$ 的精确计算式：

$$[H_3O^+] = \sqrt{\frac{K'_a(K_a \cdot [H_2PO_4^-] + K_w)}{K'_a + [H_2PO_4^-]}}$$

在大多数情况下，两性物质($H_2PO_4^-$)结合质子和给出质子的倾向均很小。因此，$[H_2PO_4^-] \approx c$，上式可近似处理得

$$[H_3O^+] = \sqrt{\frac{K'_a(K_a \cdot c + K_w)}{K'_a + c}} \quad (6\text{-}30)$$

当 $c \cdot K_a \geq 20K_w$，K_w 可忽略，式(6-30)可近似处理得

$$[H_3O^+] = \sqrt{\frac{K'_a \cdot K_a \cdot c}{K'_a + c}} \quad (6\text{-}31)$$

当 $c \geq 20K'_a$ 时，$K'_a + c \approx c$，且 $c \cdot K_a \geq 20K_w$ 时，式(6-31)可简化得

$$[H_3O^+] = \sqrt{K'_a \cdot K_a} \text{ 或 } pH = \frac{1}{2}(pK'_a + pK_a) \quad (6\text{-}32)$$

式(6-32)是计算两性物质溶液中[H_3O^+]或 pH 的最简计算式。

式中：K_a为该酸式盐作为酸时的解离常数；K'_a为该酸式盐作为碱时其对应的共轭酸的解离常数；c为该酸式盐的初始浓度。

例 6-12 定性说明 NaH_2PO_4 溶液的酸碱性。

解：在 NaH_2PO_4 溶液中，主要存在如下平衡：

$$H_2PO_4^-(aq) + H_2O(l) \rightleftharpoons H_3O^+(aq) + HPO_4^{2-}(aq)$$
$$K_{a2} = 6.1\times10^{-8}$$
$$H_2PO_4^-(aq) + H_2O(l) \rightleftharpoons OH^-(aq) + H_3PO_4(aq)$$
$$K_{b3} = K_w/K_{a1} = 1.0\times10^{-14}/6.9\times10^{-3} = 1.4\times10^{-12}$$

第一个解离平衡中 $H_2PO_4^-$ 给出质子，第二个解离平衡中 $H_2PO_4^-$ 接受质子。因此，K_{a2}、K_{b3} 分别是 NaH_2PO_4 的酸度常数和碱度常数，因为 $K_{a2} > K_{b3}$，所以 $H_2PO_4^-$ 给出质子的能力大于接受质子的能力，溶液显酸性。

例 6-13 计算 $0.010\ mol\cdot L^{-1}\ Na_2HPO_4$ 水溶液的 pH。已知 H_3PO_4 的 $K_{a1} = 6.9\times10^{-3}$，$K_{a2} = 6.1\times10^{-8}$，$K_{a3} = 4.8\times10^{-13}$。

解：HPO_4^{2-} 作为酸时的解离常数为 $K_{a3} = 4.8\times10^{-13} \approx K_w$，即 K_w 不能忽略。但是 $K'_a + c \approx 6.1\times10^{-8} + 0.010 \approx c$，所以可用式(6-30)计算：

$$[H_3O^+] = \sqrt{\frac{K'_a(K_a\cdot c + K_w)}{K'_a + c}}$$

$$= \sqrt{\frac{6.1\times10^{-8}\times(4.8\times10^{-13}\times0.010 + 1.0\times10^{-14})}{6.1\times10^{-8} + 0.010}}\ mol\cdot L^{-1}$$

$$= 3.0\times10^{-10}\ mol\cdot L^{-1}$$

$$pH = -\lg[H_3O^+] = -\lg(3.0\times10^{-10}) = 9.52$$

如果忽略水的解离，用式(6-32)计算得

$$[H_3O^+] = \sqrt{K'_a\cdot K_a} = \sqrt{6.1\times10^{-8}\times4.8\times10^{-13}}\ mol\cdot L^{-1} = 1.7\times10^{-10}\ mol\cdot L^{-1}$$

$$pH = -\lg[H_3O^+] = -\lg(1.7\times10^{-10}) = 9.77$$

与没有忽略水的解离时计算的[H_3O^+] $3.0\times10^{-10}\ mol\cdot L^{-1}$ 相比，相对误差达 43.3%。

例 6-14 计算 $0.10\ mol\cdot L^{-1}\ NaHCO_3$ 水溶液的 pH。

解：已知 $c = 0.10\ mol\cdot L^{-1}$，$K'_a(H_2CO_3) = 4.5\times10^{-7}$，$K_a(HCO_3^-) = 4.7\times10^{-11}$，因为 $c\cdot K_a \geq 20K_w$，$c \geq 20K'_a$，故可采用最简公式(6-32)计算得

$$[H_3O^+] = \sqrt{K'_a\cdot K_a} = \sqrt{4.5\times10^{-7}\times4.7\times10^{-11}}\ mol\cdot L^{-1} = 4.6\times10^{-9}\ mol\cdot L^{-1}$$

$$pH = -\lg[H_3O^+] = -\lg(4.6\times10^{-9}) = 8.34$$

例 6-15 计算 $0.10\ mol\cdot L^{-1}\ NH_4Ac$ 水溶液的 pH，已知 $K_b(NH_3) = 1.8\times10^{-5}$。

解：$K_a(NH_4^+) = \dfrac{K_w}{K_b(NH_3)} = \dfrac{1.0\times10^{-14}}{1.8\times10^{-5}} = 5.6\times10^{-10}$

$$K'_a = K_a(HAc) = 1.75\times10^{-5}$$

由于 $c\cdot K_a \geq 20K_w$，又 $c \geq 20K'_a$，故可采用最简公式(6-32)计算得：

$$[H_3O^+] = \sqrt{K'_a\cdot K_a} = \sqrt{1.75\times10^{-5}\times5.6\times10^{-10}}\ mol\cdot L^{-1} = 9.9\times10^{-8}\ mol\cdot L^{-1}$$

$$pH = -\lg[H_3O^+] = -\lg(9.9\times10^{-8}) = 7.01$$

例 6-16 在科学研究中广泛使用磷酸及其盐调控溶液的 pH。计算下列溶液混合后的 pH(忽略混合时溶液体积的变化)。

(1) $0.10\ mol\cdot L^{-1}\ NaOH$ 溶液 50 mL 与 $0.10\ mol\cdot L^{-1}\ H_3PO_4$ 溶液 50 mL。

(2) 0.10 mol·L^{-1} NaOH 溶液 100 mL 与 0.10 mol·L^{-1} H$_3$PO$_4$ 溶液 50 mL。
(3) 0.10 mol·L^{-1} NaOH 溶液 150 mL 与 0.10 mol·L^{-1} H$_3$PO$_4$ 溶液 100 mL。

解：上述溶液混合后将发生酸碱反应，最终溶液中实际存在的物质决定溶液的 pH。

(1) 等浓度等体积的 NaOH 和 H$_3$PO$_4$ 混合，溶液中发生如下反应：

$$H_3PO_4(aq) + OH^-(aq) \rightleftharpoons H_2O(l) + H_2PO_4^-(aq)$$

即混合后的溶液由 0.05 mol·L^{-1} 的 H$_2$PO$_4^-$ 构成，H$_2$PO$_4^-$ 为两性物质，其 $K_a = K_{a2} = 6.1 \times 10^{-8}$，$K'_a = K_{a1} = 6.9 \times 10^{-3}$，$c \cdot K_{a2} > 20K_w$，$c < 20K'_a$，故用近似式计算 [H$_3O^+$]：

$$[H_3O^+] = \sqrt{\frac{K'_a \cdot K_a \cdot c}{K'_a + c}} = \sqrt{\frac{6.9 \times 10^{-3} \times 6.1 \times 10^{-8} \times 0.05}{6.9 \times 10^{-3} + 0.05}} = 1.9 \times 10^{-3} \text{ mol·L}^{-1}$$

$$pH = -lg[H_3O^+] = -lg(1.9 \times 10^{-3}) = 2.72$$

(2) 0.10 mol·L^{-1} NaOH 溶液 100 mL 与 0.10 mol·L^{-1} H$_3$PO$_4$ 溶液 50 mL 混合后溶液中反应生成 0.033 mol·L^{-1} 的 HPO$_4^{2-}$：

$$H_3PO_4(aq) + 2OH^-(aq) \rightleftharpoons 2H_2O(l) + HPO_4^{2-}(aq)$$

HPO$_4^{2-}$ 为两性物质，其 $K_a = K_{a3} = 4.8 \times 10^{-13}$，$K'_a = K_{a2} = 6.1 \times 10^{-8}$，$c \cdot K_a < 20K_w$，$c > 20K'_a$，故用近似式计算 [H$_3O^+$]：

$$[H_3O^+] = \sqrt{\frac{K'_a(K_a \cdot c + K_w)}{K'_a + c}}$$

$$= \sqrt{\frac{6.1 \times 10^{-8} \times (4.8 \times 10^{-13} \times 0.033 + 1.0 \times 10^{-14})}{6.1 \times 10^{-8} + 0.033}} \text{ mol·L}^{-1}$$

$$= 2.2 \times 10^{-10} \text{ mol·L}^{-1}$$

$$pH = -lg[H_3O^+] = -lg(2.2 \times 10^{-10}) = 9.66$$

(3) 0.10 mol·L^{-1} NaOH 溶液 150 mL 与 0.10 mol·L^{-1} H$_3$PO$_4$ 溶液 100 mL 混合后，溶液中发生如下反应：

$$2H_3PO_4(aq) + 3OH^-(aq) \rightleftharpoons H_2PO_4^-(aq) + HPO_4^{2-}(aq) + 3H_2O(l)$$

混合后溶液中反应生成等量的 0.020 mol·L^{-1} 的 H$_2$PO$_4^-$ 和 HPO$_4^{2-}$：

$$H_2PO_4^-(aq) + H_2O(l) \rightleftharpoons H_3O^+(aq) + HPO_4^{2-}(aq) \quad K_{a2} = 6.1 \times 10^{-8}$$

$$K_{a2} = \frac{[H_3O^+][HPO_4^{2-}]}{[H_2PO_4^-]} = 6.1 \times 10^{-8}$$

$$[H_3O^+] = K_{a2} = 6.1 \times 10^{-8} \text{ mol·L}^{-1}$$

$$pH = -lg[H_3O^+] = -lg(6.1 \times 10^{-8}) = 7.21$$

pH 的概念在化学和医学上应用非常广泛，若粗略测定水溶液的 pH 或 pH 范围可用广泛或精密 pH 试纸和酸碱指示剂，若准确测定水溶液的 pH 可用不同型号的酸度计（即 pH 计）。

人体血液的酸碱性可以直接影响全身各细胞功能的正常作用，正常人体血液 pH 总是维持在 7.35～7.45，pH 偏离正常范围 0.4 个单位以上，就会有生命危险。若 pH < 7.35 时，就会发生酸中毒。临床上治疗胃酸过多或酸中毒时，常用乳酸钠、碳酸氢钠、氢氧化铝等，因为乳酸钠或碳酸氢钠溶于水后，其水溶液显碱性，可以中和多余的酸。若 pH > 7.45 时，就会发生碱中毒。临床上治疗碱中毒时，使用氯化铵，其水溶液显酸性可以中和多余的碱。

某些药物与潮湿的空气接触，可以因水解而变质，对于易水解的药物在制剂时通常制成片剂或胶囊等，如需制成注射液，则考虑制成粉针剂，如青霉素类药物，在近中性（pH = 6～7）溶液中较为稳定，酸性或碱性溶液均使之分解加速，在临用前最好用注射用水溶解或用等渗氯化钠注射液溶解青霉素类药物，通常将易水解的、不稳定的药物密闭保存在干燥、低温及暗处。

弱酸性药物如水杨酸和巴比妥类药物在酸性的胃液中几乎不解离，呈分子型，易在胃中吸收。

弱碱性药物如奎宁、麻黄碱、地西泮在胃中几乎全部呈解离形式,很难吸收;而在肠道中,由于 pH 比较高,容易被吸收。许多弱碱性药物口服吸收差的主要原因就是经过胃的酸性环境或成离子状态不易被吸收或趋于被破坏,这也是它们常采用注射给药的原因之一。碱性极弱的咖啡因和茶碱在酸性介质中解离也很少,在胃中易被吸收。强碱性药物如胍乙啶在整个胃肠道中多是离子化的,以及完全离子化的季铵盐类和磺酸类药物在消化道吸收很差。

本章小结

解离度 α 和弱酸(碱)解离常数 $K_a(K_b)$ 均可表示弱电解质的相对强弱。但 $K_a(K_b)$ 只与弱电解质的本性和温度有关,与浓度无关。解离度 α 不仅与温度有关,而且与弱电解质溶液的浓度有关。$K_a(K_b)$ 与解离度 α 之间的关系符合稀释定律。即

$$\alpha = \sqrt{\frac{K_a}{c}} \text{ 或 } \alpha = \frac{[H_3O^+]}{c} \times 100\%$$

$$\alpha = \sqrt{\frac{K_b}{c}} \text{ 或 } \alpha = \frac{[OH^-]}{c} \times 100\%$$

同离子效应使弱电解质的解离度降低,盐效应使弱电解质的解离度略有增大。通常情况下,同离子效应大于盐效应,二者共存时,往往忽略盐效应的影响。

酸碱质子理论:凡是能够给出质子的物质称为酸,凡是能够接受质子的物质称为碱,既能给出又能接受质子的物质称为两性物质。仅相差一个质子的酸碱对称为共轭酸碱对,共轭酸 K_a 和其共轭碱 K_b 间满足:$K_a \cdot K_b = K_w$。酸和碱的关系:酸 $\rightleftharpoons$ H^+ + 碱,酸碱反应的实质是两个共轭酸碱对之间质子传递的反应。

各种溶液 pH 的最简计算公式及条件

溶液类型	最简计算公式	使用条件
强酸	$[H_3O^+] = c_\text{酸}$	$c_\text{酸} > 20[OH^-]$
强碱	$[OH^-] = c_\text{碱}$	$c_\text{碱} > 20[H_3O^+]$
一元弱酸	$[H_3O^+] = \sqrt{K_a \cdot c}$	$c \cdot K_a \geq 20K_w$,且 $c/K_a > 500$
一元弱碱	$[OH^-] = \sqrt{K_b \cdot c}$	$c \cdot K_b \geq 20K_w$,且 $c/K_b \geq 500$
多元弱酸	$[H_3O^+] = \sqrt{K_{a1} \cdot c}$	$c \cdot K_{a1} \geq 20K_w$,且 $c/K_{a1} \geq 500$
多元弱碱	$[OH^-] = \sqrt{K_{b1} \cdot c}$	$c \cdot K_{b1} \geq 20K_w$,且 $c/K_{b1} \geq 500$
两性物质	$[H_3O^+] = \sqrt{K_a' \cdot K_a}$	$c \cdot K_a \geq 20K_w$,且 $c \geq 20K_a'$

习 题

1. 根据酸碱质子理论判断下列物质在水溶液中哪些是质子酸?哪些是质子碱?哪些是两性物质?

$HCN, OH^-, HCO_3^-, H_2PO_4^-, HSO_4^-, H_2S, HCOOH, H_2C_2O_4, HS^-, NH_4^+, S^{2-}, [Al(H_2O)_6]^{3+}, NH_4Ac, CO_3^{2-}, NH_2CH_2COOH, H_3PO_4, H_3O^+$

2. 指出下列酸碱的各自相应的共轭碱或共轭酸。

$H_2O, [Fe(OH)(H_2O)_5]^{2+}, C_2O_4^{2-}, H_2CO_3, S^{2-}, NH_4^+, Ac^-, H_2PO_4^-, HAc$

3. 根据酸碱质子理论写出 NH_4^+ 和 HF 在水中的解离平衡反应式及酸度常数 K_a 表达式。

4. 弱电解质溶液稀释时,为什么解离度会增大?而溶液中水合氢离子(H_3O^+)或氢氧根离子(OH^-)的浓度反而减小呢?

5. 什么是弱电解质溶液中的同离子效应和盐效应？在同离子效应存在的同时，是否存在盐效应？两种效应中以哪个效应为主？

6. 计算 $0.10\ \text{mol·L}^{-1}$ NaCN 溶液中的 $[OH^-]$、$[H_3O^+]$ 和 pH。已知 HCN 的 $K_a = 6.2\times10^{-10}$。

7. 计算 $0.10\ \text{mol·L}^{-1}$ H_2S 水溶液中同时含有 $0.10\ \text{mol·L}^{-1}$ HCl 时的 S^{2-} 浓度。已知 H_2S 的 $K_{a1} = 8.9\times10^{-8}$，$K_{a2} = 1.2\times10^{-13}$。

8. 麻黄碱（$C_{10}H_{15}ON$）又名麻黄素，为一元弱碱，常用于预防及治疗支气管哮喘及鼻黏膜肿胀、低血压等。实验测得其水溶液的 pH 为 10.26，已知麻黄碱的 $K_b = 2.33\times10^{-5}$，求麻黄碱的浓度。

9. 乳酸（$HC_3H_5O_3$）是糖酵解的最终产物，在体内积蓄会引起机体疲劳和酸中毒，已知乳酸的 $K_a = 1.4\times10^{-4}$。试计算浓度为 $1.0\times10^{-3}\ \text{mol·L}^{-1}$ 溶液的 pH。

10. 氢氟酸的 $K_a = 6.3\times10^{-4}$，问氢氟酸浓度多大时，才能使溶液中的 $[H_3O^+]$ 为 $0.018\ \text{mol·L}^{-1}$？

11. 温度为 298.15 K 时，NH_3 的 $K_b = 1.8\times10^{-5}$，计算：

(1) $0.10\ \text{mol·L}^{-1}$ NH_3 水溶液中的 $[OH^-]$ 及 α。

(2) 在 1 L $0.10\ \text{mol·L}^{-1}$ NH_3 水溶液中加入 $0.20\ \text{mol}$ NH_4Cl（忽略引起的体积变化）后溶液中的 $[OH^-]$ 和解离度 α。并比较计算结果。

12. 计算在 298.15 K 时，$0.01\ \text{mol·L}^{-1}$ 一氯乙酸（$CH_2ClCOOH$）溶液的 pH 和 α。已知一氯乙酸的 $K_a = 1.3\times10^{-3}$。

13. 计算在 298.15 K 时，$1.0\times10^{-4}\ \text{mol·L}^{-1}$ 乙胺溶液的 pH。已知乙胺的 $K_b = 4.5\times10^{-4}$。

14. 计算在 298.15 K 时，$0.10\ \text{mol·L}^{-1}$ Na_2CO_3 水溶液的 pH 及 α。已知 CO_3^{2-} 的 $K_{b1} = 2.1\times10^{-4}$，$K_{b2} = 2.2\times10^{-8}$。

15. 计算 $0.10\ \text{mol·L}^{-1}$ H_2S 水溶液中的 $[H_3O^+]$、pH、$[S^{2-}]$ 和 H_2S 的 α。已知 H_2S 的 $K_{a1} = 8.9\times10^{-8}$，$K_{a2} = 1.2\times10^{-13}$。

16. 计算在 298.15 K 时，$0.10\ \text{mol·L}^{-1}$ NH_4CN 溶液的 pH。已知 $K_a(HCN) = 6.2\times10^{-10}$，$K_a(NH_4^+) = 5.6\times10^{-10}$。

17. 计算在 298.15 K 时，$0.10\ \text{mol·L}^{-1}$ 甘氨酸（氨基乙酸）溶液的 pH。已知甘氨酸的 $K_{a1} = 4.5\times10^{-3}$，$K_{a2} = 1.6\times10^{-10}$。

18. 判断下列说法是否正确？并说明原因。

(1) 在一定温度下，弱酸浓度越大，解离度越小，因此溶液中的 $[H_3O^+]$ 一定越小。

(2) 已知 $0.10\ \text{mol·L}^{-1}$ 一元弱酸 HA 的 pH = 3.00，在同温度下，$0.10\ \text{mol·L}^{-1}$ 一元弱碱 NaA 的 pH = 11.00。

(3) 在任意条件下，水的离子积 K_w 都等于 K_a 和 K_b 的乘积。

(4) 根据酸碱质子理论，H_2CO_3 和 CO_3^{2-} 是一对共轭酸碱对。

(5) 在一元弱酸 HA 溶液中加入少量 NaCl 溶液，该弱酸的解离常数和解离度均不变。

(陈志琼)

第七章 缓冲溶液

学习目标

掌握 缓冲溶液的基本概念及其组成特点;缓冲溶液 pH 的计算公式及影响 pH 的因素。

熟悉 缓冲溶液的作用原理;缓冲容量的基本概念及影响因素;缓冲溶液的配制原则、方法和步骤。

了解 标准缓冲溶液的组成及缓冲溶液在医药上的意义。

第一节 缓冲溶液的概念及组成特点

案例 7-1

人体内的各种体液都具有一定的 pH 范围,例如,正常人血液的 pH 严格地保持在 7.35~7.45,如果血液的 $\Delta pH > 0.1$,就会出现不同程度的酸中毒或碱中毒症状,严重时会危及生命。那么 pH 改变 0.1 个单位是怎样一个概念呢?用一个实验来说明这个问题。

(1) 在 10 mL 纯水和 10 mL NaCl 溶液中,分别加入 1 滴 1.0 mol·L^{-1}的 HCl 或 NaOH 溶液,结果显示 pH 明显减小或增大,至少相差了 4~5 个 pH 单位。

(2) 人在饮食过程中,会摄入一定量的酸性或碱性物质,同时体内物质代谢时也会产生一些酸性或碱性物质,如乳酸、丙酮酸、氨基酸等,但是血液不同于纯水和 NaCl 溶液,它的 pH 基本不变。

问题:

1. 纯水和 NaCl 溶液与血液在组成上有什么差异?
2. 为什么外来少量强酸或强碱侵入时,纯水和 NaCl 溶液的 pH 改变幅度非常大,而血液的 pH 基本不变?

298.15 K 时,在 50 mL 的纯水、50 mL 0.10 mol·L^{-1} NaCl 溶液以及 50 mL 含 0.10 mol·L^{-1} HAc 和 0.10 mol·L^{-1} NaAc 的混合溶液中,分别加入 0.05 mL 浓度为 1.0 mol·L^{-1}的强酸 HCl 溶液或 1.0 mol·L^{-1}的强碱 NaOH 溶液,其 pH 变化见表 7-1。

表 7-1 三种溶液加强酸(碱)前后的 pH

时期	纯水	0.10 mol·L^{-1} NaCl	0.10 mol·L^{-1} HAc 和 NaAc
开始时 pH	7.00	7.00	4.75
加入 0.05 mL 1.0 mol·L^{-1} HCl 后 pH	3.00	3.00	4.74
加入 0.05 mL 1.0 mol·L^{-1} NaOH 后 pH	11.00	11.00	4.76

表 7-1 表明,三种溶液加入等量的 HCl 和 NaOH 后,pH 变化幅度明显不同,纯水和 NaCl 溶液 pH 均改变 4 个单位;而 HAc 和 NaAc 混合溶液的 pH 仅改变了 0.01 个单位。若加入 5 mL 水稀释,HAc 和 NaAc 混合溶液的 pH 也几乎不变。这说明 HAc 和 NaAc 所组成的混合溶液能抵抗外来少量强酸、强碱或稀释而保持 pH 基本不变。这种能抵抗外来少量强酸、强碱或稀释的影响,保持其 pH 基本不变的作用称为**缓冲作用**(buffer action),具有缓冲作用的溶液称为**缓冲溶液**(buffer solution)。

由表 7-1 可知,纯水和 NaCl 溶液不是缓冲溶液,而 HAc 和 NaAc 所组成的混合溶液是缓冲溶液。为什么 HAc 和 NaAc 组成的混合溶液具有缓冲作用,而其他溶液没有?这与缓冲溶液的组成特点密切相关。

现有三种缓冲溶液:$HAc\text{-}Ac^-$、$NH_4^+\text{-}NH_3$、$H_2PO_4^-\text{-}HPO_4^{2-}$,根据酸碱质子理论,三种缓冲溶液均由共轭酸及其对应的共轭碱两种物质组成,这两种物质称为**缓冲系**(buffer system)或**缓冲对**(buffer pair)。这就是缓冲溶液的第一个组成特点,即:大多数缓冲溶液至少有一对共轭酸碱对。

少数缓冲溶液并非由共轭酸和共轭碱组成。例如,高浓度的强酸或强碱溶液,当加入少量强酸、强碱,其 pH 基本保持不变,所以它们也具有缓冲作用。但这类溶液的酸性或碱性太强,实际上很少使用。还有些缓冲溶液是由多对共轭酸碱对组成。例如,人体血浆中主要有三对缓冲系:$H_2CO_3\text{-}HCO_3^-$、$H_nP\text{-}H_{n-1}P^-$(H_nP 代表蛋白质)和 $H_2PO_4^-\text{-}HPO_4^{2-}$。

以上仅是从溶液所含的成分分析了缓冲溶液的组成特点,即从质方面考虑。那么有共轭酸碱对就一定能组成缓冲溶液吗?有缓冲系并不一定具有缓冲作用,还需从量方面进行分析。

组成缓冲溶液的共轭酸和共轭碱均要有足够大的浓度(不小于 $0.01\ mol\cdot L^{-1}$)才能具有缓冲作用,这是缓冲溶液的第二个组成特点。但浓度也不宜过大,缓冲溶液的浓度一般在 $0.05\sim 0.5\ mol\cdot L^{-1}$。

> **案例 7-1 分析**
> 血液是缓冲溶液,而纯水和 NaCl 溶液不是缓冲溶液,因此当少量外来强酸或强碱侵入时,血液的 pH 基本不变,而纯水和 NaCl 溶液 pH 改变幅度较大。主要原因是由于它们的组成不同,人体血液中有 $H_2CO_3\text{-}HCO_3^-$、$H_2PO_4^-\text{-}HPO_4^{2-}$ 等多对缓冲系,且每对缓冲系中均含有足够大浓度的抗酸成分和抗碱成分,因而血液具有缓冲作用。

第二节 缓冲溶液的 pH

> **案例 7-2**
> 临床上主要通过血气分析检验诊断单纯性的酸碱平衡失调,以下是血气分析检验测得的三位患者血浆中的 HCO_3^- 和溶解的 CO_2 的浓度(已知:血浆中 H_2CO_3 的 $pK'_{a1}=6.10$)。
> 甲患者:$[HCO_3^-]=56.0\ mmol\cdot L^{-1}$,$[CO_2(溶解)]=1.40\ mmol\cdot L^{-1}$
> 乙患者:$[HCO_3^-]=24.0\ mmol\cdot L^{-1}$,$[CO_2(溶解)]=1.20\ mmol\cdot L^{-1}$
> 甲患者:$[HCO_3^-]=21.6\ mmol\cdot L^{-1}$,$[CO_2(溶解)]=1.35\ mmol\cdot L^{-1}$
> 问题:
> 1. 根据上述血气分析检验结果,诊断三位患者是否正常?
> 2. 诊断依据是什么?

一、缓冲溶液 pH 的计算

弱酸(HB)及其共轭碱(NaB)组成的缓冲溶液中,质子转移平衡为:

$$HB(aq) + H_2O(l) \rightleftharpoons H_3O^+(aq) + B^-(aq)$$

$$NaB(s) \longrightarrow Na^+(aq) + B^-(aq)$$

由于强电解质完全解离产生大量离子,故需考虑离子间相互影响,以活度代替浓度,即

$$K_a = \frac{a(H_3O^+) \cdot a(B^-)}{a(HB)}$$

$$a(H_3O^+) = K_a \times \frac{a(HB)}{a(B^-)}$$

而 $a = \gamma \cdot c$,将上式中的活度用活度系数和浓度的乘积表示,则有

$$a(H_3O^+) = K_a \times \frac{[HB]}{[B^-]} \times \frac{\gamma(HB)}{\gamma(B^-)}$$

等式两边同时取负对数,得

$$-\lg a(H_3O^+) = -\lg K_a - \lg \frac{[HB]}{[B^-]} - \lg \frac{\gamma(HB)}{\gamma(B^-)}$$

即

$$pH = pK_a + \lg \frac{[B^-]}{[HB]} + \lg \frac{\gamma(B^-)}{\gamma(HB)} \tag{7-1}$$

若以共轭酸和共轭碱分别表示式(7-1),则得

$$pH = pK_a + \lg \frac{[共轭碱]}{[共轭酸]} + \lg \frac{\gamma(共轭碱)}{\gamma(共轭酸)} \tag{7-2}$$

式(7-2)是一般缓冲溶液 pH 的精确计算公式。

式中:pK_a 为共轭酸 HB 的解离平衡常数的负对数;[共轭酸]及[共轭碱]分别为缓冲溶液中共轭酸和共轭碱的平衡浓度;γ(共轭酸)和 γ(共轭碱)分别为共轭酸和共轭碱的活度系数,而 $\lg \frac{\gamma(共轭碱)}{\gamma(共轭酸)}$ 称为校正因数,它与缓冲溶液的离子强度 I 及缓冲系中共轭酸的电荷数 Z 有关。表 7-2 列出了不同 I 和 Z 条件下缓冲溶液的校正因数(293.15 K)。293.15~303.15 K 的校正因数与 293.15 K 时的基本相同。

表 7-2 不同 I 和 Z 时缓冲溶液的校正因数(293.15 K)

I	$Z=+1$	$Z=0$	$Z=-1$	$Z=-2$
0.01	+0.04	-0.04	-0.13	-0.22
0.05	+0.08	-0.08	-0.25	-0.42
0.10	+0.11	-0.11	-0.32	-0.53

若忽略离子间作用力的影响,则式(7-2)变为

$$pH = pK_a + \lg \frac{[B^-]}{[HB]} \tag{7-3}$$

在 HB 和 B^- 的质子转移平衡中,设 HB 的总浓度为 $c(HB)$,其解离的浓度为 $c'(HB)$,则 HB 和 B^- 的平衡浓度分别为

$$[HB] = c(HB) - c'(HB)$$

$$[B^-] = c(NaB) + c'(HB)$$

因 B^-（来自 NaB）的同离子效应，使弱电解质 HB 解离得更少，$c'(HB)$ 可忽略，得 $[HB] \approx c(HB)$，$[B^-] \approx c(B^-)$，故式(7-3)又可表示为

$$pH = pK_a + \lg\frac{c(B^-)}{c(HB)} \tag{7-4}$$

式(7-4)称为 Henderson-Hasselbalch 方程式。应用式(7-4)可计算缓冲溶液的近似 pH。

若缓冲溶液的总体积一定，以 $n(HB)$ 和 $n(B^-)$ 分别表示体积为 V 的缓冲溶液中所含共轭酸和共轭碱的物质的量，则式(7-4)可表示为

$$pH = pK_a + \lg\frac{n(B^-)}{n(HB)} \tag{7-5}$$

若共轭酸和共轭碱的初始浓度相同，可得

$$pH = pK_a + \lg\frac{V(B^-)}{V(HB)} \tag{7-6}$$

式(7-5)和式(7-6)是 Henderson-Hasselbalch 方程式的另两种表示形式。

使用 Henderson-Hasselbalch 方程式时应注意：

(1) 上述公式中的 pK_a 指的是共轭酸解离常数的负对数。因此，首先应分清缓冲溶液中的共轭酸，然后再确定 pK_a 值。如 KH_2PO_4-$NaHPO_4$ 缓冲溶液中的共轭酸是 $H_2PO_4^-$，HPO_4^{2-} 为共轭碱。磷酸存在三级解离：

$$H_3PO_4(aq) + H_2O(l) \xrightleftharpoons{K_{a1}} H_2PO_4^-(aq) + H_3O^+(aq)$$

$$H_2PO_4^-(aq) + H_2O(l) \xrightleftharpoons{K_{a2}} HPO_4^{2-}(aq) + H_3O^+(aq)$$

$$HPO_4^{2-}(aq) + H_2O(l) \xrightleftharpoons{K_{a3}} PO_4^{3-}(aq) + H_3O^+(aq)$$

而 $H_2PO_4^-$ 的解离为其二级解离，因此 $pK_a = pK_{a2}$。

(2) 若缓冲溶液是由弱碱及其共轭酸组成，pK_a 则由 $pK_a + pK_b = pK_w$ 求得。

例如，NH_4Cl-NH_3 缓冲溶液中，NH_4^+ 为共轭酸，NH_3 为共轭碱，$pK_b = 4.75$，则 $pK_a = 14 - pK_b = 9.25$。

(3) Henderson-Hasselbalch 方程式仅适用于缓冲溶液，不能用于其他溶液 pH 的计算。

例 7-1 将 100 mL 0.1 $mol \cdot L^{-1}$ 盐酸溶液加入到 400 mL 0.1 $mol \cdot L^{-1}$ 氨水中，求混合后溶液的 pH？已知：$NH_3 \cdot H_2O$ 的 $K_b = 1.8 \times 10^{-5}$。

解：(1) HCl 和 $NH_3 \cdot H_2O$ 混合发生如下反应：

$$NH_3 \cdot H_2O + HCl \rightleftharpoons NH_4Cl + H_2O$$

溶液中剩余的 $NH_3 \cdot H_2O$ 和反应生成的 NH_4Cl 可组成缓冲系。

(2) 计算反应后 $[NH_3 \cdot H_2O]$ 和 $[NH_4Cl]$：若不考虑混合对溶液体积的影响，混合后溶液的体积为 500 mL 不变。

$$\because K_a = \frac{K_w}{K_b}$$

$$\therefore pK_a = pK_w - pK_b = 14 - pK_b = 9.25$$

$$pH = pK_a + \lg\frac{n(NH_3)}{n(NH_4^+)}$$

$$= 9.25 + \lg\frac{0.1\ mmol \cdot L^{-1} \times 400\ mL - 0.1\ mmol \cdot L^{-1} \times 100\ mL}{0.1\ mmol \cdot L^{-1} \times 100\ mL}$$

$$= 9.25 + \lg\frac{3}{1}$$

$$= 9.73$$

例 7-2 取 0.10 mol·L⁻¹ KH$_2$PO$_4$ 和 0.050 mol·L⁻¹ NaOH 各 50 mL 混合组成缓冲溶液。假定混合后溶液的体积为 100 mL，用酸度计测得溶液的 pH 为 6.86，试计算此缓冲溶液的近似 pH 和精确 pH。

解：(1) KH$_2$PO$_4$ 和 NaOH 混合发生如下反应：

$$H_2PO_4^- (aq) + OH^- (aq) \rightleftharpoons HPO_4^{2-} (aq) + H_2O(l)$$

部分 $H_2PO_4^-$ 与 OH^- 反应生成 HPO_4^{2-}，形成 $H_2PO_4^-$-HPO_4^{2-} 缓冲系。$H_2PO_4^-$ 的 pK_{a2} = 7.21，$H_2PO_4^-$ 和 HPO_4^{2-} 的物质的量分别为

$$n(H_2PO_4^-) = 0.10 \text{ mol·L}^{-1} \times 50 \text{ mL} - 0.050 \text{ mol·L}^{-1} \times 50 \text{ mL} = 2.5 \text{ mmol}$$

$$n(HPO_4^{2-}) = 0.050 \text{ mol·L}^{-1} \times 50 \text{ mL} = 2.5 \text{ mmol}$$

所以缓冲溶液的近似 pH 为

$$pH = pK_{a2} + \lg \frac{n(HPO_4^{2-})}{n(H_2PO_4^-)} = 7.21 + \lg \frac{2.5}{2.5} = 7.21$$

(2) 在缓冲溶液中存在大量的 K^+、Na^+、$H_2PO_4^-$ 和 HPO_4^{2-}，缓冲溶液的离子强度 I 为

$$I = \frac{1}{2}\sum c_i z_i^2 = \frac{1}{2}[c(K^+) \times 1^2 + c(Na^+) \times 1^2 + c(H_2PO_4^-) \times (-1)^2 + c(HPO_4^{2-}) \times (-2)^2]$$

$$= \frac{1}{2}[0.050 \times 1^2 + 0.025 \times 1^2 + 0.025 \times (-1)^2 + 0.025 \times (-2)^2]$$

$$= 0.10 \text{ mol·L}^{-1}$$

此缓冲溶液的 I 为 0.10 mol·L⁻¹，弱酸 $H_2PO_4^-$ 的 Z 为 -1，查表 7-2 得校正因数为 -0.32，因此，缓冲溶液的精确 pH 为

$$pH = 7.21 + (-0.32) = 6.89$$

此精确计算值与实际测定值 6.86 相当接近。在实际工作中，当缓冲溶液的离子强度 I 较大时，对其 pH 有一定影响。若对缓冲溶液 pH 要求精确，还需在 pH 计的监控下，对缓冲溶液的 pH 加以校正。下面我们将根据式(7-1)讨论影响缓冲溶液 pH 的因素。

二、影响缓冲溶液 pH 的因素

由 Henderson-Hasselbalch 方程式可知，影响缓冲溶液 pH 的因素有 K_a、$\frac{[共轭碱]}{[共轭酸]}$ 和 $\frac{\gamma(共轭碱)}{\gamma(共轭酸)}$。

(1) 缓冲溶液的 pH 主要取决于共轭酸的解离常数 K_a，即取决于共轭酸本身的性质，与缓冲系的组成及温度有关。温度对缓冲溶液 pH 的影响较复杂，在此不作深入讨论。

(2) 缓冲溶液的 pH 与缓冲系中共轭碱和共轭酸浓度的比值有关。$\frac{[共轭碱]}{[共轭酸]}$ 称为缓冲比 (buffer-component ratio)。同一缓冲系的缓冲溶液，pK_a 一定时，其 pH 随着缓冲比的改变而改变。当缓冲比等于 1 时，pH = pK_a。

(3) 缓冲溶液的 pH 与共轭酸和共轭碱的活度系数有关，即与缓冲溶液中离子强度有关。若缓冲溶液很稀，则可不考虑离子间的相互影响，即 $\gamma = 1$。缓冲溶液进行少量稀释时，离子强度基本不变，γ 也基本不变，故缓冲溶液能抗少量稀释。但过分稀释或浓缩均会影响共轭酸的解离度和缓冲溶液的离子强度，从而影响活度系数的大小，缓冲溶液 pH 会发生变化。

案例 7-2 分析

诊断甲、乙、丙三位患者是否正常的依据是他们血浆的 pH，首先应根据血气分析检验结果计算出三位患者血浆的 pH，根据 Henderson-Hasselbalch 方程式：

$$pH_{甲} = pK'_{a1} + \lg\frac{[HCO_3^-]_1}{[H_2CO_3]_1} = 6.10 + \lg\frac{56.0 \text{ mmol} \cdot L^{-1}}{1.40 \text{ mmol} \cdot L^{-1}} = 7.70$$

$$pH_{乙} = pK'_{a1} + \lg\frac{HCO_{3\,2}^-}{H_2CO_{3\,2}} = 6.10 + \lg\frac{24.0 \text{ mmol} \cdot L^{-1}}{1.20 \text{ mmol} \cdot L^{-1}} = 7.40$$

$$pH_{丙} = pK'_{a1} + \lg\frac{HCO_{3\,3}^-}{H_2CO_{3\,3}} = 6.10 + \lg\frac{21.6 \text{ mmol} \cdot L^{-1}}{1.35 \text{ mmol} \cdot L^{-1}} = 7.30$$

根据 pH 计算结果判断，$pH_{甲} > 7.45$，所以甲患者不正常，发生碱中毒；$7.35 < pH_{乙} < 7.45$，所以乙患者正常；而 $pH_{丙} < 7.35$，所以丙患者也不正常，为酸中毒。

第三节　缓冲作用原理

案例 7-3

大多数细胞适于在 pH 7.2~7.4 的条件下生长，pH 低于 6.8 或高于 7.6 可能对细胞有害，甚至退变或死亡。体外培养细胞采用开瓶培养时，为了使培养环境的 pH 保持恒定，多采用在培养液中加入碳酸盐（$NaHCO_3$）和保持气体环境为 95% 空气加 5% CO_2 气体。

问题：
1. 为什么气体环境为 95% 空气加 5% CO_2 气体？
2. 碳酸盐缓冲溶液如何发挥缓冲作用？
3. 该缓冲系的缓冲范围为多少？

缓冲溶液能抵抗外来少量强酸、强碱或稀释，而保持其 pH 不发生明显改变，为什么缓冲溶液具有抗酸、抗碱、抗稀释的作用呢？本节以 HAc 和 Ac^- 组成的缓冲溶液为例讨论缓冲作用原理（the principle of buffer action）。

一、通过组成特点及 pH 计算公式阐明缓冲作用原理

在 HAc-NaAc 缓冲溶液中存在有大量的 HAc 和 Ac^-，且二者是共轭酸碱对，存在如下质子转移平衡，即

$$HAc(aq) + H_2O(l) \rightleftharpoons H_3O^+(aq) + Ac^-(aq)$$
$$NaAc(s) \longrightarrow Na^+(aq) + Ac^-(aq)$$

（1）在此缓冲液中加入少量强酸，如 0.0001 mol 的 HCl，此时 HCl 解离出的 H^+，几乎全部与溶液中大量存在的 Ac^- 结合生成难解离的弱电解质 HAc 分子，促使 HAc 的解离平衡向左移动，从而导致 [HAc] 增大和 [Ac^-] 的降低，即 [Ac^-]/[HAc] 减小，溶液的 pH 会减小。当建立新的平衡时，存在下列关系式：

$$[HAc] = 0.10 \text{ mol} \cdot L^{-1} + 0.0001 \text{ mol} \cdot L^{-1} \approx 0.10 \text{ mol} \cdot L^{-1} \quad \text{略有增大}$$
$$[Ac^-] = 0.10 \text{ mol} \cdot L^{-1} - 0.0001 \text{ mol} \cdot L^{-1} \approx 0.10 \text{ mol} \cdot L^{-1} \quad \text{略有减小}$$
$$pH = pK_a + \lg\frac{[0.10 - 0.0001]}{[0.10 + 0.0001]} + \lg\frac{\gamma(Ac^-)}{\gamma(HAc)} \quad \text{略有减小}$$

由上式可知，pK_a 与温度有关，不会因为加入少量强酸而改变，而 [HAc] 和 [Ac^-] 基本不变。活

度系数随着[HAc]和[Ac⁻]的改变而改变,但两者的浓度均无明显变化,所以 $\dfrac{\gamma(\mathrm{Ac}^-)}{\gamma(\mathrm{HAc})}$ 基本不变。因此,当缓冲溶液中加入少量强酸时,pH 略有减小但基本保持不变。归结缓冲溶液能够抗酸的原因主要有两点:①溶液中有足够大浓度共轭碱的存在,使加入的 H⁺ 被共轭碱所消耗;②足够大浓度的共轭酸和共轭碱共同维持了溶液的缓冲比。

这里共轭碱 Ac⁻ 起了抗酸的作用,称为主要抗酸成分。

(2) 在此缓冲液中加入少量强碱,如 0.0001 mol 的 NaOH。NaOH 解离出的 OH⁻ 会与溶液中大量存在的 HAc 结合生成 Ac⁻ 和难解离的水:

$$\mathrm{HAc(aq) + OH^-(aq) \rightleftharpoons Ac^-(aq) + H_2O(l)}$$

从而使 HAc 的解离平衡向右移动,[HAc]减小和[Ac⁻]增大,即[Ac⁻]/[HAc]增大。但由于原溶液中[HAc]和[Ac⁻]是大量存在的,因此,当建立新的平衡时,存在下列关系式:

$$[\mathrm{HAc}] = 0.10\ \mathrm{mol\cdot L^{-1}} - 0.0001\ \mathrm{mol\cdot L^{-1}} \approx 0.10\ \mathrm{mol\cdot L^{-1}}\quad 略有减小$$
$$[\mathrm{Ac^-}] = 0.10\ \mathrm{mol\cdot L^{-1}} + 0.0001\ \mathrm{mol\cdot L^{-1}} \approx 0.10\ \mathrm{mol\cdot L^{-1}}\quad 略有增大$$
$$\mathrm{pH} = \mathrm{p}K_a + \lg\dfrac{[0.10 + 0.0001]}{[0.10 - 0.0001]} + \lg\dfrac{\gamma(\mathrm{Ac}^-)}{\gamma(\mathrm{HAc})}\quad 略有增大$$

由上式可知,pK_a 不会因为加入少量强碱而改变,而[HAc]和[Ac⁻]基本不变。活度系数随着[HAc]和[Ac⁻]的改变而改变,但两者的浓度均无明显变化,所以 $\dfrac{\gamma(\mathrm{Ac}^-)}{\gamma(\mathrm{HAc})}$ 基本不变。因此,当缓冲溶液中加入少量强碱时,pH 略有增加,但基本保持不变,这就是缓冲溶液能抗碱的原因。这里共轭酸 HAc 起到了抗碱的作用,称为主要抗碱成分。归结缓冲溶液能够抗碱的原因主要有两点:①加碱后共轭酸的解离平衡受到破坏,不断解离出 H⁺ 以补充与 OH⁻ 反应所消耗掉的 H⁺;②足够大浓度的共轭酸和共轭碱共同维持了溶液的缓冲比。

(3) 在此缓冲溶液中加入少量水,如加入 5 mL 蒸馏水,由于加入的蒸馏水量非常少,共轭碱和共轭酸浓度同时改变,缓冲比基本不变,所以 H⁺ 浓度基本不发生改变。但加入蒸馏水过多会对活度系数产生影响,因为溶液越稀,离子间的相互影响则越小,溶液的离子强度越小,活度系数就越大。但这里加入的是少量水,因此对活度系数的影响不大,溶液的 pH 则不会发生明显改变。

缓冲溶液之所以能抗稀释,主要是因为加入少量水不会改变 K_a 和缓冲比,而对活度系数影响又很小,因此 pH 没有明显改变。

二、通过酸碱质子理论阐明缓冲作用原理

以 HAc-NaAc 缓冲溶液为例进行说明。

在 HAc 和 NaAc 混合溶液中,共轭酸是弱酸 HAc,共轭碱是 Ac⁻(主要由 NaAc 解离产生),且两者浓度都比较大,在溶液中存在着如下质子平衡:

$$\mathrm{HAc(aq) + H_2O(l) \rightleftharpoons H_3O^+(aq) + Ac^-(aq)}$$

(1) 在 HAc-NaAc 缓冲溶液中加入少量强酸,如 HCl,此时溶液中 $\mathrm{H_3O^+}$ 浓度增加,共轭碱 Ac⁻ 接受质子生成 HAc,促使上述平衡向左移动,消耗了外来的 $\mathrm{H_3O^+}$。由于溶液中有足够浓度的 Ac⁻,加入的强酸的量又相对较少,达到新平衡时,HAc 的浓度略有增大,Ac⁻ 的浓度略有减少,$\mathrm{H_3O^+}$ 浓度无明显升高,pH 无明显降低。共轭碱 Ac⁻ 起了抗酸作用,是缓冲溶液的抗酸成分。

(2) 在 HAc-NaAc 缓冲溶液中加入少量强碱,如 NaOH,此时溶液中的 $\mathrm{H_3O^+}$ 与 OH⁻ 结合成 $\mathrm{H_2O}$,引起 $\mathrm{H_3O^+}$ 浓度降低,使平衡向右移动,共轭酸 HAc 将质子转移给 $\mathrm{H_2O}$ 生成 $\mathrm{H_3O^+}$,补充消耗的 $\mathrm{H_3O^+}$。由于溶液中有足量的 HAc,达到新平衡时 Ac⁻ 的浓度略有增大,HAc 的浓度略有减少,而 $\mathrm{H_3O^+}$ 的浓度无明显降低,pH 无明显升高。共轭酸 HAc 起了抗碱作用,是缓冲溶液的抗碱成分。

可见缓冲作用是在足量的共轭酸和共轭碱存在下,通过共轭酸碱对之间质子转移平衡的移动

来实现的。

第四节 缓冲容量和缓冲范围

一、缓冲容量

任何缓冲溶液的缓冲能力都有一定限度。当加入的强酸或强碱超过一定量时,缓冲溶液的 pH 将发生显著变化,从而失去缓冲能力。

1922 年,Van Slyke(范·斯莱克)提出用**缓冲容量**(buffer capacity)衡量缓冲能力的大小,用 β 表示。缓冲容量定义为:使单位体积缓冲溶液的 pH 改变 1 个单位时,所需加入一元强酸或一元强碱的物质的量,其数学表达式为

$$\beta \stackrel{\text{def}}{=\!=\!=} \frac{\mathrm{d}n_{a(b)}}{V \cdot |\mathrm{dpH}|} \tag{7-7}$$

式中:V 为缓冲溶液的体积(L 或 mL);$\mathrm{d}n_{a(b)}$ 为缓冲溶液中一元强酸($\mathrm{d}n_a$)或一元强碱($\mathrm{d}n_b$)的微小加入量(mol 或 mmol);$|\mathrm{dpH}|$ 为缓冲溶液 pH 改变量的绝对值。

由式(7-7)可推知,缓冲容量 β 的单位为 $\mathrm{mol \cdot L^{-1} \cdot pH^{-1}}$,且其值为正值。在同样的 $\mathrm{d}n_{a(b)}$ 和 V 的条件下,$|\mathrm{dpH}|$ 越小,β 值越大,缓冲溶液的缓冲能力越强。

二、影响缓冲容量的因素

对于由弱酸(HB)及其共轭碱($\mathrm{B^-}$)组成的缓冲溶液,由式(7-7)可以推导出缓冲容量的计算公式为

$$\beta = 2.303 \times \frac{K_a c[\mathrm{H^+}]}{(K_a + [\mathrm{H^+}])^2} \tag{7-8}$$

将 $K_a = \dfrac{[\mathrm{H^+}] \cdot [\mathrm{B^-}]}{[\mathrm{HB}]}$ 代入式(7-8),整理得

$$\beta = 2.303 \times \frac{[\mathrm{HB}] \times [\mathrm{B^-}]}{[\mathrm{HB}] + [\mathrm{B^-}]} \tag{7-9}$$

以共轭酸和共轭碱表示式(7-9),得

$$\beta = 2.303 \times \frac{[共轭酸] \times [共轭碱]}{[共轭酸] + [共轭碱]} \tag{7-10}$$

式中:[共轭酸]+[共轭碱]=c(总)(缓冲溶液的总浓度)

分子、分母同乘以 c(总),同除以[共轭酸]^2 得

$$\beta = 2.303 \times c(总) \times \frac{\dfrac{[共轭碱]}{[共轭酸]}}{\left(1 + \dfrac{[共轭碱]}{[共轭酸]}\right)^2} = 2.303 \times c(总) \times \frac{缓冲比}{(1 + 缓冲比)^2} \tag{7-11}$$

由式(7-11)可知:缓冲容量的大小取决于缓冲溶液的总浓度和缓冲比。

1. 总浓度对缓冲容量的影响 如表 7-3 所示,当缓冲比一定时,缓冲容量与总浓度成正比。缓冲溶液的总浓度越大,溶液中所含的抗酸抗碱成分越多,缓冲能力越强。

表 7-3　缓冲容量与总浓度的关系

缓冲溶液	$[Ac^-]$ / (mol·L^{-1})	$[HAc]$ / (mol·L^{-1})	缓冲比	$c(总)$ / (mol·L^{-1})	β / (mol·L^{-1}·pH^{-1})
1	0.025	0.025	1:1	0.05	0.029
2	0.05	0.05	1:1	0.10	0.058
3	0.10	0.10	1:1	0.20	0.115

2. 缓冲比对缓冲容量的影响　当缓冲溶液的总浓度一定时,缓冲容量随缓冲比的改变而改变,如表 7-4 所示。

表 7-4　缓冲容量与缓冲比的关系

缓冲溶液	$[Ac^-]$ / (mol·L^{-1})	$[HAc]$ / (mol·L^{-1})	缓冲比	$c(总)$ / (mol·L^{-1})	β / (mol·L^{-1}·pH^{-1})
1	0.01	0.09	1:9	0.10	0.021
2	0.02	0.08	1:4	0.10	0.037
3	0.03	0.07	3:7	0.10	0.048
4	0.05	0.05	1:1	0.10	0.058
5	0.07	0.03	7:3	0.10	0.048
6	0.08	0.02	4:1	0.10	0.037
7	0.09	0.01	9:1	0.10	0.021

由表 7-4 可以看出,当缓冲溶液总浓度一定时,缓冲比越接近1,缓冲容量越大;当缓冲比等于 1 时,pH=pK_a,此时缓冲容量达到最大值,即 $\beta_{最大}$ = 0.5758 $c(总)$。

三、缓冲范围

当缓冲溶液的总浓度一定时,缓冲比越接近1,缓冲容量越大。实验和计算表明,当缓冲比大于 10 或小于 $\frac{1}{10}$ 时,缓冲溶液的缓冲容量非常小(β < 0.01),可认为缓冲溶液已基本失去缓冲能力。因此,把缓冲比在 $\frac{1}{10}$ ~ 10 所对应的 pH 范围称为**缓冲范围**(buffer range)。利用式(7-3)可推导出缓冲溶液的缓冲范围为:

$$pH = pK_a \pm 1 \tag{7-12}$$

不同缓冲系所组成的缓冲溶液,由于其共轭酸的 pK_a 不同,因此它们的缓冲范围也各不相同。例如,C_2H_5COOH 的 pK_a = 4.87,C_2H_5COOH-C_2H_5COONa 缓冲溶液的缓冲范围为 3.87~5.87。H_3PO_4 的 pK_{a2} = 7.21,由 KH_2PO_4-Na_2HPO_4 缓冲系构成的缓冲溶液的缓冲范围为 6.21~8.21。

案例 7-3 分析

大多数细胞需要在有 O_2 的条件下才能生长,氧张力通常维持在略低于大气状态,若 O_2 分压超过大气中氧的含量,则对细胞有害。CO_2 也为细胞生长所需要,同时又是细胞代谢的产物,并与维持培养液的 pH 有关。CO_2 的逸出可以增加培养液的碱性,因此,在开瓶培养时,需要供应 5% CO_2 气体和 95% 空气以平衡培养液中的 CO_2。

细胞培养液中碳酸盐缓冲溶液的共轭酸为 H_2CO_3,共轭碱为 $NaHCO_3$,具体如何起缓冲作用详见本章第三节。但是碳酸盐缓冲液除了直接的缓冲作用外,还有间接作用,碳酸生成挥

发性 CO_2 后很快逸出。细胞呼吸产生的 CO_2 与水形成碳酸,与培养液中的碱性物质发生中和反应,生成相应碳酸氢盐。

该缓冲系的 pK'_a = 6.35,因此其缓冲范围为 5.35~7.35。

第五节 缓冲溶液的配制

案例 7-4

《中国药典》规定,滴眼剂应符合 pH 5.0~9.0,pH 不当可引起刺激性,增加泪液的分泌,导致药物过快流失,甚至损伤眼角膜。为避免过强的刺激性和使药物稳定,在滴眼剂的处方设计中常用缓冲溶液稳定药液的 pH。现欲配制 pH 为 5.0~9.0 的滴眼剂,有以下缓冲系可供选择:

A. 磷酸盐缓冲液(pK_{a1} = 2.16,pK_{a2} = 7.21,pK_{a3} = 12.32)
B. 乳酸盐缓冲液(pK_a = 3.86)
C. 硼酸盐缓冲液(pK_{a1} = 9.27)
D. 枸橼酸盐缓冲液(pK_{a1} = 3.13,pK_{a2} = 4.76,pK_{a3} = 6.40)
E. 碳酸盐缓冲液(pK_{a1} = 6.35,pK_{a2} = 10.33)
F. 草酸盐缓冲液(pK_{a1} = 1.25,pK_{a2} = 3.81)

问题:
1. 可以选择上述哪些缓冲系?
2. 所选缓冲系的缓冲能力最强时 pH 各为多少?

一、缓冲溶液的配制方法

在实际工作中,为使所配一定 pH 的缓冲溶液具有足够的缓冲能力,需遵循以下原则和步骤:

1. 选择适当的缓冲系 所需配制的缓冲溶液的 pH 应在所选缓冲系的缓冲范围之内,并尽可能接近共轭酸的 pK_a,以使缓冲溶液具有较大的缓冲容量。例如,配制 pH 为 3.9 的缓冲溶液,可选择 $HCOOH-HCOO^-$ 缓冲系,因为 HCOOH 的 pK_a = 3.74,与 3.9 接近。

同时,所选缓冲系的物质不能与溶液中的反应物或生成物发生作用,无沉淀、配合等副反应。医药用缓冲系还应无毒、等渗、能透过半透膜,并具有一定的稳定性等。例如,硼酸-硼酸盐缓冲系有毒,不能用于培养细菌或用作注射液及口服液的缓冲系;碳酸-碳酸盐缓冲系因碳酸容易分解,一般也不采用。

2. 配制的缓冲溶液的总浓度要适当 总浓度太低,缓冲容量过小;总浓度太高,既会由于离子强度太大或渗透压过高而不适用,又会造成试剂的浪费。因此,在实际工作中,一般将缓冲溶液总浓度控制在 0.05~0.2 mol·L^{-1} 范围。

3. 计算所需缓冲系的量 确定缓冲系后,根据缓冲溶液 pH 的计算公式,计算需要缓冲系中共轭酸和共轭碱的量或体积。为配制方便,常使用相同浓度的共轭酸和共轭碱。

4. 校正 按照 Henderson-Hasselbalch 方程式计算配制缓冲溶液的 pH 时,由于未考虑缓冲溶液中各离子、分子间的相互影响等因素,与实测值有一定差别。所以对 pH 要求精确的实验,要使用 pH 酸度计,对所配制缓冲溶液 pH 进行校正。

例 7-3 如何配制 pH = 5.00 的缓冲溶液 1 L?

解:(1)选择缓冲系:由于 HAc 的 pK_a = 4.756,接近所配缓冲溶液 pH 5.00,所以可选用 HAc-

Ac⁻缓冲系。

（2）确定缓冲系总浓度：为使缓冲系具有较强的缓冲能力和配制方便，选用 0.10 mol·L⁻¹ 的 HAc 和 0.10 mol·L⁻¹ NaAc 溶液。应用式(7-6)：

$$pH = pK_a + \lg \frac{V(Ac^-)}{V(HAc)}$$

$$5.00 = 4.756 + \lg \frac{V(Ac^-)}{1000\ mL - V(Ac^-)}$$

$$\frac{V(Ac^-)}{1000\ mL - V(Ac^-)} = 1.74$$

解得 $V(Ac^-) = 635$ mL

所需 HAc 体积为 $V(HAc) = 1000\ mL - 635\ mL = 365\ mL$

将 365 mL 0.10 mol·L⁻¹ 的 HAc 溶液和 635 mL 0.10 mol·L⁻¹ NaAc 溶液混合，然后用酸度计校准，就可制得 pH 为 5.00 的缓冲溶液。

例 7-4 pH 接近于 7.0 的磷酸盐缓冲溶液常用来培养酶。现采用 H_3PO_4 与 NaOH 反应配制 pH = 6.90 的缓冲溶液，求在 450 mL 0.10 mol·L⁻¹ 的 H_3PO_4 溶液中，应加入 0.10 mol·L⁻¹ NaOH 溶液多少毫升？（已知 H_3PO_4 的 $pK_{a1} = 2.16, pK_{a2} = 7.21, pK_{a3} = 12.32$）

解：根据缓冲溶液配制原则，选取 $H_2PO_4^-$-HPO_4^{2-} 缓冲系，质子转移反应分两步进行：

第一步　　　$H_3PO_4(aq) + NaOH(aq) \rightleftharpoons NaH_2PO_4(aq) + H_2O(l)$

将 H_3PO_4 完全中和生成 NaH_2PO_4，需要 0.10 mol·L⁻¹ NaOH 450 mL，并生成 NaH_2PO_4：

$$450\ mL \times 0.10\ mol·L^{-1} = 45\ mmol$$

第二步　　　$NaH_2PO_4(aq) + NaOH(aq) \rightleftharpoons Na_2HPO_4(aq) + H_2O(l)$

设中和部分 NaH_2PO_4 需 NaOH 体积 x mL，则生成 Na_2HPO_4 0.10·x mmol，剩余 NaH_2PO_4(45-0.10·x) mmol，

$$pH = pK_{a2} + \lg \frac{n(HPO_4^{2-})}{n(H_2PO_4^-)}$$

$$6.90 = 7.21 + \lg \frac{0.10 \cdot x\ mmol}{(45 - 0.10 \cdot x)\ mmol}$$

$$\frac{0.10 \cdot x}{45 - 0.10 \cdot x} = 0.49$$

解得 $x = 148$ mL

所以，共需加入的 NaOH 体积为：450 mL + 148 mL = 598 mL。

二、标准缓冲溶液

标准缓冲溶液（standard buffer solution）是用相应的化学试剂和纯水按照要求配制而成，它具有相对稳定的 pH，用于酸度计校准和对照。标准缓冲溶液具有以下特点：

（1）pH 准确可靠，性能稳定。
（2）有较高的缓冲容量和抗稀释能力。
（3）溶液的配制简便易行。

一些常用标准缓冲溶液在不同温度时的 pH 列于表 7-5。

表 7-5　不同温度时各标准缓冲溶液的 pH

温度/K	草酸盐	酒石酸盐	邻苯二甲酸盐	磷酸盐	硼酸盐	氢氧化钙
273.15	1.67	—	4.00	6.98	9.46	13.42
278.15	1.67	—	4.00	6.95	9.40	13.21
283.15	1.67	—	4.00	6.92	9.33	13.00
288.15	1.67	—	4.00	6.90	9.27	12.81
293.15	1.68	—	4.00	6.88	9.22	12.63
298.15	1.68	3.56	4.01	6.86	9.18	12.45
303.15	1.69	3.55	4.01	6.85	9.14	12.30
308.15	1.69	3.55	4.02	6.84	9.10	12.14
313.15	1.69	3.55	4.04	6.84	9.06	11.98

资料来源：中华人民共和国国家标准《化学试剂 pH 测定通则》GB/T 9724-2007。

由表 7-5 可以看出，标准缓冲溶液通常是用规定浓度且逐级解离常数比较接近的单一两性物质或规定浓度的不同共轭酸、碱所配制。它们起缓冲作用的情况各不相同，主要分为三种情况：

(1) 化合物（酒石酸氢钾及邻苯二甲酸氢钾等）溶于水，解离产生大量的两性离子 HA^-，它可以接受质子生成 H_2A，也可给出质子生成 A^{2-}，从而形成 $H_2A\text{-}HA^-$ 和 $HA^-\text{-}A^{2-}$ 两个缓冲系，两个缓冲系中逐级解离常数比较接近（$\Delta pK_a < 2.5$），从而使它们的缓冲范围重叠，增强了缓冲能力。

(2) 硼砂溶于水后，被水解为等量的硼酸和硼酸二氢钠，从而起缓冲溶液作用。

(3) 饱和 $Ca(OH)_2$ 溶液含有较高浓度的 $Ca(OH)_2$，当加入少量强酸、强碱或进行少量稀释时，其 pH 基本不变。

> **案例 7-4 分析**
>
> 选择缓冲系时，首先应使所配制的缓冲溶液 pH 处于缓冲系的有效缓冲范围之内（pH = $pK_a \pm 1$），同时缓冲系中共轭酸的 pK_a 等于或尽量接近于所配制溶液的 pH，因此理论上可选择 A、C、D 和 E 缓冲系。但本案例中配制的是滴眼剂，碳酸盐缓冲系（E）不能选用，因为滴眼剂需要高温灭菌消毒后才能使用，而碳酸受热易分解。
>
> 可选的缓冲系 A、C 和 D 中，当缓冲比等于 1 时，缓冲能力最强，其 pH 分别为 7.21、9.27 和 6.40。

第六节　缓冲溶液在医药中的应用

缓冲溶液在化学、生物学及医药等各领域都有着广泛的用途，特别是在医药上具有重要的意义。在生物体内的许多化学反应中，有时 pH 稍有偏差，可能就会显著地改变反应的速率，甚至使反应完全停止。例如，在生理过程中，起重要作用的酶就需要在特定的 pH 条件下，才能发挥有效的作用。如果 pH 稍有偏离，酶的活性就大为降低，甚至完全丧失。在人体内，各种体液都能保持其 pH 基本不变。配制药理、生理、生化实验用的药物制剂时，其 pH 也需要保持恒定。

一、人体血液中的缓冲体系

正常人血液 pH 之所以能恒定在 7.35~7.45，是由于血液是一个缓冲能力很强、包含多种缓冲系的缓冲溶液，其中存在的缓冲系主要有：

在血浆中：$H_2CO_3\text{-}HCO_3^-$、$H_2PO_4^-\text{-}HPO_4^{2-}$、$H_nP\text{-}H_{n-1}P^-$（$H_nP$ 代表蛋白质）；

红细胞中:H_2b-Hb^-(H_2b代表血红蛋白)、H_2bO_2-HbO_2^-(H_2bO_2代表氧合血红蛋白)、H_2CO_3-HCO_3^-、$H_2PO_4^-$-HPO_4^{2-}。

全血中各缓冲系的含量和分布见表7-6。

表7-6 全血中各缓冲系的含量和分布

缓冲系	占全血缓冲系比例/%
血浆 H_2CO_3-HCO_3^-	35
红细胞 H_2CO_3-HCO_3^-	18
H_2bO_2-HbO_2^- 及 H_2b-Hb^-	35
H_nP-$H_{n-1}P^-$	7
$H_2PO_4^-$-HPO_4^{2-}	5

由表7-6可知各缓冲系中,H_2CO_3-HCO_3^-缓冲系在血液中含量最高(53%),缓冲能力最强,在维持血液正常pH中发挥的作用最重要。碳酸在溶液中主要是以溶解状态的CO_2形式存在,因而存在如下平衡:

$$CO_2(aq) + H_2O(l) \rightleftharpoons H_2CO_3(aq) \rightleftharpoons H^+(aq) + HCO_3^-(aq)$$

正常人血浆中[HCO_3^-]和[CO_2]$_{溶解}$浓度分别为0.024 mol·L^{-1}和0.0012 mol·L^{-1},[HCO_3^-]/[CO_2]$_{溶解}$=20∶1。298.15 K时H_2CO_3的pK_a=6.35,由于在血浆中受到其他离子或分子的影响,且人体正常体温是310.15 K,故对其pK_a进行校正,校正后的pK_a'=6.10,通过计算得到血浆的pH为7.40。

人体各组织、细胞代谢产生的CO_2,主要通过血红蛋白和氧合血红蛋白缓冲系的运输作用,被迅速运到肺部呼出,故几乎不影响血浆的pH。当人体内各组织和细胞在代谢过程中产生的比碳酸强的酸性物质(如乳酸、磷酸等)进入血浆或摄入酸性物质时,血液中大量存在的抗酸成分HCO_3^-则会与H^+结合,使上述平衡向左移动。增加的CO_2通过加快呼吸从肺部排出,而缓冲酸所消耗掉的HCO_3^-,则由肾减少对其排泄而得以补充,使[H^+]不发生明显变化。但如果发生严重腹泻、脱水,会使[HCO_3^-]减少,或肾功能衰竭导致H^+排泄减少,均会使血液pH降低,从而引起酸中毒。

当人体代谢产生的或食物摄入的碱性物质进入血浆时,OH^-将结合H^+生成H_2O,使上述平衡向右移动。大量存在的抗碱成分H_2CO_3发生解离,以补充和OH^-结合而消耗掉的H^+。同时,通过降低肺部的呼吸次数和频率来减缓CO_2的呼出,使减少的H_2CO_3得以补充,而通过平衡移动增加的HCO_3^-则通过肾加速对其排泄,以维持恒定的缓冲比。但如果发生严重的呕吐或服用解酸药过量,则可能出现pH升高而导致碱中毒现象。

正常人体血浆中的H_2CO_3-HCO_3^-缓冲系的缓冲比为20,已远超出体外缓冲溶液中有效缓冲比$\frac{1}{10}$~10的范围,但其仍具有很强的缓冲能力。这是因为体内的缓冲系是一个"开放体系",当H_2CO_3-HCO_3^-缓冲系发挥缓冲作用后,H_2CO_3和HCO_3^-浓度的改变可以通过肺的呼吸作用和肾脏的排泄功能进行调节,使HCO_3^-和H_2CO_3的浓度及其比值保持恒定。而体外的缓冲系是一个"封闭体系",当H_2CO_3-HCO_3^-发挥缓冲作用后,HCO_3^-和H_2CO_3浓度的改变得不到补充和调节,会逐渐被耗尽,最终丧失缓冲能力。

总之,由于血液中多种缓冲系的缓冲作用和肺、肾的调节作用,使正常人血液的pH维持在7.35~7.45的狭小范围。

二、缓冲溶液在医药中的应用

缓冲溶液在药剂生产、保存及使用等过程中具有重要作用。例如,药剂生产需要在一定pH条件下进行,因此,常根据人体的生理条件、药物稳定性和溶解性等因素,选择合适的缓冲溶液稳定其 pH。又如,葡萄糖和安乃近等注射液,其 pH 在灭菌后通常会发生改变,进而影响这些药物的稳定性和药效。通常采用加入盐酸、酒石酸、NaH_2PO_4、Na_2HPO_4、枸橼酸、枸橼酸钠等物质的稀溶液进行调节,从而使这些注射液的 pH 在加热灭菌过程中保持相对稳定。如维生素 C 注射液(5 mg·mL^{-1}) pH 为 3.0,若直接用于局部注射会产生疼痛,常在生产过程中加入 $NaHCO_3$ 调节其 pH 至 5.5~6.0 区间,可减轻注射时的不适感,并能增加其稳定性。

抗生素注射液在 pH > 8 或 pH < 4 时稳定性较差,在不同 pH 时分解速率也不同,所以在配制其注射液时,常需要加入适量的缓冲物质。人体血液中含有多对不同的缓冲系,具有较强的缓冲作用。当体内注入一定量的酸性或碱性药物注射液(pH = 4~9)时,血液能自行调节其 pH。人的泪液 pH 在 7.3~7.5,同样具有一定的缓冲能力,但如果滴眼剂 pH 不合适,就会对眼睛黏膜产生刺激,眼睛会感到不适,甚至导致炎症。因此,在配制滴眼剂时,要根据滴眼剂的性质,适当加入一定的缓冲物质(如磷酸盐缓冲溶液)调节其 pH。

本 章 小 结

能抵抗外来少量强酸、强碱或少量稀释,而保持其 pH 基本不变的作用称为缓冲作用,具有缓冲作用的溶液称为缓冲溶液。缓冲溶液一般由足够大浓度及适当比例的共轭酸碱对组成,共轭酸碱对的两种物质称为缓冲系或缓冲对。

缓冲溶液的 pH 通过 Henderson-Hasselbalch 方程式进行计算:

$$pH = pK_a + \lg \frac{[共轭碱]}{[共轭酸]}$$

缓冲容量 β 可用来衡量缓冲溶液缓冲能力的大小。缓冲容量大小取决于缓冲溶液总浓度和缓冲比:缓冲比一定时,缓冲溶液的总浓度越大,缓冲容量也越大;当缓冲溶液的总浓度一定时,缓冲比越接近1,缓冲容量越大,缓冲比等于1时,缓冲溶液有最大缓冲容量。

缓冲溶液的有效缓冲范围为 pH = $pK_a \pm 1$。

缓冲溶液的配制一般遵循以下原则和步骤:
(1) 选择合适的缓冲系。
(2) 确定缓冲溶液总浓度。
(3) 计算所需缓冲系的量或体积。
(4) 用 pH 计校正。

习 题

1. 什么叫缓冲溶液?氨水中同时含有 NH_4^+ 和 NH_3,能否组成缓冲溶液?

2. 试以 KH_2PO_4-Na_2HPO_4 缓冲溶液为例,说明为何在缓冲溶液中加少量的强酸或强碱时其 pH 基本不变?

3. 药典规定配制 pH 为 7.40 的磷酸盐缓冲液的方法是:取磷酸二氢钾 1.36 g,加 0.1 mol·L^{-1} NaOH 溶液 79.0 mL。用水稀释至 200.0 mL。试计算此缓冲溶液的近似和精确 pH。

4. 人体血浆和尿液中均含有 $H_2PO_4^-$-HPO_4^{2-} 缓冲系,正常人体血浆和尿液中 $[HPO_4^{2-}]$/$[H_2PO_4^-]$ 分别为 4/1 和 1/9。已知校正后的 $pK_a(H_2PO_4^-) = 6.80$,试计算血浆和尿液的 pH。

5. 什么是缓冲容量?影响缓冲容量的主要因素有哪些?在什么条件下,缓冲溶液具有最强的缓冲能力?

6. 已知下列各缓冲溶液中弱酸 pK_a,试求其缓冲范围。
(1) 硼酸-NaOH,弱酸(H_3BO_3)的 pK_a = 9.27
(2) 乳酸-NaOH,弱酸($C_3H_6O_3$)的 pK_a = 3.86

(3) 盐酸甲胺-甲胺,弱酸($CH_3NH_3^+$)的 pK_a = 10.66

7. 现有浓度均为 0.1 mol·L^{-1} 的 HAc、HCl、NaOH 和 NaAc 溶液,欲配制 pH 为 4.50 的缓冲溶液,可以有几种配法?每种配法所需溶液的体积比分别为多少?

8. 将 20.0 mL 0.1 mol·L^{-1} 的某一元弱酸(HA)与 10.0 mL 0.1 mol·L^{-1} NaOH 溶液混合,混合溶液的 pH 为 5.00,试计算一元弱酸的 K_a。

9. 在 K_2HPO_4 溶液中分别加入 KOH 溶液或 HCl 溶液,写出每一种可能得到的缓冲溶液的抗酸成分、抗碱成分、缓冲系及各缓冲系的缓冲范围。若以上三种溶液的物质的量浓度相同,它们以怎样的体积比混合,才能使所配制的缓冲溶液具有最强的缓冲能力?已知:H_3PO_4 的 pK_{a1} = 2.16,pK_{a2} = 7.21,pK_{a3} = 12.32。

10. 某一元弱酸 HA 与其共轭碱 KA 组成的缓冲溶液中,$c(HA)$ = 0.25 mol·L^{-1},若在此 100 mL 缓冲溶液中加入 0.005 mol KOH 固体,溶液的 pH 变为 5.60。试计算加入 KOH 固体前缓冲溶液的 pH 及该缓冲溶液的缓冲容量。已知 HA 的 K_a = 5.0×10^{-6}。

11. 试比较下列各缓冲溶液缓冲容量的大小。
(1) 0.02 mol·L^{-1} HAc-0.08 mol·L^{-1} NaAc 溶液
(2) 0.04 mol·L^{-1} HAc-0.06 mol·L^{-1} NaAc 溶液
(3) 0.05 mol·L^{-1} HAc-0.05 mol·L^{-1} NaAc 溶液
(4) 0.01 mol·L^{-1} HAc-0.09 mol·L^{-1} NaAc 溶液
(5) 0.03 mol·L^{-1} HAc-0.07 mol·L^{-1} NaAc 溶液。

12. 今有四种缓冲系:$NH_3^+OH-NH_2OH$(pK_b = 7.97)、$NH_4^+-NH_3$(pK_b = 4.75)、HAc-NaAc(pK_a = 4.756)、HCOOH-$HCOO^-$(pK_a = 3.74),试问:①配制 pH = 9.00 的缓冲溶液选用哪种缓冲系最合适?②若选用的缓冲系的总浓度为 0.200 mol·L^{-1},需要共轭碱和共轭酸的物质的量为多少才能配成 1 L 的缓冲溶液?

13. 正常人血浆的 pH 为 7.40,考虑血浆温度及其他因素的影响,校正后的 $pK_{a1}(H_2CO_3)$ = 6.10 和 $pK_a(H_2PO_4^-)$ = 6.80,试计算:①310.15 K 时血浆中 [HCO_3^-]/[H_2CO_3] 和 [HPO_4^{2-}]/[$H_2PO_4^-$] 分别为多少?②已知血浆中 H_2CO_3 和 HCO_3^- 的总浓度为 0.0252 mol·L^{-1},试计算[H_2CO_3]和[HCO_3^-]。

(丁冶春)

第八章 难溶强电解质的沉淀溶解平衡

学习目标

掌握 溶度积和溶解度之间的换算;沉淀溶解平衡的基本原理——溶度积规则;沉淀生成和溶解的相关计算。

熟悉 同离子效应、盐效应对沉淀溶解平衡的影响;分步沉淀、沉淀溶解和沉淀转化的条件。

了解 沉淀溶解平衡的酸效应和配位效应;沉淀溶解平衡在医药学中的应用。

> **案例 8-1**
>
> 由于 X 射线不能透过钡原子,因此,临床上可用钡盐作为 X 射线造影剂,诊断胃肠道疾病。然而 Ba^{2+} 对人体有毒害,所以可溶性钡盐不能用作造影剂。在难溶钡盐中能够作为诊断胃肠道疾病的理想 X 射线造影剂只有硫酸钡。临床上使用的钡餐就是硫酸钡造影剂。它是由硫酸钡加适当的分散剂及矫味剂制成干的混悬剂。使用时,加水调制成适当浓度的混悬剂口服或灌肠。
>
> **问题:**
> 1. 在胃的酸性环境下,硫酸钡溶解度改变大吗?
> 2. 为什么说硫酸钡是诊断胃肠道疾病的理想 X 射线造影剂?
> 3. 如何制备药用硫酸钡?

电解质根据其在水溶液中解离程度的不同分为强电解质和弱电解质两类。在强电解质中,有一类在水中溶解度较小的电解质称为**难溶强电解质**(sparingly soluble strong electrolyte),也称为难溶离子化合物,例如 $BaSO_4$、$AgCl$、Ag_2CrO_4 等。在难溶强电解质的水溶液中,存在两相化学平衡,即沉淀溶解平衡。例如,在 NaCl 溶液中加入 $AgNO_3$ 溶液,会生成白色的 AgCl 沉淀,在 $BaCl_2$ 溶液中加入 H_2SO_4 溶液,会析出白色的 $BaSO_4$ 沉淀,这种通过溶液中离子间相互作用析出难溶性固态物质的反应称为**沉淀反应**(precipitation reaction)。如果在含有 $CaCO_3$ 的溶液中加入过量的盐酸,则可使沉淀溶解,该反应称为**溶解反应**(dissolution reaction)。这种沉淀与溶解反应的特征是在反应过程中伴有新物相的生成或消失,存在着固态难溶电解质与由它解离产生的离子之间的平衡,这种平衡称为沉淀溶解平衡。

在药物研究中,药物的制备、分离、纯化、定性鉴别和定量测定中经常利用沉淀溶解平衡原理。在医学中也有许多应用实例,如人体骨骼的形成、龋齿和骨质疏松的发生等,都涉及一些与沉淀溶解平衡有关的知识。本章主要根据化学平衡移动的原理讨论沉淀溶解平衡的规律及其应用。

第一节 难溶强电解质的沉淀溶解平衡

一、溶度积常数

难溶强电解质的溶解和沉淀是一个可逆过程。以 $BaSO_4$ 固体为例,在一定温度下,将 $BaSO_4$ 固体置于水中,固体中的 Ba^{2+} 和 SO_4^{2-} 在水分子的作用下,形成水合离子 $Ba^{2+}(aq)$ 和 $SO_4^{2-}(aq)$ 进入溶液,这一过程称为溶解。与此同时,溶液中的 $Ba^{2+}(aq)$ 和 $SO_4^{2-}(aq)$ 也不断与 $BaSO_4$ 固体碰撞返回晶格或形成新的结晶微粒,这个过程称为沉淀。开始时,溶解速率大于沉淀速率,所以净结果是固体的溶解;随着溶液中的离子浓度增大,沉淀速率也逐渐增大,当沉淀速率和溶解速率相同时,体系达到平衡态,这种平衡称为**沉淀溶解平衡**(precipitation dissolution equilibrium)。平衡时,未溶解的溶质固体与饱和溶液中的水合离子共存。$BaSO_4$ 的沉淀溶解平衡方程式为:

$$BaSO_4(s) \rightleftharpoons Ba^{2+}(aq) + SO_4^{2-}(aq)$$

在 $BaSO_4$ 饱和溶液中,反应的平衡常数可表示为:

$$K = \frac{[Ba^{2+}][SO_4^{2-}]}{[BaSO_4]}$$

其中各物质的浓度为平衡浓度,由于 $[BaSO_4]$ 是常数,并入常数项,则:

$$K_{sp} = [Ba^{2+}][SO_4^{2-}] \tag{8-1}$$

K_{sp} 称为**溶度积常数**(solubility product constant),简称**溶度积**(solubility product)。由式(8-1)可知:一定温度下,$BaSO_4$ 饱和溶液中 Ba^{2+} 和 SO_4^{2-} 浓度的乘积是一个常数。

不同类型的难溶强电解质,其沉淀溶解平衡方程式和溶度积表达式也不同。如 PbI_2 沉淀溶解平衡方程式和溶度积为:

$$PbI_2(s) \rightleftharpoons Pb^{2+}(aq) + 2I^-(aq)$$

$$K_{sp} = [Pb^{2+}][I^-]^2$$

而 Ag_3PO_4 沉淀溶解平衡方程式和溶度积为:

$$Ag_3PO_4(s) \rightleftharpoons 3Ag^+(aq) + PO_4^{3-}(aq)$$

$$K_{sp} = [Ag^+]^3[PO_4^{3-}]$$

对于任一难溶强电解质 A_mB_n,其沉淀溶解平衡的通式和溶度积可表示为:

$$A_mB_n(s) \rightleftharpoons mA^{a+}(aq) + nB^{b-}(aq)$$

$$K_{sp} = [A^{a+}]^m[B^{b-}]^n \tag{8-2}$$

式(8-2)表明,在一定温度下,难溶强电解质的饱和溶液中各离子浓度幂的乘积为一常数。溶度积反映了难溶强电解质的溶解能力,其大小随温度的变化而变化(大多数情况下温度越高,溶度积越大),如表8-1所示。附录四列出一些难溶强电解质在 298.15 K 时的溶度积。

表8-1 $BaSO_4$ 的溶度积与温度的关系

T/K	273.15	283.15	298.15	320.15
K_{sp}	6.7×10^{-11}	8.9×10^{-11}	1.08×10^{-10}	1.1×10^{-10}

需要注意的是:虽然溶度积是由难溶强电解质的沉淀溶解平衡推导而来,但其同样适用于难溶弱电解质的沉淀溶解平衡。所不同的是难溶强电解质的溶解和解离为可逆反应,而难溶弱电解质的溶解和解离有一个中间步骤。例如 $HgCl_2$,由于汞离子和氯离子间的化学键具有较强的共价性,所以在溶液里还有相当一部分以分子形式存在,其溶解和解离方程式为:

$$HgCl_2(s) \xrightleftharpoons{\text{溶解}} HgCl_2(aq)$$

$$HgCl_2(aq) \xrightleftharpoons{\text{解离}} Hg^{2+}(aq) + 2Cl^-(aq)$$

总反应: $$HgCl_2(s) \rightleftharpoons Hg^{2+}(aq) + 2Cl^-(aq)$$

总反应的平衡常数: $$K_{sp} = [Hg^{2+}][Cl^-]^2$$

二、溶度积与溶解度的关系

溶解度是指一定温度和压力下,一定量饱和溶液中所能溶解的溶质的量,以 g/100 g H_2O、$mol \cdot L^{-1}$、 g·L^{-1}等表示。一定温度下,溶度积和溶解度都可以反映难溶强电解质的溶解能力,它们之间有内在联系,在一定条件下可以互相换算。在与溶度积换算时应注意将溶解度的单位用 mol·L^{-1}表示。

(一) AB 型难溶强电解质

AB 型难溶强电解质,在水溶液中的沉淀溶解平衡为:

$$AB(s) \rightleftharpoons A^{n+}(aq) + B^{n-}(aq)$$

假设其溶解度为 s mol·L^{-1},从沉淀溶解平衡方程式可知,1 mol 固体 AB 溶解生成 1 mol A^{n+} 离子和 1 mol B^{n-} 离子,一定体积溶液中的阳离子和阴离子浓度相等且均等于溶解度,即 $[A^{n+}]$ = $[B^{n-}]$ = s mol·L^{-1},所以:

$$K_{sp} = [A^{n+}][B^{n-}] = s^2 \tag{8-3}$$

(二) A_2B(或 AB_2)型难溶强电解质

AB_2 型难溶强电解质,在水溶液中的沉淀溶解平衡为:

$$AB_2(s) \rightleftharpoons A^{2+}(aq) + 2B^{-}(aq)$$

设其溶解度为 s mol·L^{-1},则溶液中 $[A^{2+}] = s$ mol·L^{-1},$[B^-] = 2s$ mol·L^{-1},所以:

$$K_{sp} = [A^{2+}][B^-]^2 = s \cdot (2s)^2 = 4s^3 \tag{8-4}$$

采用类似方法可以推导 A_3B(或 AB_3)型难溶强电解质的溶度积与溶解度的关系。

例 8-1 已知 298.15 K 时,AgCl 的溶解度为 1.91×10^{-4} g/100 g H_2O,计算该温度下 AgCl 的溶度积。(已知氯化银的摩尔质量为 143.32 g·mol^{-1})

解:首先把 AgCl 的溶解度换算成 mol·L^{-1}。由于 AgCl 的溶解度比较小,其饱和溶液的密度近似等于水的密度 1 g·mL^{-1}。所以 AgCl 的溶解度 s 为:

$$s = \frac{1.91 \times 10^{-4} \text{ g} \times 1000 \text{ g} \cdot \text{L}^{-1}}{100 \text{ g} \times 143.32 \text{ g} \cdot \text{mol}^{-1}} = 1.33 \times 10^{-5} \text{mol} \cdot \text{L}^{-1}$$

AgCl 为 AB 型难溶强电解质,其溶度积为:

$$K_{sp} = s^2 = (1.33 \times 10^{-5})^2 = 1.77 \times 10^{-10}$$

298.15 K 时,AgCl 的溶度积为 1.77×10^{-10}。

例 8-2 已知 298.15 K 时,Ag_2CrO_4 的溶度积为 1.12×10^{-12},计算该温度下 $AgCrO_4$ 的溶解度。

解:Ag_2CrO_4 为 A_2B 型难溶强电解质,$K_{sp} = 4s^3$。

$$s = \sqrt[3]{1.12 \times 10^{-12}/4} \text{ mol} \cdot \text{L}^{-1} = 6.54 \times 10^{-5} \text{mol} \cdot \text{L}^{-1}$$

298.15 K 时,Ag_2CrO_4 的溶解度为 6.54×10^{-5} mol·L^{-1}。

上述计算结果表明,虽然 $K_{sp}(Ag_2CrO_4)$ 小于 $K_{sp}(AgCl)$,但是 Ag_2CrO_4 的溶解度却大于 AgCl 的溶解度。显然,不同类型难溶强电解质的溶度积与溶解度之间的关系不同。因此,对相同类型难溶强电解质,可以直接比较其溶度积的大小判断它们的溶解能力的强弱,如 AgCl、AgBr 和 AgI,其溶解度大小顺序与溶度积大小顺序一致,依次为 AgCl > AgBr > AgI。而不同类型的难溶强电解质的溶解度大小,不能由溶度积直接判断,需通过计算后结果才能比较。不同类型难溶强电解质溶解度和溶度积的换算见表 8-2。

表 8-2 难溶强电解质溶解度和溶度积的换算(298.15 K)

难溶强电解质类型	AB 型		A_2B 型或 AB_2 型		A_mB_n 型
难溶强电解质	AgCl	$BaSO_4$	Ag_2CrO_4	$Mg(OH)_2$	
溶解度 s/mol·L^{-1}	1.33×10^{-5}	1.04×10^{-5}	6.54×10^{-5}	1.12×10^{-4}	
溶度积 K_{sp}	1.77×10^{-10}	1.08×10^{-10}	1.12×10^{-12}	5.61×10^{-12}	
换算公式	$K_{sp} = s^2$		$K_{sp} = 4s^3$		$K_{sp} = m^m n^n s^{m+n}$

需要强调的是,在使用上面的公式进行换算时,必须满足以下条件:

(1) 仅适用于难溶强电解质,即难溶电解质溶于水的部分必须是完全解离的。如果是难溶弱电解质,溶液中还存在溶解的分子与离子之间的解离平衡,此时用溶度积计算溶解度就会产生较大的误差。如 $Al(OH)_3$ 溶于水时发生分步解离,虽然 $K_{sp} = [Al^{3+}][OH^-]^3$,但是 $[OH^-] \neq 3[Al^{3+}]$;又如 $HgCl_2$、HgI_2 等,其溶解的部分中还有相当一部分以分子形式存在,因此,其溶解度与溶度积之间就不能利用上述公式进行简单换算。

(2) 仅适用于溶解度较小的难溶强电解质。因为只有其溶解度很小,饱和溶液中离子强度才会很小,由浓度代替活度进行计算的误差才会较小。如 $CaSO_4$、$CaCrO_4$、$AgAc$、$AgBrO_3$ 等,由于溶解度较大,其饱和溶液中离子强度较大,活度系数远小于1,所以用浓度代替活度计算溶度积,将会产生较大的误差。

(3) 仅适用于溶解后解离出的离子在水溶液中不发生副反应或副反应程度很小的难溶强电解质。如难溶硫化物、碳酸盐、磷酸盐以及高价阳离子等,由于 S^{2-}、CO_3^{2-}、PO_4^{3-}、Fe^{3+} 等易发生水解反应,因此,其溶解度与溶度积之间就不能按照上述方法进行计算。

实际上,能完全解离的难溶强电解质并不多,所以由测得的溶解度计算溶度积,或由溶度积计算溶解度都可能包含误差。和其他平衡常数一样,难溶强电解质的溶度积可由实验测定,也可以通过热力学数据计算得到,相关内容已在第二章化学热力学和第三章化学平衡中学习。

第二节 影响沉淀溶解平衡的因素

沉淀溶解平衡是一个动态平衡,当外界条件变化时,会导致平衡的移动。沉淀溶解平衡移动的基本规律即是溶度积规则,本节还将从同离子效应、盐效应、酸效应和配位效应等方面讨论沉淀溶解平衡的移动。

一、溶度积规则

在难溶强电解质溶液中,离子浓度幂的乘积称为**离子积**(ionic product),用符号 Q 表示。例如 $BaSO_4$ 溶液中,$Q = c(Ba^{2+}) \cdot c(SO_4^{2-})$。离子积和溶度积表达式相似,但意义不同。溶度积表示难溶强电解质达到沉淀溶解平衡时,饱和溶液中离子浓度幂的乘积,在一定温度下是一常数。而离子积表示任何溶液中离子浓度幂的乘积,其数值不定。溶度积是离子积的一个特例。根据 Q 和 K_{sp} 的关系,可得如下判据:

(1) 当 $Q > K_{sp}$ 时,溶液是过饱和溶液,有沉淀析出,直到溶液中 $Q = K_{sp}$,沉淀量不再增加。

(2) 当 $Q = K_{sp}$ 时,溶液是饱和溶液,沉淀与溶解达动态平衡。既无沉淀析出也无沉淀溶解。

(3) 当 $Q < K_{sp}$ 时,溶液是不饱和溶液,若溶液中加入难溶强电解质,则沉淀继续溶解,直到溶液中 $Q = K_{sp}$。

以上规律称为**溶度积规则**(solubility product principle),它是难溶强电解质沉淀溶解平衡移动规律的概括。利用溶度积规则,可以判断沉淀的生成和溶解。

二、影响沉淀溶解平衡的几种效应

(一) 同离子效应

在难溶强电解质饱和溶液中,加入与其含有相同离子的易溶强电解质,可以使沉淀溶解平衡向生成沉淀的方向移动,最终导致难溶强电解质的溶解度降低,这种现象称为沉淀溶解平衡中的**同离子效应**(common ion effect)。

例如,在 CaC_2O_4 饱和溶液中,存在下列平衡:

$$CaC_2O_4(s) \rightleftharpoons Ca^{2+}(aq) + C_2O_4^{2-}(aq)$$

若向该体系中加入少量 $Na_2C_2O_4$ 时,由于溶液中 $C_2O_4^{2-}$ 浓度增加,使 $Q>K_{sp}$,平衡向左移动,溶液中有 CaC_2O_4 沉淀析出,而剩余的 Ca^{2+} 减少,直到再次达到平衡。此时 CaC_2O_4 的溶解度可用 $[Ca^{2+}]$ 表示。因此,CaC_2O_4 在 $Na_2C_2O_4$ 溶液中的溶解度比在纯水中小。

例 8-3 分别计算 298.15 K 时 $BaSO_4$:(1)在纯水中的溶解度;(2)在 $0.0100\ mol\cdot L^{-1}Na_2SO_4$ 溶液中的溶解度。已知:$K_{sp}(BaSO_4) = 1.08 \times 10^{-10}$。

解:(1)$BaSO_4$ 在纯水中的溶解度 s 可用其溶度积直接计算得到:

$$s = \sqrt{K_{sp}} = \sqrt{1.08 \times 10^{-10}}\ mol\cdot L^{-1} = 1.04 \times 10^{-5}\ mol\cdot L^{-1}$$

(2)设 $BaSO_4$ 在 $0.0100\ mol\cdot L^{-1}$ Na_2SO_4 溶液中的溶解度为 $x\ mol\cdot L^{-1}$,则有如下的平衡关系:

$$BaSO_4(s) \rightleftharpoons Ba^{2+}(aq) + SO_4^{2-}(aq)$$

平衡浓度/$mol\cdot L^{-1}$ x $x+0.0100$

由于同离子效应,$BaSO_4$ 在 Na_2SO_4 中的溶解度比在纯水中的溶解度小,即 $x<1.04\times 10^{-5}\ mol\cdot L^{-1}$,所以,$(x+0.0100)mol\cdot L^{-1}\approx 0.0100\ mol\cdot L^{-1}$。由溶度积定义:

$$K_{sp}(BaSO_4) = [Ba^{2+}][SO_4^{2-}] = x \times (x+0.0100) = 1.08 \times 10^{-10}\ mol\cdot L^{-1}$$

$$x = \frac{1.08 \times 10^{-10}}{0.0100}\ mol\cdot L^{-1} = 1.08 \times 10^{-8}\ mol\cdot L^{-1}$$

以上计算结果说明,在 $BaSO_4$ 的沉淀溶解平衡体系中增加了 $0.0100\ mol\cdot L^{-1}$ SO_4^{2-} 浓度后,$BaSO_4$ 的溶解度从纯水中的 $1.04 \times 10^{-5}\ mol\cdot L^{-1}$ 减小到 $1.08 \times 10^{-8}\ mol\cdot L^{-1}$,约减小 1000 倍。可见,同离子效应对难溶电解质溶解度的影响较大。

因此在实际工作中,常根据同离子效应降低难溶电解质溶解度的原理,在沉淀反应中加入过量的沉淀剂,从而使沉淀反应更趋完全。通常,当被沉淀离子的浓度小于等于 $1.0 \times 10^{-5}\ mol\cdot L^{-1}$(定性分析)或 $1.0 \times 10^{-6}\ mol\cdot L^{-1}$(定量分析)时,可认为该离子沉淀完全。

(二) 盐效应

若在沉淀溶解平衡体系中,加入一种与其不含有相同离子的其他易溶电解质,例如在 $BaSO_4$ 饱和溶液中加入 KNO_3,会产生怎样的现象呢?实验结果表明,平衡体系中加入 KNO_3 后会使 $BaSO_4$ 的溶解度略有增大,并且加入的 KNO_3 越多,$BaSO_4$ 的溶解度增加得越多。这是由于加入易溶强电解质(如 KNO_3)后,溶液中的离子强度增大,Ba^{2+} 与 SO_4^{2-} 的活度降低,它们发生碰撞结合形成 $BaSO_4$ 分子的机会减小,因此溶解度增大。组成难溶强电解质的离子所带电荷数越高,受易溶强电解质的影响则越显著。这种在难溶强电解质的饱和溶液中,加入与难溶强电解质不含有相同离子的易溶强电解质,使难溶强电解质溶解度略有增加的现象称为**盐效应**(salt effect)。例如,$AgCl$ 和 $BaSO_4$ 的溶解度都随溶液中 KNO_3 浓度的增加而增大,如图 8-1 所示。

图中纵坐标为加入不同浓度 KNO_3 时,$AgCl$ 和 $BaSO_4$ 的溶解度 s 与纯水中溶解度 s° 的比值。由于高价离子的活度因子受离子强度的影响较大,故盐效应对 $BaSO_4$ 比对 $AgCl$ 的影响大。

需要注意的是,当在难溶强电解质的饱和溶液中加入含有相同离子的强电解质时,会同时出现同离子效应和盐效应。例如,在一定温度下,向 $PbSO_4$ 饱和溶液中加入 Na_2SO_4 溶液时,$PbSO_4$ 溶解度的变化情况见表 8-3。

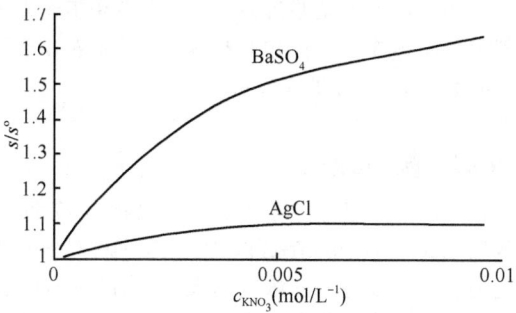

图 8-1 盐效应对 $AgCl$ 和 $BaSO_4$ 溶解度的影响

表 8-3　Na_2SO_4 对 $PbSO_4$ 溶解度的影响

Na_2SO_4浓度/$mol \cdot L^{-1}$	0	0.001	0.01	0.02	0.04	0.10	0.20
$PbSO_4$溶解度/$mmol \cdot L^{-1}$	0.148	0.0257	0.0162	0.0138	0.0129	0.0162	0.0231

从表 8-3 中可见，当溶液中有适当过量的沉淀剂 Na_2SO_4 存在时，由于同离子效应的影响占主导，使 $PbSO_4$ 的溶解度显著降低；而当沉淀剂 Na_2SO_4 的浓度过量较多时，由于盐效应的影响占主导，又使 $PbSO_4$ 的溶解度增加。但是，由于同离子效应的影响远大于盐效应，故在二者共存时，忽略盐效应的影响。

然而，在生成沉淀的实际操作中，若只考虑同离子效应，需要加入过量的沉淀剂；若只考虑盐效应，沉淀剂过量要适当。为使沉淀更完全，需要加入适当过量的沉淀剂。通常，如果沉淀剂容易挥发除去，一般过量 20%～50%，反之，如果沉淀剂不易挥发除去，则以过量 20%～30% 为宜。

(三) 酸效应

在难溶电解质中，像硫化物、碳酸盐、草酸盐、磷酸盐、铬酸盐等难溶弱酸盐化合物，它们的溶解度除了受同离子效应和盐效应的影响外，溶液酸度的影响也较大。溶液酸度对难溶电解质溶解度的影响称为**酸效应**（acidic effect）。当溶液的酸度较高，即 pH 较小时，弱酸根离子结合 H_3O^+ 生成共轭酸，从而使弱酸根离子浓度降低，沉淀溶解平衡向沉淀溶解的方向移动，沉淀的溶解度增大。例如，难溶弱酸盐 MB 在一定 pH 的溶液中的沉淀溶解平衡关系如下：

$$MB(s) \rightleftharpoons M^{n+}(aq) + B^{n-}(aq)$$
$$\downarrow H_3O^+(aq)$$
$$HB(aq)$$
$$+$$
$$H_2B(aq)$$
$$+$$
$$\cdots$$

酸效应总是使难溶弱酸盐 MB 的溶解度有所增加。如 CaC_2O_4 在纯水中的溶解度约为 $4.82 \times 10^{-5} mol \cdot L^{-1}$；当溶液的 pH = 5.00 时，其溶解度为 $4.98 \times 10^{-5} mol \cdot L^{-1}$，略有增加；当溶液的 pH = 2.00 时，其溶解度进一步增大为 $4.30 \times 10^{-4} mol \cdot L^{-1}$。

除难溶弱酸盐外，难溶氢氧化物也受酸度的影响，在酸性溶液中其溶解度增加。但是，难溶强酸盐的溶解度不受酸度的影响。

> **案例 8-1 分析**
> 由于硫酸钡是难溶强酸盐，溶解度不受酸度的影响。因此在胃的酸性环境下，硫酸钡溶解度基本不变。硫酸钡既难溶于水，又不溶于胃酸，对人体毒性小，所以硫酸钡是诊断胃肠道疾病的理想 X 射线造影剂。

(四) 配位效应

在沉淀溶解平衡体系中加入适当的配位剂，会使难溶电解质的溶解度增大，这种现象称为**配位效应**（coordination effect）。配位效应对难溶电解质溶解度的影响，与配位剂的浓度及配合物的稳定性有关。配位剂的浓度越大，生成的配合物越稳定，则难溶电解质的溶解度就越大。详细内容将在第十二章配位化合物中讨论。例如，AgCl 的沉淀溶解平衡为：

$$AgCl(s) \rightleftharpoons Ag^+(aq) + Cl^-(aq)$$

若在此平衡体系中加入氨水，将会发生如下配位反应：

$$Ag^+(aq) + 2NH_3(aq) \rightleftharpoons [Ag(NH_3)_2]^+(aq)$$

体系中 Ag^+ 浓度降低,平衡向沉淀溶解的方向移动,故 AgCl 在氨水中的溶解度比在纯水中的溶解度大。

案例 8-2

尿路结石是最常见的泌尿外科疾病之一,其发生发展与沉淀溶解平衡有着密切联系。上尿路(肾及输尿管)结石较下尿路(膀胱)结石多见;上尿路结石多为草酸钙(CaC_2O_4)结石,下尿路结石则以磷酸镁铵($MgNH_4PO_4$)结石多见。虽然部分肾结石有明确的形成原因,但是大多数结石的形成机制尚未完全阐明。

进入肾脏的血液经肾小球滤过后形成原始的尿,蛋白质等大分子结晶抑制剂被滤掉,形成草酸钙的过饱和溶液,在进入肾小管前或在肾小管内往往形成晶核,正常状况下,尿液在肾小管中的停留时间较短,草酸钙晶体来不及成长到结石大小就被排出体外。但是当尿液流速过慢,停留时间过长,或尿液中其他晶体抑制物质浓度过低,或肾小管内表面因炎症出现缺陷,或其他疾病导致滤液中钙浓度增高时则容易引起结石。

问题:
1. 肾小管尿液中的草酸钙的离子积与溶度积有何关系?
2. 为什么在血液中过饱和的草酸钙不形成结石?
3. 医学上常采用加快排尿速度、多饮水来防治结石,你如何理解?

三、溶度积规则的应用

(一) 判断沉淀生成和沉淀完全

1. 判断沉淀生成 根据溶度积规则,如果 $Q>K_{sp}$,溶液中将有沉淀生成。

例 8-4 298.15 K 时,将 0.010 mol·L⁻¹ $MnCl_2$ 溶液和等浓度的 NaOH 溶液等体积混合,判断是否有沉淀生成?已知:$K_{sp}[Mn(OH)_2] = 1.9 \times 10^{-13}$。

解: 两种溶液等体积混合后,其浓度变为原来的一半,即:

$$c(Mn^{2+}) = c(OH^-) = 5.0 \times 10^{-3} \text{ mol·L}^{-1}$$

离子积:

$$Q = c(Mn^{2+}) \cdot c(OH^-)^2 = 5.0 \times 10^{-3} \times (5.0 \times 10^{-3})^2 = 1.25 \times 10^{-7}$$

因为 $Q>K_{sp}$,所以混合后溶液中有 $Mn(OH)_2$ 沉淀生成。

例 8-5 298.15 K 时,向含有 0.010 mol·L⁻¹ Cu^{2+} 的水溶液中通入 H_2S 气体达饱和,是否有 CuS 沉淀生成?已知:$K_{a1}(H_2S) = 8.9 \times 10^{-8}$,$K_{a2}(H_2S) = 1.2 \times 10^{-13}$,$H_2S$ 的饱和浓度为 0.10 mol·L⁻¹,$K_{sp}(CuS) = 6.3 \times 10^{-36}$。

解: 溶液中 Cu^{2+} 的浓度为 0.010 mol·L⁻¹,S^{2-} 的浓度需要计算后才能获得。

在 0.10 mol·L⁻¹ H_2S 饱和溶液中,存在如下解离平衡:

$$H_2S(aq) + H_2O(l) \rightleftharpoons H_3O^+(aq) + HS^-(aq) \qquad K_{a1}(H_2S) = 8.9 \times 10^{-8}$$
$$HS^-(aq) + H_2O(l) \rightleftharpoons H_3O^+(aq) + S^{2-}(aq) \qquad K_{a2}(H_2S) = 1.2 \times 10^{-13}$$

因为 $K_{a1}/K_{a2} > 10^2$,故该溶液的 $[H_3O^+]$ 主要决定于 H_2S 的第一步解离。由于 $c \cdot K_{a1} > 20 K_w$,且 $c/K_{a1} > 500$,故

$$[H_3O^+] = \sqrt{K_{a1} \cdot c} = \sqrt{8.9 \times 10^{-8} \times 0.10} \text{ mol·L}^{-1} = 9.4 \times 10^{-5} \text{ mol·L}^{-1}$$

因为 $\dfrac{[H_3O^+]^2[S^{2-}]}{[H_2S]} = K_{a1} \cdot K_{a2}$,故可求出溶液中 S^{2-} 的浓度为:

$$[S^{2-}] = \frac{K_{a1} \cdot K_{a2} \cdot [H_2S]}{[H_3O^+]^2} = \frac{8.9 \times 10^{-8} \times 1.2 \times 10^{-13} \times 0.10}{(9.4 \times 10^{-5})^2} \text{mol} \cdot \text{L}^{-1} = 1.2 \times 10^{-13} \text{mol} \cdot \text{L}^{-1}$$

$$Q = c(\text{Cu}^{2+}) \cdot c(\text{S}^{2-}) = 0.010 \times 1.2 \times 10^{-13} = 1.2 \times 10^{-15}$$

由于 $Q > K_{sp}$,故溶液中将会生成 CuS 沉淀。

需要说明的是:当 $Q > K_{sp}$ 时,并不一定能观察到沉淀。例如,有些难溶电解质形成过饱和溶液后并不析出沉淀。此外,如果沉淀量小于 $1.0 \times 10^{-2} \text{g} \cdot \text{L}^{-1}$,肉眼也难以辨别。

2. 判断沉淀完全 绝对不溶于水的物质是不存在的,即使是难溶解的物质,其溶度积也不可能为零,所以沉淀反应不可能绝对完全,即被沉淀的离子总是或多或少地残留于溶液中。一般认为,溶液中被沉淀离子的浓度 $\leq 1.0 \times 10^{-5} \text{mol} \cdot \text{L}^{-1}$(定性分析)或 $1.0 \times 10^{-6} \text{mol} \cdot \text{L}^{-1}$(定量分析)时,可认为该离子已被沉淀完全。

例 8-6 298.15 K 时,在 $0.010 \text{ mol} \cdot \text{L}^{-1}$ $MgCl_2$ 溶液中,欲生成 $Mg(OH)_2$ 沉淀,溶液的最低 pH 是多少?若使 $Mg(OH)_2$ 沉淀完全,溶液的最低 pH 是多少?已知:

$K_{sp}[Mg(OH)_2] = 5.61 \times 10^{-12}$。

解:欲生成 $Mg(OH)_2$ 沉淀,应满足:

$$Q = c(Mg^{2+}) \cdot c(OH^-)^2 > K_{sp}$$

$$c(OH^-) > \sqrt{\frac{K_{sp}}{c(Mg^{2+})}} = \sqrt{\frac{5.61 \times 10^{-12}}{0.010}} \text{mol} \cdot \text{L}^{-1} = 2.37 \times 10^{-5} \text{mol} \cdot \text{L}^{-1}$$

$$pOH = -(\lg 2.37 \times 10^{-5}) = 4.63$$

则 $\quad pH = 14.00 - 4.63 = 9.37$

即溶液的 pH 大于 9.37 时,生成 $Mg(OH)_2$ 沉淀。

若使 $Mg(OH)_2$ 沉淀完全,则沉淀后溶液中 Mg^{2+} 浓度 $\leq 1.0 \times 10^{-5} \text{mol} \cdot \text{L}^{-1}$,此时:

$$c(OH^-) \geq \sqrt{\frac{K_{sp}}{c(Mg^{2+})}} = \sqrt{\frac{5.61 \times 10^{-12}}{1.0 \times 10^{-5}}} \text{mol} \cdot \text{L}^{-1} = 7.49 \times 10^{-4} \text{mol} \cdot \text{L}^{-1}$$

$$pOH = -(\lg 7.49 \times 10^{-4}) = 3.13$$

则: $\quad pH = 10.87$

即溶液的 pH 达到 10.87 时,$Mg(OH)_2$ 沉淀完全。

计算结果表明,难溶金属氢氧化物从开始产生沉淀到沉淀完全有一个 pH 范围,因此控制溶液的酸度对沉淀的生成和沉淀完全起着重要的作用。

案例 8-2 分析

沉淀的形成一般需要经过从过饱和溶液到成核(细小的结晶)、成长(结晶变大)及陈化(进一步成长形成稳定结晶)的过程,这个过程受晶体的结晶习惯和溶液特征的影响。溶液特征包括溶液的黏度、溶液的组成中有无抑制成核或成长的物质存在、溶液是否流动或搅拌以及盛装溶液容器有无缺陷等。

进入肾小管的尿液是肾脏血液经肾小管滤过去蛋白质等大分子后形成的,对草酸钙而言是过饱和溶液,因此其离子积大于溶度积。但是,在血液中同样的过饱和草酸钙却不沉淀,因为在血液中存在大量的蛋白质等大分子,这些大分子物质起结晶抑制剂的作用,并且血液黏度比较大,故草酸钙的晶核难以形成,血液中不形成草酸钙结石。医学上常用加快排尿速度、多饮水防治结石,它们是利用沉淀溶解平衡的原理,降低溶液的过饱和度,缩短沉淀陈化时间,从而使结石来不及长大就被排出体外。

(二) 判断沉淀溶解

根据溶度积规则,难溶电解质沉淀溶解的必要条件是 $Q < K_{sp}$。因此,只要能有效地降低沉淀溶解平衡体系中有关离子浓度,使其 $Q < K_{sp}$,沉淀溶解平衡将会向沉淀溶解的方向移动。常用的沉淀溶解方法一般有以下三种:

1. 生成弱电解质法 在难溶电解质饱和溶液中加入某种试剂,如果能与其解离出的离子生成弱电解质,将使难溶电解质溶液中的离子浓度降低,使 $Q < K_{sp}$,从而使沉淀溶解。

生成弱酸:

例如,向 $CaCO_3$ 沉淀中加入盐酸,即发生如下反应:

$$CaCO_3(s) \rightleftharpoons Ca^{2+}(aq) + CO_3^{2-}(aq)$$
$$\downarrow H_3O^+(aq)$$
$$HCO_3^-(aq) \xrightarrow{H_3O^+(aq)} H_2CO_3(aq)$$

盐酸的加入降低了 CO_3^{2-} 的浓度,使 $Q < K_{sp}$,促使 $CaCO_3$ 沉淀溶解。上述反应也可通过平衡常数计算加以说明。

例 8-7 计算 298.15 K 时 $CaCO_3$ 溶于盐酸溶液的总平衡常数。已知:$K_{sp}(CaCO_3) = 3.36 \times 10^{-9}$,$K_{a1}(H_2CO_3) = 4.5 \times 10^{-7}$,$K_{a2}(H_2CO_3) = 4.7 \times 10^{-11}$。

解:$CaCO_3$ 溶于盐酸溶液的反应如下:

$$CaCO_3(s) + 2H_3O^+(aq) \rightleftharpoons Ca^{2+}(aq) + H_2CO_3(aq) + 2H_2O(aq)$$

反应的总平衡常数为:

$$K = \frac{[Ca^{2+}][H_2CO_3]}{[H_3O^+]^2} = \frac{[Ca^{2+}][H_2CO_3]}{[H_3O^+]^2} \cdot \frac{[CO_3^{2-}]}{[CO_3^{2-}]}$$

$$= \frac{K_{sp}(CaCO_3)}{K_{a1}(H_2CO_3) \cdot K_{a2}(H_2CO_3)} = \frac{3.36 \times 10^{-9}}{4.5 \times 10^{-7} \times 4.7 \times 10^{-11}}$$

$$= 1.6 \times 10^8$$

计算结果表明,该反应的总平衡常数大于 10^6,说明反应正向进行的程度很大,$CaCO_3$ 沉淀可在盐酸溶液中溶解。

由总平衡常数表达式可知,难溶电解质溶度积越大,生成弱电解质的解离常数越小,沉淀就越容易溶解。

又如,难溶的金属硫化物,加入酸时生成硫化氢气体,使沉淀溶解。如 ZnS 沉淀溶于盐酸。

$$ZnS(s) \rightleftharpoons Zn^{2+}(aq) + S^{2-}(aq)$$
$$\downarrow H_3O^+(aq)$$
$$HS^-(aq) \xrightarrow{H_3O^+(aq)} H_2S(g)$$

生成弱碱:

某些溶度积较大的氢氧化物如 $Mg(OH)_2$ 可溶于铵盐中。由于铵盐溶于水解离出的 NH_4^+ 与 $Mg(OH)_2$ 溶液中的 OH^- 结合生成 $NH_3 \cdot H_2O$,降低了 OH^- 的浓度,使 $Q < K_{sp}$,从而促使 $Mg(OH)_2$ 沉淀溶解。

$$Mg(OH)_2(s) \rightleftharpoons Mg^{2+}(aq) + 2OH^-(aq)$$
$$\downarrow NH_4^+(aq)$$
$$NH_3 \cdot H_2O(aq)$$

生成弱酸盐：

$PbSO_4$ 可溶解在 NaAc、NH_4Ac 等醋酸盐中。

$$PbSO_4(s) \rightleftharpoons Pb^{2+}(aq) + SO_4^{2-}(aq)$$
$$\downarrow Ac^-(aq)$$
$$Pb(Ac)_2(aq)$$

由于 Ac^- 与 $PbSO_4$ 饱和溶液中的 Pb^{2+} 生成了难解离的 $Pb(Ac)_2$，降低了 Pb^{2+} 浓度，使 $Q < K_{sp}$，平衡向右移动，所以 $PbSO_4$ 能溶解在 NaAc、NH_4Ac 等醋酸盐溶液中。

生成水：

难溶氢氧化物都能与盐酸反应生成水，使沉淀溶解。如 $Al(OH)_3$ 沉淀可以溶于盐酸。

$$Al(OH)_3(s) \rightleftharpoons Al^{3+}(aq) + 3OH^-(aq)$$
$$\downarrow H_3O^+(aq)$$
$$H_2O(l)$$

两性金属氢氧化物沉淀还可溶于碱溶液中，如 $Zn(OH)_2$ 沉淀在碱中的溶解反应为：

$$Zn(OH)_2(s) + 2OH^-(aq) \rightleftharpoons ZnO_2^{2-}(aq) + 2H_2O(l)$$

必须注意，并不是所有的难溶性弱酸盐均可溶于盐酸。当难溶性弱酸盐的溶度积很小时，外加的酸不足以引起沉淀溶解平衡的明显移动，具体参见例8-8。

例 8-8 298.15 K 时，欲使 0.10 mol MnS 和 0.10 mol CuS 分别溶于 1 L 的盐酸溶液中，各需盐酸的最低浓度分别是多少？已知：$K_{a1}(H_2S) = 8.9 \times 10^{-8}$，$K_{a2}(H_2S) = 1.2 \times 10^{-13}$，$K_{sp}(MnS) = 2.5 \times 10^{-13}$，$K_{sp}(CuS) = 6.3 \times 10^{-36}$。

解： 利用下列溶解反应进行计算

$$MnS(s) + 2H_3O^+(aq) \rightleftharpoons Mn^{2+}(aq) + H_2S(aq) + 2H_2O(l) \quad (1)$$
$$CuS(s) + 2H_3O^+(aq) \rightleftharpoons Cu^{2+}(aq) + H_2S(aq) + 2H_2O(l) \quad (2)$$

对于反应(1)，其反应的平衡常数为：

$$K = \frac{[Mn^{2+}][H_2S]}{[H_3O^+]^2} = \frac{[Mn^{2+}][H_2S][S^{2-}]}{[H_3O^+]^2[S^{2-}]}$$

$$= \frac{K_{sp}(MnS)}{K_{a1}(H_2S) \cdot K_{a2}(H_2S)} = \frac{2.5 \times 10^{-13}}{8.9 \times 10^{-8} \times 1.2 \times 10^{-13}} = 2.3 \times 10^7$$

溶液中氢离子的平衡浓度为：

$$[H_3O^+] = \sqrt{\frac{[Mn^{2+}] \cdot [H_2S]}{K}} = \sqrt{\frac{0.10 \times 0.10}{2.3 \times 10^7}} \text{mol} \cdot L^{-1} = 2.1 \times 10^{-5} \text{mol} \cdot L^{-1}$$

所以，溶解 0.10 mol MnS 所需盐酸的最低浓度 $c_1(HCl)$ 为：

$$c_1(HCl) = 0.10 \text{mol} \cdot L^{-1} \times 2 + 2.1 \times 10^{-5} \text{mol} \cdot L^{-1} \approx 0.20 \text{mol} \cdot L^{-1}$$

同理，可以推导溶解 0.10 mol CuS 所需盐酸的平衡浓度为：

$$[H_3O^+] = \sqrt{\frac{[Cu^{2+}] \cdot [H_2S] \cdot K_{a1}(H_2S) \cdot K_{a2}(H_2S)}{K_{sp}(CuS)}}$$

$$= \sqrt{\frac{0.10 \times 0.10 \times 8.9 \times 10^{-8} \times 1.2 \times 10^{-13}}{6.3 \times 10^{-36}}} \text{mol} \cdot L^{-1}$$

$$= 4.1 \times 10^6 \text{mol} \cdot L^{-1}$$

所以，溶解 0.10 mol CuS 所需盐酸的最低浓度 $c_2(HCl)$ 为：

$c_2(HCl) = 0.10 \text{mol} \cdot L^{-1} \times 2 + 4.1 \times 10^6 \text{mol} \cdot L^{-1} \approx 4.1 \times 10^6 \text{mol} \cdot L^{-1}$

由此可见，溶度积较大的 MnS 可溶于稀盐酸中，但溶度积很小的 CuS，即使用浓盐酸(12 mol·L^{-1})也不能溶解它。

2. 氧化还原法 对于不能溶于盐酸的一些难溶电解质，可以借助氧化还原的方法溶解。其原理是：氧化剂或者还原剂和难溶电解质中的离子发生氧化还原反应，使其在溶液中的离子浓度降低，使 $Q < K_{sp}$，则沉淀溶解平衡向溶解的方向移动，即沉淀溶解。如 CuS 溶于热的稀硝酸，原因是 NO_3^- 将 S^{2-} 氧化成单质硫，显著降低了 S^{2-} 浓度，从而使 CuS 沉淀溶解。其溶解反应为：

$$3CuS(s) + 8H^+(aq) + 2NO_3^-(aq) \rightleftharpoons 3Cu^{2+}(aq) + 3S(s) + 2NO(g) + 4H_2O(l)$$

3. 配位溶解法 对于一些难溶电解质，也可以利用配位反应，使难溶电解质的离子形成可溶性的配离子而使沉淀溶解。如 AgCl 能溶解在氨水中，AgBr 能溶解在硫代硫酸钠溶液中，AgI 能溶解在氰化钾溶液中。它们的溶解反应分别为：

$$AgCl(s) + 2NH_3 \cdot H_2O(aq) \rightleftharpoons [Ag(NH_3)_2]^+(aq) + Cl^-(aq) + 2H_2O(l)$$

$$AgBr(s) + 2S_2O_3^{2-}(aq) \rightleftharpoons [Ag(S_2O_3)_2]^{3-}(aq) + Br^-(aq)$$

$$AgI(s) + 2CN^-(aq) \rightleftharpoons [Ag(CN)_2]^-(aq) + I^-(aq)$$

对于非常难溶的电解质，经常采用氧化还原法，同时利用配位溶解的方法使沉淀溶解。例如 HgS($K_{sp} = 4 \times 10^{-53}$)，其溶度积极小，要使 $Q < K_{sp}$ 而致沉淀溶解，须同时降低体系中的阴、阳离子浓度。因此，王水(浓 HCl 和浓 HNO_3 体积比 3∶1 混合)可以溶解 HgS，原因是 NO_3^- 将 S^{2-} 氧化成单质硫而降低 S^{2-} 浓度，同时 Cl^- 和 Hg^{2+} 反应生成 $[HgCl_4]^{2-}$ 配离子而降低了 Hg^{2+} 的浓度，使 $Q < K_{sp}$，最终使 HgS 沉淀完全溶解。其溶解反应为：

$$3HgS(s) + 12Cl^-(aq) + 2NO_3^-(aq) + 8H^+(aq) \rightleftharpoons 3[HgCl_4]^{2-}(aq) + 3S(s) + 2NO(g) + 4H_2O(l)$$

（三）分步沉淀

在实际工作中，体系中常同时含有多种离子，这些离子均可能与加入的同一沉淀剂发生沉淀反应，生成难溶电解质。例如，在含有相同浓度的 Cl^- 和 I^- 的混合溶液中，逐滴加入 $AgNO_3$ 溶液，将会发现先有黄色的 AgI 沉淀产生，然后才生成白色的 AgCl 沉淀。这种加入一种沉淀剂，使溶液中不同离子按照达到饱和的先后次序生成沉淀的现象称为**分步沉淀**或**分级沉淀**(fractional precipitation)。

讨论分步沉淀时，通常考虑两个关键性问题：一是哪种离子先沉淀(即沉淀的顺序问题)；二是能否将待沉淀离子完全分离(即分离是否完全)。

根据溶度积规则，离子积首先达到溶度积的离子先沉淀。当第二种离子开始沉淀时，若第一种离子沉淀完全，则可以将两种离子完全分离。

例 8-9 298.15 K 时，在浓度均为 0.0100 mol·L^{-1} Cl^- 和 I^- 的混合溶液中，逐滴加入 $AgNO_3$ 溶液，(1) 哪种离子先沉淀？(2) 当第二种离子开始沉淀时，第一种离子的浓度是多少？能否将这两种离子完全分离？已知：$K_{sp}(AgCl) = 1.77 \times 10^{-10}$，$K_{sp}(AgI) = 8.52 \times 10^{-17}$。

解：(1) 根据溶度积规则，沉淀 Cl^- 所需 $[Ag^+]$ 为：

$$[Ag^+] = \frac{K_{sp}(AgCl)}{[Cl^-]} = \frac{1.77 \times 10^{-10}}{0.0100} \text{mol} \cdot L^{-1} = 1.77 \times 10^{-8} \text{mol} \cdot L^{-1}$$

沉淀 I^- 所需 $[Ag^+]$ 为：

$$[Ag^+] = \frac{K_{sp}(AgI)}{[I^-]} = \frac{8.52 \times 10^{-17}}{0.0100} \text{mol} \cdot L^{-1} = 8.52 \times 10^{-15} \text{mol} \cdot L^{-1}$$

当 Ag^+ 浓度超过 1.77×10^{-8} mol·L^{-1} 时，Cl^- 开始沉淀；Ag^+ 浓度超过 8.52×10^{-15} mol·L^{-1} 时，I^- 开始沉淀。沉淀 I^- 需要的 Ag^+ 浓度较小，因此 I^- 先沉淀。

对于同类型的难溶强电解质，溶度积越小，越易析出沉淀；起始离子浓度越大，越易析出沉淀。

(2) 随着 $AgNO_3$ 溶液的不断加入，AgI 沉淀不断析出，溶液中 I^- 浓度逐渐降低，为了继续析出沉淀,必须不断增加 Ag^+ 的浓度,当达到 AgCl 开始沉淀所需要的 Ag^+ 浓度时,便析出 AgCl 沉淀。

当 Cl^- 开始沉淀时,Ag^+ 浓度略大于 1.77×10^{-8} mol·L^{-1}。假设忽略加入沉淀剂引起的溶液体积变化,则溶液中 I^- 浓度为:

$$[I^-] = \frac{8.52 \times 10^{-17}}{1.77 \times 10^{-8}} \text{mol} \cdot L^{-1} = 4.81 \times 10^{-9} \text{mol} \cdot L^{-1}$$

计算结果表明,当 Cl^- 开始沉淀时,溶液中 I^- 浓度约为 4.81×10^{-9} mol·L^{-1}(小于 10^{-5} mol·L^{-1}),已经沉淀完全,因此可以将两种离子完全分离。

利用分步沉淀可以进行混合离子的分离。对于等浓度的同类型难溶强电解质,总是溶度积小的先沉淀,并且溶度积差别越大,分离的效果越好。但对于浓度不相等的同类型难溶强电解质、不同类型的难溶强电解质,则必须通过计算判断沉淀的先后顺序和分离效果,而不能直接根据溶度积判断。

例 8-10 298.15 K 时,若溶液中含有 0.010 mol·L^{-1} Fe^{3+} 和 0.010 mol·L^{-1} Mn^{2+},计算分离两种离子的 pH 范围。已知:$K_{sp}[Fe(OH)_3] = 2.79 \times 10^{-39}$,$K_{sp}[Mn(OH)_2] = 1.9 \times 10^{-13}$。

解:Fe^{3+} 开始生成 $Fe(OH)_3$ 沉淀,需要满足:

$$c(OH^-) > \sqrt[3]{K_{sp}[Fe(OH)_3]/c(Fe^{3+})} = \sqrt[3]{2.79 \times 10^{-39}/0.010} \text{ mol} \cdot L^{-1} = 6.5 \times 10^{-13} \text{mol} \cdot L^{-1}$$

$$pOH = -\lg(6.5 \times 10^{-13}) = 12.19, pH = 1.81$$

Mn^{2+} 开始生成 $Mn(OH)_2$ 沉淀,需要满足:

$$c(OH^-) > \sqrt{\frac{K_{sp}[Mn(OH)_2]}{c(Mn^{2+})}} = \sqrt{\frac{1.9 \times 10^{-13}}{0.010}} \text{ mol} \cdot L^{-1} = 4.4 \times 10^{-6} \text{mol} \cdot L^{-1}$$

$$pOH = (-\lg 4.4 \times 10^{-6}) = 5.36, pH = 8.64$$

当 pH 大于 1.81 时,Fe^{3+} 开始沉淀;pH 大于 8.64 时,Mn^{2+} 开始沉淀。沉淀 Fe^{3+} 需要的 pH 低,因此 Fe^{3+} 先沉淀。

欲使 Fe^{3+} 沉淀完全,溶液中 Fe^{3+} 浓度 $\leq 1.0 \times 10^{-5}$ mol·L^{-1},OH^- 的最低浓度为

$$c(OH^-) = \sqrt[3]{K_{sp}[Fe(OH)_3]/c(Fe^{3+})}$$
$$= \sqrt[3]{(2.79 \times 10^{-39})/(1.0 \times 10^{-5})} \text{ mol} \cdot L^{-1} = 6.5 \times 10^{-12} \text{mol} \cdot L^{-1}$$
$$pOH = -\lg(6.5 \times 10^{-12}) = 11.19, pH = 2.81$$

当 pH 达到 2.81 时,Fe^{3+} 沉淀完全。因此,控制 pH 在 2.81~8.64 之间,使 Fe^{3+} 沉淀完全,而 Mn^{2+} 留在溶液中,从而将两种离子完全分离。

需要指出的是在难溶氢氧化物的反应中,由于存在分步解离,所以计算值与理论值不完全一致。

案例 8-3

锅炉在长期使用过程中会产生水垢。水垢的形成是一个复杂的物理化学过程。一是水中有钙、镁离子及其他重金属离子存在,它们是水垢形成的根本原因;二是固态物质从过饱和的炉水中沉淀析出并黏附在金属受热面上。对于锅炉内壁附着的既难溶于水又难溶于酸的 $CaSO_4$ 水垢,可以用 Na_2CO_3 处理,将 $CaSO_4$ 转化为可溶于酸的 $CaCO_3$,再用酸处理即可。

问题:

1. 比较 $CaSO_4$ 和 $CaCO_3$ 在水中的溶解度。
2. 为什么用盐酸无法除去 $CaSO_4$ 水垢?
3. 通过计算说明,由 $CaSO_4$ 转化为 $CaCO_3$ 的反应进行程度如何?

(四) 沉淀转化

在难溶电解质溶液体系中,加入适当沉淀剂,使一种沉淀转化为另一种沉淀的过程称为**沉淀**

转化(transformation of precipitate)。

> **案例 8-3 分析**
>
> 锅炉内壁 $CaSO_4$ 水垢的处理,就是利用沉淀转化的原理,首先用 Na_2CO_3 将 $CaSO_4$ 转化为 $CaCO_3$:
>
> $$CaSO_4(s) \rightleftharpoons Ca^{2+}(aq) + SO_4^{2-}(aq)$$
> $$\Big\downarrow CO_3^{2-}(aq)$$
> $$CaCO_3(s)$$
>
> 在 $CaSO_4$ 中加入 Na_2CO_3 溶液,由于 $c(Ca^{2+}) \cdot c(CO_3^{2-}) > K_{sp}(CaCO_3)$,所以 $CO_3^{2-}(aq)$ 和溶液中的 Ca^{2+} 结合生成 $CaCO_3$ 沉淀,从而使 Ca^{2+} 浓度降低,此时对 $CaSO_4$ 沉淀而言是不饱和溶液,因此 $CaSO_4$ 沉淀逐渐溶解。只要加入足够量的 Na_2CO_3 溶液,$CaSO_4$ 沉淀则完全可以转化为 $CaCO_3$ 沉淀。
>
> 锅垢组成的转化反应可表示为:
>
> $$CaSO_4(s) + CO_3^{2-}(aq) \rightleftharpoons CaCO_3(s) + SO_4^{2-}(aq)$$
>
> 转化反应的平衡常数为:
>
> $$K = \frac{[SO_4^{2-}]}{[CO_3^{2-}]} = \frac{[SO_4^{2-}]}{[CO_3^{2-}]} \cdot \frac{[Ca^{2+}]}{[Ca^{2+}]} = \frac{K_{sp}(CaSO_4)}{K_{sp}(CaCO_3)}$$
>
> 298.15 K 时,$K = \dfrac{4.93 \times 10^{-5}}{3.36 \times 10^{-9}} = 1.47 \times 10^4$
>
> 可见,该沉淀转化反应的平衡常数很大。

沉淀能否转化及转化的完全程度,取决于两种沉淀溶解度的相对大小。一般而言,溶解度较大的沉淀容易转化为溶解度较小的沉淀,而且两者溶解度相差越大,转化越完全。

反之,由溶解度较小的沉淀转化为溶解度较大的沉淀,这种转化比较困难。但在一定条件下也可以实现。

例 8-11 如何溶解 $BaSO_4$ 固体?

解:在 $BaSO_4$ 中加入 Na_2CO_3 溶液,$BaSO_4$ 沉淀就可转化为 $BaCO_3$ 沉淀。沉淀转化的反应方程式为:

$$BaSO_4(s) + CO_3^{2-}(aq) \rightleftharpoons BaCO_3(s) + SO_4^{2-}(aq)$$

转化反应的平衡常数为:

$$K = \frac{[SO_4^{2-}]}{[CO_3^{2-}]} = \frac{[SO_4^{2-}]}{[CO_3^{2-}]} \cdot \frac{[Ba^{2+}]}{[Ba^{2+}]} = \frac{K_{sp}(BaSO_4)}{K_{sp}(BaCO_3)}$$

298.15 K 时,$K = \dfrac{1.08 \times 10^{-10}}{2.58 \times 10^{-9}} = \dfrac{1}{24}$

平衡常数较小,但是只要使 $c(CO_3^{2-}) > 24c(SO_4^{2-})$,并用 Na_2CO_3 溶液反复处理 $BaSO_4$ 3~4 次,可以将其完全转化为 $BaCO_3$ 沉淀。最后加入强酸,即可溶解 $BaCO_3$ 沉淀。

第三节 沉淀溶解平衡在医药中的应用

一、沉淀溶解平衡在药物制备和使用中的应用

难溶药物的制备以及易溶药物中某些杂质成分的分离去除可以利用沉淀和溶解反应完成。

如制备难溶无机药物时，通过两种易溶电解质溶液混合发生沉淀反应，控制适当的反应条件如反应物的物质的量、反应温度、反应pH、溶液混合方式等，经分离、纯化、杂质检查、含量测定等步骤，最终获得符合质量要求的药品满足临床应用。

氢氧化铝作为一种常用抗酸药，可用于胃酸过多、胃溃疡、十二指肠溃疡等疾病的治疗。目前，已有各种氢氧化铝制剂用于临床，如复方氢氧化铝（胃舒平）、维U颠茄铝胶囊等。将矾土溶于硫酸生成的硫酸铝与碳酸钠反应便可制备氢氧化铝，反应为：

$$Al_2(SO_4)_3 + 3Na_2CO_3 + 3H_2O \rightleftharpoons 2Al(OH)_3\downarrow + 3Na_2SO_4 + 3CO_2\uparrow$$

由于氢氧化铝为胶状沉淀，因此要求反应在较高浓度和较高温度下快速进行。生成的氢氧化铝沉淀经过过滤、洗涤、干燥、杂质检查、含量测定，符合药典质量标准方可供药用。

硫酸钡作为X射线检查胃肠道的诊断用药，其制备方法为：以氯化钡和硫酸钠为原料，或将硫酸加入可溶性钡盐溶液中，发生如下反应：

$$BaCl_2 + Na_2SO_4 \rightleftharpoons 2NaCl + BaSO_4\downarrow$$

由于硫酸钡沉淀颗粒很细，不便于分离，因此要求反应在加热条件下，向$BaCl_2$稀溶液中边搅拌边缓慢加入沉淀剂硫酸或硫酸钠，反应完成后再放置一段时间，然后经过滤、洗涤、干燥、杂质检查、含量测定，符合药典质量标准方可供药用。

临床上常用的老年消化性溃疡药物"得乐"是枸橼酸铋（$BiC_6H_5O_7$）胶体溶液，能够在胃里pH 3~4的酸性条件下变成难溶的碱式枸橼酸铋[$(BiO)_3C_6H_5O_7$]和氯氧化铋（BiOCl），沉积在胃黏膜上保护胃黏膜并且抑制幽门螺杆菌。

高磷酸血症常出现在长期进行透析的慢性肾功能衰竭患者中，磷酸含量的增高将导致骨丢失和心血管病。碳酸镧[$La_2(CO_3)_3 \cdot xH_2O$]用于治疗高磷酸血症的原理就是利用它与食物中的磷酸盐生成难溶的磷酸镧（$LaPO_4$），通过消化道排出体外，从而降低磷酸盐的吸收。

二、沉淀溶解平衡在药物质量监控中的应用

药物质量的好坏关系到用药的安全性和有效性，因此药物质量控制具有特别重要的意义。为了确保药物质量，保证人民用药安全、合理、有效，必须根据国家规定的药品质量标准进行药品的分析检验工作。在药物质量监控中，沉淀溶解平衡发挥着重要的作用，它既能用于药物或杂质的定性鉴别，又能用于药物或杂质的定量测定。如中国药典中一般杂质氯化物的检查就是利用Cl^-在硝酸溶液中与硝酸银试液作用生成氯化银白色浑浊液，与一定量标准氯化钠溶液在相同条件下生成的氯化银浑浊液相比较，从而判断氯化物是否超过限量。

药品的杂质检查项目中很重要的一个检查项目是重金属的检查，它是利用重金属盐的沉淀反应进行的。重金属包括银、铅、镉、汞等，在药品生产中遇到铅的机会较多，并且铅在体内易积蓄中毒，因此检查时以铅作为代表。其检查原理是利用硫代乙酰胺在弱酸性（pH = 3.5 的醋酸盐缓冲溶液）条件下水解产生硫化氢，与微量重金属离子生成黄色到棕黑色的硫化物均匀混悬液，然后与一定量的标准铅溶液按同法处理后得到的浑浊液进行比较，以判断供试品中重金属杂质是否超过限量。

三、沉淀溶解平衡在医学中的应用

龋齿俗称虫牙、蛀牙，是在口腔内细菌的作用下牙齿硬组织脱钙和有机质分解，在牙齿上形成龋洞的一种常见疾病。龋齿的发生、发展与沉淀溶解平衡密切相关。因为在牙齿的表面有一层釉质，其主要成分是羟基磷灰石[$Ca_{10}(OH)_2(PO_4)_6$]（有时也写作[$Ca_5(OH)(PO_4)_3$]），由于该物质坚硬难溶，所以在一般情况下它对牙齿起保护作用。但是在酸性条件下（如进餐后口腔中产生有机酸），羟基磷灰石会缓慢溶解：

$$Ca_{10}(OH)_2(PO_4)_6(s) + 8H^+(aq) \rightleftharpoons 10Ca^{2+}(aq) + 6HPO_4^{2-}(aq) + 2H_2O(l)$$

长期发展下去，就会产生龋齿。因此，必须注意口腔卫生，养成勤刷牙的习惯，保护牙齿。

使用含氟牙膏是降低龋齿病的防护措施之一。含氟牙膏中的氟化物能与牙釉质中的羟基磷灰石发生反应,将羟基磷灰石($K_{sp} = 6.8 \times 10^{-37}$)转化为更难溶且抗酸的氟磷灰石$[Ca_{10}F_2(PO_4)_6]$ ($K_{sp} = 1.0 \times 10^{-60}$):

$$Ca_{10}(OH)_2(PO_4)_6(s) + 2F^-(aq) \rightleftharpoons Ca_{10}F_2(PO_4)_6(s) + 2OH^-(aq)$$

目前,羟基磷灰石陶瓷已经广泛用于人造牙齿。

本章小结

难溶强电解质在水溶液中存在沉淀溶解平衡,对于 A_mB_n 型难溶强电解质,其沉淀溶解平衡为:

$$A_mB_n(s) \rightleftharpoons mA^{n+}(aq) + nB^{m-}(aq)$$

溶度积:
$$K_{sp} = [A^{n+}]^m [B^{m-}]^n$$

在一定温度下,难溶强电解质饱和溶液中各离子浓度幂的乘积为一常数,称为溶度积常数,简称溶度积。溶度积是难溶强电解质的特性常数,不同难溶强电解质,其溶度积不同。

一定温度下,溶度积和溶解度均可以反映难溶强电解质的溶解能力,它们之间有内在联系,在一定条件下可以互相换算。

A_mB_n 型难溶强电解质的溶度积 K_{sp} 与溶解度 s 的关系:

$$K_{sp} = m^m n^n s^{m+n}$$

通过比较溶液的离子积和溶度积的相对大小,可以判断沉淀生成或溶解,这个判据称为溶度积规则:

(1) 当 $Q > K_{sp}$ 时,溶液是过饱和溶液,有沉淀析出,直到溶液中 $Q = K_{sp}$,沉淀量不再增加。
(2) 当 $Q = K_{sp}$ 时,溶液是饱和溶液,沉淀与溶解达动态平衡。既无沉淀析出也无沉淀溶解。
(3) 当 $Q < K_{sp}$ 时,溶液是不饱和溶液,若溶液中加入难溶强电解质,则沉淀继续溶解,直到溶液中 $Q = K_{sp}$。

同离子效应、盐效应、酸效应、配位效应、氧化还原反应及沉淀转化均可影响难溶强电解质的沉淀溶解平衡。

加入一种沉淀剂,使溶液中不同离子按照达到饱和的先后次序生成沉淀的现象称为分步沉淀或分级沉淀。

习 题

1. 名词解释:溶度积和离子积;同离子效应和盐效应;分步沉淀和沉淀转化。
2. 下列说法是否正确?
(1) 一定温度时,难溶强电解质溶液中各离子浓度幂的乘积称为溶度积。
(2) 分步沉淀中,溶解度小的难溶强电解质先沉淀。
(3) 沉淀转化仅仅指溶解度大的难溶强电解质转化为溶解度小的难溶强电解质。
(4) 难溶强电解质的溶解度越大,其溶度积也越大。
(5) 温度影响固体的溶解度,升高温度,吸热反应的溶解度增大,而放热反应的溶解度降低。
3. (1) 比较 $AgCl$ 和 $BaSO_4$ 在生理盐水中的溶解度。
(2) $AgCl$ 易溶于浓氨水,$AgBr$ 微溶于浓氨水,AgI 在浓氨水中不溶。为什么?
(3) $AgBr$ 和 $Mg(OH)_2$ 的溶度积很接近,二者的饱和溶液中 Ag^+ 和 Mg^{2+} 浓度是否也接近?为什么?
(4) 比较 CaC_2O_4 在 pH = 2 和 pH = 5 的溶液中的溶解度。
4. 溶解度和溶度积进行换算时对电解质的要求有哪些?
5. 两种溶液混合时由于形成过饱和溶液而不能析出沉淀,采用什么方法可以使过饱和溶液析出沉淀?

6. 写出 $Ca_3(PO_4)_2$、$MgNH_4PO_4$ 的沉淀溶解平衡式和其溶度积表达式。

7. 设计测定氢氧化镁溶度积的简易方法。

8. 计算 $Mg(OH)_2$ 饱和溶液的 pH。

9. 在 10.0 mL 0.0020 mol·L^{-1} $AgNO_3$ 溶液中加入 10.0 mL 0.010 mol·L^{-1} NaCl 溶液,试判断 Ag^+ 能否沉淀完全?

10. $CaCO_3$ 不仅溶于盐酸,也溶于醋酸,计算 $CaCO_3$ 在醋酸中的平衡常数。

11. 298.15 K 时,纯水中 $Mg(OH)_2$ 的溶解度为 1.12×10^{-4} mol·L^{-1},计算下列 pH 条件下的溶解度:(1)12.00;(2)8.00。

12. 注射用水中氯化物的限度检查:取水样 50.0 mL,加入 5 滴稀 HNO_3 溶液(防止 CO_3^{2-} 和 OH^- 的干扰),然后加入 0.10 mol·L^{-1} $AgNO_3$ 溶液 1.0 mL,放置半分钟不发生浑浊。求溶液中 Cl^- 的浓度。

13. 在 1.0 L KI 溶液中,欲使 0.100 mol AgCl 完全转化为 AgI,KI 的初始浓度是多少?

14. 298.15 K 时,将 2 滴 0.10 mol·L^{-1} Na_2S 溶液和 2 滴 0.10 mol·L^{-1} K_2CrO_4 溶液混合,加蒸馏水稀释至 2.0 mL,逐滴加入 0.10 mol·L^{-1} $Pb(NO_3)_2$ 溶液,首先生成什么沉淀?能否将两种沉淀分离完全?已知:$K_{sp}(PbS) = 8.0 \times 10^{-28}$,$K_{sp}(PbCrO_4) = 2.8 \times 10^{-13}$。

(苗兰兰)

第九章 氧化还原与电极电势

学习目标

掌握 元素氧化值的确定,氧化还原反应方程式的配平;标准电极电势的意义及应用;Nernst方程及有关计算;氧化还原反应平衡常数的计算。
熟悉 氧化值、氧化还原的基本概念;原电池的组成,电极反应及电池反应;影响电极电势的因素。
了解 电极电势的概念和常用电极的种类。

在化学反应过程中发生电子转移的(或发生偏转的)反应称为**氧化还原反应**(oxidation-reduction reaction,简写 redox reaction)。氧化还原反应是一类重要的化学反应,它与生命活动和医药卫生等领域紧密相关,如植物的光合作用、人和动物的呼吸作用、肌肉收缩、神经传导、营养物质在人体内的代谢和人体体液中各种成分的测定等都离不开氧化还原反应。在药物研制与药理研究方面,从中间体的制备到目标药物的合成,从作用机理到药物配伍的探索,氧化还原反应的应用几乎渗透到医药学的各个领域。电化学方法和电化学仪器已经成为发现、诊断、估量疾病进程和治疗疾病的重要方法和手段。本章以电极电势为核心介绍氧化还原反应的基本原理及其应用。

第一节 氧化还原反应的基本概念

一、氧 化 值

随着对氧化还原反应本质研究的深入,人们认识到氧化还原反应的实质是反应物之间发生了电子的转移或偏移。物质失去(或偏离)电子的过程称为**氧化**(oxidation),物质得到(或偏近)电子的过程称为**还原**(reduction)。例如,铜离子与锌的反应:

$$Zn(s) + Cu^{2+}(aq) \rightleftharpoons Zn^{2+}(aq) + Cu(s)$$

式中:Zn 失去电子被氧化,Cu^{2+} 得到电子被还原。

在反应物和产物均为共价分子的氧化还原反应中,电子的转移不明显,电子只是在元素的原子之间进行重排,使某些原子的核外电子排布状态发生改变。为了描述原子的带电状态,即描述原子得失电子(或电子偏移)的程度,人们提出了**氧化值**(oxidation number)的概念。

1970 年,国际纯粹与应用化学联合会(IUPAC)把氧化值定义为:氧化值是指某元素一个原子的**表观荷电数**(apparent charge number)。这种荷电数是假定每个化学键中的成键电子指定给电负性较大的原子而求得。按照氧化值的定义,元素原子氧化值的确定有下列规则:

(1)在离子化合物中,单原子离子中元素的氧化值等于离子所带的电荷数;在多原子离子中,各元素氧化值的代数和等于离子团所带的电荷数。

(2)在中性分子中,所有元素的氧化值的代数和等于零。元素处于任何形态的单质时,氧化值均为零,如 O_3、Cl_2、N_2 等。

(3)氢在化合物中的氧化值一般为+1,而活泼金属氢化物(如 NaH、CaH_2 等)中氢的氧化值为 -1;氧在化合物中的氧化值一般为 -2,但在过氧化物(如 H_2O_2)中氧的氧化值为 -1,在超氧化物(如 KO_2)中为 $-1/2$,在 OF_2 中为 $+2$。

根据以上规则,可以计算任何分子及离子中各元素原子的氧化值。例如,四氧化三铁(Fe_3O_4)中,铁的氧化值为+ 8/3;连四硫酸钠($Na_2S_4O_6$)中,硫的氧化值为+ 2.5。在这里,铁的氧化值实际是2个Fe^{3+}和1个Fe^{2+}的平均氧化值;而$S_4O_6^{2-}$中则是2个S原子的氧化值为 + 5,另外2个S原子的氧化值为0。

从氧化值定义及以上例子可以看出,氧化值可以是整数,也可以是分数。氧化值不同于化合价,化合价是相结合的原子之间的个数比,原子是基本单元,所以,化合价只能是整数,不能为分数。氧化值与化合价在数值上不完全一致,氧化值可以看作平均化合价,确定化合价需要知道分子的结构,而确定氧化值只需要知道化学式即可。

根据氧化值概念,化学反应中元素氧化值升高的过程称为**氧化反应**(oxidation reaction),而氧化值升高的物质称为**还原剂**(reducing agent);元素氧化值降低的过程称为**还原反应**(reduction reaction),而氧化值降低的物质称为**氧化剂**(oxidizing agent),反应前后元素氧化值发生变化的反应称为氧化还原反应(redox reaction)。例如,

$$2S_2O_3^{2-}(aq) + I_2(s) \rightleftharpoons 2S_4O_6^{2-}(aq) + I^-(aq)$$

（氧化值升高：$S_2O_3^{2-} \to S_4O_6^{2-}$；氧化值降低：$I_2 \to I^-$）

还原型$_1$　　氧化剂$_2$　　氧化剂$_1$　　还原剂$_2$

在上式的氧化还原反应中,还原剂$S_2O_3^{2-}$中的S的氧化值从 + 2 升到 + 2.5,发生氧化反应,氧化产物为$S_4O_6^{2-}$;氧化剂I_2中I的氧化值从 0 降到 −1,发生还原反应,还原产物为I^-。可见,氧化反应与还原反应总是同时发生,两者结合构建成一个完整的氧化还原反应。

氧化剂与它的还原产物及还原剂与它的氧化产物称为**氧化还原电对**(redox couple),简称为电对。在电对中,组成元素的氧化值较高的物质称为**氧化型**(oxidation form)物质,用符号 Ox 表示;组成元素的氧化值较低的物质称为**还原型**(reduction form)物质,用符号 Red 表示。书写电对时,氧化型物质写在左侧,还原型物质写在右侧,中间用斜线"/"隔开,即把电对写成 Ox/Red。

在氧化还原电对中,氧化型物质的氧化能力与还原型物质的还原能力是相对的。氧化型物质的氧化能力越强,其对应的还原型物质的还原能力就越弱;氧化型物质的氧化能力越弱,其对应的还原型物质的还原能力就越强。

二、氧化还原反应方程式的配平

氧化还原反应通常比较复杂,反应中涉及的物质较多,除了氧化剂与还原剂外,常常还有介质参与,用观察法往往难以配平反应方程式。应用最广泛的两种配平方法是中学已学习过的氧化值法和下面介绍的离子-电子法。

离子-电子法

离子-电子法配平氧化还原反应式的原则是:遵循反应前后电荷守恒及质量守恒定律,这种配平方法仅适用于在水溶液中进行的氧化还原反应。现以配平高锰酸钾与亚硫酸钾在酸性介质中的反应为例,说明用离子-电子法配平氧化还原反应式的步骤。

(1) 首先把化学反应方程式转化为离子反应方程式:

$$KMnO_4(aq) + K_2SO_3(aq) + H_2SO_4(aq) \longrightarrow MnSO_4(aq) + K_2SO_4(aq) + H_2O(l)$$

$$MnO_4^-(aq) + SO_3^{2-}(aq) \longrightarrow Mn^{2+}(aq) + SO_4^{2-}(aq)$$

(2) 把离子反应式分为氧化与还原两个半反应:

$$还原反应:MnO_4^-(aq) \longrightarrow Mn^{2+}(aq) \tag{1}$$

$$氧化反应:SO_3^{2-}(aq) \longrightarrow SO_4^{2-}(aq) \tag{2}$$

(3) 分别配平两个半反应式，使半反应两边的原子数和电荷数相等。

由于反应是在酸性介质中进行，根据物料平衡，反应式(1)中 MnO_4^- 比 Mn^{2+} 多 4 个氧原子，1 个氧原子可以和 2 个 H^+ 结合生成 1 个 H_2O 分子，因此(1)左边需要添加 8 个 H^+，右边生成 4 个 H_2O 分子；根据电荷平衡，反应物(MnO_4^- 和 8 个 H^+)的总电荷数为 +7，产物 Mn^{2+} 的总电荷数为 +2，因此，(1)左边需要增加 5 个电子，从而使半反应两边电荷数相等：

$$MnO_4^- + 8H^+ + 5e^- \longrightarrow Mn^{2+} + 4H_2O$$

反应式(2)中的 SO_3^{2-} 需结合 1 个氧原子，因此在左边需加 1 个 H_2O 分子；同时根据电荷平衡，在产物一侧应添加 2 个电子：

$$SO_3^{2-} + H_2O \longrightarrow SO_4^{2-} + 2H^+ + 2e^-$$

(4) 根据氧化剂和还原剂得失电子数相等的原则，两式分别乘以相应系数，然后相加，即得配平的离子方程式：

$$\begin{array}{ll}
(1) \times 2 & MnO_4^- + 8H^+ + 5e^- \longrightarrow Mn^{2+} + 4H_2O \\
+(2) \times 5 & SO_3^{2-} + H_2O \longrightarrow SO_4^{2-} + 2H^+ + 2e^- \\
\hline
& 2MnO_4^- + 5SO_3^{2-} + 6H^+ \rightleftharpoons 2Mn^{2+} + 5SO_4^{2-} + 3H_2O
\end{array}$$

(5) 最后添加不参与氧化还原反应的离子，写成完整配平的分子反应式：

$$2KMnO_4(aq) + 5K_2SO_3(aq) + 3H_2SO_4(aq) \rightleftharpoons 2MnSO_4(aq) + 6K_2SO_4(aq) + 3H_2O(l)$$

离子-电子法基于分别配平氧化与还原两个半反应，故又称半反应法。

在配平过程中，如果半反应式两边的氧原子数不等，可根据反应的介质条件(酸碱性)，添加 H^+、OH^- 或 H_2O，以配平半反应式。具体方法见表 9-1。

表 9-1 半反应式中氧原子配平法

介质	半反应中少氧一侧	半反应中多氧一侧
酸性	加 1 个 H_2O	加 2 个 H^+
碱性	加 2 个 OH^-	加 1 个 H_2O
中性	加 1 个 H_2O	加 2 个 H^+
中性	加 2 个 OH^-	加 1 个 H_2O

氧化值法是适用范围较广的配平方法，对于电子得失不明显的反应同样适用。同时，它不局限于水溶液中进行的反应，同样适用高温反应甚至熔融状态下物质之间的反应。而离子-电子法仅适用于配平水溶液中离子的反应。但是，该方法在给定条件下，配平复杂反应较为方便，而且在配平过程中更能揭示电解质溶液发生氧化还原反应的实质。学习离子-电子法有助于掌握书写半反应式的方法，而半反应式正是电极反应的基本反应式。

第二节 原电池与电极电势

在 19 世纪末之前，人类对电的研究仅限于静电及瞬息的静电放电(包括闪电)。最早产生稳定电流的装置称为"伏特电堆"，始于 18 世纪与 19 世纪之交。电池是意大利生理学家 L·Galvani 在用带电的解剖刀使青蛙肌肉抽搐时偶然发现的。这是人类首次在实验中观察到不同于静电放电现象的电流。随后，意大利物理学家 A·C·Volta(伏特)于 1800 年发现，将锌片和银片用纸片隔开浸泡在盐溶液中，就可以产生电流，可使青蛙腿部肌肉抽搐。之后，伏特发现，用任何两种金属代替锌和银都可以产生电流。这种能够产生稳定电流的装置便是伏特电堆。1836 年，英国科学家 F·Daniel(丹尼尔)将铜片和锌片分别浸入硫酸铜溶液和硫酸锌溶液，用多孔陶瓷将两种溶液隔离，得到稳定的电流和电压，此装置为铜锌原电池，又称 Daniel 电池。

一、原 电 池

(一) 原电池的工作原理

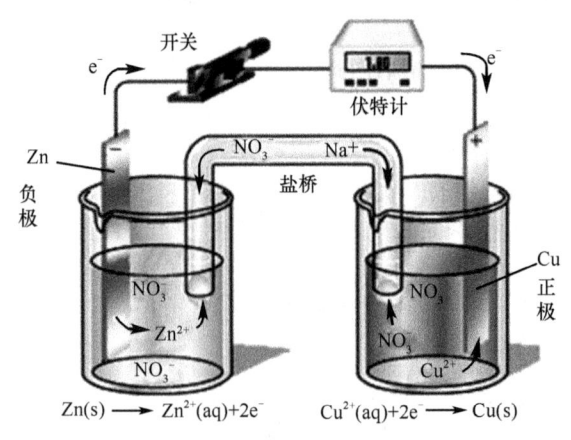

图 9-1 铜锌原电池

在一般化学反应中,氧化剂和还原剂通过热运动相遇时,发生有效碰撞和电子转移。由于分子热运动没有一定的方向性,所以不会形成电子的定向运动而产生电流。伴随反应的进行,溶液的温度升高(化学能转化为热能)。如图 9-1 所示,若设计一特定的装置,使氧化还原反应中电子的转移变成电子的定向移动,则可将化学能转化为电能,这种装置称为**原电池**(primary cell)。

将锌片和铜片分别插在 $Zn(NO_3)_2$ 溶液和 $Cu(NO_3)_2$ 溶液中,用导线连接铜片和锌片,其间连接一个伏特计,再用一个装满饱和 $NaNO_3$ 琼脂凝胶的 U 形管将两溶液连接,这个倒置的 U 形管称为**盐桥**(salt bridge)。此时可以观察到锌片逐渐溶解,铜片上有沉积的 Cu,伏特计指针发生偏转,由偏转方向可知电流从铜片流向锌片,即电子由锌片流向铜片,锌片上 Zn 失去电子,发生氧化反应,形成 Zn^{2+} 进入溶液:

$$Zn(s) \longrightarrow Zn^{2+}(aq) + 2e^-$$

锌片上的电子由导线转移到铜片,溶液中 Cu^{2+} 从铜片上得到电子,发生还原反应,生成金属 Cu 在铜片上析出:

$$Cu^{2+}(aq) + 2e^- \longrightarrow Cu(s)$$

与此同时,盐桥的饱和 $NaNO_3$ 溶液中 NO_3^- 和 Na^+ 分别迁移到 $Zn(NO_3)_2$ 溶液和 $Cu(NO_3)_2$ 溶液,以平衡两溶液中过剩的离子电荷,维持两溶液的电中性,消除两溶液接触界面的液接电势,从而使 Zn 的氧化反应和 Cu^{2+} 的还原反应可以继续进行,电流得以不断地产生。上述装置中发生的总化学反应为

$$Zn(s) + Cu^{2+}(aq) \rightleftharpoons Zn^{2+}(aq) + Cu(s)$$

如果把锌片直接插入硝酸铜溶液,将发生上述氧化还原反应,但由于还原剂 Zn 和 $Cu(NO_3)_2$ 溶液直接接触,反应在 Zn 和 $Cu(NO_3)_2$ 溶液的界面上进行,电子直接由 Zn 传递给 Cu^{2+},电子没能定向移动,因此无法形成电流。该反应过程中系统的 Gibbs 自由能降低,但没有做电功,反应的化学能以热能形式输出。而在图 9-1 的装置里,由于 Zn 发生的氧化反应和 Cu^{2+} 发生的还原反应被分隔在两处进行,同时又通过导线、盐桥形成一闭合通路,因此,电子经导线连成的外电路、离子经溶液构成的内电路均可以保证电子做有序的定向移动,从而形成电流。

(二) 原电池的组成及其表示方法

原电池也称电池,它是由两个**半电池**(half cell)、盐桥和导线组成。半电池中的导体称为**电极**(electrode)。输入电子的电极称为**正极**(cathode),输出电子的电极称为**负极**(anode)。

铜电极(正极)反应: $Cu^{2+}(aq) + 2e^- \longrightarrow Cu(s)$ (还原半反应)

锌电极(负极)反应: $Zn(s) \longrightarrow Zn^{2+}(aq) + 2e^-$ (氧化半反应)

在电极中发生的半反应,通常称为电极反应(electrode reaction)。正、负极发生的两个电极反应相加合,即得到发生在电池里的完整氧化还原反应,称为电池反应(cell reaction)。

$$Zn(s) + Cu^{2+}(aq) \rightleftharpoons Zn^{2+}(aq) + Cu(s)$$

为了研究方便起见,人们对电池的组成规定了统一的表示方法。具体书写规则如下:

(1) (-)、(+)分别表示电池的负极和正极。习惯上把负极写在左边,正极写在右边。

(2) 用符号"｜"表示不同相之间的界面,用双竖线"‖"表示盐桥。同一相中的不同物质,书写时用","隔开。

(3) 电极或原电池物质均用化学式表示,其后面需要注明各物质的浓度(或活度)、分压或物态,未注明的认为是处于各自的标准状态。

(4) 不参加电极反应,仅起导电作用的电极称为惰性电极。常用的有铂电极和石墨电极。若电对中没有金属单质作电极,则需用惰性电极作电极。

(5) 纯固态、纯液态、纯气态物质书写时紧靠电极板,溶液紧靠盐桥。最后注明温度,没有注明则表示温度为 298.15 K。

根据上述规则,铜锌原电池中,锌电极的组成式写成 $Zn^{2+}(c_1)|Zn$,铜电极的组成式写成 $Cu^{2+}(c_2)|Cu$。铜锌原电池的组成式表示为

$$(-)Zn | Zn^{2+}(c_1) ‖ Cu^{2+}(c_2) | Cu(+)$$

任一电极从其化学组成看,都涉及同一元素两种不同氧化值的物质形式,氧化型物质和还原型物质两者相互依存,并通过得失电子相互转化:

$$a \text{氧化型} + ne^- \rightleftharpoons b \text{还原型}$$

a、b 均为化学计量数。

氧化型和还原型物质之间这种相互依存和转化的关系,与共轭酸碱对间的共轭关系十分相似,差别在于前者通过得失电子,后者通过质子传递实现相互转化。

氧化型和还原型物质的区分是相对的。如果物质含有中间氧化值的元素,则在不同的电对中可能为氧化型或还原型。例如,H_2O_2(其中 O 的氧化值为 -1),它在电对 O_2/H_2O_2 中是还原型物质,而在电对 H_2O_2/H_2O 中则是氧化型物质。

电极反应正是电对中氧化型和还原型之间相互转化的过程。作正极的电对,从氧化型转化为还原型,发生还原半反应;作负极的电对,从还原型转化成氧化型,发生氧化半反应。电池反应则是发生在两个氧化还原电对(两个电极)之间的电子转移过程,其通式为

$$a\text{氧化型}_1 + b\text{还原型}_2 \xrightarrow{ne^-} c\text{还原型}_1 + d\text{氧化型}_2$$

(三) 常用电极类型

1. 金属-金属离子电极　如银电极,电极组成式为 $Ag^+|Ag$
电极反应为

$$Ag^+(aq) + e^- \rightleftharpoons Ag(s)$$

2. 气体-离子电极　如氢电极,电极组成式为 $H^+|H_2(g),Pt$
电极反应为

$$2H^+(aq) + 2e^- \rightleftharpoons H_2(g)$$

3. 金属-金属难溶盐(氧化物)-阴离子电极　常见的有饱和甘汞电极和氯化银电极,饱和甘汞电极的构造如图 9-2 所示。饱和甘汞电极是由两个玻璃套管组成,内管是一层纯汞,表面覆盖一层氯化亚汞糊状物(由甘汞粉末、少许纯汞和 KCl 溶液研磨而成),倒置于外管的溶液(含 KCl 0.1 mol·L⁻¹、1 mol·L⁻¹或饱和溶液)中,内、外管下口用石棉丝(或多孔的素瓷)塞住,以免溶液流出,但又能使管内外离子自由出入,内管汞层上有铂丝导出。因此,甘汞电极是由汞、难溶的甘汞(Hg_2Cl_2)以及氯化钾溶液组成。饱和甘汞电极是应用最广泛的参比电极。

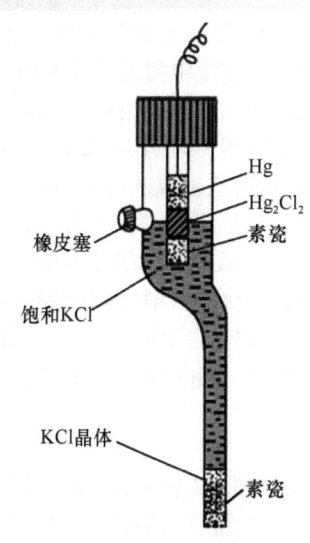

图 9-2　饱和甘汞电极

电极组成式为

$$\text{Pt},\text{Hg}_2\text{Cl}_2(\text{s}),\text{Hg}(\text{l}) \mid \text{Cl}^-(c)$$

电极反应为

$$\text{Hg}_2\text{Cl}_2(\text{s}) + 2\text{e}^- \rightleftharpoons 2\text{Hg}(\text{l}) + 2\text{Cl}^-(\text{aq})$$

氯化银电极与甘汞电极相似,具有同样的优点,它是由覆盖着一薄层难溶的 AgCl 的银丝插于 KCl 或盐酸溶液中所组成。它常用于某些电极(如玻璃电极)的内参比电极。

电极组成式为

$$\text{AgCl}(\text{s}),\text{Ag} \mid \text{Cl}^-(c)$$

电极反应为

$$\text{AgCl}(\text{s}) + \text{e}^- \rightleftharpoons \text{Ag}(\text{s}) + \text{Cl}^-(\text{aq})$$

4. 氧化还原电极 这类电极的组成是将不参与电极反应的惰性导电材料(铂或石墨)放在含有同一元素的两种不同氧化态的离子作为电对的溶液中,如 Pt 插入含有 Fe^{3+} 和 Fe^{2+} 的溶液中:

电极组成式为

$$\text{Pt} \mid \text{Fe}^{3+}(c_1),\text{Fe}^{2+}(c_2)$$

电极反应为

$$\text{Fe}^{3+}(\text{aq}) + \text{e}^- \rightleftharpoons \text{Fe}^{2+}(\text{aq})$$

5. 离子选择性电极 又称膜电极(membrane electrode)。离子选择性电极膜电势的建立,是基于膜与溶液之间离子交换等过程,与前述由氧化还原电对组成的各种电极的电极电势的产生机制有所区别。测定溶液 pH 的玻璃电极是最早制成的一种离子选择性电极。随着单晶技术及有机合成的迅速发展,为制备各种离子选择性电极的敏感膜的活性材料开辟了新的途径,迄今已有 K^+、Na^+、NH_4^+、Ag^+、Ca^{2+}、Cd^{2+}、Cu^{2+}、X^-(卤素离子)等几十种商品化的离子选择性电极可供实际应用。

从理论上讲,任何可以得失电子的系统都可以构成电极,每两个电极便可以组成电池。实际上,制备供电用的化学电源必须符合一定的要求:即具有较高的电压、较大的电容量、制作容易也便于携带。常用的有干电池、蓄电池、燃料电池等。

二、电极电势

(一) 电极电势的产生

原电池装置的外电路中有电流通过,说明两个电极的电势是不相等的,即正、负极之间有电势差存在,这个电势差就是原电池的电动势,它是推动电子移动的动力。就像水有落差能形成水流一样,两电极间有电势差就会形成电流。在铜锌原电池中,电流由 Cu 电极流向 Zn 极,即电子从 Zn 极向 Cu 极移动,说明 Zn 极的电势比 Cu 极电势低。那么,电极电势是如何产生的呢?下面以金属及其盐溶液组成的电极为例进行讨论。

当把金属棒插入其盐溶液中时,有两种倾向存在,一方面,金属 M 表面的金属离子,由于本身的热运动和受极性水分子的吸引,存在脱离金属表面进入溶液形成水合离子的倾向,而把电子留在金属表面。金属越活泼,溶液越稀,这种倾向越大。另一方面,盐溶液中的金属离子,由于碰到金属表面且受到金属上自由电子的吸引,有从金属表面获得电子沉积在金属表面上的倾向。金属越不活泼,溶液越浓,这种倾向越大。当金属的溶解速率和金属离子的沉积速率相等时,达到以下动态平衡:

$$\text{M}(\text{s}) \underset{\text{沉积}}{\overset{\text{溶解}}{\rightleftharpoons}} \text{M}^{n+}(\text{aq}) + n\text{e}^-$$

如图 9-3 所示,在某一给定浓度溶液中,若 M 失去电子的倾向大于 M^{n+} 获得电子的倾向,金属离子 M^{n+} 将进入溶液,达平衡时,金属棒上留有过剩电子而带负电,靠近金属棒附近的溶液层因静电引力而吸引带相反电荷的离子,从而带正电。因此在金属表面和其盐溶液层之间形成带相反电荷的**双电层**(electric double layer),产生电势差。这种产生在金属和它的盐溶液之间的电势,称为金属的**电极电势**(electrode potential)。各种金属电极电势的高低是不同的,它除与金属本性即金属的活泼性大小及溶液浓度有关外,还与溶液的温度有关。

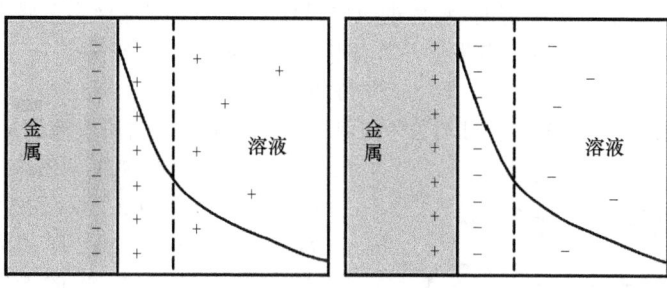

图 9-3　双电层结构

总之,金属越活泼,温度越高,溶液浓度越稀,则它溶解成离子的倾向越大,而金属离子在金属棒上沉积的倾向就越小,平衡时电极电势就越低。反之,金属越不活泼,溶液浓度越浓,则它溶解的倾向越小,而金属离子在金属棒上沉积的倾向就越大,电极电势就越高。上述原电池中由于 Zn 比 Cu 活泼,电子由 Zn 极流向 Cu 极,说明 Zn^{2+}/Zn 电对的电极电势比 Cu^{2+}/Cu 电对的电极电势低。由于两个半电池的电势高低不同,使电子从低电势电极流向高电势电极。

电极电势(electrode potential)用符号 E(氧化型/还原型)表示,单位为 V(伏),它可用来衡量金属失去电子能力的大小。通常表示为还原型半反应:

$$\text{氧化型} + ne^- \rightleftharpoons \text{还原型} \qquad E(\text{氧化型/还原型})$$

将两电极相连,用盐桥消除液接电势,并在电池的电流趋近于零的情况下,两个电极的电极电势之差称为该原电池的**电池电动势**(electromotive force),常用符号 E 表示:

$$E = E_{(+)} - E_{(-)} \tag{9-1}$$

式中: $E_{(+)}$ 和 $E_{(-)}$ 分别表示正极和负极的电极电势。电池电动势的数据是衡量氧化还原反应进行程度的依据;电池电动势还可作为电池反应自发倾向的判据及确定电极电势的相对值。

(二) 标准电极电势

当离子浓度、温度等因素一定时,电极电势的大小反映电极中氧化型物质与还原型物质在水溶液中得失电子能力的大小。迄今,人们尚无法测定电极电势的绝对值,但可以通过比较的方法确定它的相对值,即选定一个标准电极将其电极电势定义为零,然后与其他电极组成电池,测定该电池的电动势,从而确定其他电极电势的相对值。按照 IUPAC 的规定,选择**标准氢电极**(standard hydrogen electrode, SHE)作为标准电极。

1. 标准氢电极(SHE)　标准氢电极的装置如图 9-4 所示。将铂片表面镀上一层多孔铂黑,放入氢离子活度为 1 的酸性溶液中,不断通入高纯氢气,使其分压保持为 100 kPa,使铂黑吸附氢气达饱和。这时溶液中的 H^+ 和 H_2 之间达到以下平衡:

$$2H^+(aq) + 2e^- \rightleftharpoons H_2(g)$$

IUPAC 规定,在任何温度下,此种状态下所产生的电极电势称为标准氢电极电势,并规定其值为零,作为与其他电极电势相比较的相对标准,表示为 $E^{\ominus}(H^+/H_2) = 0.0000\text{V}$。

2. 标准电极电势　热力学规定,凡是组成电极的各物质浓度为 $1\text{ mol}\cdot\text{L}^{-1}$(严格地说活度 $a = 1$),气体物质的分压为 100 kPa,液体或固体为纯净物时,电极则处于标准状态,称为标准电极。在标准状态和一定温度时,某

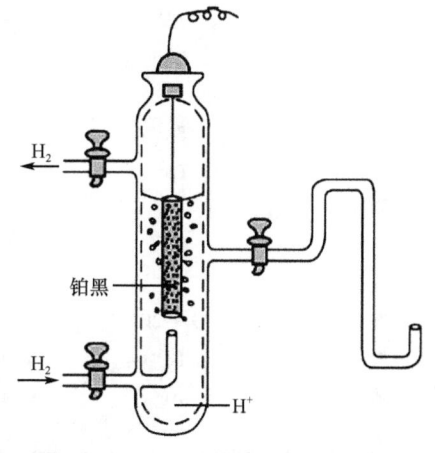

图 9-4　标准氢电极

电极与标准氢电极之间的电势差称为该电极的**标准电极电势**(standard electrode potential),用符号 $E^\ominus$(氧化型/还原型)表示,通常测定温度为 298.15 K。

测定任意电极的标准电极电势时,将标准氢电极作负极和待测电极为正极组成如下电池:

(-)标准氢电极(SHE) ‖ 待测电极(+) 测出电池的标准电动势 $E^\ominus$ 为

$$E^\ominus = E^\ominus_+ - E^\ominus_- = E^\ominus(待测) - E^\ominus(H^+/H_2)$$

因为 $E^\ominus(H^+/H_2) = 0.0000V$,所以,$E^\ominus$(待测)就等于所测出的该电池的标准电动势。

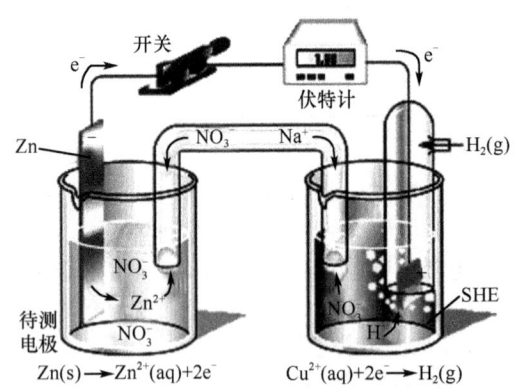

图 9-5 标准电极电势的测定

例如,电池:SHE ‖ Zn^{2+}(1 mol·L^{-1}) | Zn,测定装置如图 9-5 所示。298.15 K 时,测得电动势 $E^\ominus = -0.7618V$,$E^\ominus$ 值为负,说明右侧实际为负极,即锌电极的标准电极电势 $E^\ominus(Zn^{2+}/Zn) = -0.7618V$。又如,电池:SHE ‖ Cu^{2+}(1 mol·L^{-1}) | Cu,298.15 K 时,测得该电池的标准电动势 $E^\ominus = +0.3419$ V,即铜电极的标准电势 $E^\ominus(Cu^{2+}/Cu) = +0.3419V$。

用类似方法,可以测得各种电极的标准电极电势。对于不能直接测定的某些物质的电极电势可通过热力学数据间接计算。

3. 标准电极电势表 把各种电极的标准电极电势,按照由低到高的顺序排列,就得到标准电极电势表。标准电极电势表分为酸表(表 9-2)和碱表(表 9-3)两种。在电极反应中,H^+ 无论在反应物或产物中出现皆查酸表;OH^- 无论在反应物或产物中出现皆查碱表;介质不参与电极反应的电势也列在酸表中,如

$$Cl_2(g) + 2e^- \rightleftharpoons 2Cl^-(aq)$$

标准电极电势表是电化学最重要的数据表之一,使用时应注意以下问题:

(1) 标准电极电势是热力学标准态下的电极电势,故应在满足标准态的条件下使用。由于表中的数据在水溶液中测得,因此不能用于非水溶液或高温下的固相反应。而机体内的氧化还原反应需要应用生物化学标准状态下(pH = 7.0)的电极电势,可从有关手册查到。

表 9-2 标准电极电势 $E^\ominus_A$ (T = 298.15 K,酸表)

	电极反应			$E^\ominus_A$/V
最弱的氧化剂	K^+	+ e^- ⇌ K	最强的还原剂	-2.931
	Ca^{2+}	+ $2e^-$ ⇌ Ca		-2.868
	Al^{3+}	+ $3e^-$ ⇌ Al		-1.662
	Zn^{2+}	+ $2e^-$ ⇌ Zn		-0.7618
	Fe^{2+}	+ $2e^-$ ⇌ Fe		-0.447
氧	Sn^{2+}	+ $2e^-$ ⇌ Sn	↑	-0.1375
化	Pb^{2+}	+ $2e^-$ ⇌ Pb	还	-0.1262
能	$2H^+$	+ $2e^-$ ⇌ H_2	原	0.0000
力	Cu^{2+}	+ $2e^-$ ⇌ Cu	能	+0.3419
依	I_2	+ $2e^-$ ⇌ $2I^-$	力	+0.5355
次	$O_2 + 2H^+$	+ $2e^-$ ⇌ H_2O_2	依	+0.695
增	Fe^{3+}	+ e^- ⇌ Fe^{2+}	次	+0.771
强	Ag^+	+ e^- ⇌ Ag	增	+0.7996
↓	Br_2	+ $2e^-$ ⇌ $2Br^-$	强	+1.066

续表

电极反应				$E_A^\ominus$/V
	Cl_2	$+ 2e^-$ ⇌	$2Cl^-$	+ 1.3583
	$Cr_2O_7^{2-} + 14H^+$	$+ 6e^-$ ⇌	$2Cr^{3+} + 7H_2O$	+ 1.36
	$MnO_4^- + 8H^+$	$+ 5e^-$ ⇌	$Mn^{2+} + 4H_2O$	+ 1.507
	$H_2O_2 + 2H^+$	$+ 2e^-$ ⇌	$2H_2O$	+ 1.776
最强的氧化剂	F_2	$+ 2e^-$ ⇌	$2F^-$ 最弱的还原剂	+ 2.866

表 9-3 标准电极电势 $E_B^\ominus$ (T = 298.15 K, 碱表)

	电极反应				$E_B^\ominus$/V
	ZnO_2^{2-}	$+ 2e^- + 2H_2O$ ⇌	$Zn + 4OH^-$		-1.216
氧	CrO_2^-	$+ 3e^- + 2H_2O$ ⇌	$Cr + 4OH^-$	↑	-1.2
化	$2H_2O$	$+ 2e^-$ ⇌	$H_2 + 2OH^-$	还	-0.8277
能	$Fe(OH)_3$	$+ 2e^-$ ⇌	$Fe(OH)_2 + OH^-$	原	-0.56
力	S	$+ 2e^-$ ⇌	S^{2-}	能	-0.48
依	$Cu(OH)_2$	$+ 2e^-$ ⇌	$Cu + 2OH^-$	力	-0.222
次	CrO_4^{2-}	$+ 4H_2O + 3e^-$ ⇌	$Cr(OH)_3 + 5OH^-$	依	-0.13
增	$Ag_2O + H_2O$	$+ 2e^-$ ⇌	$2Ag + 2OH^-$	次	+ 0.342
强	$O_2 + 2H_2O$	$+ 4e^-$ ⇌	$4OH^-$	增	+ 0.401
↓	$ClO^- + H_2O$	$+ 2e^-$ ⇌	$Cl^- + 2OH^-$	强	+ 0.841

(2) 标准电极电势的数值反映了氧化还原电对得失电子的趋势, 它是一个强度性质, 与物质的量无关。例如,

$$Zn^{2+}(aq) + 2e^- \rightleftharpoons Zn(s) \quad E^\ominus(Zn^{2+}/Zn) = -0.7618 \text{ V}$$

$$\frac{1}{2}Zn^{2+}(aq) + e^- \rightleftharpoons Zn(s) \quad E^\ominus(Zn^{2+}/Zn) = -0.7618 \text{ V}$$

另外, 因标准电极电势是平衡电极电势, $E^\ominus$ 值的正负号不随电极反应进行的方向而改变。例如,

$$Zn^{2+}(aq) + 2e^- \rightleftharpoons Zn(s) \quad E^\ominus(Zn^{2+}/Zn) = -0.7618\text{V}$$

$$Zn(s) \rightleftharpoons Zn^{2+}(aq) + 2e^- \quad E^\ominus(Zn^{2+}/Zn) = -0.7618\text{V}$$

(3) 标准电极电势是热力学数据, 与反应速率无关。例如, 钙的标准电极电势比钠更小, 但是钠与水反应却比钙与水反应激烈, 后者是动力学的反应活性, 不是热力学性质, 与电极电势无关。

(三) 电极电势与化学反应 Gibbs 自由能变的关系

若一原电池的电动势为 E, 一定量的电子由原电池的负极移到正极时, 原电池所做最大电功 (W') 就等于电池电动势 (E) 与所通过的电量 (Q) 的乘积, 并按化学热力学规定, 系统对外做功为负值, 即

$$W' = -E \cdot Q \tag{9-2}$$

当有 n mol 电子通过外电路时, 则

$$Q = nF \tag{9-3}$$

代入式(9-2)得

$$W' = -nF \cdot E \tag{9-4}$$

式中: F 为 Faraday(法拉第) 常量, 其值约为 96485 C·mol^{-1} (1 C = 1 J·V^{-1}); n 为电池反应中电子转移的物质的量。

当原电池产生电流后,系统的 Gibbs 自由能则会降低。在等温等压条件下,Gibbs 自由能的降低值等于原电池做的最大功,即

$$\Delta_r G_m = -nFE = -nF(E_+ - E_-) \tag{9-5}$$

若为标准状态时,则有

$$\Delta_r G_m^\ominus = -nFE^\ominus = -nF(E_+^\ominus - E_-^\ominus) \tag{9-6}$$

当由某标准电极与标准氢电极 $\{E^\ominus(H^+/H_2) = 0.0000V\}$ 组成原电池时,$E^\ominus$ 就等于该电极的标准电极电势 $E^\ominus$。所以有

$$\Delta_r G_m^\ominus = -nFE^\ominus \tag{9-7}$$

例 9-1 试由下列热力学数据,求 298.15 K 时的 $E^\ominus(MnO_4^-/Mn^{2+})$。

$$MnO_4^-(aq) + 8H^+(aq) + 5e^- \rightleftharpoons Mn^{2+}(aq) + 4H_2O(l)$$

$\Delta_f G_m^\ominus/(kJ \cdot mol^{-1})$ $\quad -449.4 \quad\quad 0 \quad\quad\quad\quad\quad\quad -228 \quad\quad -237.1$

解:根据标准摩尔自由能变化的有关公式,得

$$\Delta_r G_m^\ominus = [\Delta_f G_m^\ominus(Mn^{2+}) + 4 \times \Delta_f G_m^\ominus(H_2O)] - [\Delta_f G_m^\ominus(MnO_4^-) + 8 \times \Delta_f G_m^\ominus(H^+)]$$
$$= [1 \times (-228 \text{ kJ} \cdot mol^{-1}) + 4 \times (-237.1 \text{ kJ} \cdot mol^{-1})] - [(-449.4 \text{ kJ} \cdot mol^{-1}) + 8 \times 0]$$
$$= -727 \text{ kJ} \cdot mol^{-1}$$

$$E^\ominus = \frac{-\Delta_r G_m^\ominus}{nF} = \frac{-(-727 \text{J} \cdot mol^{-1})}{5 \times 96485 (\text{J} \cdot V^{-1} \cdot mol^{-1})} \times 10^3 V = 1.51 \text{ V}$$

由此可见,$E^\ominus$ 值除了实验测定外,还可由热力学数据计算得到,这也是用电化学方法求算热力学数据的途径。

第三节 影响电极电势的因素

标准电极电势是在标准状态下测定的,如果条件改变,则电对的电极电势也随之改变。影响电极电势的因素主要有三个:①电极本性;②氧化型、还原型物质和反应介质的浓度或气体分压;③温度。由于反应通常在室温下进行,因此,以下着重讨论 298.15 K 时,浓度对电极电势的影响。

一、Nernst 方程式

如果在电池中发生以下氧化还原反应:

$$aA + bB \longrightarrow cC + dD$$

氧化剂$_1$ 还原剂$_2$ 还原剂$_1$ 氧化剂$_2$

则根据化学反应等温方程式,反应的 Gibbs 自由能变与浓度存在下列关系:

$$\Delta_r G_m = \Delta_r G_m^\ominus + RT\ln\frac{c_C^c \cdot c_D^d}{c_A^a \cdot c_B^b} \tag{9-8}$$

将式(9-5)和式(9-6)代入式(9-8),得

$$-nFE = -nFE^\ominus + RT\ln\frac{c_C^c \cdot c_D^d}{c_A^a \cdot c_B^b} \tag{9-9}$$

$$-nFE = -nFE^\ominus + RT\ln\frac{[C]^c[D]^d}{[A]^a[B]^b}$$

$$E = E^\ominus - \frac{RT}{nF}\ln\frac{c_C^c \cdot c_D^d}{c_A^a \cdot c_B^b}$$

$$= E^\ominus - \frac{RT}{nF}\ln Q$$

$$E = E^{\ominus} - \frac{RT}{nF} \ln \frac{c_C^c \cdot c_D^d}{c_A^a \cdot c_B^b}$$

或
$$E = E^{\ominus} - \frac{2.303RT}{nF} \lg Q \tag{9-10}$$

式中:n 为电池反应中电子得失的总数;$Q = \dfrac{c_C^c \cdot c_D^d}{c_A^a \cdot c_B^b}$,即反应商。式(9-10)称为电池电动势的 Nernst(能斯特)方程式。它表明了电池的电动势与电池本性和物质浓度之间的定量关系。

当温度为 298.15 K 时,式(9-10)可写成

$$E = E^{\ominus} - \frac{0.0592}{n} \lg \frac{c_C^c \cdot c_D^d}{c_A^a \cdot c_B^b} \tag{9-11}$$

如 Cu-Zn 原电池的反应达到平衡:

$$Zn(s) + Cu^{2+}(aq) \rightleftharpoons Zn^{2+}(aq) + Cu(s)$$

当温度为 298.15 K 时,其 Nernst 方程为

$$E = E^{\ominus} - \frac{0.0592}{n} \lg \frac{c(Cu^{2+})}{c(Zn^{2+})}$$

将此式展开:

$$E = E_+ - E_- = [E_+^{\ominus} - E_-^{\ominus}] - \frac{0.0592}{2} \lg \frac{c(Cu^{2+})}{c(Zn^{2+})}$$

$$= \left[E_+^{\ominus} + \frac{0.0592}{2} \lg c(Cu^{2+}) \right] - \left[E_-^{\ominus} + \frac{0.0592}{2} \lg c(Zn^{2+}) \right]$$

故有

$$E_+ = E_+^{\ominus} + \frac{0.0592}{2} \lg c(Cu^{2+})$$

$$E_- = E_-^{\ominus} + \frac{0.0592}{2} \lg c(Zn^{2+})$$

因此对于任一电极反应:

$$a\text{氧化型} + ne^- \rightleftharpoons b\text{还原型}$$

可归纳出一般电极反应电极电势的计算通式为

$$E_{Ox/Red} = E_{Ox/Red}^{\ominus} + \frac{0.0592}{n} \lg \frac{[Ox]^a}{[Red]^b}$$

通常近似用下式计算:

$$E = E^{\ominus} + \frac{0.0592}{2} \lg \frac{[\text{氧化型}]^a}{[\text{还原型}]^b} \quad E_{Ox/Red} = E_{Ox/Red}^{\ominus} + \frac{0.0592}{n} \lg \frac{c(Ox)^a}{c(Red)^b} \tag{9-12}$$

式中:E 为指定浓度下的电极电势;$E^{\ominus}$ 为标准电极电势;n 为电极反应中电子转移的总数。

式(9-12)是电极的 Nernst 方程,使用此公式时注意以下几点:

(1)$\dfrac{c(Ox)^a}{c(Red)^b}$ 表示参与电极反应所有氧化型物质浓度幂的乘积与所有还原型物质浓度幂的乘积之比。浓度的幂指数 a、b 分别表示电极反应中氧化型和还原型物质的化学计量数。

(2)电极反应中有 H^+ 或 OH^- 参与时,其浓度也应写入 Nernst 方程式中。H^+ 或 OH^- 若处于反应式氧化型一侧,则按氧化型物质代入;若处于反应式还原型一侧,则按还原型物质代入。

(3)电对中的纯固体或纯液体以及稀溶液中 H_2O 的浓度视为 1;溶液浓度用相对浓度表示,即用 $c/c^{\ominus}$ 表示。若反应物或者产物为气体,用相对分压表示,即用 $p/p^{\ominus}$,$p^{\ominus} = 100$ kPa。

Nernst 方程式定量地表明温度和浓度对电极电势以及电池电动势的影响,借助该方程式可以

确定非标准状态时的 $E_{Ox/Red}$ 和电池电动势 E 的值。

二、影响电极电势的因素及有关计算

(一) 物质浓度对电极电势的影响

例 9-2 试计算 298.15 K 时，Zn^{2+} 浓度为 $0.0100\ mol \cdot L^{-1}$ 时 Zn^{2+}/Zn 的电极电势。

解：查表得 $Zn^{2+}(aq) + 2e^- \rightleftharpoons Zn(s)$ $E^{\ominus} = -0.7618\ V$

$$E(Zn^{2+}/Zn) = E^{\ominus}(Zn^{2+}/Zn) + \frac{0.0592}{2}\lg c(Zn^{2+})$$

$$= [(-0.7618) + \frac{0.0592}{2}\lg 0.0100]\ V = -0.822\ V$$

结果说明：由于 $c(Zn^{2+}) < 1\ mol \cdot L^{-1}$，氧化型浓度减小，所以 $E < E^{\ominus}$，表明氧化型物质浓度越小，还原型物质失电子的能力越强。

例 9-3 求 $c(Fe^{3+}) = 1.00\ mol \cdot L^{-1}$，$c(Fe^{2+}) = 1.00 \times 10^{-4}\ mol \cdot L^{-1}$ 时，$E(Fe^{3+}/Fe^{2+})$ 值。已知：

$$Fe^{3+}(aq) + e^- \rightleftharpoons Fe^{2+}(aq) \quad E^{\ominus} = 0.771(V)$$

解：$E(Fe^{3+}/Fe^{2+}) = E^{\ominus}(Fe^{3+}/Fe^{2+}) + \frac{0.0592}{n}\lg\frac{c(Fe^{3+})}{c(Fe^{2+})}$

$$= (0.771 + \frac{0.0592}{1}\lg\frac{1.00}{1.00 \times 10^{-4}})\ V = (0.771 + 0.0592 \times 4)\ V = 1.009\ V$$

结果表明，随着还原型物质 Fe^{2+} 离子浓度从 $1.00\ mol \cdot L^{-1}$ 降低为 $1.00 \times 10^{-4}\ mol \cdot L^{-1}$，电极电势升高 $0.238\ V(E > E^{\ominus})$，表明还原型物质浓度越小，氧化型物质得电子能力越强。

(二) 酸度对电极电势的影响

如果电极反应中 H^+ 或 OH^- 或 H_2O 参与了反应，则酸度将会对电极电势产生影响。

例如，$KMnO_4$ 是一种常见的氧化剂，它在强酸性溶液中被还原为 Mn^{2+}，其电极反应为

$$MnO_4^-(aq) + 8H^+(aq) + 5e^- \rightleftharpoons Mn^{2+}(aq) + 4H_2O(l) \quad E^{\ominus} = 1.507\ V$$

如在用 $KMnO_4$ 和浓 HCl 制备 Cl_2 的反应中，$c(H^+)$ 为 $12\ mol \cdot L^{-1}$。假定 $c(MnO_4^-)$ 仍为 $1\ mol \cdot L^{-1}$，则 $E(MnO_4^-/Mn^{2+})$ 可按下式计算：

$$E(MnO_4^-/Mn^{2+}) = E^{\ominus}(MnO_4^-/Mn^{2+}) + \frac{0.0592}{5}\lg\frac{c(MnO_4^-)c(H^+)^8}{c(Mn^{2+})}$$

$$= [1.507 + \frac{0.0592}{5}\lg(12)^8]\ V = 1.61\ V$$

由计算结果可知，$c(H^+)$ 由 $1\ mol \cdot L^{-1}$ 增至 $12\ mol \cdot L^{-1}$，即增大溶液酸度，电极电势会增加，表明 MnO_4^- 的氧化能力随溶液酸度增大而增强。

一般来说，氧化剂的氧化能力在酸性介质中比在碱性介质中强；而还原剂的还原能力却相反。

(三) 沉淀的生成对电极电势的影响

若在氧化还原半反应中，加入某些物质与氧化型或还原型物质发生反应生成沉淀或配合物，使氧化型或还原型物质浓度发生变化，将导致电极电势发生改变。

例如，电对 $Ag^+(aq) + e^- \rightleftharpoons Ag(s)$ $E^{\ominus} = 0.7996\ V$

如果在 $AgNO_3$ 溶液中加入 $NaCl$ 溶液，则产生 $AgCl$ 沉淀：

$$Ag^+(aq) + Cl^-(aq) \rightleftharpoons AgCl(s)$$

已知 $K_{sp}(AgCl) = 1.77 \times 10^{-10}$，当反应达平衡时，若维持 $[Cl^-] = 1\ mol \cdot L^{-1}$，则

$$[Ag^+] = \frac{K_{sp}(AgCl)}{[Cl^-]} = (\frac{1.77 \times 10^{-10}}{1})\ mol \cdot L^{-1}$$

$$= 1.77 \times 10^{-10} \text{mol} \cdot \text{L}^{-1}$$

此时因 NaCl 的加入而产生 AgCl 沉淀,形成新的 AgCl / Ag 电极。该电极反应为

$$\text{AgCl(s)} + \text{e}^- \rightleftharpoons \text{Ag(s)} + \text{Cl}^-(\text{aq})$$

其电极电势 $E^{\ominus}(\text{AgCl/Ag})$ 可用 Nernst 方程式计算:

$$E^{\ominus}(\text{AgCl/Ag}) = E(\text{Ag}^+/\text{Ag})$$

$$= E^{\ominus}(\text{AgCl/Ag}) + \frac{0.0592}{1} \lg c(\text{Ag}^+)$$

$$= [0.7996 + 0.0592 \lg(1.77 \times 10^{-10})] \text{V} = 0.222 \text{V}$$

上述结果说明,由于沉淀的生成,降低了 $c(\text{Ag}^+)$,从而使电对 Ag^+/Ag 的电极电势下降 0.578 V。

用同样的方法可以计算出 $E^{\ominus}(\text{AgBr}/\text{Ag})$ 和 $E^{\ominus}(\text{AgI}/\text{Ag})$ 的数值,结果如下:

电极反应	K_{sp}	$E^{\ominus}/(\text{V})$
$\text{AgCl(s)} + \text{e}^- \rightleftharpoons \text{Ag(s)} + \text{Cl}^-(\text{aq})$	1.77×10^{-10}	0.222
$\text{AgBr(s)} + \text{e}^- \rightleftharpoons \text{Ag(s)} + \text{Br}^-(\text{aq})$	5.35×10^{-13}	0.0713
$\text{AgI(s)} + \text{e}^- \rightleftharpoons \text{Ag(s)} + \text{I}^-(\text{aq})$	8.52×10^{-17}	-0.152

可见沉淀的溶度积越小,则溶液中 Ag^+ 平衡浓度越小,$E^{\ominus}(\text{AgX}/\text{Ag})$ 也越小,Ag^+ 的氧化能力就越弱,将上述结果推广到:

$$\text{MX}_n(\text{s}) + n\text{e}^- \rightleftharpoons \text{M(s)} + n\text{X}^-(\text{aq}) \text{体系,则有}$$

$$E^{\ominus}(\text{MX}_n/\text{M}) = E^{\ominus}(\text{M}^{n+}/\text{M}) + \frac{0.0592}{n} \lg K_{sp}$$

(此式成立条件 $[\text{X}^-] = 1 \text{mol} \cdot \text{L}^{-1}$)

因此,可利用生成难溶化合物,使原来离子的浓度发生变化,导致电极电势发生改变的特点,将其设计成原电池,通过测定该原电池的电动势,计算难溶化合物的 K_{sp}。

第四节 电极电势和电池电动势的应用

一、判断氧化剂和还原剂的相对强弱

电极电势的大小反映了电对中氧化型和还原型物质的氧化还原能力的强弱。电对的电极电势值越小,表明电对中的还原型物质的还原能力越强,是较强的还原剂,而与其共轭的氧化型物质的氧化能力就越弱。反之,电极电势值越大,表明电对中的氧化型物质的氧化能力越强,是较强的氧化剂,而与其共轭的还原型物质的还原能力就越弱。例如,标准状态下:

$$\text{I}_2(\text{s}) + 2\text{e}^- \rightleftharpoons 2\text{I}^-(\text{aq}) \quad E^{\ominus}(\text{I}_2/\text{I}^-) = +0.535 \text{ V}$$

$$\text{Fe}^{3+}(\text{aq}) + \text{e}^- \rightleftharpoons \text{Fe}^{2+}(\text{aq}) \quad E^{\ominus}(\text{Fe}^{3+}/\text{Fe}^{2+}) = +0.771 \text{ V}$$

由于 $E^{\ominus}(\text{I}_2/\text{I}^-) < E^{\ominus}(\text{Fe}^{3+}/\text{Fe}^{2+})$,因此标准状态下,还原型物质 I^- 比 Fe^{2+} 的还原能力强,I^- 是比 Fe^{2+} 强的还原剂。而氧化型物质 Fe^{3+} 比 I_2 的氧化能力强,Fe^{3+} 是比 I_2 强的氧化剂。

总之,根据标准电极电势值可判断在标准状态下氧化剂和还原剂的相对强弱。在表 9-2 中,最强的氧化剂是 F_2,最强的还原剂是 K。

非标准状态下需通过 Nernst 方程计算电极电势,从而确定氧化剂和还原剂的相对强弱。

二、判断氧化还原反应进行的方向

(一)根据电极电势判断氧化还原反应的方向

氧化还原反应就是两个半电池(两个半反应)间的反应,其反应方向总是由较强的氧化剂和较

强的还原剂相互作用,向生成较弱的还原剂和较弱的氧化剂的方向进行,可表示如下：

$$\text{强氧化剂}_1 + \text{强还原剂}_2 \longrightarrow \text{弱还原剂}_1 + \text{弱氧化剂}_2$$

标准电极电势表按照电极电势由低到高的顺序排列,因此,在标准电极电势表中,氧化还原反应进行的方向,总是左下方的氧化型物质与右上方的还原型物质间的反应可自发进行,这就是通常所说的"对角线方向相互反应"规则。

例9-4 试判断标准状态下,下列氧化还原反应自发进行的方向：

$$2Fe^{3+}(aq) + Sn^{2+}(aq) \rightleftharpoons 2Fe^{2+}(aq) + Sn^{4+}(aq)$$

解：按照标准电极电势表中 $E^{\ominus}$ 值的高低顺序,分别写出 Fe^{3+}/Fe^{2+} 和 Sn^{4+}/Sn^{2+} 电对的电极反应式,并查出它们的标准电极电势：

$$Sn^{4+}(aq) + 2e^- \rightleftharpoons Sn^{2+}(aq) \qquad E^{\ominus}(Sn^{4+}/Sn^{2+}) = +0.151 \text{ V}$$

$$Fe^{3+}(aq) + e^- \rightleftharpoons Fe^{2+}(aq) \qquad E^{\ominus}(Fe^{3+}/Fe^{2+}) = +0.771 \text{ V}$$

从标准电极电势可以看出,反应体系中较强的氧化剂是电极电势高的电对中的 Fe^{3+},而较强的还原剂是电极电势低的电对中的 Sn^{2+},因此,反应将向右自发进行,即

$$2Fe^{3+}(aq) + Sn^{2+}(aq) \longrightarrow 2Fe^{2+}(aq) + Sn^{4+}(aq)$$

> **案例9-1**
>
> 在人体内,正常的代谢反应、炎症性疾病、外界环境诱导(如紫外线、环境污染)、服用某些药物等均能产生活性氧自由基。正常情况下,这些活性氧自由基的生成与消除处于平衡时,它们对体内肿瘤细胞或侵入体内的病毒和细菌具有杀灭作用,对维系人体健康十分必要；但当平衡被破坏后,生成的过量自由基通过攻击生物大分子物质及各种细胞,会造成机体在分子水平、细胞水平及组织器官水平的各种损伤,加速机体的衰老进程并诱发各种疾病。目前研究显示,超过200种以上的疾病都与氧化失衡有关,如糖尿病、高血压、动脉粥样硬化、冠心病、心梗、脑梗、肾炎、白内障、神经退行性疾病、肿瘤等。
>
> 问题：
> 1. 体内自由基增加导致衰老加速的原因是什么？
> 2. 机体如何维持活性氧自由基的氧化-还原反应平衡,从而达到防止疾病发生和延缓衰老的目的？

在正常情况下,活性氧的产生、利用、清除三者之间处于平衡状态,从而将其保持在生命活动所需要的低浓度水平,此时活性氧不仅不会损伤机体,反而会直接或间接地发挥对机体有益的生物效应,如解毒功能、吞噬细胞、杀菌作用等。但是,在某些病理或衰老条件下,活性氧产生与消除失衡,过量的自由基会导致体内脂质过氧化、DNA 的氧化、蛋白质的氧化等一系列反应的发生,从而诱发各种组织损伤和疾病,加快其衰老和死亡。

超氧阴离子自由基($O_2^-\cdot$)是生物体内最重要的活性氧,它是氧分子在生物体内获得一个电子的产物,又称氧自由基。$O_2^-\cdot$ 也是生物体内其他活性氧(如 $HO_2\cdot$,H_2O_2,$\cdot OH$ 等)产生的基础物质,其生理浓度约为 $10^{-12} \text{ mol}\cdot\text{L}^{-1}$。

超氧化物歧化酶(SOD)是机体内含 Cu^{2+} 或含 Zn^{2+} 的能催化 $O_2^-\cdot$ 发生歧化反应的酶。研究发现,其中 Cu^{2+} 是 SOD 具有催化活性的关键。从下列有关电极电势和对角线关系：

$$O_2 + e^- \rightleftharpoons O_2^- \qquad -0.36 \text{ V}$$

$$\text{SOD-Cu}^{2+} + e^- \rightleftharpoons \text{SOD-Cu}^+ \qquad 0.42 \text{ V}$$

$$O_2^- \cdot + 2H^+ + e^- \rightleftharpoons H_2O_2 \qquad 0.90 \text{ V}$$

可以推测其催化机理可能是:

$$2O_2^-(\text{aq}) + 2H^+(\text{aq}) \xrightarrow{\text{SOD-Cu}^{2+}} H_2O_2(\text{aq}) + O_2(\text{g})$$

$O_2^- \cdot$ 歧化后生成的 H_2O_2 通过过氧化氢酶(CAT)分解为分子氧和水,谷胱甘肽过氧化物酶(GSH-P_x)也有相似的作用。此外,具有还原性的维生素类(维生素 C、维生素 E 等)和一些天然小分子物质,如黄酮类物质、茶多酚、茶碱和咖啡因等也具有抗氧化能力。

> **案例 9-1 分析**
> 衰老是由自由基对细胞成分的有害进攻造成的。生物体在代谢过程中,会产生一些具有强氧化性的含氧中间体(如 O_2^-、H_2O_2 等),称为活性氧。虽然它们是生物反应的中间体,在机体内存在的浓度极低,寿命很短,但是它与人类健康密切相关。体内有各种消除活性氧和自由基的防御体系,维持氧化-抗氧化平衡,保障正常生命活动。

(二) 根据电池电动势判断氧化还原反应的方向

从热力学的讨论中已经知道,Gibbs 自由能的变化($\Delta_r G_m$)是等温等压下的化学反应(当然也包括氧化还原反应)能否自发进行的一般性判据。而等温等压的可逆过程中,系统自由能的减少等于系统做的最大非体积功。在电池反应过程中,最大非体积功是电功 W_f:

$$\Delta_r G_m = -W_f = -nFE \tag{9-13}$$

在标准态下:

$$\Delta_r G_m^\ominus = -nFE^\ominus \tag{9-14}$$

上面两式将 $\Delta_r G_m$、$\Delta_r G_m^\ominus$ 与电池电动势 E 及 $E^\ominus$ 联系起来,由于 Faraday 常量及电池反应中转移的电子数 n 都与反应方向无关,因此,对于氧化还原反应,既可以用 $\Delta_r G_m$,也可以用 E 或两个电极的电极电势值判断其自发进行的方向。

$\Delta_r G_m < 0, E > 0$,或 $E_+ > E_-$ 反应正向自发进行
$\Delta_r G_m > 0, E < 0$,或 $E_+ < E_-$ 反应逆向自发进行
$\Delta_r G_m = 0, E = 0$,或 $E_+ = E_-$ 反应达到平衡状态

> **案例 9-2**
> 复方间苯二酚外用洗剂是皮肤科常用药,由间苯二酚、液化苯酚、硼酸等多种成分配制而成。
> **问题**:在制备复方间苯二酚洗剂时,为什么在原处方中加入 0.2% 亚硫酸氢钠或焦亚硫酸钠?

例 9-5 判断反应 $2Fe^{3+}(\text{aq}) + 2I^-(\text{aq}) \rightleftharpoons 2Fe^{2+}(\text{aq}) + I_2(\text{s})$ 在标准状态下和反应物质的浓度分别为 $c(Fe^{3+}) = 0.001 \text{ mol} \cdot L^{-1}$, $c(I^-) = 0.001 \text{ mol} \cdot L^{-1}$, $c(Fe^{2+}) = 1 \text{ mol} \cdot L^{-1}$ 时反应进行的方向。

解:(1) 在标准状态时:

$$I_2(s) + 2e^- \rightleftharpoons 2I^-(\text{aq}) \qquad E^\ominus(I_2/I^-) = 0.535 \text{ V}$$

$$Fe^{3+}(\text{aq}) + e^- \rightleftharpoons Fe^{2+}(\text{aq}) \qquad E^\ominus(Fe^{3+}/Fe^{2+}) = 0.771 \text{ V}$$

$$E^\ominus = E^\ominus(Fe^{3+}/Fe^{2+}) - E^\ominus(I_2/I^-)$$

$$= 0.771 \text{ V} - 0.535 \text{ V} = 0.236 \text{ V} > 0$$

故反应正向进行：
$$2Fe^{3+}(aq) + 2I^-(aq) \rightleftharpoons 2Fe^{2+}(aq) + I_2(s)$$

(2) 在非标准状态时：

$$E(Fe^{3+}/Fe^{2+}) = E^{\ominus}(Fe^{3+}/Fe^{2+}) + \frac{0.0592}{n}\lg\frac{c(Fe^{3+})}{c(Fe^{2+})}$$

$$= (0.771 + 0.0592\lg\frac{0.001}{1})V$$

$$= 0.593 V$$

$$E(I_2/I^-) = E^{\ominus}(I_2/I^-) + \frac{0.0592}{2}\lg\frac{1}{0.001^2}V = 0.713 V$$

$$E = E(Fe^{3+}/Fe^{2+}) - E(I_2/I^-) = 0.593 V - 0.713 V = -0.120 V < 0$$

所以反应逆向进行，即 $2Fe^{2+}(aq) + I_2(s) \rightleftharpoons 2Fe^{3+}(aq) + 2I^-(aq)$

例 9-6 试判断标准状态下及在中性溶液[$c(H^+) = 10^{-7} mol \cdot L^{-1}$]中，其他物质浓度均为 $1\ mol \cdot L^{-1}$ 时，下列反应自发进行的方向。

$$H_3AsO_4(aq) + 2I^-(aq) + 2H^+(aq) \rightleftharpoons H_3AsO_3(aq) + I_2(s) + H_2O(l)$$

解：(1) 标准态时，查表得：

$$I_2(s) + 2e^- \rightleftharpoons 2I^-(aq) \quad E^{\ominus} = 0.535 V$$

$$H_3AsO_4(aq) + 2H^+(aq) + 2e^- \rightleftharpoons H_3AsO_3(aq) + H_2O(l) \quad E^{\ominus} = 0.560 V$$

假设反应按照上式正方向进行，理论上其组合成的电池电动势为

$$E = E_+^{\ominus} - E_-^{\ominus} = 0.560 V - 0.535 V = 0.025 V > 0$$

所以在标准状态下反应正向进行。

(2) $c(H^+) = 10^{-7} mol \cdot L^{-1}$ 的非标准状态根据 Nernst 方程计算。

电极反应：$H_3AsO_4(aq) + 2H^+(aq) + 2e^- \rightleftharpoons H_3AsO_3(aq) + H_2O(l)$

$$E(H_3AsO_4/H_3AsO_3) = E^{\ominus}(H_3AsO_4/H_3AsO_3) + \frac{0.0592}{2}\lg\frac{c(H_3AsO_4)\,c(H^+)^2}{c(H_3AsO_3)}$$

$$= [0.560 + \frac{0.0592}{2}\lg(1.00\times10^{-7})^2]V = +0.145 V$$

电极反应：$I_2(s) + 2e^- \rightleftharpoons 2I^-(aq)$ 不受[H^+]影响

$$E(I_2/I^-) = E^{\ominus}(I_2/I^-) = +0.535 V$$

$$E = E(H_3AsO_4/H_3AsO_3) - E(I_2/I^-) = +0.145 V - 0.535 V = -0.390 V < 0$$

故在中性溶液中，反应逆向进行。

总之，非标准态下的氧化还原反应进行的方向，应根据其组成的原电池的电动势 E 判断。但由于 $E^{\ominus}$ 是决定 E 的主要因素，所以有时也可用 $E^{\ominus}$ 对非标准态下的氧化还原反应方向做粗略的判断。通常，若 $E^{\ominus} > +0.3 V$，反应在非标准态下正向进行；若 $E^{\ominus} < -0.3 V$，反应逆向进行；以上两种情况均不可通过改变浓度改变反应方向，但若 $-0.3 V < E^{\ominus} < +0.3 V$ 时，则可以通过改变浓度改变反应方向。

> **案例 9-2 分析**
> 焦亚硫酸钠是由两分子亚硫酸氢钠脱水而成，在水溶液中，焦亚硫酸根离子可水解成亚硫酸氢根离子，而亚硫酸氢根离子容易被氧化，可以作为多种药物制剂的抗氧剂。复方间苯二酚洗剂是由间苯二酚、液化苯酚、硼酸等多种成分配制而成的外用洗剂，其中，间苯二酚分子结构中含有 2 个酚羟基，具有较强的还原性，极易氧化生成醌类有色物质，使洗剂变为黄色、棕红色甚至棕褐色，不仅使其杀菌能力降低，而且影响成品质量。如果在原处方中加入 0.2% 亚硫酸氢钠或焦亚硫酸钠作为复方间苯二酚洗剂的抗氧剂，可显著抑制间苯二酚的氧化变色，保证其成品外观和质量，从而增加其制剂的稳定性。

三、判断氧化还原反应进行的程度

(一) 电池标准电动势和平衡常数的关系

根据 $\Delta_r G_m^{\ominus} = -nFE$

而 $\Delta_r G_m^{\ominus} = -RT\ln K^{\ominus} = -2.303RT\lg K^{\ominus}$

$-nFE^{\ominus} = -2.303RT\lg K^{\ominus}$

$$\therefore \lg K^{\ominus} = \frac{nFE^{\ominus}}{2.303RT}$$

298.15 K 时,

$$\lg K^{\ominus} = \frac{nE^{\ominus}}{0.0592} = \frac{n(E_+^{\ominus} - E_-^{\ominus})}{0.0592} \tag{9-15}$$

由式(9-15)可知,平衡常数 K 随温度 T、反应中得失电子数 n 和 $E^{\ominus}$ 的变化而改变,但与物质浓度无关。

(二) 判断氧化还原反应进行的程度

氧化还原反应进行的程度,可用平衡常数 K(严格地讲是标准平衡常数 $K^{\ominus}$)的大小衡量。

例 9-7 判断反应 $Cl_2(g) + 2Br^-(aq) \rightleftharpoons 2Cl^-(aq) + Br_2(aq)$ 进行的程度。

解:查表得 $E^{\ominus}(Br_2/Br^-) = +1.087$ V, $E^{\ominus}(Cl_2/Cl^-) = +1.36$ V

$\therefore E^{\ominus} = E_+^{\ominus} - E_-^{\ominus} = E^{\ominus}(Cl_2/Cl^-) - E^{\ominus}(Br_2/Br^-)$

$= 1.36\text{ V} - 1.087\text{ V} = 0.27\text{ V}$

$n = 2$

$$\therefore \lg K = \frac{nE^{\ominus}}{0.0592} = \frac{2 \times 0.27}{0.0592} = 9.12$$

$$K = \frac{[Br_2][Cl^-]^2}{p_{Cl_2}[Br^-]^2} = 1.32 \times 10^9$$

K 值很大,反应自发进行的程度较大,表明该化学反应进行得很完全。一般当 $K > 10^6$ 时,表明化学反应正向进行得较完全。

例 9-8 求下列氧化还原反应 $Ag^+(aq) + Fe^{2+}(aq) \rightleftharpoons Ag(s) + Fe^{3+}(aq)$,在 298.15 K 时的平衡常数。若反应开始时,$c(Ag^+) = 1.0$ mol·L^{-1},$c(Fe^{2+}) = 0.10$ mol·L^{-1},求平衡时 $[Fe^{3+}]$ 为多少?

解:查表得

$E^{\ominus}(Fe^{3+}/Fe^{2+}) = 0.771$ V $\quad\quad E^{\ominus}(Ag^+/Ag) = 0.799$ V

则:$E^{\ominus} = E^{\ominus}(Ag^+/Ag) - E^{\ominus}(Fe^{3+}/Fe^{2+})$

$= 0.799\text{ V} - 0.771\text{ V}$

$= 0.028\text{ V}$

$n = 1$

$$\therefore \lg K = \frac{nE^{\ominus}}{0.0592} = \frac{1 \times 0.028}{0.0592} = 0.472$$

$$K = \frac{[Fe^{3+}]}{[Ag^+][Fe^{2+}]} = 2.97$$

设达平衡时:$[Fe^{3+}] = x$ mol·L^{-1},则 $[Fe^{2+}] = 0.10-x$ mol·L^{-1},$[Ag^+] = 1.0-x$ mol·L^{-1},代入上式:

$$K = \frac{x}{(1.0-x)(0.10-x)}$$

$$2.97 = \frac{x}{(1.0-x)(0.10-x)}$$
$$x = 0.073$$
$$[Fe^{3+}] = x = 0.073 \text{ mol} \cdot L^{-1}$$

四、电势法测定溶液的 pH

Nernst 方程式表明,电极电势与溶液中离子的浓度有关。一定温度下,若已知电极反应的离子浓度,则可以求算该电极的电势;反之,如果已知电极的电势,也可求算该电极中离子的浓度。所以可通过测定电极电势或电池电动势,定量分析溶液中的离子浓度。这种分析方法称为**电势法**(potentiometry),又称电势测定法。

电势法测定溶液 pH 时所用的**玻璃电极**(glass electrode)是膜电极的一种。玻璃电极的构造如图 9-6 所示。电极下端为极薄的玻璃膜小球,膜内盛有一种已知 pH 的溶液(一般为 0.1 mol·L⁻¹HCl 溶液),并在其中插入一支氯化银电极作为内参比电极。因 Cl⁻ 的浓度一定,故氯化银电极的电极电势是一定的。当把玻璃电极插入水或水溶液中时,由于膜内外两侧吸水膨润,分别形成两个极薄的水化层。当膜两侧 H⁺ 浓度不同时,由于离子交换速度和扩散速度不同而产生了电势差,这种电势差称为膜电势。

由于膜内[H⁺]一定,氯化银电极的电极电势也一定,则玻璃电极的电极电势只随膜外溶液中[H⁺]的改变而改变,即取决于被测溶液的 pH。因此,玻璃电极可以用来指示溶液的 pH,故称为 pH 指示电极。玻璃电极的电势可用下式表示:

$$E_{玻} = E_{玻}^{\ominus} + \frac{2.303RT}{F}\lg[H^+]$$

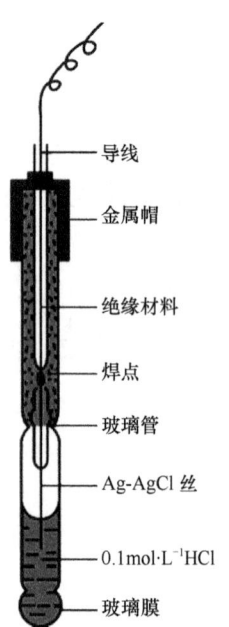

图 9-6 玻璃电极

298.15 K 时:
$$E_{玻} = E_{玻}^{\ominus} - 0.0592 \text{pH} \tag{9-16}$$

电势法测定溶液 pH 时,将玻璃电极(指示电极)和饱和甘汞电极(SCE,参比电极)一同插入溶液中,组成如下原电池:

(−)玻璃电极 | 待测 pH 溶液 ‖ SCE(+)

298.15K 时,电池电动势为
$$E = E_{SCE} - E_{玻} = 0.2415 - (E_{玻}^{\ominus} - 0.0592\text{pH})$$

其中,$E_{玻}^{\ominus}$ 与内参比电极的内充液及膜材料有关。在实际工作中,并不需要知道 $E_{玻}^{\ominus}$ 的值,而是先用已知 pH 的缓冲溶液校正,即通过两点或三点校正法将 $E_{玻}^{\ominus}$ 项消去。首先把玻璃电极和饱和甘汞电极一同放入已知 pH 的缓冲溶液中,组成一电池,则该电池电动势 E_s 为

$$E_s = 0.2415 - (E_{玻}^{\ominus} - 0.0592\text{pH}) \tag{9-17}$$

然后再将两电极放入待测 pH 的溶液中,测定该电池电动势 $E_{测}$ 为

$$E_{测} = 0.2415 - (E_{玻}^{\ominus} - 0.0592\text{pH}_{测}) \tag{9-18}$$

将式(9-17)和式(9-18)两式相减,得

$$E_{测} - E_s = 0.0592\text{pH}_{测} - 0.0592\text{pH}_s$$
$$\text{pH}_{测} = \text{pH}_s + \frac{E_{测} - E_s}{0.0592} \tag{9-19}$$

式中:pH_s 为定值;$E_{测}$、E_s 分别为先后两次测定的值。从式(9-19)可知,在 298.15 K 时,该电池的电动势每相差 0.0592 V 相当于溶液中发生 1 个 pH 单位的酸度变化。酸度计就是利用 0.0592 V 相当于 1 个 pH 单位进行标度。

电势法除了用于测量溶液中的氢离子浓度外,还可以用于测量溶液中其他各种金属或非金属离子的浓度。人们已研制出各种类型的离子选择性电极,它们的膜电势与特定离子浓度的对数呈线性关系,且基本遵循 Nernst 方程,因而可以指示溶液中特定离子的浓度。

第五节　元素电势图

一、元素的电势图

如果某元素具有多种氧化值,它们之间可以组成各种不同的电对。为了直观反映同一元素不同氧化值间的关系,常将同一元素各种氧化值按由高到低顺序从左到右依次排列,并把两种不同氧化值物质构成的电对以直线连接起来,且在直线上方表明相应电对的标准电极电势值。这种表示同一元素不同氧化值间电极电势变化的关系图,称为**元素电势图**(potential diagram of elements)。例如,铁元素的电势图($E_A^\ominus$/V)可表示如下:

$$FeO_4^{2-} \xrightarrow{+2.2} Fe^{3+} \xrightarrow{+0.771} Fe^{2+} \xrightarrow{-0.447} Fe$$
$$\underline{\phantom{FeO_4^{2-}\quad}-0.037}$$

连线上的数字为左右两种物质组成的电对的标准电极电势。应用元素电势图时,应注意下列各点:①标准电极电势按照从高到低顺序书写。②根据溶液的 pH 不同,元素电势图可分为两大类,即 $E_A^\ominus$(酸性溶液)表示溶液的 pH = 0 和 $E_B^\ominus$(碱性溶液)表示溶液的 pH = 14。③书写某元素电势图时,既可以将全部氧化值物种列出,也可根据需要只列出其中一部分,例如,

$$E_A^\ominus(V)\ H_5IO_6 \xrightarrow{+1.7} IO_3^- \xrightarrow{+1.13} HIO \xrightarrow{+1.45} I_2 \xrightarrow{+0.535} I^-$$

上方连线:+1.195;下方连线:+0.99

$$E_B^\ominus/(V)\ H_3IO_6 \xrightarrow{+0.70} IO_3^- \xrightarrow{+1.45} IO^- \xrightarrow{+0.44} I_2 \xrightarrow{+0.535} I^-$$

下方连线:+0.49

只列出其中一部分物种的电势图:

$$E_A^\ominus/(V)\ HIO \xrightarrow{+1.45} I_2 \xrightarrow{+0.535} I^-$$
$$\underline{+0.99}$$

二、元素电势图的应用

元素电势图将同种元素的电极电势集中,对于讨论该元素及其化合物的氧化还原性质极为方便。现就元素电势图的一些应用举例如下。

(一) 判断歧化反应能否发生

氧化值的升高和降低发生在同一物质中的同一元素上的氧化还原反应称为**歧化反应**(disproportionative reaction)。

例如:$Cl_2(g) + 2NaOH(aq) =\!=\!= NaCl(aq) + NaClO(aq) + H_2O(l)$

$3MnO_4^{2-}(aq) + 4H^+(aq) =\!=\!= 2MnO_4^-(aq) + MnO_2(s) + 2H_2O(l)$

利用元素电势图,可以判断歧化反应能否发生。

例 9-9　从铜的元素电势图判断 $2Cu^+(aq) \rightleftharpoons Cu(s) + Cu^{2+}(aq)$ 歧化反应能否发生。

解:写出铜的元素电势图

由铜的元素电势图可知：

$$Cu^{2+} \xrightarrow{+0.153}_{左} Cu^{+} \xrightarrow{+0.521}_{右} Cu$$

$$Cu^{2+} + e^{-} \rightleftharpoons Cu^{+} \quad E^{\ominus} = 0.153V$$
$$Cu^{+} + e^{-} \rightleftharpoons Cu \quad E^{\ominus} = 0.521V$$
$$E = E_{+}^{\ominus} - E_{-}^{\ominus} = 0.521V - 0.153V = 0.368V > 0$$

$E^{\ominus} > 0$ 即 $E_{右}^{\ominus} > E_{左}^{\ominus}$，故歧化反应可以自发进行，所以酸性溶液中 Cu^{+} 不稳定。

总之，对于任何一个元素，其电势图具有以下的形式：

$$A \xrightarrow{E_{左}^{\ominus}} B \xrightarrow{E_{右}^{\ominus}} C$$

只要满足 $E_{右}^{\ominus} > E_{左}^{\ominus}$ 的条件，即 $E^{\ominus} = E_{右}^{\ominus} - E_{左}^{\ominus} > 0$ 时，B 则可自发地发生歧化反应，产物为 A 和 C。反之，若 $E_{右}^{\ominus} < E_{左}^{\ominus}$，即 $E^{\ominus} = E_{右}^{\ominus} - E_{左}^{\ominus} < 0$ 时，溶液中有 A 与 C 同时存在时，将自发地发生歧化反应的逆反应，产物为 B。

> **案例 9-3**
> 利福平滴眼剂为临床常用的制剂品种之一，主要用于治疗沙眼、角膜炎、结膜炎等，疗效较好。通常在制剂时需要加入抗氧剂。
> **问题**：为什么制剂时需要维生素 C 等抗氧剂？

例 9-10 判断 $3Fe^{2+}(aq) \rightleftharpoons 2Fe^{3+}(aq) + Fe(s)$ 的反应方向。

解：写出铁元素的电势图：

$$Fe^{3+} \xrightarrow{+0.771} Fe^{2+} \xrightarrow{-0.447} Fe$$

$$\because E_{右}^{\ominus} < E_{左}^{\ominus}, 则 E^{\ominus} < 0$$

所以，Fe^{2+} 不能发生歧化反应生成 Fe^{3+} 和 Fe，但歧化反应的逆反应可以进行，即反应方向为

$$2Fe^{3+}(aq) + Fe(s) \rightleftharpoons 3Fe^{2+}(aq)$$

> **案例 9-3 分析**
> 利福平滴眼液含有 1,4-萘二酚成分，但该成分在碱性条件下易氧化成相应的醌型衍生物，稳定性较差。为了保证该制剂的质量稳定性，需要加入比该成分更易于氧化的抗氧剂如维生素 C，以防止制剂的氧化。

（二）计算某电对的未知标准电极电势

设某元素的电势图（$E_A^{\ominus}$）为

$$A \xrightarrow[n_1]{E_1^{\ominus}} B \xrightarrow[n_2]{E_2^{\ominus}} C \xrightarrow[n_3]{E_3^{\ominus}} D$$

如果已知 $E_1^{\ominus}, E_2^{\ominus}, E_3^{\ominus}$，欲求 A-D 的总 $E^{\ominus}$ 时，则可按照标准 Gibbs 自由能变化和电对 $E^{\ominus}$ 的关系，得到：

$$\Delta_r G_{m1}^{\ominus} = -n_1 F E_1^{\ominus}$$
$$\Delta_r G_{m2}^{\ominus} = -n_2 F E_2^{\ominus}$$
$$\Delta_r G_{m3}^{\ominus} = -n_3 F E_3^{\ominus}$$
$$\Delta_r G_m^{\ominus} = -n F E_n^{\ominus} \quad n = n_1 + n_2 + n_3$$

n_1、n_2、n_3 分别代表图中依次相邻电对间发生氧化还原反应时所转移（或得失）的电子数；$n_1 + n_2 + n_3$ 代表图中两端不相邻电对间反应转移（或得失）的电子总数；$E_n^{\ominus}$ 代表新电对的标准电极电势。据 Hess 定律，能量具有加和性，故有

$$\Delta_r G_m^\ominus = \Delta_r G_{m1}^\ominus + \Delta_r G_{m2}^\ominus + \Delta_r G_{m3}^\ominus$$
$$-nFE_n^\ominus = -n_1 FE_n^\ominus - n_2 FE_n^\ominus - n_3 FE_n^\ominus$$
$$E_n^\ominus = \frac{n_1 E_1^\ominus + n_2 E_2^\ominus + n_3 E_3^\ominus}{n_1 + n_2 + n_3}$$

若共有 i 个相邻电对,则

$$E_n^\ominus = \frac{n_1 E_1^\ominus + n_2 E_2^\ominus + n_3 E_3^\ominus + \cdots + n_i E_i^\ominus}{n_1 + n_2 + n_3 + \cdots + n_i} \tag{9-20}$$

例 9-11 试从下列元素电势图求 $E^\ominus(\text{IO}^-/\text{I}_2)$ 值。

$$E_B^\ominus/(\text{V}) \quad \text{IO}^- \underset{n_1=1}{\overset{E_1^\ominus}{\rule{3em}{0.4pt}}} \frac{1}{2}\text{I}_2 \underset{n_2=1}{\overset{+0.535}{\rule{3em}{0.4pt}}} \text{I}^-$$
$$\underset{n=2}{\overset{+0.49}{\rule{6em}{0.4pt}}}$$

解:据公式
$$nE^\ominus = n_1 E_1^\ominus + n_2 E_2^\ominus$$
$$E_1^\ominus = \frac{nE^\ominus - n_2 E_2^\ominus}{n_1}$$
$$E_1^\ominus(\text{IO}^-/\text{I}_2) = \frac{2 \times 0.49\text{V} - 1 \times 0.535\text{V}}{1}$$
$$= +0.445\text{V}$$

例 9-12 在碱性溶液中,有关溴元素的电势图如下,求 $E^\ominus(\text{BrO}^-/\text{Br}^-)$。

$$\text{BrO}_4^- \overset{+0.93}{\rule{3em}{0.4pt}} \text{BrO}_3^- \overset{+0.54}{\rule{3em}{0.4pt}} \text{BrO}^- \overset{+0.45}{\rule{3em}{0.4pt}} \frac{1}{2}\text{Br}_2(\text{l}) \overset{+1.065}{\rule{3em}{0.4pt}} \text{Br}^-$$

解:电极反应为

$$\text{BrO}^-(\text{aq}) + \text{H}_2\text{O}(\text{l}) + \text{e}^- \rightleftharpoons \frac{1}{2}\text{Br}_2(\text{l}) + 2\text{OH}^-(\text{aq}) \quad E_1^\ominus = 0.45\text{V}$$

$$\text{Br}_2(\text{l}) + \text{e}^- \rightleftharpoons \text{Br}^-(\text{aq}) \quad E_2^\ominus = 1.065\text{V}$$

$$E^\ominus(\text{BrO}^-/\text{Br}^-) = \frac{1 \times 0.45\text{V} + 1 \times 1.065\text{V}}{2} = +0.76\text{V}$$

氧化还原的应用——生物传感器

生物传感器(biosensor)是对生物物质敏感并将其浓度转换为电信号进行检测的仪器。它是由固定化的生物敏感材料作识别元件(包括酶、抗体、抗原、微生物、细胞、组织、核酸等生物活性物质)与适当的理化换能器(如氧电极、光敏管、场效应管、压电晶体等等)及信号放大装置构成的分析工具或系统。生物传感器具有接收器与转换器的功能。识别元件与被测的各种有机物特别是生物分子(包括各种代谢物、激素、药物、蛋白质、核酸等)发生特定的生物化学反应,产生特异的分子识别作用,经电化学换能器转化为电信号输出。

1967 年美国科学家 S. J. Updike(乌普迪克)等制出了第一个生物传感器——葡萄糖传感器。将葡萄糖氧化酶包含在聚丙烯酰胺胶体中加以固化,再将此胶体膜固定在隔膜氧电极的尖端上,便制成了葡萄糖传感器。当改用其他的酶或微生物等固化膜,便可制得检测其对应物的其他传感器。固定感受膜的方法有直接化学结合法、高分子载体法、高分子膜结合法。现已发展了第二代生物传感器(微生物、免疫、酶免疫和细胞器传感器)和正在研制及开发中的将生物技术和电子技术结合起来的第三代场效应生物传感器。

生物传感器的种类:①按照其感受器中所采用的生命物质分类,可分为微生物传感器、免疫传感器、组织传感器、细胞传感器、酶传感器、DNA 传感器等。②按照传感器器件检测的原理分类,可分为热敏生物传感器、场效应管生物传感器、压电生物传感器、光学生物传感器、声波道生物传感器、酶电极生物传感器、介体生物传感器等。③按照生物敏感物质相互作用的类型分类,可分为亲和型和代谢型两大类。由于生物传感器的换能器类型的扩展,除了电化学类型外,还出现了发光或光导纤维类型、压电晶体等类型的生物传感器。

本 章 小 结

元素的氧化值发生变化的反应称为氧化还原反应。在氧化还原反应中,氧化过程和还原过程总是同时发生。

将化学反应的化学能转化为电能的装置称为原电池。原电池由两个半电池(电极)组成,其中正极发生还原反应,负极发生氧化反应。

每个电极对应有相应的电极电势。电极电势的数值反映了氧化剂或还原剂的强弱,电极电势值越大,氧化剂的氧化能力越强,反之,电极电势值越小,还原剂的还原能力越强;标准电极电势则是一个强度性质,与物质的量无关。

非标准状态下,电池电动势及电极电势可用 Nernst 方程进行计算。

电池反应:$aA + bB \rightleftharpoons cC + dD$

$$E = E^{\ominus} - \frac{2.303RT}{nF} \lg \frac{c_C^c \cdot c_D^d}{c_A^a \cdot c_B^b}$$

$$E = E^{\ominus} - \frac{0.0592}{n} \lg \frac{c_C^c \cdot c_D^d}{c_A^a \cdot c_B^b} \quad (298.15 \text{ K})$$

电极反应: $a\text{Ox} + ne \rightleftharpoons b\text{Red}$

$$E_{\text{Ox/Red}} = E^{\ominus}_{\text{Ox/Red}} + \frac{0.0592}{n} \lg \frac{c_{\text{Ox}}^a}{c_{\text{Red}}^b} \quad (298.15 \text{ K})$$

影响电极电势的因素主要是标准电极电势,其次为氧化型或还原型物质浓度、温度及反应介质的浓度。

电池电动势 E 与 Gibbs 自由能 $\Delta_r G_m$ 关系:

$$\Delta_r G_m = -nFE$$

借助电池电动势或两个半电池的电极电势可判断反应进行的方向,若 $E > 0$,反应正向自发进行;若 $E = 0$,反应处于平衡状态;若 $E < 0$,反应逆向自发进行。

电池标准电动势与反应平衡常数的关系:

$$\lg K^{\ominus} = \frac{nFE^{\ominus}}{2.303RT}$$

习　　题

1. 是非题

(1) 氧化还原反应是两个氧化还原电对共同作用的结果,反应一般按照较强的氧化剂和较强的还原剂相互作用生成较弱氧化剂与还原剂的方向进行。

(2) 电极电势与电极中物质的浓度或分压有关,有时也与溶液的 pH 有关,但与温度无关。

(3) 盐桥的作用是构成原电池的通路和维持溶液的电中性。

(4) 当电池电动势 $E > 0$ 时,表明化学反应正向自发进行。

(5) 电极电势的高低直接反映了电极中物质的得失电子的能力的强弱,电极电势越低,表示该电极中氧化态越容易得电子,其氧化能力越强。

2. 298.15 K 时,若铜-锌原电池中,Zn^{2+} 和 Cu^{2+} 浓度均为 $0.10 \text{ mol} \cdot \text{L}^{-1}$,则电池电动势与标准状态时比较:

A. 下降 0.48 V　　　B. 下降 0.24 V　　　C. 上升 0.48 V　　　D. 相等

3. 测定溶液的 pH 时，可采用的氢离子指示电极为：
A. 甘汞电极　　　B. AgCl-Ag 电极　　　C. 玻璃电极　　　D. 铂电极

4. 如果在原电池 $(-)Zn\mid Zn^{2+}(1\ mol\cdot L^{-1})\parallel Ni^{2+}(1\ mol\cdot L^{-1})\mid Ni(+)$ 中，向负极溶液中加 NaOH，生成 $[Zn(OH)_4]^{2-}$ 后电池电动势将：
A. 增大　　　B. 减小　　　C. 相等　　　D. 不确定

5. 已知 $E^{\ominus}(Cl_2/Cl^-)=1.36V$，$E^{\ominus}(I_2/I^-)=0.535V$，$E^{\ominus}(Fe^{3+}/Fe^{2+})=0.770V$，$E^{\ominus}(Sn^{4+}/Sn^{2+})=0.150V$。则 Cl^-，I^-，Fe^{2+}，Sn^{2+} 在标准状态下按还原能力由强到弱的排列顺序为：
A. $Sn^{2+}>I^->Fe^{2+}>Cl^-$　　　B. $Cl^->Fe^{2+}>I^->Sn^{2+}$
C. $Sn^{2+}>Cl^->Fe^{2+}>I^-$　　　D. $Cl^->Sn^{2+}>I^->Fe^{2+}$

6. 关于元素电势图的说法错误的是：
A. 元素电势图按元素的氧化值由高到低的顺序排列
B. 利用元素电势图可以计算电对的标准电极电势
C. 利用元素电势图可以判断歧化反应能否发生
D. 利用元素电势图可以测定溶液的 pH

7. 下列书写原电池符号错误的是：
A. 在半电池中用"｜"表示电极导体与电解质溶液之间的界面
B. 如果电极中没有金属导体，必须外加一惰性电极导体
C. 原电池的负极写在右侧，正极写在左侧
D. 正极和负极之间用盐桥连接，盐桥两侧是两个电极的电解质溶液

8. 关于金属与金属离子电对的电极电势的说法错误的是：
A. 金属越活泼，溶液中金属离子浓度越低，金属溶解的趋势就越大
B. 金属越不活泼，溶液中金属离子浓度越高，金属沉积的趋势就越大
C. 如果金属溶解的趋势大于金属沉积趋势，则金属表面带负电
D. 若金属沉积的趋势大于金属溶解的趋势，则金属表面带负电

9. $Na_2S_2O_3$ 中 S 的氧化值为_____，K_2O_2 中 O 的氧化值为_____。

10. 已知：$E^{\ominus}(Cd^{2+}/Cd)=-0.4022V$，$E^{\ominus}(Sn^{4+}/Sn^{2+})=-0.1539V$。在标准状态下，将它们组成原电池，原电池的符号为_____，其电池反应为_____。

11. 配平下列化学反应方程式
(1) $CrO_7^{2-}+Fe^{2+}\longrightarrow Cr^{3+}+Fe^{3+}+H_2O$(酸性介质)
(2) $Mn^{2+}+BiO_3^-+H^+\longrightarrow MnO_4^-+Bi^{3+}+H_2O$
(3) $MnO_4^-+SO_3^{2-}+OH^-\longrightarrow MnO_4^{2-}+SO_4^{2-}+H_2O$(碱性介质)

12. 宇宙飞船上使用的氢-氧燃料电池，其电池反应为：$2H_2(g)+O_2(g)=\!=\!=2H_2O(l)$，计算 298.15 K 时反应的标准摩尔 Gibbs 自由能变和电池的标准电动势。

13. 分别将锡棒插入 0.20 $mol\cdot L^{-1}$ 的 Sn^{2+} 溶液中，将铅棒插入 0.010 $mol\cdot L^{-1}$ 的 Pb^{2+} 溶液中，以盐桥连接组成原电池。已知：$E^{\ominus}(Sn^{2+}/Sn)=-0.1410V$，$E^{\ominus}(Pb^{2+}/Pb)=-0.1266V$。
(1) 通过计算，指出该原电池的正、负极；
(2) 计算该原电池的电动势和该电池反应的标准平衡常数；
(3) 写出该原电池的电池符号和电池反应式。

14. 已知 298.15 K 时，$E^{\ominus}(O_2/H_2O_2)=0.70\ V$，$E^{\ominus}(MnO_4^-/Mn^{2+})=1.51\ V$，将这两个电对组成原电池：
(1) 写出该原电池在 298.15 K、标准状态下的电池组成式；

(2) 计算其他条件不变、溶液的 pH 为 5.00 时原电池的电动势。

15. 今有一种含有 Cl^-,Br^-,I^- 三种离子的混合溶液,欲使 I^- 氧化成 I_2,而又不使 Br^- 和 Cl^- 氧化,在常用的氧化剂 $Fe_2(SO_4)_3$ 和 $KMnO_4$ 中选择哪一种才能符合要求？

16. 已知在碱性溶液中：

$$E^\ominus/V: \quad H_2PO_2^- \xrightarrow{-1.82V} P_4 \xrightarrow{} PH_3$$
$$\underset{-1.11V}{\longleftarrow\!\!\longrightarrow}$$

(1) 计算电极反应 $\frac{1}{4}P_4 + 3H_2O + 3e^- \rightleftharpoons PH_3 + 3OH^-$ 的 $E^\ominus$;

(2) 判断 P_4 能否发生歧化反应。

（康　杰）

第十章 原子结构和元素周期律

学习目标

掌握 n、l、m 和 m_s 4个量子数的意义、取值规津及其与电子运动状态的关系;Pauling 多电子原子轨道近似能级图和核外电子排布的规律;周期表中元素的分区、结构特征;周期表中元素原子的核外电子排布、价层电子组态和在周期表中的位置。

熟悉 原子轨道、概率、概率密度和电子云的概念;s、p、d 原子轨道的角度分布图、径向分布图及径向分布函数图的意义和特征;屏蔽效应和钻穿效应的概念及意义;元素电子组态与元素性质周期性变化的关系;有效核电荷、原子半径、元素的电离能、元素的电子亲和能及元素电负性的变化规律。

了解 原子结构的有核模型和 Bohr 模型的贡献及不足之处;氢原子光谱产生的原因和能级的概念;微观粒子的波粒二象性、不确定原理的意义;径向分布图的意义和特征。

> **案例 10-1**
>
> 事例 1:每到节假日,体现中华民族上下五千年浓厚文化底蕴、鬼斧神工、气势恢弘、五彩缤纷的烟花作品总让我们为之赞叹、欢呼雀跃。
>
> 事例 2:每每月上柳梢时,盛装于大街小巷、街道两旁和高楼建筑上的霓虹灯闪烁着各色耀眼的光芒,让我们喜悦、欢欣,如临仙境一般。
>
> 事例 3:雨过天晴,每每看到横跨苍穹的巨大彩虹,都会为这大自然造物主赐给我们的神奇作品所惊叹。
>
> 以上 3 个事例中的烟花、霓虹灯和彩虹现象都与色彩相关,如图 10-1 所示。
>
> **问题:**
>
> 1. 为何烟花会显现各种特殊、缤纷、耀眼的美丽颜色?请解释。
> 2. 霓虹灯发出不同颜色的光芒,其原理是什么?
> 3. 彩虹与霓虹灯的色谱产生原理一样吗?
>
>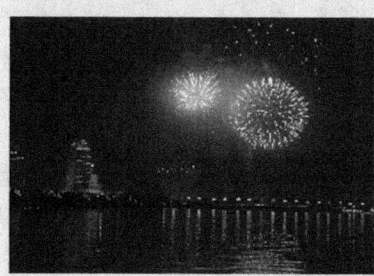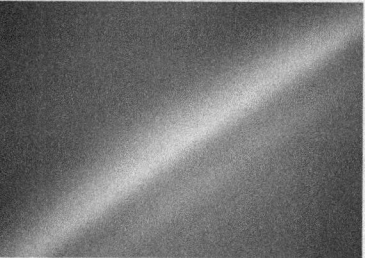
>
> 图 10-1 烟花、霓虹灯与彩虹
>
> **分析提示:**烟花、霓虹灯与化学反应及原子光谱相关;彩虹与光的物理折射相关。

> **案例 10-2**
> 从 E. Rutherford 提出原子结构的核式模型、Bohr 的原子结构模型到原子现代量子力学模型的建立过程,是原子物理科学发展的一个缩影。
> **问题:**
> 1. 在原子结构模型的整个发展过程中,每种原子结构模型分别解决了什么问题和存在何种不足?又如何在不断的发展中逐渐加以完善?
> 2. 原子结构模型建立的整个发展过程能给你何种启示?

到目前为止,人们已经发现了 118 种元素,正是这些元素的原子以不同的种类、数目和键合方式形成了种类繁多、性质各异、色彩缤纷的物质世界。而物质的性质又取决于组成物质的元素的原子结构,因此,原子结构知识是人们认识物质结构和性质的基础。原子由原子核和核外电子组成,而在化学变化过程中,一般只涉及原子核外电子运动状态的改变,所以研究原子结构时,主要是研究原子核外电子的运动状态。现代量子力学理论揭示了原子核外电子运动的规律,它是研究原子、分子以及生物活性分子结构和性质的重要工具。本章运用量子力学理论的观点讨论原子结构的特点,通过揭示核外电子分布的规律,阐明元素性质周期性变化的结构本质。

第一节 氢原子的 Bohr 模型

氢原子是自然界中最简单的原子,近代关于原子核外电子运动状态的研究是从氢光谱的实验工作开始的。

一、能量量子化和氢原子光谱

(一) Rutherford 原子核模型

1909 年英国物理学家 E. Rutherford(卢瑟福)用放射性元素放射出的、具有极大能量的一束高速运动的带正电的 α 粒子(He^{2+})流轰击极薄的金属箔($10^{-6} \sim 10^{-7}$ m)时,发现绝大多数 α 粒子都能穿过金属箔,但也有少数的 α 粒子(约八千分之一)离开预想的线路而发生偏转,甚至反射,它们就像是碰到某种东西被弹了回来似的。由于偏转较大的 α 粒子数目比较少,且 α 粒子是带正电的 He^{2+} 粒子,金属箔又是质地紧密的固体,可以推知,金属箔中绝大部分是"空旷"的空间,而且这种"空旷"空间绝不是存在于金属原子间,而是存在于金属原子内部。Rutherford 设想这种使 α 粒子弹回的物质必然是原子内部一种非常小的带正电荷的微粒,并称其为原子核。从这一设想出发,Rutherford 提出了原子的**核式模型**(nuclear model):原子(直径约 100 pm)的中央有一个体积非常小的、带正电荷的原子核(直径约 10^{-3} pm),在原子核周围很大的空间里存在着围绕原子核运动的电子,电子的质量非常小,只有氢原子质量的 1/1837,因此原子的质量几乎集中在原子核上,且原子内几乎是空的。

根据 Rutherford 原子核模型,曾设想电子在原子核外以极大的速度围绕原子核旋转。但是,根据经典力学电磁理论,电子围绕原子核运动必然要发射电磁波,随着电磁波的不断辐射,电子的能量不断减少,电子轨道离核越来越近,最终电子在 10^{-10} s 内堕入原子核,从而引起原子的湮灭。由此得出结论,原子不可能稳定存在。显然这个结论是十分荒谬的,与事实完全不符,因此 Rutherford 原子核模型无法解释原子的稳定性。

(二) 能量量子化

当固体被加热,它们会发生辐射,如正在工作的电炉可发出灼红的光,钨灯通电后会发出白色亮光。这些物体所辐射的光的波长大小取决于灼热物体的温度,如红热物体要比呈白炙热的物体温度低。18世纪后期许多物理学家对这一现象进行了大量的研究,以期了解温度与辐射光波长及强度的关系,但当时提出的各种主流定律都未能给出合理的解释。19世纪,德国物理学家M. Planck(普朗克)于1900年在解释黑体辐射问题时提出了能量量子化这一大胆假说,对这一现象终于给予了合理的解释。这一假设认为:一个原子不能连续地吸收或发射辐射能,但却必须以不连续的能量吸收或发射能量,这种不连续的能量只能按一个能量 E 的最小化单元($h\nu$)或最小化单元的整数倍($h\nu, 2h\nu, 3h\nu, \cdots, nh\nu$)进行吸收或发射能量,这种情况称为**能量的量子化**(the quantization of energy),而这个最小化单元的能量称为**量子**(quantum),量子的能量与光的频率 ν 成正比,即:

$$E = h\nu$$

式中:E 为量子的能量;h 为**普朗克常量**(Planck's constant),其值等于 6.626×10^{-34} J·s 或 6.626×10^{-34} kg·m²·s⁻¹;ν 为光的频率。由于能量量子化理论在物理学方面的巨大贡献,Planck 于 1918 年荣获了诺贝尔奖。

1905 年,A. Einstein(爱因斯坦)在 Planck 的能量量子化假设的基础上,提出了光子学说,他认为:一束光是由**光子**(photon)组成的,光的能量是不连续的,光能的最小单位是光子的能量,光子的能量 E 为:

$$E = h\nu$$

式中:ν 为光子的频率;h 为普朗克常量。光的频率不同时,光子的能量不同,但光的能量只能是光子能量的整数倍,即 $h\nu, 2h\nu, 3h\nu, \cdots, nh\nu$,因此光能是不连续的,也是量子化的。

根据 Einstein 相对论的质能方程式 $E = mc^2$(c 为真空中的光速)及光子学说 $E = h\nu$,可得:

$$p = mc = \frac{h\nu}{c} = \frac{h}{\lambda} \tag{10-1}$$

式(10-1)通过普朗克常量把光的波粒二象性定量地联系了起来,揭示了光的本质:光除具有波动性外还具有粒子性的双重特征。但在不同的情形下,光子会突出显示某一特性,如光作为电磁波时,主要表现为光具有波长 λ 或频率 ν 及量子化能量 $E = nh\nu$ 的性质,可体现在衍射、干涉等实验现象中;而光显现粒子性时,表现为光具有量子化的能量和动量($p = mc$),如体现于光电效应中。

(三) 氢原子光谱

我们都知道,当一束白光通过石英棱镜时,不同波长的光由于折射率的不同而发生散射,在可见光区(400 ~ 760 nm)可观察到红、橙、黄、绿、青、蓝、紫等没有分界线的彩色带状光谱,这种带状光谱称为**连续光谱**(continuous spectrum)。但是原子受激发(受热或放电)所产生的光经棱镜分光,却得到不连续的彩色谱线,称为**线状光谱**(line spectrum),也称为原子光谱。就像人的指纹一样,不同的原子有自己特征性的线状光谱,它的线状光谱是固定不变的。如图 10-2 所示,氢原子光谱在可见光区有四条谱线:656.3 nm 的红光、486.1 nm 的蓝光、434.1 nm 和 410.2 nm 的紫光。氦离子(He^+)的光谱在可见光区有三条谱线:656.2 nm 的红光、541.4 nm 的青光和 468.7 nm 的紫光。早在 1885 年,瑞士数学兼物理学家 J. J. Balmer(巴耳末)发现可见光区氢原子谱线的波长有简单的关系,在紫外光区和红外光区也有类似关系,具体表达为:

$$\frac{1}{\lambda} = \frac{R_H}{hc}\left(\frac{1}{n_1^2} - \frac{1}{n_2^2}\right) \tag{10-2}$$

式中:λ 为波长;$\frac{R_H}{hc} = 1.097 \times 10^7$ J;R_H 为里德伯(Rydberg)常量,其值为 2.18×10^{-18} J·s;n 为正整数且 n_2 大于 n_1。

二、Bohr 模型

如何解释氢原子光谱是线状光谱而非连续光谱这一实验事实?1913 年,丹麦物理学家

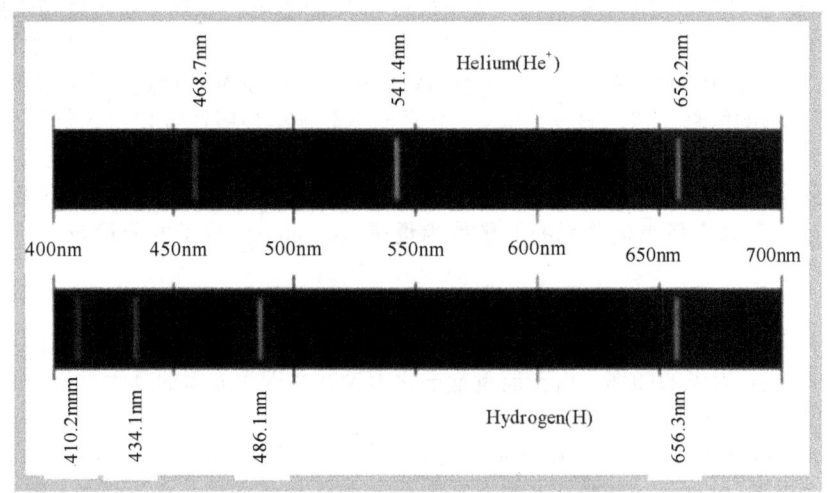

图 10-2　氢原子和氦离子的线状光谱

N. Bohr(玻尔)借助 Planck 关于热辐射的量子理论和 Einstein 的光子学说,在 Rutherford 原子核模型的基础上建立了氢原子的结构模型,简称 Bohr 模型。Bohr 模型主要包含如下几个基本假设:

1. 行星模式　原子中的电子只能在特定的轨道上绕核运动。不能像经典力学认为的那样,电子可以在无数的、一切可能的轨道上运转。

2. 定态假说　电子运行的特定轨道须符合量子理论推导出来的条件。电子在这些轨道上运动时,既不吸收也不辐射能量,称为**定态**(stationary state)。每一轨道上的电子有特定的能量值,称为**能级**(energy level)。氢原子核外电子能量计算公式为:

$$E = -\frac{R_H}{n^2}, \quad n = 1,2,3,4,\cdots\cdots \tag{10-3}$$

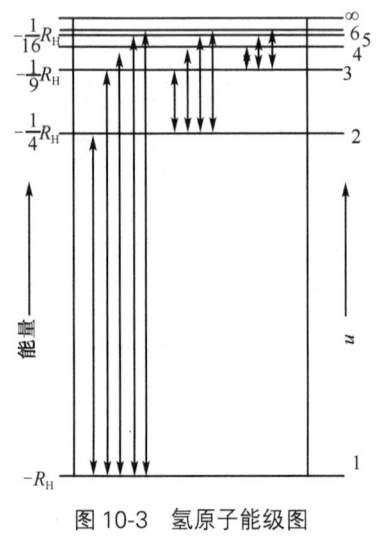

图 10-3　氢原子能级图

式中:n 称为**量子数**(quantum number),取正整数值,它代表轨道的大小及能量,每一轨道对应一特定的 n 值,随着 n 值的增大,轨道半径不断增大,能量也随之增大,但这些轨道间的能量均是不连续的。当 $n = 1$ 时能量最低,称为**原子的基态**(ground state),氢原子中其他能量较高的状态称为**激发态**(excited state)。如图 10-3 所示,给出了氢原子的部分能级。

3. 频率假设　通常情况下,原子中的电子处于能量最低的基态。当电子受到激发时,会吸收能量,并从能量最低的基态跳到能量较高的激发态。但激发态的电子并不稳定,它会发生电磁辐射放出特定频率的光子,直接或逐个能级地跳回基态。电子由一个能级改变到另一个能级,称为**跃迁**(transition)。电子跃迁所吸收或辐射的光子能量等于电子跃迁后的能级(E_2)与跃迁前的能级(E_1)之差,由于光子的能量等于 $h\nu$,因此电子跃迁时只能对应吸收或辐射特定频率 ν 的电磁波,即跃迁能级差与频率相关:

$$E = h\nu = |E_2 - E_1| \tag{10-4}$$

式中:ν 为光子的频率;h 为 Planck 常量。

4. 量子化条件假设　氢原子核外电子的轨道不是连续的,而是分立的,在轨道上运行的电子具有一定的角动量 $L(L = m\nu r)$,它必须等于 $h/2\pi$ 的整数倍:

$$mvr = n\frac{h}{2\pi}, \qquad n = 1,2,3 \tag{10-5}$$

式(10-5)称为 Bohr 量子化规则。式中：m 为电子的质量；v 为电子的运动速度；r 为电子运动的半径；n 为量子数。

Bohr 所作的量子化革命性假设，成功地解释了氢原子的稳定性和氢原子光谱产生的机理。我们可以理解为，氢原子在正常状态下，核外电子运动处于能量最低的基态，此时电子既不吸收能量也不释放能量，电子的能量维持不变，即电子处于定态，因而不会落到原子核上而导致原子湮灭，所以原子可以稳定存在。当氢原子受到激发发生跃迁时，由于电子跃迁所吸收或辐射光子的能量等于电子跃迁前后两轨道的能级差，而轨道的能量是不连续的，且每一能级差只与某一特定的频率相对应，所以发射出来的光的频率也是不连续且特定的，因此所得到的氢光谱是分别具有特定波长的线状光谱。

Bohr 模型非常重要，因为它在解释原子结构时引入了电子能量量子化的观点，如原子轨道、定态、基态、激发态、电子能级跃迁和量子数等，抓住了微观世界量子化的特征，打破了经典力学研究微观世界的瓶颈，打开了微观世界研究的一扇量子化窗户，具有划时代的历史意义，Bohr 因此获得了 1922 年的诺贝尔物理学奖。但是 Bohr 模型却不能很好地说明除氢原子外的其他多电子原子线状光谱的规律性，即使是只有两个电子的氦原子光谱频率及能级，也不能给出合理的解释。另外，当用更精密的分光仪研究氢原子的线状光谱时，发现原来的每条谱线却是由几条更细的谱线组成，这就意味着这些细谱线实际上是由具有相近频率的几种单色光组成。但是 Bohr 模型无法解释多电子原子结构及氢原子光谱细微构造形成的原因。这是由于 Bohr 模型是建立在"量子化假设加经典物理学"基础上，将电子看成经典力学中的粒子，认为电子在一些固定的轨道上运动，因而没有能脱离经典宏观物体运动的规律，也就无法真实反映微观粒子的全部特性和微观粒子运动的基本规律。实际上电子等微观粒子的运动不遵守经典物理学规律，需要用量子力学方法加以描述。

> **案例 10-3**
> 　　当光照射在物体上时，光的能量只有部分以热的形式被物体所吸收，而另一部分则转换为物体中某些电子的能量，使这些电子逸出物体表面，这种现象称为光电效应。
> **问题：**
> 1. 如何用能量量子化原理解释光电效应？
> 2. 光电效应体现了电子的什么特性？

第二节　氢原子的量子力学模型

一、微观粒子的波粒二象性与不确定原理

19 世纪人们已经认识到，光具有**波粒二象性**(wave-particle duality)，既有波动性又有粒子性。

(一) 微观粒子的波粒二象性

1924 年，法国物理学家 L. de Broglie（德布罗意）在光的波粒二象性的启发下提出**物质波** (matter waves)假设：一切运动着的微观粒子，如电子、原子等，都具有波粒二象性，对于质量为 m，运动速度为 v 的微观粒子都具有相应的波长，且推导出了类似于光的微观粒子的波粒二象性关系式：

$$\lambda = \frac{h}{p} = \frac{h}{mv} \tag{10-6}$$

式(10-6)称为 de Broglie 关系式，式中：λ 为粒子的波长，代表它的波动性特征；p 为粒子的**动量**

(momentum);m 为粒子的质量;v 为粒子的速度,表明它的粒子性;λ 与 p 通过 Planck 常量 h 联系在一起。

从式(10-6)可知,对微观粒子而言,粒子速度、质量及微观粒子的直径越大,则波长越小。当 de Broglie 波长远小于粒子直径时,波动性就不显著或基本没有,仅表现为粒子性,因此对于宏观物体几乎无法感受得到其波动性,此时可用经典力学来处理。而当微观粒子质量和直径均很小时,其 de Broglie 波则不能忽略。

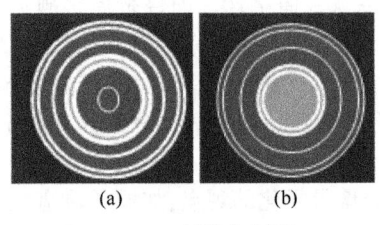

图 10-4 X 射线衍射图(a) 和电子衍射图(b)

1927 年美国物理学家 C. J. Davisson(戴维森)与 L. H. Germer(革末)用电子束代替 X 射线,用镍晶体薄层作为光栅进行衍射实验,得到与 X 射线衍射图[图 10-4(a)]类似的电子衍射图像[图 10-4(b)],使 de Broglie 关系式得到了实验上的证实。同年英国物理学家 G. Thomson(汤姆孙)用金箔作光栅也得到了同样的电子衍射图。

电子衍射现象证实了 de Broglie 的假设,即电子波的存在。那么我们如何来理解电子波呢?电子的波动性不能用经典物理学解释,只能用可描述微观粒子运动的量子力学加以解释。量子力学告诉我们,微观粒子的物质波是具有统计性的**概率波**(probability wave)。以电子衍射为例,让一束强的电子流穿越晶体投射到照相底片上,可以得到电子的衍射图像。如果电子流很微弱,相当于电子一个一个地射出,开始时衍射底板看不到电子落入的任何规律性,只能观察到一些毫无规律的斑点,但随着时间的推移,发射电子增多,在衍射底板上可观察到形成有规律的衍射图像,如图 10-4(b)所示。换言之,每一个电子每次到达底片上的位置是随机的,不能预测,但多次重复后,电子到达底片上某一位置的概率就显现出来。就像我们扔硬币一样,硬币出现的正、反面的机会在开始时毫无规律可循,但当我们经过无数次同样的操作后,就会发现硬币正、反面出现的机会是一样的,概率各占 50%。在电子衍射图像上,亮斑强度大的地方,说明电子出现的概率大;反之,电子出现少的地方,亮斑强度就弱。电子的衍射图像反映了电子在核外空间区域出现的概率特性,即物质波是大量粒子在统计行为下的概率波。另外,从电子衍射实验过程还可推知,无法确定每个电子在任一瞬间的具体位置,说明电子的运动具有不确定性,即电子的运动无固定轨道,这也是微观粒子运动的本质特征不同于宏观物质世界的特殊之处。

(二) Heisenberg 不确定原理

从电子衍射实验可知,电子的运动有其特殊性,即无固定轨道。1927 年,德国科学家 W. Heisenberg(海森伯)提出了著名的 **Heisenberg 不确定原理**(Heisenberg's uncertainty principle):

$$\Delta x \cdot \Delta p_x \geq h / 4\pi \tag{10-7}$$

式中:Δx 为粒子在坐标 x 方向的位置误差;Δp_x 为动量在 x 方向的误差。从式(10-7)可推知,Δx 越小,则 Δp_x 越大,反之亦然。换言之,我们无法同时确定微观粒子的位置和动量,它的位置确定得越准确,动量(或速度)就确定得越不准确。反之,它的动量确定得越准确,位置就确定得越不准确。

微观粒子的运动无确定的运动轨迹,实际上是由于其特有的波粒二象性决定的,是其固有的属性。它否定了 Bohr 假设中核外电子运动具有固定轨道的原子结构模型。实际上,宏观物体也遵守不确定原理,不过其质量和体积都非常大,位置和动量的误差完全可以忽略。例如,质量 $m = 1.0 \times 10^{-2}$ kg 的宏观物体——子弹的运动,若它的速度能准确测定到 Δv 为 1.0×10^{-6} m·s^{-1},则其位置测不准量为

$$\Delta x = \frac{h/4\pi}{m \cdot \Delta v} = \frac{6.626 \times 10^{-34} \text{kg} \cdot \text{m}^2 \cdot \text{s}^{-1}}{1.00 \times 10^{-2} \text{kg} \times 10^{-6} \text{m} \cdot \text{s}^{-1} \times 4 \times 3.14} = 5.27 \times 10^{-27} \text{m}$$

如此小的位置测不准量说明,当速度准确确定时,我们同样能非常准确地测出宏观物体的位置。

对于微观体系原子内的电子而言,电子质量 $m = 9.109 \times 10^{-31}$ kg,原子半径的数量级达 10^{-10}

m,若其速度为 6.00×10^6 m·s^{-1},假设其速度误差 $\Delta v = 6.00 \times 10^{-12}$ m·s^{-1},则根据不确定原理:

$$\Delta x = \frac{h/4\pi}{m \cdot \Delta v} = \frac{6.626 \times 10^{-34} \text{kg} \cdot \text{m}^2 \cdot \text{s}^{-1}}{9.109 \times 10^{-31} \text{kg} \times 6.00 \times 10^{-12} \text{m} \cdot \text{s}^{-1} \times 4 \times 3.14} = 9.65 \times 10^6 \text{m}$$

电子位置测不准量非常之大,达到了 9.65×10^6 m,比原子半径的数量级大了 10^{16} 倍,这是一个不可思议的数值,表明电子的速度确定时,不可能准确地给出其方位。

二、波函数与量子数

(一) Schrödinger 方程及其解

微观粒子具有波动性,根据不确定原理,我们要描述微观粒子的运动状态,不可能用坐标和动量进行描述,其运动规律必须用量子力学描述。由于波动性可用函数进行描述,1926 年,奥地利物理学家 E. Schrödinger(薛定谔),推导出了描述微观粒子运动的量子力学波动方程,称为 **Schrödinger 方程**(Schrödinger's equation)。Schrödinger 方程是个二阶偏微分方程,其表达式为:

$$\frac{\partial^2 \psi}{\partial x^2} + \frac{\partial^2 \psi}{\partial y^2} + \frac{\partial^2 \psi}{\partial z^2} + \frac{8\pi^2 m}{h^2}(E - V)\psi = 0 \tag{10-8}$$

式中:ψ 称为**波函数**(wave function);E 为体系中电子的总能量,表明微观粒子处于某一运动状态时的能量;V 为体系的总势能,在原子中,表示原子核对电子的吸引能;m 为粒子的质量。利用 Schrödinger 方程描述核外电子的运动状态时,可以得到以下重要结论:

(1)Schrödinger 方程中的质量、动量和波长体现了电子的波粒二象性。

(2)Schrödinger 方程的解 ψ 是一个函数,称为波函数。量子力学用波函数 ψ 来描述电子的运动状态,因此常把波函数 ψ 形象化地称作**原子轨道**(atomic orbital)。但需要注意的是,此处所说的原子轨道与经典力学中的动量完全确定的**轨道**(orbit)在概念上有本质的区别。

(3)波函数可以用于描述原子核外电子的运动状态,但其本身的物理意义并不明确,可是波函数绝对值的平方 $|\psi|^2$ 却有明确的物理意义,它表示电子在原子核外空间某点 (r,θ,φ) 附近微单位体积中出现的概率,称为**概率密度**(probability density)。

(4)Schrödinger 方程的解为系列解,要得到合理的解,每个解都受到三个量子数(主量子数 n、角量子数 l 和磁量子数 m)的限制,并对应于一种微观粒子轨道运动状态和一确定的能量值。其中每一种运动状态所具有的特定能量,称为定态,电子能量最低的状态称为基态,否则称为激发态。

(5)Schrödinger 方程的解以空间直角坐标表示为 $\psi = \psi(x, y, z)$,存在 4 个变量,超出了人直观的三维空间的理解范围。若将直角坐标转化为球极坐标如图 10-5 所示:$x = r\sin\theta\cos\varphi$,$y = r\sin\theta\sin\varphi$,$z = r\cos\theta$,则波函数又可表示为包含四个变量 ψ, r, θ, φ 的函数 $\psi_{n,l,m}(r,\theta,\varphi)$。每个解的球坐标可写成函数 $R_{n,l}(r)$ 和 $Y_{l,m}(\theta,\varphi)$ 的积:

$$\psi_{n,l,m}(r,\theta,\varphi) = R_{n,l}(r) \cdot Y_{l,m}(\theta,\varphi) \tag{10-9}$$

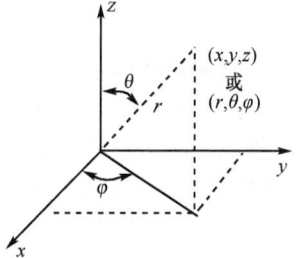

图 10-5 直角坐标转换成球极坐标

式中:$R_{n,l}(r)$ 称为**波函数的径向部分**或**径向波函数**(radial wave function),它是电子与核的距离 r 的函数,与 n 和 l 两个量子数有关;$Y_{l,m}(\theta,\varphi)$ 称为**波函数的角度部分**或**角度波函数**(angular wave function),它仅是方位角 θ 和 φ 的函数,与 l 和 m 两个量子数有关,表明电子在核外空间分布的取向。以这两个函数分别作图,有助于我们在三维空间范围内理解核外电子的运动状态。表 10-1 列出了 K 层和 L 层氢原子轨道的径向波函数和角度波函数。

表 10-1　氢原子的一些波函数

轨道	$R_{n,l}(r)$	$Y_{l,m}(\theta,\varphi)$	能量/J
1s	$A_1 e^{-Br}$	$\sqrt{\dfrac{1}{4\pi}}$	-2.18×10^{-18}
2s	$A_2(2-Br)e^{-Br/2}$	$\sqrt{\dfrac{1}{4\pi}}$	$-2.18\times10^{-18}/2^2$
$2p_z$		$\sqrt{\dfrac{3}{4\pi}}\cos\theta$	
$2p_x$	$A_3 r e^{-Br/2}$	$\sqrt{\dfrac{3}{4\pi}}\sin\theta\cos\varphi$	$-2.18\times10^{-18}/2^2$
$2p_y$		$\sqrt{\dfrac{3}{4\pi}}\sin\theta\sin\varphi$	

注:A_1、A_2、A_3、B 均为常量。

(二) 量子数

由于 Schrödinger 方程合理的解受到三个**量子数**(quantum number)n、l 和 m 的限制,所以当 n、l 和 m 这三个量子数的取值一定时,就确定了一个波函数 $\psi_{n,l,m}(r,\theta,\varphi)$,即确定了一个原子轨道。这三个量子数的取值限制和它们的物理意义如下:

1. 主量子数(principal quantum number)　用符号 n 表示。它可以取任意非零正整数,即 1,2,3,…。

主量子数决定电子出现最大概率区域离核远近的距离。n 越大,电子离核平均距离越远,出现的概率区域离核越远,原子轨道能量也越大。因而 n 是决定原子轨道的大小和能量的主要因素。故 n 也称为电子层(shell),具有相同 n 的轨道属于同一电子层。电子层也可用下列光谱学符号表示:

电子层符号	K	L	M	N……
n	1	2	3	4……

2. 角量子数(azimuthal quantum number)　用符号 l 表示。它的取值受主量子数限制,只能取小于 n 的正整数和零,即 $0,1,2,3,\cdots,(n-1)$,共可取 n 个值。

角量子数决定原子轨道的形状。l 的每一个取值对应原子轨道的一种形状。在多电子原子中,角量子数是决定轨道能量的次要因素。当 n 给定,即在同一电子层中,l 越大,原子轨道能量越高。当 n,l 一定,则对应一个**能级**(energy level)或**电子亚层**(subshell)。按光谱学规定,电子亚层用下列符号表示:

能级符号	s	p	d	f	g……
l	0	1	2	3	4……

如 2p 是指 $n=2$,$l=1$ 的电子亚层或能级。

需注意的是,氢原子、氦离子核外只有一个电子,能量只由主量子数决定,即 $E=-\dfrac{R_H}{n^2}$。而多电子原子中由于存在电子间的静电排斥作用,电子的能量在一定程度上还取决于量子数 l。

3. 磁量子数(magnetic quantum number) 用 m 表示。它的取值受角量子数 l 的限制,可以取 $-l$ 到 $+l$ 的 $(2l+1)$ 个值,即 0、± 1、± 2、$\cdots$、$\pm l$。

磁量子数决定原子轨道的空间取向。所以,l 亚层会有 $(2l+1)$ 个不同空间伸展方向的原子轨道,即每个取值或伸展方向代表一个原子轨道。例如,$l=1$ 时,磁量子数可以有三个取值,即 $m=0$、$+1$、-1,说明 p 轨道有三种空间取向,或者说这个亚层有 3 个 p 轨道,即 p_x、p_y 和 p_z 轨道。因磁量子数与电子能量无关,所以这 3 个 p 轨道的能级相同。一般把能量相等的轨道,称为**简并轨道**(degenerate orbitals)或**等价轨道**(equivalent orbitals)。

从以上讨论可知,量子数 n、l、m 的组合是有规律的,波函数也可以用这 3 个量子数表示,即一个原子轨道可由 n、l 和 m 三个量子数决定,因此波函数有两种方式表示。表 10-2 给出了量子数的组合形式及轨道表示方式。例如,$n=1$ 时,l 和 m 只能等于 0,量子数组合只有一种,即 $(1,0,0)$,此时可表示为 $\psi_{1,0,0}$ 或 ψ_{1s};当 $n=2$、$l=0$ 时,m 只能等于 0,只有 1 个轨道,可表示为 $\psi_{2,0,0}$ 或 ψ_{2s};而当 $n=2$、$l=1$ 时,m 可以等于 0、$+1$ 和 -1,可有 3 个轨道:$\psi_{2,1,0}$、$\psi_{2,1,1}$、$\psi_{2,1,-1}$ 或 ψ_{2p_z}、ψ_{2p_x}、ψ_{2p_y}。ψ_{2p_z}、ψ_{2p_x} 和 ψ_{2p_y} 可简写作 $2p_z$、$2p_x$ 和 $2p_y$ 轨道。L 电子层共有 4 个轨道,两个能级,其中 s 能级 1 个,p 能级 3 个。由此类推,每个电子层的轨道总数应为 n^2。

4. 自旋磁量子数(spin magnetic quantum number) 用符号 m_s 表示。从以上讨论可知,一个原子轨道由 n、l 和 m 三个量子数决定,但要完整地描述电子的运动状态除考虑电子绕核运动之外,还需要考虑电子的自旋,即第四个量子数——自旋磁量子数 m_s。所以要描述电子的运动状态应由 n、l、m、m_s 四个量子数确定。m_s 可以取 $+\dfrac{1}{2}$ 和 $-\dfrac{1}{2}$ 两个值,分别表示电子自旋的两种相反方向。电子自旋方向也可用箭头符号 ↑ 和 ↓ 表示。两个电子的自旋状态相同称为自旋平行,自旋状态相反称为反自旋平行。由于一个原子轨道最多只能容纳自旋相反的两个电子,所以每个电子层最多容纳的电子总数应为 $2n^2$。

表 10-2 量子数组合和轨道数

主量子数 n	角量子数 l	磁量子数 m	波函数 ψ	同一电子层的轨道数 (n^2)	同一电子层容纳电子数 ($2n^2$)
1	0	0	ψ_{1s}	1	2
2	0	0	ψ_{2s}	4	8
	1	0	ψ_{2p_z}		
		± 1	ψ_{2p_x}, ψ_{2p_y}		
3	0	0	ψ_{3s}	9	18
	1	0	ψ_{3p_z}		
		± 1	ψ_{3p_x}, ψ_{3p_y}		
	2	0	$\psi_{3d_{z^2}}$		
		± 1	$\psi_{3d_{xz}}, \psi_{3d_{yz}}$		
		± 2	$\psi_{3d_{xy}}, \psi_{3d_{x^2-y^2}}$		

三、波函数的图形表示

(一) 角度分布图

波函数用于描述核外电子运动状态,由于其物理意义不够明确,因此绘制原子轨道的图形对理解波函数会有较直观的帮助。

原子轨道的角度分布图与**电子云图**(electron density distribution):将原子轨道角度波函数$Y_{l,m}(\theta,\varphi)$随方位角θ,φ的改变作图,可得到波函数的角度分布图。同样,将概率密度的角度部分$Y_{l,m}^2(\theta,\varphi)$,随角度$\theta,\varphi$的改变作图,可得概率密度的角度分布图,亦称电子云的角度分布图。

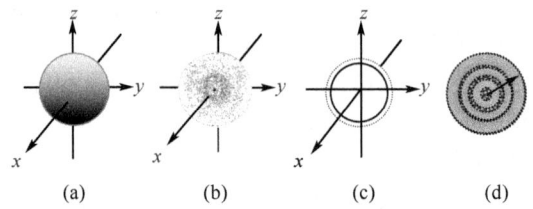

图10-6　s轨道的角度分布图

(a) 轨道角度分布图;(b)电子云剖面图;(c) 电子云界面图;(d) 等概率密度图

1. s轨道角度分布图和电子云图　由表10-1可知,s轨道的角度波函数是一个常量,$Y_{0,0}=\frac{1}{\sqrt{4\pi}}$,与角度无关,所以s轨道角度分布图在空间形成一个球面,球面所在的球体就是s轨道的图形,如图10-6(a)所示。

电子的概率密度$|\psi|^2$经常用它的几何图形直观地表示。表示电子概率密度的几何图形俗称**电子云**(electron density)。图10-6(b)是基态氢原子的$|\psi|^2$的1s电子云剖面图形。从图中可知,1s电子云图是球形对称的,即以原子核为中心的任何方位上,电子离核相同距离的微小空间里电子云密度相等,图中小黑点密集的区域表示电子的概率密度大,小黑点稀疏的区域概率密度小。若将$|\psi|^2$相等的值所对应的点用曲面连接起来,所得曲面称为等概率密度图,如图10-6(d)所示。若以一个等概率密度面作为界面,使界面内电子出现的概率占90%,所得的图形称为电子云界面图,如图10-6(c)所示。注意电子云是用统计的方法对电子出现的概率密度的形象化描述,是电子运动行为统计结果的一种形象表示,并非众多电子弥散在核外空间。

2. p轨道角度分布图和电子云图　以p_z轨道为例,从表10-1可知,p轨道的角度波函数为:$Y_{p_z}=\sqrt{\frac{3}{4\pi}}\cos\theta$,由于$Y_{p_z}$与$\varphi$无关,将不同的$\theta$值代入$Y_{p_z}$式中,求得$Y_{p_z}$相对大小,相对于原点分别标出$Y_{p_z}$所对应的各点,并将这些点连接起来,然后将此图形绕z轴旋转180°,就可获得双波瓣的图形,如图10-7所示就是p_z原子轨道的角度分布图。图形中的每一波瓣可形成一个球体,两波瓣沿z轴方向伸展。在xy平面上方和下方,两波瓣的波函数值相反,在xy平面上波函数值为零,这个为零值的波函数称为**节点**(node)。

用上述同样方法可以求得p_x和p_y原子轨道的图形,其图形和p_z相同,但分别在x轴和y轴方向上伸展。图10-8(a)是三个p轨道的角度分布图,(b)是它们电子云的角度分布图。电子云图形比相应的角度波函数图形瘦,因为函数中的正弦和余弦函数值小于1,平方后

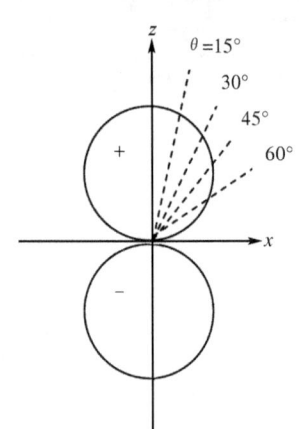

图10-7　p_z轨道的角度分布图

数值会更小;而且,两个波瓣不再有正负符号的区别。

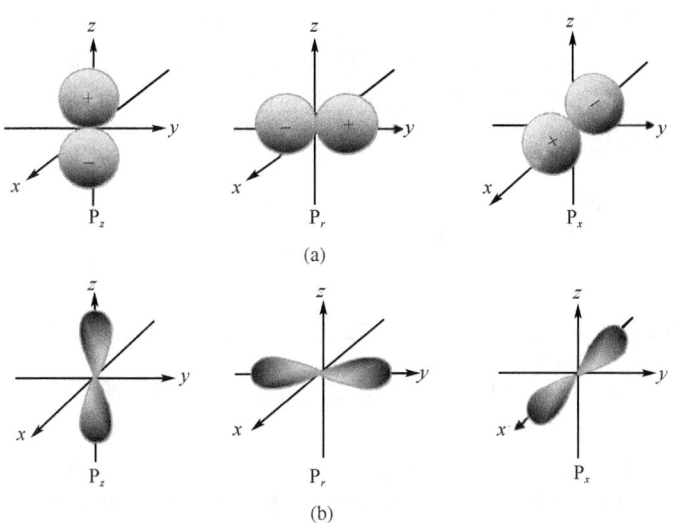

图 10-8 p 轨道的角度分布图(a)和电子云图(b)

3. d 轨道的角度分布图和电子云图 如图 10-9(a)和(b)分别为 d 轨道的角度分布图和电子云角度部分的图形。这些图形均各有两个节面,波瓣呈橄榄形。其中 d_{z^2} 的图形不同于其他四个 d 轨道,它为两个橄榄形正波瓣加上中央呈环状的负波瓣,但和其他 4 个 d 轨道是等价的。d_{xy}、d_{xz} 和 d_{yz} 的波瓣分别沿两坐标轴的平面和两坐标轴间 45°角的方向伸展,包含坐标轴的平面为其节面,如 xz 面、yz 面、xy 面,$d_{x^2-y^2}$ 和 d_{z^2} 直接沿坐标轴伸展。轨道角度分布图有正负号之分,在共轴线的波瓣正负符号相同,而电子云图形相应比较瘦且没有正负号的区别。

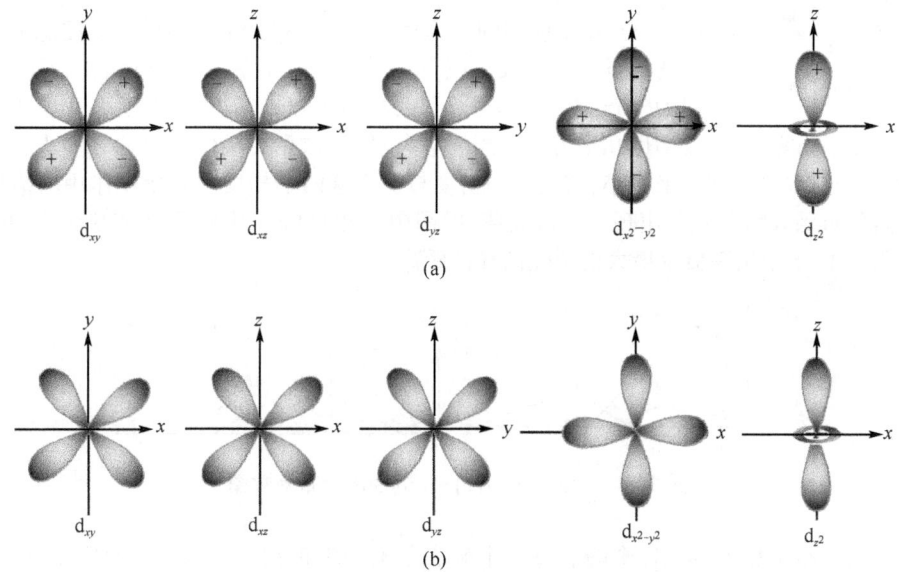

图 10-9 d 轨道角度分布图(a)和电子云图(b)

需要说明的是,原子轨道角度分布图中,正负号是函数值符号,反映电子的波动性,正号相当于波峰,负号相当于波谷,不应理解为电荷符号。其意义将在分子结构中体现,当原子间成键时,成键两原子的轨道同号波瓣相互加强,异号则相互减弱或抵消。

（二）原子轨道的径向分布图和径向分布函数图

1. 径向分布图 $\psi_{n,l,m}(r,\theta,\varphi)$ 的径向波函数 $R_{n,l}(r)$ 是表示方位角 θ,φ 一定时,波函数 ψ 随 r 变化的关系,若以 $R_{n,l}(r)$ 对 r 作图,则得到原子轨道的径向分布图。如图 10-10 所示,表示任何角度方向上 $R(r)$ 随 r 的变化情况。

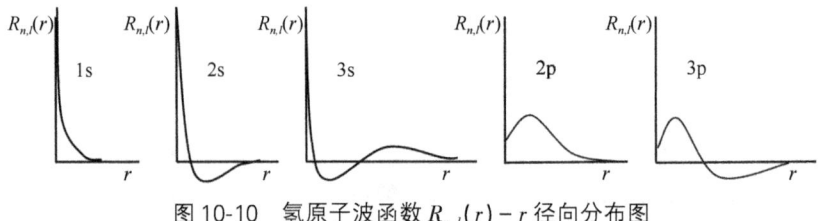

图 10-10 氢原子波函数 $R_{n,l}(r) - r$ 径向分布图

2. 径向分布函数图（电子云的径向分布图） 若要系统地考虑电子在核外空间运动的概率分布状况,需以原子核为球心,根据概率 = 概率密度 × 体积这一关系,可推算电子出现在半径为 r,厚度为 dr 的薄球壳内(图 10-11)的概率计算公式:

$$R_{n,l}^2(r) \times 4\pi r^2 \, dr$$

令 $R_{n,l}^2(r) 4\pi r^2 = D(r)$,并把 $D(r)$ 称为径向分布函数(radial distribution function),它表示原子核外电子出现的概率与距离 r 的关系。以 $D(r)$ 对 r 作图,可得原子核外电子在距离 r 的薄球壳(厚度 dr)内出现的概率与 r 的关系图,此图形称为径向分布函数图。

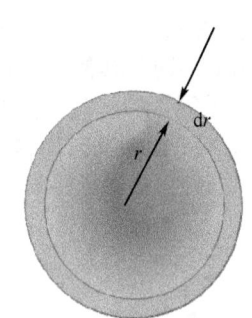

图 10-11 球形薄壳夹层

图 10-12 为氢原子 $n = 1, 2, 3, 4$ 层的部分原子轨道的径向分布函数图。从径向分布函数图可以看出:

（1）在基态氢原子中,1s 电子出现概率的极大值在 $r = a_0$(a_0 = 52.9 pm)处,与 Bohr 模型的计算相吻合,a_0 称为 Bohr 半径。需注意的是,它的极大值与概率密度极大值[原子核附近,见图 10-6(b)颜色较深处]不同,根据 $D(r) = R_{n,l}^2(r) 4\pi r^2$ 可知,核附近概率密度虽然很大,但 r 极小,薄球壳夹层体积几乎为零,因此概率也几乎为零。当 r 增大时,薄球壳夹层体积也随之增大,薄球壳夹层概率增大,但概率密度却越来越小,这是概率密度与概率这两个相反因素相互作用的结果,使 1s 轨道的径向分布函数图在 a_0 处出现一个极大值,即图中 a_0 处的峰。从量子力学观点看,Bohr 半径相当于氢原子 1s 电子出现概率最大的球壳离核的距离。

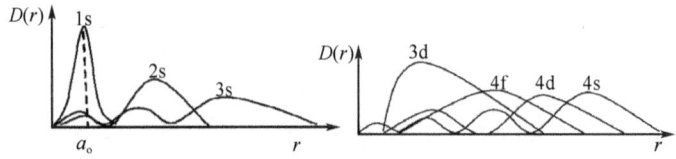

图 10-12 氢原子 $D(r) - r$ 的径向分布函数图

（2）径向分布函数有 $(n-l)$ 个峰。每一个峰表示电子出现在距离核 r 处的概率有一个极大值,主峰则表示每个原子轨道中出现的几个概率极大值中的最大值。4s 有 4 个峰,其中有 1 个主峰,表示 4s 轨道在核外离核不同距离的球壳共出现 4 处极大概率,其中有一处的球壳电子出现的概率最大,4d 则有 2 个峰,有 1 个主峰,4f 只有 1 个峰。

（3）n 一定时,l 越小,径向分布函数峰越多,电子在核外出现的极大概率分布越多,同时电子在核附近出现的概率越大,或者说电子"钻穿"到核附近的能力越大。如图 10-12 所示,4s 在 4d 前多一个离核较近的峰,4d 比 4f 多 1 个峰,说明 4s 钻穿能力比 4d 强,4d 钻穿能力比 4f 强。因此,第

1 个峰与核的距离按 ns,np,nd,nf 的顺序依次增大,说明不同 l 的电子"钻穿"到核附近的能力依次为 ns > np > nd > nf。由于轨道离核远近距离也代表了轨道的能量大小,所以径向分布函数也反映了轨道或电子的能量大小。

(4) l 相同时,各轨道的第一个峰离核的距离相同,但 n 越大,主峰离核越远。如图 10-12 所示,主峰离核距离:3s > 2s > 1s,说明随着主量子数的增大,电子在离核更远的区域出现的概率越大,原子半径也越大——类似于电子处于不同的电子层,或者说电子挣脱核对其吸引的能力越大,从而具有不同的能级:E_{3s} > E_{2s} > E_{1s}。

(5) 在多电子原子中,两个原子轨道的 n 和 l 都不相同时,情况较复杂。例如,4s 轨道的主量子数大于 3d 轨道的主量子数,但从图 10-12 可知,4s 的第一个峰甚至钻到 3d 的主峰中,即处于离核更近的距离。这说明外层电子也可以在内层出现,这恰恰反映了电子的波动性和电子运动无固定轨道的特征。

第三节　多电子原子的结构

一、多电子原子轨道能级

在氢原子中,核外只有一个电子,从 Schrödinger 方程可求得精确的解——波函数,用于描述该电子的运动状态。但在多电子原子中,每个电子除受到核对其吸引外,还要受到其他电子的排斥,无法精确求解 Schrödinger 方程,只能采取近似处理的原则,即将氢原子结构的结论近似地应用到多电子原子中。

(一) 屏蔽效应和钻穿效应

1. 屏蔽效应　多电子原子的电子能级是一种近似处理的结果。因为在多电子原子中,原子中某电子 i 除受到原子核的吸引,同时还受到其他电子的排斥,电子之间的排斥作用与原子核对电子的吸引作用正好相反,相当于其他电子屏蔽住了原子核,从而抵消了核的部分正电荷对 i 电子的吸引力,这种由于其他电子对某电子 i 的排斥作用,导致核电荷的作用被部分抵消,称为其他电子对电子 i 的**屏蔽效应**(screening effect)。其他电子抵消核电荷越多,对电子 i 的屏蔽作用就越强。抵消的核电荷数被称为**屏蔽常数** σ(screening constant),σ 反映了电子之间的排斥作用。余下的能吸引电子 i 的核电荷称为**有效核电荷**(effective nuclear charge),以 Z' 表示,则

$$Z' = Z - \sigma$$

以 Z' 代替式(10-2)中的 Z,可近似地获得多电子原子中电子 i 的能量:

$$E = -R \times \frac{Z'^2}{n^2} = -R \times \frac{(Z-\sigma)^2}{n^2} \tag{10-10}$$

多电子原子中电子的能量与 n、Z、σ 有关。n 越小,能量越低;n 一定时,Z 越大,能量越低,如氟原子 1s 电子的能量比氢原子 1s 电子的能量低。反过来,σ 越大,受到的屏蔽作用越强,能量越高。σ 的大小可按 J. C. Slater(斯莱特)总结的 Slater 经验规则考虑。

Slater 首先将原子中的电子按下列顺序分成若干级:(1s)(2s2p)(3s3p)(3d)(4s4p)(4d)(5s5p)(5d)…,并规定了各组电子的屏蔽常数:

(1) 外层电子对内层电子的屏蔽作用可以不考虑,σ = 0。如 5d 电子对 4p 电子不产生屏蔽作用。

(2) 内层电子对外层电子有屏蔽。次外层($n-1$ 层)电子对外层(n 层)电子屏蔽作用较强,σ = 0.85;更内层(小于 $n-1$ 层)的电子几乎完全屏蔽了核对外层电子的吸引,σ = 1.00。

(3) 同组电子之间也有屏蔽作用,但比内层电子的屏蔽作用弱,σ = 0.35;另外 1s 电子之间,σ = 0.30。

综上所述,屏蔽作用主要来自于内层电子。

当 l 相同,n 不同时,n 越大,电子层数越多,外层电子受到内层的屏蔽作用越强,核对外层电子的吸收力就越弱,电子离核越远,轨道能级越高:

$$E_{1s} < E_{2s} < E_{3s} < \cdots$$
$$E_{2p} < E_{3p} < E_{4p} < \cdots$$
$$E_{np} < E_{(n+1)p} < E_{(n+2)p} < \cdots$$

例 10-1 计算 Br 原子中 $(1s^2)(2s^22p^6)(3s^23p^6)(3d^{10})(4s^24p^5)$ 中 4p 电子的 σ 及 Br 原子的有效核电荷数。

解: 首先考虑各层电子数,$n-1$ 层为 $(3s^23p^6)(3d^{10})$,有 18 个电子,$n-2$ 层以下为 $(1s^2)(2s^22p^6)$,有 10 个电子,同层为 $4s^24p^5$,除自身外有 6 个其他电子,所以,

$$\sigma_{4p} = 10 \times 1.00 + 18 \times 0.85 + 6 \times 0.35 = 27.4$$

Br 原子的有效核电荷数:

$$Z' = Z - \sigma = 35 - 27.4 = 7.6$$

2. 钻穿效应 当 n 相同,l 不同时,由径向分布函数图可知,l 越小,轨道的峰越多,电子在核附近出现的可能性越大,即电子钻穿能力越强。电子钻得越深,离核越近,受核的吸引力越强,受到其他电子的屏蔽作用就越弱,能量就越低,这种现象称为电子的**钻穿效应**(penetration effect)。因此 n 相同,l 不同时,根据原子轨道的径向分布函数图可得如下能级顺序:

$$E_{ns} < E_{np} < E_{nd} < E_{nf} < \cdots$$

当 n、l 都不同时,一般 n 越大,轨道能级越高。但有时会出现 n 小能量反而高的反常现象,如 3d 和 4s,因为 4s 的钻穿能力强于 3d,导致 $E_{4s} < E_{3d}$,这种现象称为**能级交错**(energy level interlaced)。

(二) 多电子原子的原子轨道的近似能级

美国化学家 L. Pauling(鲍林)根据光谱实验结果,总结出多电子原子的原子轨道的近似能级顺序或称多电子原子的原子轨道的光谱序,如图 10-13 所示。

图 10-13 显示了能级组的划分。图中的每个方框代表一个能级组,每个圆圈代表一个原子轨道。按能级的高低,把原子轨道划分为若干个能级组。不同能级组的原子轨道之间能量差别较大,而同一能级组内各轨道能级之间能量差别较小。1s 能级属于第 1 能级组。从 ns 到 np 能级构成第 n 能级组,$(n-1)d$ 或 $(n-2)f$ 也属于第 n 能级组。

原子轨道的近似能级顺序可以借助图 10-14 掌握。图中按原子轨道能量高低的顺序排列,下方的轨道能量低,上方的轨道能量高。用斜线贯穿各原子轨道,由下而上就可以得到原子轨道的近似能级顺序。

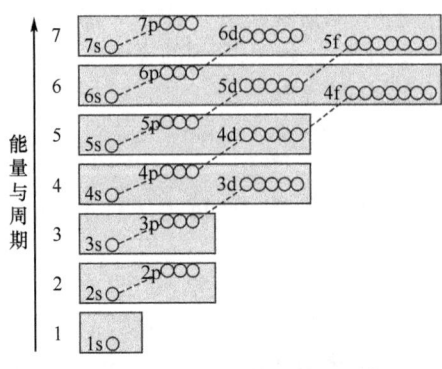

图 10-13 Pauling 原子轨道的近似能级图

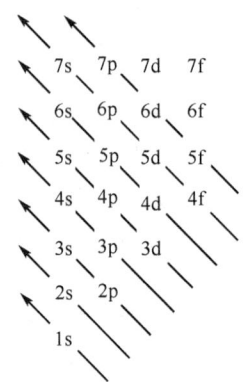

图 10-14 原子轨道近似能级顺序

1956年,我国著名化学家徐光宪提出多电子原子的原子轨道能级分级的定量依据,用$(n+0.7l)$计算,其值越大,轨道能级越高。并将$(n+0.7l)$的整数值相同的原子轨道组合为一个能级组,表10-3列出了徐光宪的能级分组规则。

表10-3 能级组

能级	1s	2s	2p	3s	3p	4s	3d	4p	5s	4d	5p	6s	4f	5d	6p
$n+0.7l$	1.0	2.0	2.7	3.0	3.7	4.0	4.4	4.7	5.0	5.4	5.7	6.0	6.1	6.4	6.7
能级组	1	2		3		4			5			6			

根据徐光宪能级组分级规则得到的能级组划分次序,与Pauling近似能级顺序一致,它成为周期表中周期划分的定量基础,即相同能级组的元素处于同一周期。

必须说明的是,Pauling近似能级图只是基本反映了多电子原子核外电子的能级填充次序,没有考虑不同元素原子的个性特征,并认为所有元素均能满足该原子轨道近似能级图,但后续的光谱实验和量子力学证明,它与实验事实不符。

二、原子的核外电子排布

原子核外的电子分布或排布又称为**电子组态**(electronic configuration)。基态原子的核外电子排布遵守下面三条规则。

(一) Pauli 不相容原理

1925年,奥地利物理学家 W. Pauli(泡利)提出:在同一原子中不可能存在四个量子数完全相同的2个电子,这就是 **Pauli 不相容原理**(Pauli exclusion principle)。例如,n、l、m 三个量子数决定了一个原子轨道,要保证在一个原子中不存在四个量子数完全相同的2个电子,则在同一轨道中,自旋磁量子数 m_s 必然要相反。因此可以推知,在一个原子轨道中不可能存在自旋相同的两个电子,最多只能容纳两个自旋状态相反的电子。例如,Ca 原子 4s 轨道上的两个电子,用 (n,l,m,m_s) 一组量子数描述其运动状态,其中一个电子的运动状态是 $(4,0,0,+\frac{1}{2})$ 时,那么,另一个电子的运动状态必然是 $(4,0,0,-\frac{1}{2})$。一个电子层共有 n^2 个原子轨道,所以最多可以容纳 $2n^2$ 个电子。

(二) 能量最低原理

在不违背 Pauli 不相容原理的前提下,核外电子排布时,电子总是优先占据能量最低的轨道,然后依据原子轨道近似能级顺序,依次进入能量较高的轨道,排布的结果,应使整个原子能量达到最低,原子才可处于稳定状态,这是电子排布的总原则,称为能量最低原理,它给出了核外电子运动概率性分布的总架构,所以这一原则又称为**构造原理**(building-up principle),基态原子核外电子的排布必须遵循构造原理。例如,C 原子的电子排布,首先填充 1s 轨道 2 个电子,然后依次排布 2s、2p 轨道各 2 个电子,其电子组态为 $1s^22s^22p^2$。在原子序数多于 18 的原子排布,需要注意,当内层 K、L、M 层排满 18 个电子时,继续填充时应先填充 4s 轨道,而不是 3d 轨道,因为 4s 轨道能量低于 3d 轨道能量,如基态 $_{20}$Ca 原子的电子组态应为 $1s^22s^22p^63s^23p^64s^2$,而不是 $1s^22s^22p^63s^23p^63d^2$。

(三) 洪德规则

洪德规则(Hund's rule)指出:"电子在能量相同的轨道(即简并轨道)上排布时,将尽可能分占不同的轨道且自旋平行。因为原子采取这样的排布方式会使原子额外获得低能状态,从而使原子的总能量最低。"例如,基态 C 原子的电子组态是 $1s^22s^22p^2$,2p 轨道中的 2 个电子若排布在同一轨道中,则这 2 个 2p 电子需要额外的成对能以克服电子之间的排斥力,从而使 C 原子的总能量升高,这不符合能量最低原理。因此 C 原子 2p 轨道中的 2 个电子应分占不同的轨道才能稳定存在,若以方框表示原子轨道,则 C 原子的核外电子排布应表示为

$$\begin{array}{cccc} & 1s & 2s & 2p \\ _6C & [\uparrow\downarrow] & [\uparrow\downarrow] & [\uparrow\,|\,\uparrow\,|\,\;] \end{array}$$

2p 轨道中的 2 个电子的运动状态若用 4 个量子数表示,得到如下组合:

$$2,1,0,+\frac{1}{2};\ 2,1,1,+\frac{1}{2};$$

或

$$2,1,0,-\frac{1}{2};\ 2,1,1,-\frac{1}{2};$$

在书写 20 号元素以后基态原子的电子组态时应注意,虽然电子填充按原子轨道近似能级顺序排布,但电子组态的书写须按电子层顺序表示。例如,第四周期元素在填充电子时,由于 4s 轨道能量比 3d 轨道低,首先填充 4s 轨道,然后才是 3d 轨道;但在反应形成离子时,首先失去的是最外层的 4s 轨道,然后失去 3d 轨道电子。所以 $_{21}$Sc 原子的电子组态书写为 $1s^22s^22p^63s^23p^63d^14s^2$,而不是 $1s^22s^22p^63s^23p^64s^23d^1$。Sc$^+$ 离子形成时,Sc 失去的是 4s 上的 1 个电子,而不是 3d 上的电子,所以 Sc$^+$ 离子的电子组态是 $1s^22s^22p^63s^23p^63d^14s^1$。

作为 Hund 规则的补充,光谱实验结果指出,等价轨道(又称简并轨道)全充满(p^6、d^{10}、f^{14})、半充满(p^3、d^5、f^7)或全空(p^0、d^0、f^0)状态,是原子能量最低的稳定状态。

例如,铬(Cr)的原子序数为 24,按构造原理其电子填充顺序是 $1s^22s^22p^63s^23p^63d^44s^2$,但实际上其电子组态却是 $1s^22s^22p^63s^23p^63d^54s^1$。因为此排布使 Cr 原子的 3d 轨道处于半充满状态,原子可获得额外的低能量状态。又如,基态 $_{29}$Cu 原子电子组态应为 $1s^22s^22p^63s^23p^63d^{10}4s^1$,而不能写成 $1s^22s^22p^63s^23p^63d^94s^2$,此时的 Cu 原子因 3d 轨道处于全充满而达到最低能量状态。

为简化电子组态的书写,通常把内层已达到稀有气体电子层结构的部分,用稀有气体的元素符号加方括号表示,并称为**原子实**(atomic kernel)。例如,Ca 的基态原子的电子组态为 $1s^22s^22p^63s^23p^64s^2$,也可写成 $[Ar]4s^2$;基态 Fe 原子的电子组态为 $1s^22s^22p^63s^23p^63d^64s^2$,可写成 $[Ar]3d^64s^2$;Ag 的基态原子的电子组态为 $[Kr]4d^{10}5s^1$。

化学反应中原子实部分的电子结构一般不会变化,结构发生改变的是能参与化学反应的电子,简称**价电子**(valence electron)。价电子所处的电子层称为**价电子层**或**价层**(valence shell)。原子实的书写可简单明了地表示元素的价电子层结构。价电子层结构变化可引起元素氧化值的改变。例如,Fe 原子的价层电子组态是 $3d^64s^2$,Fe^{3+} 的价层电子组态为 $3d^54s^0$;Mn 原子的价层电子组态是 $3d^54s^2$;Mn^{2+} 的价层电子组态为 $3d^54s^0$,氧化值为 +7 的 Mn 元素的价层电子组态为 $3d^04s^0$。

> **案例 10-4**
> 铁在人体内的运输和代谢需要铜的参与。在血浆中,铜以铜蓝蛋白形式存在,催化氧化 Fe^{2+} 为稳定的 Fe^{3+},从而使铁被运送到骨髓。
> **问题**:为什么 Fe^{3+} 比 Fe^{2+} 稳定得多?请解释之。

第四节 原子的电子组态与元素周期表

元素的性质随着核电荷的递增而呈周期性的变化,这个规律称元素周期律。元素周期表是元素周期性质的表现形式,而原子的电子组态是构成元素周期表的基础。

一、原子的电子组态与元素周期表

（一）能级组与周期

能级组的形成是元素划分为周期的本质原因，每一能级组对应一个**周期**（period）。根据多电子原子的原子轨道的光谱序或徐光宪的能级分组规则，可推知周期表共有七行，每一行为一个周期，共有七个周期。

元素在周期表中所属周期数等于该元素原子的电子层数。例如，基态氧原子的电子组态为 $1s^22s^22p^4$，有两个电子层（$n = 2$），则氧元素属第二周期。

周期内元素的数目与能级组最多容纳的电子数目一致，因此各周期元素的数目按 2、8、8、18、18、32、32 的顺序增加。其中第一、二、三周期称为短周期，第四周期以后称为长周期，第七周期为未完成周期。

例 10-2 第六和第七周期完成时，每周期共有 32 个元素，为什么？最后一个元素的原子序数是多少？请给出合理解释。

解：按原子轨道的光谱序及电子排布的规则，第六周期应从 6s 能级开始填充电子，然后依次是 4f、5d、6p，则

第六周期总的原子轨道数为 $1 + 7 + 5 + 3 = 16$ 个；

第六周期最多能容纳的电子总数为 $2 \times 16 = 32$ 个；

所以第六周期完成时共有 32 个元素。

同理，第七周期应从 7s 能级开始填充电子，然后依次是 5f、6d、7p，则

第七周期总的原子轨道数为 $1 + 7 + 5 + 3 = 16$ 个；

第七周期最多能容纳的电子总数为 $2 \times 16 = 32$ 个；

所以第七周期完成时共有 32 个元素。

最后一个元素的原子序数 Z 为 $2 + 8 + 18 + 18 + 32 + 32 = 118$。

（二）价层电子组态与族

元素周期表将原子价层电子组态相似的元素排在同一纵行，称为族。同族元素原子价层电子组态及性质相似，主族和副族元素的性质不同也与价层电子组态相关。

1. 主族 凡是包含有长周期和短周期元素的族称为**主族**（the representative group or main-group）。或者说，基态原子的最后一个电子填充在 s 轨道或 p 轨道上的原子均属于主族元素。族序数用罗马数字表示，主族在族序数后标 A。周期表中共有 8 个主族，即ⅠA～ⅧA 族，其中ⅧA 族又称 0 族。主族元素外层轨道上电子的总数等于族数。主族元素的内层轨道是全充满的，很稳定，所以只是最外层的电子参加化学反应，即最外层的电子为价电子或价层电子。如 $_{15}$P 的最外层或价层电子组态为 $3s^23p^3$，外层轨道电子总数为 5，所以 P 元素属第ⅤA 族元素，最高氧化值为 +5。

2. 副族 仅包含有长周期元素的各列称为副族。或者说，基态原子的最后一个电子填充在 d 轨道或 f 轨道上的原子均属于副族元素。副族在族序数后标 B。副族也有 8 个族，它们是ⅠB～ⅧB 族。

设副族价层电子结构为 $(n-1)d^xns^y$，x 和 y 分别为 $(n-1)d$ 轨道与 ns 轨道上的电子数。

若 $(x + y) \leq 7$，元素的族数等于 $(x + y)$ 电子数之和，对应第ⅢB～ⅦB 族。例如，$_{22}$Ti 的价层电子组态为 $3d^24s^2$，价层电子总数为 4，因此 Ti 元素属第ⅣB 族元素。

若 $8 \leq (x + y) \leq 10$，元素属于第ⅧB 族，ⅧB 族有三列元素。例如，$_{28}$Ni 的价层电子组态为 $3d^84s^2$，价层电子总数为 10，因此 Ni 元素属第ⅧB 族元素。

若 $(x + y) \geq 11$，即 $(n-1)d^{10}$ 填满，族数等于 ns 轨道上的电子数，对应ⅠB、ⅡB 族元素。例

如，$_{30}$Zn 的价层电子组态为 $3d^{10}4s^2$，3d 全满，4s 有 2 个电子，因此 Zn 元素属ⅡB 族元素。

在化学反应中，副族除了失去最外层电子外，还能失去一部分次外层$(n-1)$上的 d 电子，所以其价层电子包含最外层电子及次外层电子。副族元素都称为**过渡元素**(transition element)。其中第 6、7 周期中ⅢB 元素是镧系元素和锕系元素，称为**内过渡元素**(inner transition element)，它们各有 15 个元素，其电子结构特征是$(n-2)f$ 轨道被逐渐填充直至全填满，$(n-1)d$ 轨道上的电子数多为 1 或 0。

(三) 元素分区

根据基态原子价层电子组态的特征，还可将周期表中的元素分为 5 个区(block)，如图 10-15 所示。

1. s 区元素 基态原子最后一个电子填充在 s 能级(轨道)上的元素称为 s 区元素，价层电子组态的特征是 $ns^{1\sim2}$，s 区元素包括ⅠA 和ⅡA 族元素。它们都是活泼金属(H 除外)，在化学反应中容易失去电子形成 +1 或 +2 价的阳离子。在化合物中它们没有可变的氧化值。

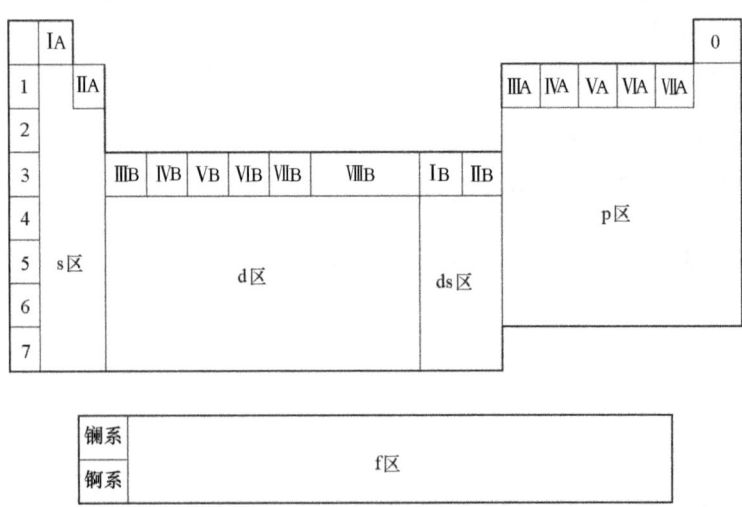

图 10-15 周期表中元素的分区

2. p 区元素 基态原子最后一个电子填充在 p 能级(轨道)上的元素称为 p 区元素，除 He 元素外，价层电子组态的特征是 $ns^2np^{1\sim6}$，包含ⅢA ~ ⅦA 族和 0 族(ⅧA)元素。它们大部分是非金属元素。p 区元素多有可变的氧化值。

3. d 区元素 基态原子最后一个电子填充在 d 轨道上的元素称为 d 区元素，价层电子组态的特征一般为 $(n-1)d^{1\sim9}ns^2$。它包括ⅢB~ⅧB 族元素。它们都为金属元素，处于副族，每种元素都有多种氧化值。

4. ds 区元素 基态原子最后一个电子填充在次外层$(n-1)d$ 轨道上，且$(n-1)d$ 轨道全满的元素称为 ds 区元素，其价层电子组态的特征为 $(n-1)d^{10}ns^{1\sim2}$，属 ds 区元素的有ⅠB 和ⅡB 族。它们都是金属，一般有可变氧化值。

5. f 区元素 基态原子最后一个电子填充在 f 轨道上的元素称为 f 区元素，价层电子组态的特征一般为 $(n-2)f^{0\sim14}(n-1)d^{0\sim2}ns^2$。其中基态原子最后一个电子填充在 4f 轨道上的元素称为**镧系元素**(lanthanide elements)，包括原子序数为 57 ~ 71 的 15 种化学元素，而填充在 5f 轨道上的元素称为**锕系元素**(actinide elements)，包括原子序数为 89 ~ 103 的 15 种化学元素。镧系和锕系元素统称为 f 区元素。f 区元素的最外层和次外层电子数基本相同，只有$(n-2)$层的 f 轨道上的电子数不同，因此这些元素的化学性质极为相似，它们都是金属，也有可变氧化值。

例 10-3 已知某元素的原子序数为 25。

(1) 试写出该元素基态原子的电子组态和价层电子组态。

(2) 指出该元素在周期表中所属周期、族和区,含多少个能级? 共有多少个单电子? 该元素可能的氧化值有哪些?

(3) 如何用四个量子数表示该元素基态原子的最外层电子的运动状态?

解:(1) 该元素的基态原子应有 25 个电子。根据电子填充顺序及排布规则,该基态原子的电子组态为 $1s^22s^22p^63s^23p^63d^54s^2$ 或 $[Ar]3d^54s^2$,价层电子组态为 $3d^54s^2$。

(2) 根据该元素基态原子的电子组态,可知其最外层电子的主量子数 $n = 4$,所以它属第四周期;价层电子(最外层 $4s^2$ 电子和次外层 $3d^5$ 电子)总数为 7,所以它属ⅦB族;电子填充时,其最后一个电子填充于 3d 轨道,所以为 d 区元素。因含有 1s、2s、2p、3s、3p、3d 和 4s 共 7 个亚层,所以共有 7 个能级。3d 轨道上含有 5 个 d 电子,根据 Hund 规则,这 5 个 d 电子处于半充满状态时最稳定,即每个电子各占 1 个 d 轨道且自旋平行,所以共有 5 个单电子。它可能的氧化值为 + 2、+ 4、+ 6 和 + 7。

(3) 最外层电子为 2 个 4s 电子,用四个量子数表示其运动状态:为 $4,0,0,+\frac{1}{2}$ 和 $4,0,0,-\frac{1}{2}$。

例 10-4

(1) 写出 N 元素基态原子的电子组态、价层电子组态,并指出其周期、族与区。

(2) 用四个量子数表示 N 元素基态原子的最外层电子的运动状态。

解:(1) N 元素的基态原子有 7 个电子。根据电子填充顺序及排布规则:该基态原子的电子组态为 $1s^22s^22p^3$,价层电子组态为 $2s^22p^3$。

因其最外层主量子数为 2,所以属第二周期元素,最后一个电子填充于 p 轨道且最外层有 5 个电子,所以属第ⅤA族、p 区元素。

(2) N 元素基态原子的最外层电子有 $2s^22p^3$,2s 轨道有 2 个电子,2p 轨道有 3 个电子,根据 Pauli 不相容原理,2s 轨道上的 2 个电子自旋状态必须相反,根据 Hund 规则,2p 轨道上的 3 个电子自旋状态必须一致,且尽可能分占不同轨道,使自旋平行数达最大,用四个量子数表示其运动状态分别为

$2s^2$:$2,0,0,\frac{1}{2}$ 和 $2,0,0,-\frac{1}{2}$;

$2p^3$:$2,1,0,\frac{1}{2}$、$2,1,1,\frac{1}{2}$ 和 $2,1,-1,\frac{1}{2}$;

或 $2p^3$:$2,1,0,-\frac{1}{2}$、$2,1,1,-\frac{1}{2}$ 和 $2,1,-1,-\frac{1}{2}$。

二、元素性质的周期性变化规律

元素性质的变化与原子结构的周期性变化有关,因此元素的性质,包括原子的有效核电荷、原子半径、电离能、电子亲和能和元素电负性等,都随原子中电子排布结构的变化而呈现周期性变化。

(一) 有效核电荷

在多电子原子中,有效核电荷 Z' 随原子序数的增加而显现周期性的变化。

同一周期的主族元素,从左到右,增加的电子均在同一电子层,彼此间的屏蔽常数较小($\sigma = 0.35$),因而每增加一个电子,有效核电荷就增加 0.65,随着核电荷增加,有效核电荷增加较迅速。对副族元素而言,增加的电子在次外层上,次外层电子对外层电子的屏蔽作用较大($\sigma = 0.85$),因而有效核电荷增加缓慢,每增加一个电子,有效核电荷仅增加 0.15。f 区元素因增加的电子都在($n-2$)层上,对外层电子的屏蔽作用更大,有效核电荷几乎不增加。

如图10-16所示,同一族的主族元素和副族元素,从上至下,每增加一个周期,就增加一个电子层(1个8电子或18电子的内层),因内层电子对外层电子的屏蔽作用较大,所以有效核电荷增加缓慢。例如,Li原子中2个1s电子的总屏蔽常数为1.7,所以2s电子受到的有效核电荷为3−1.7=1.3。虽然Li比H多2个核电荷,但对外层电子的有效核电荷仅增加0.3。

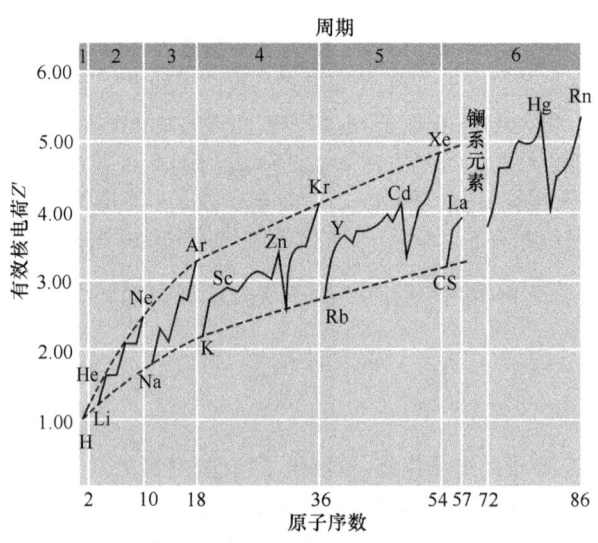

图10-16 有效核电荷的周期性变化

(二)原子半径

根据量子力学的观点,电子在核外运动没有固定轨道,其运动形式通过出现的概率大小体现,它的运动范围可以波及离核较远的区域,因此单个原子不存在精准固定的半径。通常所说的原子半径(atomic radius)是指分子或晶体中相邻两种原子的平均核间距离的一半。

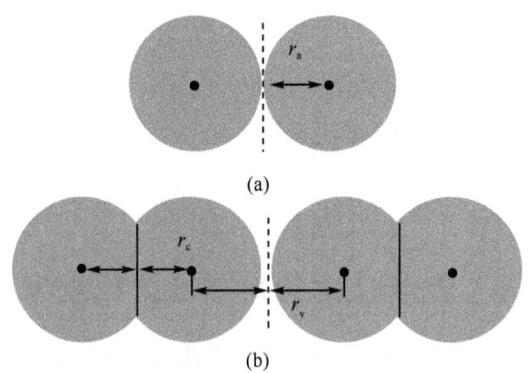

图10-17 金属半径(r_a)、共价半径(r_c)和 van der Waals 半径(r_v)示意图

根据相邻原子间作用力的不同,定义三种原子半径,如图10-17所示。r_c为**共价半径**(covalent radius)、r_v为**范德华半径**(van der Waals radius),r_a为**金属半径**(metallic radius)。共价半径r_c是指共价分子或原子晶体中以共价单键结合的两原子核间距离的一半。通常把同种元素共价键键长的一半作为该元素的共价半径;van der Waals 半径是指单质分子晶体中相邻分子间两个非键合原子核间距离的一半;金属半径是指金属单质的晶体中相邻两个原子核间距离的一半。三种半径中,共价半径和金属半径是原子处于键合状态的半径,所以比 van der Waals 半径要小。例如,Cl 原子

的 r_c 为 99pm，r_v 为 198pm；Na 原子的 r_c 为 157pm，r_v 为 231pm，r_a 为 186pm。

1～6 周期元素原子的共价半径列于表 10-4。原子半径的周期性变化趋势与原子的有效核电荷和电子层数目相关。

表 10-4　原子半径 r(pm) 周期性的变化

H 37																	He 32
Li 157	Be 125											B 90	C 77	N 75	O 73	F 71	Ne 69
Na 191	Mg 160											Al 140	Si 118	P 110	S 102	Cl 99	Ar 95
K 235	Ca 197	Sc 164	Ti 147	V 135	Cr 129	Mn 137	Fe 126	Co 125	Ni 125	Cu 128	Zn 137	Ga 153	Ge 122	As 122	Se 117	Br 114	Kr 110
Rb 250	Sr 215	Y 182	Zr 160	Nb 147	Mo 136	Tc 135	Ru 134	Rh 134	Pd 137	Ag 144	Cd 152	In 167	Sn 140	Sb 143	Te 135	I 133	Xe 130
Cs 272	Ba 224		Hf 159	Ta 143	W 141	Re 138	Os 135	Ir 136	Pt 139	Au 144	Hg 155	Tl 171	Pb 175	Bi 182	Po 153	At 145	Rn 145

La 188	Ce 182	Pr 182	Nd 181	Pm 181	Sm 180	Eu 199	Gd 179	Tb 176	Dy 175	Ho 174	Er 173	Tm 173	Yb 194	Lu 172

从表 10-4 中可知：

（1）同一周期的主族元素，从左到右，原子半径明显减少，这是由电子层数不变，有效核电荷显著增加，核对外层电子的吸引力显著增大所致。

（2）同一周期的过渡元素原子半径先是缓慢减小，然后略有增大。这是因为电子填充时，首先增加在次外层，因而有效核电荷增加不明显，但当次外层($n-1$) 的 d 轨道全充满形成 18 电子构型时，对外层电子的屏蔽作用更强，使作用于最外层电子的有效核电荷减少，因而原子半径突然增大；内过渡元素电子增加在($n-2$) 层上，有效核电荷变化不大，原子半径几乎不变。通常同周期中相邻两元素的原子半径减小的平均幅度是：

非过渡元素 > 过渡元素 > 内过渡元素
～10 pm　　 ～5 pm　　 ～1 pm

（3）同一主族元素，从上到下，原子半径递增较显著。虽然周期数增加，有效核电荷呈增加趋势，但由于内层电子的屏蔽效应，有效核电荷实际增加不多，电子层数增加的影响超过了前者的作用，所以原子半径显著增大。

（4）同一副族元素，原子半径的变化趋势与主族元素相同，但原子半径增大的幅度较小。值得注意的是，镧系元素的原子半径，因所增加的电子是进入($n-2$) 的 f 亚层，对外层的屏蔽作用更大，但毕竟未大到一个 f 电子能完全"抵消"一份核电荷的程度，因此镧系元素的原子半径随原子序数的增加在总体趋势上是逐渐缩小的，这种现象称为**镧系收缩**(lanthanide contraction)。镧系收缩的影响使镧系后的第六周期副族元素的原子半径都变得较小，与第五周期副族中的相应元素的原子半径很相近，因而它们的化学性质也极其相似。

(三) 元素的电离能

电离能(ionization energy) 是指使气态原子在基态时失去电子形成气态阳离子所需要的能量。

它反映原子失去电子的难易程度,电离能越大,原子越难失去电子,元素的非金属性越强。影响电离能的因素有原子的有效核电荷、原子半径和原子的电子层结构,而这些因素在元素周期表中均呈现周期性变化,因而元素电离能在周期表中也具有周期性变化的规律。

气态的基态原子失去第一个电子所需的最低能量称为**第一电离能**(the first ionization energy),用 I_1 表示。失去第二个电子所需的能量称为**第二电离能**(the second ionization energy),用 I_2 表示,依此类推。由于失去电子后形成阳离子,离子的半径变小,核对电子的吸引力增强,因而同一元素的各级电离能依次增大。

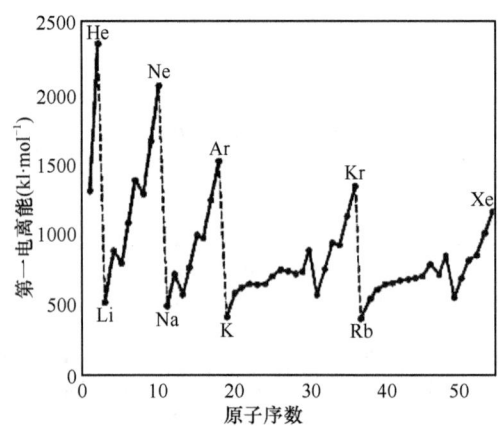

图 10-18 元素第一电离能周期性的变化

通常用元素的第一电离能(I_1)比较原子失去电子的倾向。如图 10-18 为元素的第一电离能与原子序数的关系。从图中可知:

(1)同一周期的主族元素,从左到右,I_1 逐渐增加。因为同一周期的元素自左向右原子半径逐渐减小,有效核电荷递增,核对外层电子的吸引力逐渐增加,因而基态原子失去电子所需要的能量就越多,即电离能呈现增大的趋势。稀有气体因具有稳定的电子层结构,在同一周期中电离能最高。

(2)同一主族元素,从上到下,原子半径和有效核电荷均增大,但原子半径起主要作用,半径增大,核对外层电子的吸引力减弱,最外层电子的电离趋于容易,因而电离能逐渐减少。

(3)对于过渡元素,由于增加的电子填入内层的 d 轨道,因而屏蔽效应较强,有效核电荷增加不多,原子半径缓慢减小,I_1 增加不显著,变化无规律。

(四)元素的电子亲和能

气态的基态原子获得电子形成气态阴离子所放出的能量,称为**元素的电子亲和能**(electron affinity),用符号 A 表示,它反映元素的原子结合电子能力的大小。例如,卤族元素的原子结合电子时可放出较多的能量,说明卤族原子易于结合电子,而金属元素原子结合电子时放出的能量较少甚至吸收能量,说明金属原子难以与电子结合形成负离子。

与电离能一样,影响电子亲和能的因素有原子的有效核电荷、原子半径和原子的电子组态,因此电子亲和能也呈现周期性变化规律,如表 10-5 所示。通常一个元素的电离能较高时,它的电子亲和能也较高。

表 10-5 主族元素的电子亲和能 $A(\text{kJ}\cdot\text{mol}^{-1})$ 周期性的变化

H -72.7								He +48.2
Li -59.6	Be +48.2	B -26.7	C -121.9	N +6.75	O -141.0	F -328.0		Ne +115.8
Na -52.9	Mg +38.6	Al -42.5	Si -133.6	P -72.1	S -200.4	Cl -349.0		Ar +96.5
K -48.4	Ca +28.9	Ga -28.9	Ge -115.8	As -78.2	Se -195.0	Br -324.7		Kr +96.5
Rb -46.9	Sr +28.9	In -28.9	Sn -115.8	Sb -103.2	Te -190.2	I -295.1		Xe +77.2

同一周期,从左往右,电子亲和能具有增大的趋势(0族除外)。同一族,从上到下,电子亲和能逐渐变小。

(五) 元素的电负性

通过上面的讨论可知,元素的电离能和电子亲和能分别从一个侧面衡量基态原子得失电子的能力大小,没有考虑原子形成分子时,原子在分子中吸引成键电子能力的相对强弱。

在分子中,为了衡量原子在化学键中吸引成键电子能力的相对大小,1932年 L. Pauling 首先提出了**元素电负性**(electronegativity)概念,用符号 X 表示。电负性是相对数值,没有单位,Pauling 指定最活泼非金属元素 F 的电负性为 3.98,与之相比较可得其他元素电负性的相对大小。

表 10-6 列出了各元素的电负性,元素电负性大者,原子在分子中吸引成键电子的能力强,其与元素的非金属性变化趋势对应,即元素的非金属性也强,反之则弱。

表 10-6　元素电负性周期性的变化

H 2.18																	He
Li 0.98	Be 1.57											B 2.04	C 2.55	N 3.04	O 3.44	F 3.98	Ne
Na 0.93	Mg 1.31											Al 1.61	Si 1.90	P 2.19	S 2.58	Cl 3.16	Ar
K 0.82	Ca 1.00	Sc 1.36	Ti 1.54	V 1.63	Cr 1.66	Mn 1.55	Fe 1.80	Co 1.88	Ni 1.91	Cu 1.90	Zn 1.65	Ga 1.81	Ge 2.01	As 2.18	Se 2.55	Br 2.96	Kr
Rb 0.82	Sr 0.95	Y 1.22	Zr 1.33	Nb 1.60	Mo 2.16	Tc 1.90	Ru 2.28	Ru 2.20	Pd 2.20	Ag 1.93	Cd 1.69	In 1.73	Sn 1.96	Sb 2.05	Te 2.10	I 2.66	Xe
Cs 0.79	Ba 0.89	La 1.10	Hf 1.30	Ta 1.50	W 2.36	Re 1.90	Os 2.20	Ir 2.20	Pt 2.28	Au 2.54	Hg 2.00	Tl 2.04	Pb 2.33	Bi 2.02	Po 2.00	At 2.20	

元素的电负性在周期表中呈现明显的周期性变化。从表 10-6 可看出,同一周期的主族元素,从左到右,元素电负性呈递增趋势;同一主族中,从上到下,元素电负性呈下降趋势。副族元素的电负性没有明显的变化规律。

金属元素的电负性一般小于 2,非金属元素的电负性一般大于 2,但这并不是一个严格的界限。在周期表中,电负性小的元素位于周期表的左下角,其中 Cs 的电负性最小,等于 0.79,它位于同期表的左下角,是金属性最强的元素。电负性大的元素位于周期表的右上角方位,其中 F 的电负性最大,等于 3.98,它位于周期表的右上角,是非金属性最强的元素。需要注意的是,元素的电负性数值不是固定不变的,它随成键原子氧化值的不同而略有不同,如 Cu^+ 为 1.9,Cu^{2+} 为 2.0 等。

本 章 小 结

本章介绍了微观粒子能量量子化及其表现形式——线状光谱、波粒二象性、电子波动性特征、概率波及其表现形式——电子衍射图,电子的运动特征——无固定轨道(不确定原理)等微观粒子的基本特征。

描述了如何通过 Schrödinger 方程的解——波函数或称原子轨道(径向波函数、角度波函数)及其图形、径向分布函数图、概率密度(电子云)图形、4 个量子数(主量子数 n,角量子数 l,磁量子数 m 和自旋量子数 m_s)描述氢原子核外电子的运动状态和氢原子的量子化结构模型,并进一步结合屏蔽效应和钻穿效应给出 Pauling 多电子原子轨道近似能级顺序图,在遵守核外电子排布规律(Pauli 不相容原理、能量最低原理或构造原理及 Hund 规则)的条件下,给出描述多电子原子结构近似模型——原子的核外电子排布及价层电子组态的方法。

简要介绍了周期表中元素的周期、族、分区和结构特征,如何根据基态原子的电子组态推测元素在周期表中的位置(周期、族和区),以及元素有效核电荷 Z'、原子半径 r、元素的电离能 I、电子亲和能 A 和电负性 X 等元素性质的周期性变化规律与原子结构的本质关系。

习　题

一、选择题

1. 下列说法中错误的是:
A. 波函数和原子轨道两者的含义是一致的
B. 测不准原理反映了微观粒子的运动是无确定轨道的
C. 除氢原子外,3p 轨道的能量总比 3s 轨道的能量高
D. ψ^2 表示电子在核外空间出现的概率与离核远近的关系
E. 2p 轨道上的电子可沿着哑铃形的轨道运动

2. 下列用于描述电子运动状态的四个量子数,哪个是不正确的:
A. $3, 2, 2, +\frac{1}{2}$　　　　B. $3, 1, -1, +\frac{1}{2}$　　　　C. $1, 0, 0, -\frac{1}{2}$
D. $2, -1, 0, +\frac{1}{2}$　　　　E. $4, 4, 0, +\frac{1}{2}$

3. 下列说法中,正确的是:
A. 主量子数为 1 时,有自旋相反的两个轨道
B. 主量子数为 3 时,有 3s、3p、3d 共三个轨道
C. 在任一原子中,2p 能级总是比 2s 能级高,氢原子除外
D. 电子云是电子出现的概率随 r 变化的图像
E. 电子云图形中的小黑点代表电子

4. 氢原子的 s 轨道波函数:
A. 与 θ, φ 无关　　B. 与 θ 有关　　C. 与 θ, φ 有关
D. 与 r 无关　　E. 与 θ, φ, r 有关

5. de Broglie 关系式是:
A. $\Delta x \cdot \Delta p \geq h/4\pi$　　B. $h\nu = E_2 - E_1$　　C. $\lambda = h/p$
D. $\lambda = c/\nu$　　E. $p = m\nu$

6. He 的 E_{1s} 与 Kr 的 E_{1s} 相比,应有:
A. $E_{1s}(\text{He}) = E_{1s}(\text{Kr})$　　B. $E_{1s}(\text{He}) < E_{1s}(\text{Kr})$　　C. $E_{1s}(\text{He}) > E_{1s}(\text{Kr})$
D. $E_{1s}(\text{He}) \gg E_{1s}(\text{Kr})$　　E. $E_{1s}(\text{He}) \ll E_{1s}(\text{Kr})$

7. 径向分布函数图表示:
A. 核外电子出现的概率密度与 r 的关系
B. 核外电子出现的概率与 r 的关系
C. 核外电子的 R 与 r 的关系
D. 核外电子的 R^2 与 r 的关系
E. 核外电子的能量与 r 的关系

8. 在多电子原子中,决定电子能量的量子数为:
A. n　　　　B. n 和 l　　　　C. n, l 和 m
D. l　　　　E. n, l, m 和 m_s

9. 描述基态 $_{19}$K 原子最外层电子运动状态的四个量子数是:

A. 4,1,0, +$\frac{1}{2}$ B. 4,1,1, +$\frac{1}{2}$ C. 3,0,0, +$\frac{1}{2}$

D. 4,0,0, +$\frac{1}{2}$ E. 4,1,-1, +$\frac{1}{2}$

10. 电子排布为[Ar]3d⁶4s⁰者,可以表示为:
A. Mn^{2+} B. Fe^{3+} C. Co^{3+}
D. Ni^{2+} E. Cr^{3+}

11. 某元素 -2 价离子的电子构型和氩(Ar)的电子构型相同,该元素为:
A. Al   B. P   C. S
D. Cl   E. Ca

12. 已知某元素 +3 价离子的电子排布式为 $1s^22s^22p^63s^23p^63d^5$,该元素在周期表中属于哪一族:
A. ⅡA   B. ⅢA   C. ⅤB
D. ⅧB   E. ⅢB

13. 下列电子组态中,属于原子激发态的是:
A. $1s^22s^12p^3$ B. $1s^22s^22p^63s^2$ C. $1s^22s^22p^63s^23p^63d^54s^1$
D. $1s^22s^22p^63s^14s^1$ E. $1s^22s^22p^63s^23p^63d^{10}4s^1$

14. 下列元素原子半径大小顺序正确的是:
A. Al < Si < P < S   B. I < Br < Cl < F   C. P > N > O > F
D. O > N > C > Si   E. Na > K > H

15. 下列哪组元素的电负性大小顺序是正确的:
A. O > N > P > F   B. Si > P > N > O   C. O > S > P > Si
D. N > O > P > Si   E. Na > Mg > Al > Si

二、填空题

1. 已知某原子中的 5 个电子的各组量子数如下:

(1) 4,2,1, -$\frac{1}{2}$ (2) 4,2,0, +$\frac{1}{2}$ (3) 2,1,0, +$\frac{1}{2}$

(4) 2,0,0, -$\frac{1}{2}$ (5) 3,1,1, -$\frac{1}{2}$

请写出这些电子的能量由高到低的顺序:_____。

2. 第四周期中具有最多单电子的元素 M 的元素符号是(1)_____,核外电子排布式(2)_____,原子序数为(3)_____,共有(4)_____个单电子,属第(5)_____周期、(6)_____族、(7)_____区。

3. 写出下列各元素基态原子的电子组态,并指出它们各属于第几周期? 第几族? 哪一分区的元素? 共有几个能级? 含有多少个单电子?

元素	基态原子电子组态	周期	族	区	能级	单电子数
₃₃As						
₂₆Fe						
₂₈Ni						
₃₀Zn						

三、简答题

1. 每天人们在工作或运动中不断地消耗能量,如果 Planck 量子理论是正确的,为何我们没能感觉出能量的释放是不连续的,即量子化的?

2. 在径向分布函数图中,氢原子的 1s 电子在核外出现概率最大的地方是在距核 52.9 pm 球壳处,同理,在电子云的界面图内,在半径为 52.9 pm 处,电子云也将是最密集的地方。这种说法对吗?

3. 在一个原子中,量子数 $n = 3, l = 2, m = 0$ 的轨道允许的电子数最多是多少?

4. 写出下列各能级或轨道的名称:
(1) $n = 2, l = 1$;(2) $n = 3, l = 0, m = 0$;(3) $n = 4, l = 2$;(4) $n = 5, l = 3$。

5. 什么叫屏蔽效应和钻穿效应?试用钻穿效应说明原子轨道能级的交错现象。

6. 试用四个量子数表示基态 Cu 原子的最外层电子的运动状态。

7. 请解释为何 He^+ 离子中 2s 和 2p 轨道的能量相等,而在 Ne^+ 离子中 2s 和 2p 轨道的能量不相等?

8. 下列各元素基态原子的电子排布分别违背了什么原理?请写出正确的电子排布式。
(1) $_6C\ 1s^2 2s^1 2p^3$ (2) $_{26}Fe\ [Ar]3d^5 4s^3$ (3) $_{24}Cr\ [Ar]3d^4 4s^2$

9. 下列叙述是否正确?若有错误,应如何正确描述?
(1) 第ⅧB 族元素的价电子组态为 $(n-1)d^6 ns^2$;
(2) 第四周期的过渡金属元素的原子进行电子填充时先填 3d 轨道然后填 4s 轨道,失去电子时也是按这个顺序。

10. 第四周期某元素,其原子失去 2 个电子后,在 $l = 2$ 的简并轨道中各占有 1 个单电子,试推测该元素的原子序数,并指出该元素的名称。

11. 请说明元素的原子半径在周期表中呈现什么样的周期性变化规律,为何会有这些周期性的变化规律?

12. 从教材中图 10-18 中可知,元素第一电离能具有周期性的变化规律,但在同一周期元素中电离能的变化还有小波动现象,例如,N、P、As 元素的 I_1 分别比 O、S、Se 元素的 I_1 高。请根据原子结构的特点给予合理解释。

13. 从教材中表 10-5 中可知,元素第一电子亲和能具有周期性的变化,但第二周期的 B、C、N、O、F 元素的电子亲合能呈现反常现象。请根据原子结构的特点给予合理解释。

(李雪华)

第十一章 离子键、共价键和分子间作用力

学习目标

掌握 现代价键理论要点和 σ 键、π 键的特征;杂化轨道理论基本要点,sp 型杂化特征,等性、不等性杂化概念及应用。

熟悉 离子键的形成条件、特征及晶格能对离子化合物性质的影响;价层电子对互斥理论判断 AB_m 型分子空间构型的规则及应用;分子轨道理论要点,第一、二周期同核双原子分子轨道能级图,并能用其解释分子的磁性与稳定性;分子间力类型、特点、产生原因;氢键形成条件、特征、应用。

了解 离子极化的概念以及离子极化对化合物键型和性质的影响;三种 AB 型离子晶体的结构特征;异核双原子分子轨道能级图;键参数的基本概念。

从原子结构观点看,除稀有气体具有稳定构型,以单原子分子形式存在外,其他原子由于结构不稳定,在自然界中,只能按一定方式组合成分子或晶体。在分子或晶体中,相邻两原子或离子之间强烈的相互作用力称为**化学键**(chemical bond)。通常化学键的键能约为几十到几百千焦每摩尔。按化学键形成的方式与物质性质的不同,将化学键分为离子键、共价键(包括配位键)和金属键三种基本类型。另外,在分子之间还存在一种较弱的相互作用力,称为**分子间作用力**(intermolecular force),其作用能比化学键小 1~2 个数量级。物质的性质由分子的性质及分子间的作用力决定,而分子的性质又取决于分子的内部结构,分子的构型不同,分子的性质就有差异;如果是生物活性分子或药物分子,其活性不仅取决于分子的结构,还与分子间作用力所引致的不同构象相关,如蛋白质分子的活性取决于其三级和四级结构。因此研究分子中的化学键、分子的空间构型及分子间作用力对于了解物质的性质和变化规律具有重要意义。

第一节 离子键和离子晶体

一、离 子 键

(一) 离子键的形成和本质

根据稀有气体具有稳定构型的事实,1916 年德国化学家 W. Kossel(科塞尔)提出离子键理论。Kossel 认为,活泼金属和活泼非金属相互靠近时,由于二者电负性相差较大,活泼金属失去最外层电子,而活泼非金属得到电子,二者形成具有稀有气体构型的正、负离子,这些带相反电荷的离子通过静电作用形成离子化合物,这种正负离子间的静电吸引力称为**离子键**(ionic bond)。含有离子键的化合物称为**离子化合物**(ionic compound)。

例如,NaCl 的形成:当电负性大的氯原子(价电子组态 $3s^23p^5$)与电负性小的钠原子(价电子组态 $3s^1$)相互作用时,Na 失去最外层的 1 个电子成为 Na^+,Cl 原子得到 1 个电子成为 Cl^-,二者都形成具有稀有气体构型的离子,Na^+ 和 Cl^- 靠静电作用形成稳定的离子键。与此同时,系统放出 450 kJ·mol^{-1} 的能量。

如图 11-1 所示,当钠离子和氯离子相互靠近时,随着核间距离 r 减小,二者之间吸引力逐渐增

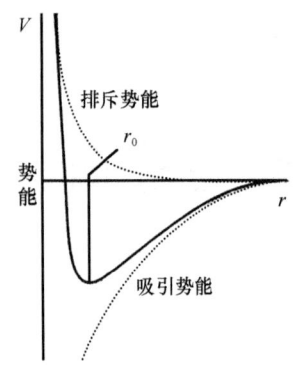

图 11-1 NaCl 形成时的势能变化

大,吸引势能减小,与此同时,两个原子核之间、电子和电子之间还存在相互排斥力,这种斥力随着核间距离的减小而增大,当引力和斥力达到平衡状态时,NaCl 的势能达最低点,形成稳定的 NaCl 晶体。

从 NaCl 的形成可以看出,离子键的形成条件是,成键的两原子电负性差值要足够大,才能够发生电子完全转移形成正负离子。一般认为,两原子电负性差大于 1.7 时形成离子键。离子键的本质是正负离子间的静电引力,由库仑定律可知:静电引力取决于正负离子所带的电荷(q^+ 和 q^-)以及离子间的距离(r):

$$f = \frac{q^+ \cdot q^-}{r^2} \tag{11-1}$$

由于静电引力没有方向性与饱和性,所以,只要空间条件许可,一个离子可以同时吸引尽可能多的异号电荷离子。

(二) 离子键的影响因素

从上述讨论可以看出,离子键的强弱取决于离子间静电引力的大小。离子键的强度通常用**晶格能**(lattice energy)衡量。它是指在标准状态下(298.15 K)将 1 mol 离子晶体转化为气态离子所需要吸收的能量,以符号 U 表示。晶格能不能用实验方法直接测定,需用理论或其他实验数据来估算。例如,

$$NaCl(s) \xrightarrow{298.15K,\text{标准状态下}} Na^+(g) + Cl^-(g) \quad (U = 786 \text{ kJ} \cdot \text{mol}^{-1})$$

晶格能越大,表示正负离子间吸引力越大,离子键就越稳定,断开离子键所需要的能量则越大。因此,离子晶体的熔点高低取决于晶格能的大小,而晶格能又与正、负离子电荷和离子半径有关:

$$U \propto \frac{Z_+ \cdot Z_-}{r_+ + r_-} \tag{11-2}$$

式中:Z_+、Z_- 分别为正、负离子所带电荷;r_+、r_- 分别为正、负离子的半径。

从式(11-2)可以看出,离子半径相同时,正负离子所带的电荷数越大,晶格能越大。如 NaCl 和 BaO,离子核间距离非常接近,但晶格能却相差很大,NaCl 为 787 kJ·mol^{-1},BaO 是 3054 kJ·mol^{-1}。在常见离子中,电荷数最高的是 +4,如 Th^{4+}、Ce^{4+}、Sn^{4+};电荷数最低的是 -3,如 PO_4^{3-}、AsO_4^{3-}。

当电荷数相同时,晶格能一般随着**离子半径**(ionic radius)的减小而增大。和原子一样,离子也没有固定的半径,可以把离子晶体中相互接触的正、负离子**核间距**(internuclear distance)作为两种离子的半径之和看待。正、负离子的核间距可以通过 X 射线衍射实验测得,但两个离子间的分界线很难判断。通常是先确定某些离子的半径作为基准,然后计算出其他离子的半径;或依据正、负离子的半径比与半径和求算离子半径。

不同元素离子半径变化规律如下:

(1) 正离子半径小于其单质形式的原子半径,而负离子半径则大于其单质形式的原子半径;同一元素正离子半径随着电荷数增大而减小,负离子则相反。如 Fe > Fe^{2+} > Fe^{3+},Cl < Cl^-。

(2) 正离子的半径较小,为 10~170 pm;负离子的半径较大,为 130~260 pm。

(3) 同一周期不同元素正离子的半径随电荷数的增加而减小,如 Na^+ > Mg^{2+} > Al^{3+};负离子的半径随电荷数的增加而增大。

(4) 同一主族元素,离子半径自上而下随核电荷数的增加而递增,如 Li^+ < Na^+ < K^+ < Rb^+ < Cs^+ 和 F^- < Cl^- < Br^- < I^-。

(5) 对同一副族的元素而言,离子半径无规律可循。

晶格能大小主要影响物质的物理性质,表 11-1 列出部分化合物物理性质随离子半径、电荷变化的规律。

表 11-1　一些离子晶体的物理性质与晶格能

NaCl 型晶体	NaI	NaBr	NaCl	NaF	BaO	SrO	CaO	MgO
离子电荷	1	1	1	1	2	2	2	2
核间距 / pm	323	298	282	231	277	257	240	210
晶格能 / (kJ·mol^{-1})	704	747	787	923	3054	3223	3401	3791
熔点 / ℃	661	747	801	993	1918	2430	2614	2852
硬度(金刚石 = 10)	< 2.5	< 2.5	2.5	3.2	3.3	3.5	4.5	6.5

从表中可以看出,晶格能随着电荷数的增大和离子的核间距离减小(离子半径减小)而增大,晶格能越大,物质熔点越高,硬度越大。

二、离子晶体

(一) 晶体的特征和类型

自然界的固体分为**晶体**(crystal)和**无定形物质**(amorphuos solids)两类。晶体是原子、离子或分子按照一定的周期性在空间排列形成具有一定规则的几何外形的固体,如氯化钠是立方形。晶体不仅外形规则,其内部原子的排列也十分规整有序,如果把晶体中任意一个原子沿某一方向平移一定距离,必能找到一个同样的原子。而玻璃、珍珠、沥青、塑料是无定形物质,也可称为**非晶体**(non crystal),其内部原子的排列则是杂乱无章的。准晶体是最近发现的一类新物质,其内部排列既不同于晶体,也不同于非晶体。

金刚石、氯化钠、石英等属于晶体。晶体不仅有固定的几何外形,同时呈现刚性和不可压缩性,除此之外,晶体还有固定的熔点和各向异性(anisotropy)。所谓各向异性是指晶体在不同方向上的物理性质存在差异。如石墨,当晶体受到外力作用时,很容易沿层状方向断裂;而与层平行方向上的导电性比与层垂直方向上高约 1 万倍。此外,晶体的导热性、膨胀性、光学性质以及溶解性,都表现出一定的各向异性。而非晶体不存在周期重复性规律的特征形状,也没有固定的熔点。

晶体的这些特性是晶体内部结构的反映。应用 X 射线研究晶体结构表明,晶体内部的质点具有周期性重复的规律。

把晶体中的粒子(原子、离子或分子)抽象地看成一个点(称为结点),把它们沿着一定方向联接起来,构成不同形状的空间格子(space lattice)(又称为空间点阵),简称为**晶格**(lattice)。晶格中含有的晶体结构中具有代表性的最小单元称**晶胞**(unit cell),晶胞无间隙排列形成晶体。如图 11-2 所示。

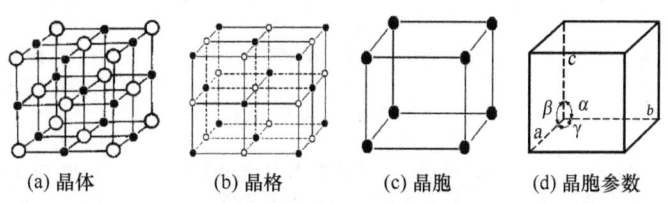

(a) 晶体　　(b) 晶格　　(c) 晶胞　　(d) 晶胞参数

图 11-2　晶体、晶格、晶胞和晶胞参数

这些晶胞都是六面体。可用六面体的 3 边之长 a、b、c 及 cb、ca、ab 所形成的 3 个夹角 α、β、γ 表示这些六面体,即表示晶胞的大小和形状,如图 11-2(d)所示,这 6 个参数称为**晶胞参数**(laittice parameters)。根据晶胞参数的不同可将晶体分为 7 大晶系:立方晶系、正交晶系、四方晶系、单斜晶系、三方晶系、三斜晶系和六方晶系;按照质点在平行六面体中的位置,7 个晶系又可分为 14 种晶格,如表 11-2 所示。

表 11-2 七大晶系和十四种晶格

晶系	晶胞尺度	晶胞角度	晶格
立方	$a = b = c$	$\alpha = \beta = \gamma = 90°$	简单 体心 面心
正交	$a \neq b \neq c$	$\alpha = \beta = \gamma = 90°$	简单 体心 底心 面心
四方	$a = b \neq c$	$\alpha = \beta = \gamma = 90°$	简单 体心
单斜	$a \neq b \neq c$	$\alpha = \gamma = 90°$	简单 底心
三方	$a = b = c$	$\alpha = \beta = \gamma \neq 90°$	简单
三斜	$a \neq b \neq c$	$\alpha \neq \beta \neq \gamma \neq 90°$	简单
六方	$a = b \neq c$	$\alpha = \gamma = 90°\ \gamma = 120°$	简单

NaCl 属于面心立方晶胞。

按照组成晶体的质点不同,可将晶体分为四种类型:离子晶体,分子晶体,原子晶体和金属晶体。因为质点间结合力不同,这四种晶体的物理性质也不相同。表 11-3 列出这四种晶体的特性。

表 11-3 晶体的四种基本类型对比

晶体类型	晶格结点上的质点	质点间作用力	晶体的一般性质	实例
离子晶体	正离子 负离子	离子键	熔点较高、硬而脆、熔融状态导电性良好。易溶于极性溶剂	活泼金属的氧化物和盐类等,如 NaCl、MgO
原子晶体	原子	共价键	熔点高、硬度大、不导电,难溶解	金刚石、单质硅、单质硼、碳化硅(SiC)、石英(SiO_2)、氮化硼(BN)等
分子晶体	分子	分子间力、氢键	熔点低、易挥发、硬度小、不导电,极性分子和非极性分子遵守相似相溶原则	稀有气体、多数非金属单质、共价化合物、有机化合物等,如干冰
金属晶体	金属原子 金属阳离子 自由电子	金属键	导电性、导热性、延展性好,有金属光泽,熔点、硬度差别大	金属或合金。如 W 熔点为 3683.15 K,汞的熔点为 234.28 K

（二）离子晶体

离子晶体(ionic crystals)是由阴、阳离子通过离子键结合形成的晶体。离子化合物通常是离子晶体，如 NaCl、LiF 等。典型的离子晶体中没有分子，只有离子。

在离子晶体中，由于负离子半径较大，正离子半径小，离子晶体可以看成是负离子按一定方式紧密堆积，正离子排入负离子紧密堆积后形成的空隙当中，阴、阳离子在晶格结点上有规则地交替排列。图 11-3 为氯化钠晶胞，Na^+ 和 Cl^- 按一定的规则在空间相隔排列，每一个 Na^+ 的周围有 6 个 Cl^-，而每一个 Cl^- 的周围也有 6 个 Na^+。通常把晶体内（或分子内）某一离子周围最接近的粒子数目，称为该离子的配位数。

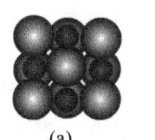
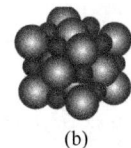
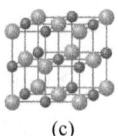

(a)　　　　(b)　　　　(c)

图 11-3　氯化钠晶胞

Na^+ 和 Cl^- 的配位数均为 6，二者数目比为 1∶1，其化学组成习惯上以"NaCl"表示。所以称 NaCl 化学式比分子式更确切。

离子晶体中阴、阳离子靠离子键结合，离子键键能较大，所以离子晶体一般具有较高熔、沸点，且硬度较大，难挥发。离子晶体通常易溶于水，在水溶液和熔融状态下能够导电。

离子晶体中阳、阴离子在空间的排列情况是多种多样的。这里主要介绍三种典型 AB 型离子晶体结构：NaCl 型、CsCl 型和立方 ZnS 型，如图 11-4 所示。

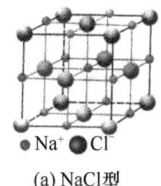
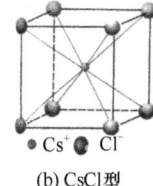
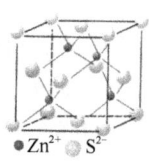

● Na^+ ● Cl^-　　　● Cs^+ ● Cl^-　　　● Zn^{2+} ● S^{2-}

(a) NaCl 型　　　　(b) CsCl 型　　　　(c) 立体 ZnS 型

图 11-4　三种典型的 AB 型化合物晶胞结构

NaCl 型：NaCl 型是最常见的典型 AB 型离子晶体。它是面心立方晶胞，正、负离子的配位数均为 6。KI、LiF、NaBr、MgO、CaS 等属 NaCl 型。

CsCl 型：CsCl 晶体的晶胞是简单立方晶胞，阴离子占据立方体 8 个顶角，阳离子填入八面体空隙中，每个阳离子周围有 8 个阴离子，每个阴离子周围同样也有 8 个阳离子，阴、阳离子的配位数均为 8。TlCl、CsBr、CsI 等属 CsCl 型。

立方 ZnS 型*：立方 ZnS 型晶体的晶胞也是面心立方晶胞，阳离子填入四面体空隙中，阴、阳离子配位数均为 4。BeO、ZnSe 等晶体均属立方 ZnS 型。

离子晶体中离子如何排布取决于正负离子的电荷数、半径，以及离子极化作用。下面简要说明这些因素对离子晶体排布的影响。

1. 离子电荷数　对晶体构型相同的离子化合物，离子电荷数越多，核间距越短，晶格能越大，熔点越高，硬度越大。利用晶格能数据可以解释和预测离子晶体物质的某些物理性质。晶格能可作为衡量某种离子晶体稳定性的标志，晶格能越大，该离子晶体越稳定。

---

*ZnS 本身是共价化合物，但因某些 AB 型离子晶体内离子分布与其相似，结晶化学习惯上把此类型的离子晶体称为 ZnS 型。

2. 离子半径比 离子键的特点是没有饱和性和方向性,只要空间条件许可,每个离子周围尽可能排列较多的异号离子。由于离子大小不同,离子周围空间能够容纳的异号离子个数(配位数)也不相同。离子晶体的种类和正负离子的半径之比有关。AB 型化合物的离子半径比和配位数及晶体构型关系如表 11-4 所示。

表 11-4 AB 型化合物的离子半径比和配位数及晶体构型的关系

半径比 r_+/r_-	配位数	晶体构型	实例
0.225 ~ 0.414	4	ZnS 型	ZnS、CuCl 等
0.414 ~ 0.732	6	NaCl 型	NaCl、MgO 等
0.732 ~ 1	8	CsCl 型	CsCl、TiCl 等

由此可见,离子半径的大小会影响晶体类型,也会影响晶体的稳定性。并不是所有离子化合物都严格遵循上述规则的。实际上,在离子半径比接近极限时,可能存在两种构型的混合物。例如,二氧化锗,$r_+/r_- = 0.40$,接近 0.414,二氧化锗晶体同时有 ZnS 型和 NaCl 型两种晶体存在。还需要注意,离子半径比规则只适用于离子晶体,而不适用于共价化合物。

实际上,离子晶体中,正负离子由于相互吸引,离子发生变形,使离子间除静电引力外,还产生附加的作用力,这不仅使离子晶体的类型发生变化,而且影响物质的性质。例如,AgI 的离子半径比计算值 $r_+/r_- = 0.583$,应为 NaCl 型晶体,但实际上是 ZnS 型,而且 AgI 在水中的溶解度极小,表明 AgI 中的化学键不是典型的离子键。

(三) 离子极化

1. 离子性百分数 活泼金属和活泼非金属之间化合形成的卤化物、氧化物、氢氧化物及含氧酸盐中均存在离子键。元素的电负性差值越大,它们之间所形成的化学键的离子性越大。但是实验证明,即使电负性最小的铯与电负性最大的氟形成的最典型的离子化合物 CsF,键的离子性也只有 92%。也就是说,Cs^+ 和 F^- 之间并非纯粹的离子键,还有 8% 的共价性。可以用离子性百分数表示一个化学键的离子性的相对大小。离子性百分数与电负性差值之间的关系如图 11-5 所示。

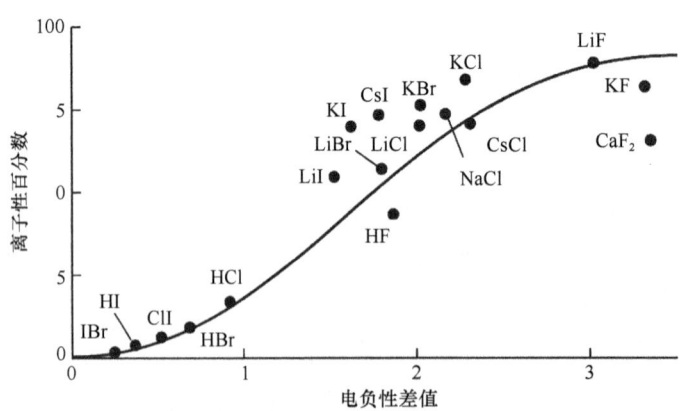

图 11-5 AB 型化合物单键的离子性百分数与电负性差值之间的关系

一般只要化合物中离子性百分数大于 50%(正负离子电负性差 > 1.7),就认为该化合物为离子化合物。离子化合物的共价性可用离子极化的观点解释。

2. 离子极化 如图 11-6 所示,孤立离子的电荷分布是球形对称的,其正、负电荷重心是重合的。将离子置于电场中,离子的电子云会受到正电场的吸引和负电场的排斥发生变形而产生极性,这个过程称为**离子极化**(ionic polarization)。

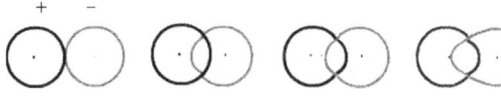

图 11-6 离子极化过程

离子的极化过程是双向的,一方面,离子本身带电荷,产生电场,对异号离子产生极化作用,使其最外层电子云发生变形,称为**离子的极化能力**(polaring power)。另一方面,离子受异号离子极化而使外层电子云变形的性能,称为**离子的变形性**(polarizability)。离子的极化能力和变形性统称为离子极化。

一般来说,阳离子的半径比较小,带正电荷,对相邻阴离子电子云会产生吸引而使它变形(极化作用)。阴离子一般半径较大,外围有较多负电荷,因而在电场作用下容易发生电子云变形(离子的变形性)。所以,通常情况下,主要考虑正离子的极化作用和负离子的变形性。

影响离子极化的主要因素:离子的极化能力、离子的变形性及离子的电子组态。

(1) 离子的电子组态:离子是原子得失电子后形成的。所谓离子的电子组态,主要是指离子的最外层电子结构。按照离子的价层电子组态,可把离子分成以下几类:

1) 2 电子离子:如 Li^+ 和 Be^{2+}。

2) 8 电子离子:s 区金属阳离子、部分 p 区金属阳离子和所有的简单阴离子,如 Na^+、Cl^-。

3) 9~17 电子(不规则构型)离子:d 区金属离子,如 Fe^{3+},价层电子组态为 $3s^2 3p^6 3d^5$,共 13 个电子。

4) 18 和 18+2 电子离子:主要是 ds 区金属离子,以及部分 p 区金属阳离子,如 Pb^{2+}、Ag^+。

(2) 离子的极化能力:离子极化能力的大小与离子的电荷、离子的半径以及离子的电子组态等因素有关。

1) 正离子的电荷越高、半径越小,离子的极化能力越强。如 $NaCl$、$MgCl_2$、$AlCl_3$ 中,阳离子的极化能力强弱为 $Na^+ < Mg^{2+} < Al^{3+}$。

2) 当离子电荷相同、半径相近时,离子的电子组态对离子极化能力起决定性的影响。不同离子电子组态的极化能力大小有如下顺序:18、(18+2)、2 电子组态 > 9 ~ 17 电子组态 > 8 电子组态。

例如,$NaCl$ 和 $CuCl$ 晶体在性质上有明显不同,$NaCl$ 在水中溶解度很大,而 $CuCl$ 却很小。尽管它们的阴、阳离子电荷数都相同,Na^+ 的半径(95 pm),与 Cu^+ 的半径(96 pm)又极为相近,但它们的电子组态不同,Na^+ 是 8 电子组态,Cu^+ 是 18 电子组态,Cu^+ 离子的极化能力明显大于 Na^+,使 $CuCl$ 带有明显的共价性,说明离子电子组态也是影响离子极化能力的重要因素。

(3) 离子的变形性:离子的变形性主要取决于离子半径的大小、离子的电荷数和离子电子组态。

1) 离子半径越大,原子核对外层电子吸引力相对较弱,在外电场作用下,电子云容易发生变形,所以变形性较大。

2) 电子组态相同的离子,阴离子由于电子云密度大,一般比阳离子容易变形。阳离子电荷数越高,变形性越小;阴离子相反,电荷数越高,变形性越大。

3) 当离子电荷相同、离子半径相近时,不同电子组态的离子变形性不同:18、18 + 2 电子组态 > 9 ~ 17 电子组态 > 8 电子组态。

离子变形性大小可用离子极化率来量度。**离子极化率**(polarizability)(α)定义为离子在单位电场中被极化所产生的诱导偶极矩(μ),$\alpha = \mu / E$;显然,电场强度 E 一定时,μ 越大,α 也越大,即离子变形性越大。

综上所述,阳离子半径越小,电荷数越高,极化能力越强;而阴离子半径越大,电荷数越高,变形性越大。其他条件相同时,18及(18+2)电子组态的离子极化能力和变形性最大,而8电子组态离子的极化能力和变形性最小。

(4)离子的附加极化作用:在阳离子极化阴离子的同时,阴离子也会对阳离子产生极化作用,称为附加极化作用(图11-7)。

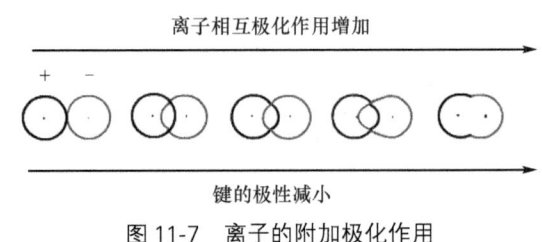

图 11-7 离子的附加极化作用

如图11-7所示,阴离子被极化变形后反过来诱导阳离子,使阳离子也发生变形,产生极化,使阴、阳离子的极化程度均显著增大,这种效应称为附加极化作用。

3. 离子极化对物质结构和性质的影响

(1)离子极化对化学键型的影响:离子键本身是静电引力、离子极化的结果,使阴、阳离子除了静电引力外,还发生一定程度的电子云重叠,产生共价性,使离子性百分数下降。关于共价键将在第二节中系统讨论。也就是说离子极化使离子键向共价键过渡,化学键的极性减弱,离子键和共价键不再有明显界限。

如卤化银,由于Ag^+是18电子组态的离子,不仅极化能力强,变形性也较大。对AgX而言,随着卤素离子半径的增大,变形性增强,Ag^+和X^-之间的相互极化作用不断增强,形成化学键的极性不断减弱,AgF是离子化合物,而对于AgI来说,已经是以共价键进行结合了,如表11-5所示。

表 11-5 卤化银的键型

卤化银	AgF	AgCl	AgBr	AgI
卤素离子半径/pm	136	181	195	216
键型	离子键	过渡型键	过渡型键	共价键

从表11-5可以看出,由离子键逐步过渡到共价键,中间经过一系列同时含有部分离子性和部分共价性的过渡键型的阶段,在无机化合物中,实际上有不少化学键属于过渡键型。

(2)离子极化对物质性质的影响:离子极化的结果,使化学键型发生变化,主要影响物质的物理性质,例如,物质的颜色,随着离子极化作用增强而加深;极化作用使离子键向共价键过渡,使物质在水中的溶解度减小;同时,极化作用会使晶体的类型发生变化,物质的熔点降低。如AgX,从AgF到AgI,极化作用逐渐增强,颜色逐渐加深,溶解度逐渐减小,同时熔点以AgF最大,原因是AgF是离子晶体,熔化需要克服离子键,而其他的卤化银随着共价性增强,晶体由离子晶体向分子晶体过渡。

第二节 共价键理论

离子键理论解释了离子化合物的形成和特性,但不能说明电负性相等的相同原子为什么会形成分子(如H_2、O_2),也不能说明电负性差小于1.7的原子如H原子和Cl原子如何形成HCl分子。1916年,美国化学家G. N. Lewis(路易斯)为了说明这类分子的形成,提出了经典的共价键理论。他认为**共价键**(covalent bond)是由成键原子双方各自提供外层单电子组成共用电子对而不是电子转移形成。形成共价键后,成键原子一般都达到稀有气体原子的外层电子组态,因而稳定。

如Cl_2分子,当两个Cl原子形成Cl_2分子时,Cl原子最外层有7个电子,各提供一个单电子共

用,使每个原子外围达到稀有气体的稳定结构,从而形成 Cl_2 分子:

$$:\ddot{\underset{..}{Cl}}\cdot\cdot\ddot{\underset{..}{Cl}}: \quad :\ddot{\underset{..}{Cl}}-\ddot{\underset{..}{Cl}}:$$

以上结构称为 Lewis 结构式。当两原子共用 1 对或多对电子时,可分别形成单键、双键或叁键。例如,N_2 分子形成时共用 3 对电子,可形成叁键,每个 N 原子均达到了 8 电子结构。同样 HCl 分子也是 H 和 Cl 通过共用一对电子结合而成。

Lewis 理论虽然成功地解释了同种原子及电负性相差不大的不同原子可形成分子的原因,并初步揭示了离子键和共价键的区别,但是经典的 Lewis 共价键理论把电子看成是静止不动的负电荷,因而无法解释为什么两个带负电荷的电子不互相排斥反而互相配对,也无法说明共价键的饱和性和方向性以及一些共价分子的中心原子最外层电子数少于 8(如 BCl_3)或多于 8(如 PCl_5)但仍相当稳定等问题。

为了解决上述矛盾,1927 年德国化学家 W. Heitler(海特勒)和 F. London(伦敦)应用量子力学处理 H_2 分子结构,揭示了共价键的本质。L. Pauling(鲍林)等在此基础上建立起现代价键理论、杂化轨道理论和价层电子对互斥理论,1932 年,美国化学家 R. S. Muiliken(密立根)和德国化学家 F. Hund(洪德)提出了**分子轨道理论**(molecular orbital theory,简称 MO 法)。下面分别进行介绍。

一、现代价键理论

现代价键理论(valence bond theory,简称 VB 法,又称为电子配对法)是将量子力学处理氢分子形成的研究结果进行推广以后得到的。

(一) 共价键的形成

1. H_2 分子的形成 Heitler 和 London 用量子力学处理 H_2 分子的形成时,得到了 H_2 分子的能量(E)和核间距(r)的关系曲线,如图 11-8 所示。计算结果表明:当带自旋相反单电子的两个氢原子相互靠近时,随着核间距离的减小,两个氢原子的 1s 轨道发生叠加,两个氢原子核间电子云密度增大,体系能量下降,形成共价键。当核间距 r 达到 87 pm(实测值为 74 pm)时,两个原子轨道重叠最大,系统能量最低,两个氢原子间形成稳定的共价键,这称为**氢分子的基态**(ground state)。如果两原子的电子自旋方向相同,当两原子靠近时,1s 轨道重叠部分的波函数 ψ 值相减,互相抵消,使核间电子的概率密度减小,从而增大了两核间的斥力,致使两个氢原子不能成键,这种状态称为**排斥态**(repellent state)。

从图 11-8 可以看出,当系统能量达到最低点时,两个氢原子的核间距离远小于基态氢原子的半径(52.9 pm)之和,说明此时形成稳定的氢分子。当核间距离继续减小,由于氢原子核之间的斥力,系统能量迅速增大。如果氢原子电子自旋方向相同,则能量随着核间距离减小而增大,不能成键。

形成氢分子时,原子轨道相互重叠(图 11-9),使两核间电子云密度增大,屏蔽了两个原子核之间的斥力,与此同时电子云密集区对两个氢原子核产生吸引,从而使氢原子结合成分子,说明共价键的本质是电性的,但又不完全等同于正、负离子间的静电引力,成键的电子围绕两个原子核运动,在两核间出现的概率较大。

从氢分子的形成可以看出,要形成共价键,前提条件是成键的两个氢原子须有单电子且单电子自旋方向相反。将这个结果推广到所有的分子,就得到现代价键理论。

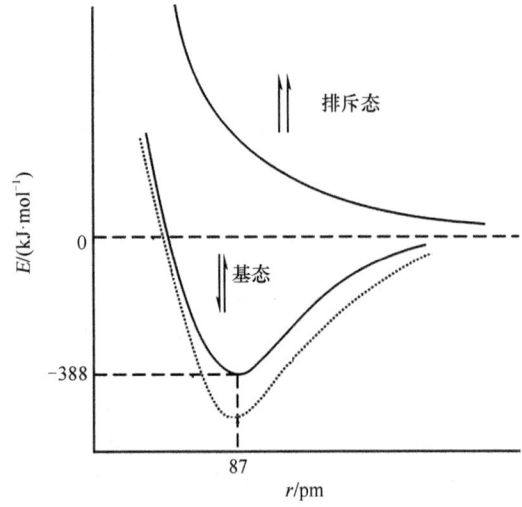

图 11-8　两个氢原子接近时的能量变化曲线

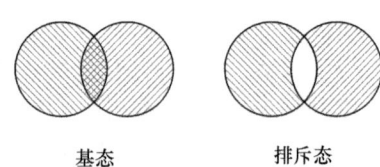

图 11-9　H_2 分子的两种状态

2. 价键理论的基本要点

（1）形成共价键的条件。成键的两原子必须有自旋相反的单电子，才能配对形成共价键。形成共价键时，成键电子的原子轨道需满足最大重叠，重叠程度越大，两核间电子的概率密度就越大，形成的共价键越牢固。

（2）共价键的特点。共价键的特点是具有饱和性和方向性。原子中有几个单电子就能形成几个共价键，这称为**共价键的饱和性**（saturation of covalent bond）。如 H 原子外层只有 1 个单电子，两个 H 原子以共价单键结合，即通过共用一对电子形成双原子分子。HCl 分子中 H 原子和 Cl 原子各有一个单电子，结合成 HCl，只形成一个共价键，但 O 原子最外层有 2 个单电子，所以能够和两个 H 原子结合成 H_2O 分子。

通过第十章的讨论，我们知道，除了 s 轨道是球形对称外，其他原子轨道在空间都有一定的伸展方向，要形成稳定的共价键，必须满足原子轨道的最大重叠，而要满足最大重叠，成键的原子轨道间必须沿着一定的方向重叠，所以共价键具有方向性。

例如，如图 11-10(a) 所示，在形成 HCl 分子时，假设以 x 轴作为键轴（即成键的两个原子核的连线），H 原子的 1s 轨道与 Cl 原子的 $3p_x$ 轨道只有沿着 x 轴方向靠近，才能满足它们之间的最大程度重叠，形成稳定的共价键。其他方向的重叠，如图 11-10(b) 和 11-10(c) 所示，因原子轨道没有重叠或重叠很少，故不能成键。

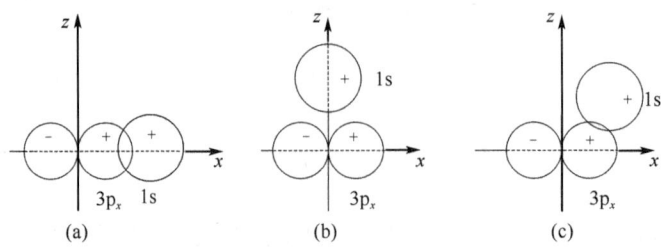

图 11-10　共价键的方向性

3. 共价键的类型　按成键电子对的来源不同，共价键分为正常共价键和配位共价键；按原子轨道重叠方式不同，共价键可分为 σ 键、π 键。

（1）σ 键。成键的原子轨道沿着键轴（假定为 x 轴）的方向以"头碰头"的方式相互重叠，轨道的重叠部分沿键轴呈圆柱形对称分布,形成的共价键称为 σ 键。例如,HCl 的形成:H 原子 s 轨道沿着键轴方向和 p 轨道以"头碰头"方式相互重叠,形成 σ 键。如图 11-11 所示,s-s、s-p_x 和 p_x-p_x 均可形成 σ 键。

（2）π 键。原子轨道沿键轴的方向以"肩并肩"的方式相互重叠形成的共价键称为 π 键。如图 11-12 所示,在 π 键中,原子轨道的重叠部分,对键轴所在的某一特定平面呈镜面反对称（原子轨道在镜面两边波瓣的符号相反）。

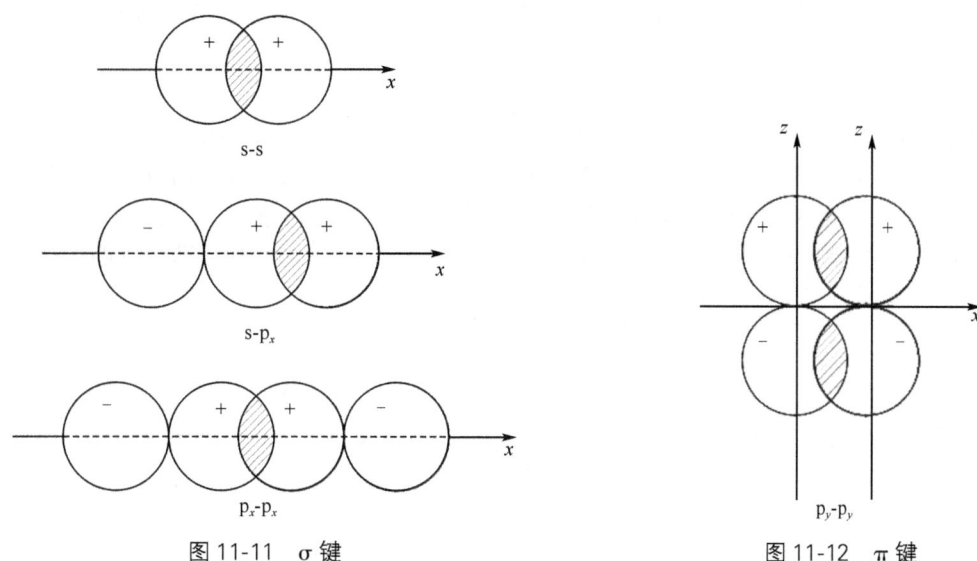

图 11-11　σ 键　　　　　　　　图 11-12　π 键

如 O_2 形成时,根据 O 原子的电子排布式可知,O 的价层电子组态为 $2s^22p^4$,有两个单电子在相互垂直的 p 轨道上,如果将 x 轴设为键轴,两个 O 原子的 p_x 和 p_x 轨道以"头碰头"方式重叠可形成 σ 键,与此同时,两个 O 的 p_z 轨道相互平行,且各有一个单电子,p_z 轨道只能以"肩并肩"的方式重叠形成 π 键。

O_2 形成一个 σ 键和 π 键,称为双键。一般在具有双键或叁键的两原子之间,只有一个 σ 键,其余都是 π 键。例如,N_2 分子内,N 原子之间有 1 个 σ 键和 2 个 π 键。N 原子的价层电子组态是 $2s^22p^3$,形成 N_2 分子时用的是 2p 轨道上的三个单电子。这三个 2p 电子分别分布在三个相互垂直的 $2p_x$,$2p_y$,$2p_z$ 轨道上。两个 N 原子的 p_x 轨道沿着 x 轴方向以"头碰头"的方式重叠,形成 σ 键,垂直于键轴（这里指 x 轴）的 $2p_y$ 和 $2p_z$ 轨道只能以"肩并肩"的方式两两重叠,形成两个 π 键。图 11-13 即为 N_2 分子中化学键示意图。

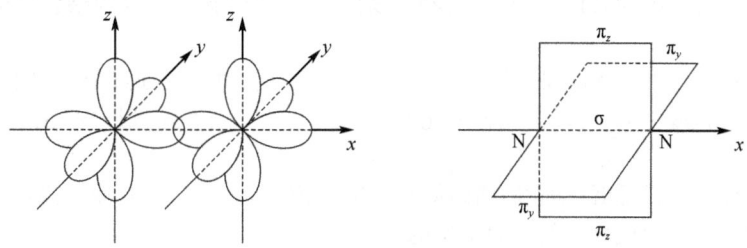

图 11-13　N_2 分子形成示意图

综上所述,σ 键的特点是:两个原子的成键轨道沿键轴方向以"头碰头"的方式相互重叠;原子轨道重叠部分沿键轴呈圆柱形对称,可以旋转,两成键原子间只能形成一个 σ 键,由于原子轨道重叠区域大,所以 σ 键稳定性大。π 键的特点是:两个原子轨道以"肩并肩"的方式重叠,轨道重叠部分垂直于键轴,对通过键轴的镜面呈反对称分布,其重叠程度小于 σ 键,所以 π 键稳定性差。π 键旋转易断开,一般只能与 σ 键共存于具有双键或叁键的分子中。

(3) 配位键。如果共价键的形成是由成键两原子中的一个原子单独提供电子对进入另一个原子的空轨道共用而成键,这种共价键称为**配位共价键**(coordinate covalent bond),简称**配位键**(coordination bond)。为区别于正常共价键,配位键用"→"表示,箭头从提供电子对的原子指向接受电子对的原子。例如,在 CO 分子中,O 原子除了以 2 个单的 2p 电子与 C 原子的 2 个单的 2p 电子形成 1 个 σ 键和 1 个 π 键外,还单独提供一对**孤对电子**(lone pair electron)进入 C 原子的 1 个 2p 空轨道共用,形成 1 个配位键,具体表示为

$$:\!\overset{..}{C}\!\cdot + \cdot\overset{..}{O}\!: \longrightarrow :C\!\equiv\!O:$$

由此可见,要形成配位键必须同时具备两个条件:一个是成键原子的价电子层有孤对电子;另一个是成键原子的价电子层有空轨道。只要条件具备,分子内、分子间、离子间以及分子与离子间均能形成配位键。配位键的形成方式虽和一般共价键不同,但一旦形成,两者没有任何区别。

价键理论较好地揭示了共价键的形成和共价键的本质,并成功地解释了共价键的饱和性和方向性问题,但在解释分子的空间构型方面却遇到了困难。

案例 11-1

C 原子的价层电子组态为 $2s^2 2p^2$,按照现代价键理论,C 原子有两个单电子,当 C 与 H 原子成键时,只能形成两个共价键,且共价键夹角应为 90°。实验测定发现:CH_4 分子的空间构型为正四面体,四个 C—H 键夹角 109°28′,且 4 个 C—H 键键能、键长完全相同。

问题:

1. 在 CH_4 分子中,C 原子和 H 原子是如何成键的?
2. 价键理论有何局限性?

(二) 杂化轨道理论

价键理论简单明了,很好地解释了共价化合物的形成过程以及共价键的特点,但不能解释 CH_4 分子中,为什么只有 2 个单电子的 C 原子能与 4 个 H 形成 4 个等价的共价键和正四面体空间构型;也不能解释为什么没有成单电子的 Be 能够形成直线形的共价分子。为了解决这些问题,1931 年 L. Pauling 等在价键理论的基础上提出了**杂化轨道理论**(hybrid orbital theory)。

1. 杂化轨道理论的基本要点

(1) 在成键过程中,由于原子间相互影响,处于分子中心的原子,其能量相近的原子轨道(即波函数)可以相互叠加,重新分配能量和空间取向,组成总数与原轨道数相等的新的原子轨道,这种轨道重新组合的过程称为**杂化**(hybridization),杂化后形成的新轨道称为**杂化轨道**(hybrid orbital)。

(2) 杂化轨道无论形状和能量与原来相比均发生了变化,电子云在某个方向更为集中,在与其他原子成键时重叠程度更大,所以杂化轨道比原来的轨道成键能力强,形成的化学键键能大,生成的分子更稳定。

(3) 为了使体系能量最低,杂化轨道之间尽可能采用最大夹角分布,使轨道间斥力最小,杂化轨道的伸展方向成为所形成分子的空间构型的主因。

2. 杂化类型与分子空间构型 根据参加杂化的原子轨道的种类,可以将轨道的杂化分为两类,一类是 sp 型杂化,另一类是 spd 型杂化。

(1) sp 型杂化:是指同一原子中能量相近的 ns 轨道和 np 轨道之间发生杂化形成新的杂化轨道的过程,按照参加杂化的 s 轨道和 p 轨道数目的不同,又可分为 sp、sp^2、sp^3 三种类型。

1) sp 杂化。如图 11-14 所示,由 1 个 ns 轨道和 1 个 np 轨道组合成 2 个 sp 杂化轨道的过程称

为 sp 杂化,所形成的轨道称为 sp 杂化轨道。每个 sp 杂化轨道均含有 $\frac{1}{2}$ 的 s 轨道成分和 $\frac{1}{2}$ 的 p 轨道成分。s 轨道和 p 轨道叠加后,符号相同的轨道波函数值增大,电子云密度增大,而符号相反的波函数叠加后相互抵消。杂化轨道的形状变得一头大,一头小,角度波函数在一个方向的值增大。为使相互间的排斥能最小,轨道间的夹角应最大,即 180°。2 个 sp 杂化轨道与其他原子轨道重叠成键形成直线形的分子。

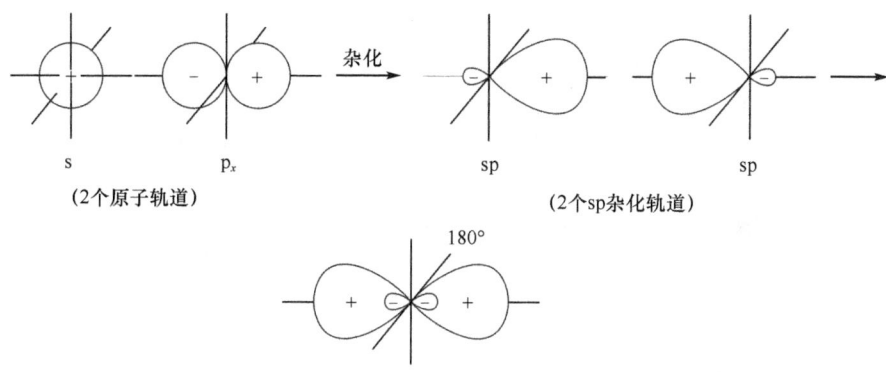

图 11-14　s 和 p 轨道组合成 sp 杂化轨道示意图

如图 11-15 所示为 $BeCl_2$ 分子的形成过程。Be 原子的价层电子组态为 $2s^2$,按照经典价键理论,由于 Be 原子没有单电子,因此不能和其他原子结合成共价分子,但实验测定发现,Be 可以和两个 Cl 形成直线型的 $BeCl_2$ 分子。杂化轨道理论认为,当 2 个 Cl 原子接近 Be 原子时,Be 原子的 1 个 2s 电子被激发到 2p 空轨道,价层电子组态为 $2s^1 2p_x^1$,含有单电子的 2s 轨道和 $2p_x$ 轨道进行 sp 杂化,形成夹角为 180°的 2 个能量相同的 sp 杂化轨道,2 个 Cl 原子中含有单电子的 3p 轨道与 Be 的 2 个 sp 杂化轨道重叠,形成 2 个 sp-p 的 σ 键,所以 $BeCl_2$ 分子的空间构型为直线形,其形成过程可表示为:

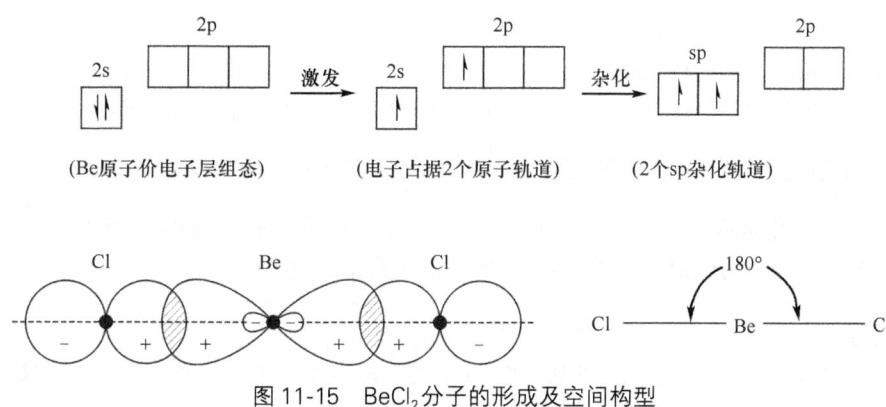

图 11-15　$BeCl_2$ 分子的形成及空间构型

2) sp^2 杂化。如图 11-16(a)所示,能量相近的 1 个 ns 轨道与 2 个 np 轨道组合成 3 个 sp^2 杂化轨道的过程称为 sp^2 杂化。每个 sp^2 杂化轨道含有 $\frac{1}{3}$ 的 s 轨道成分和 $\frac{2}{3}$ 的 p 轨道成分。为了使轨道间的排斥力最小,3 个 sp^2 杂化轨道呈平面三角形分布,夹角为 120°。当 3 个 sp^2 杂化轨道分别与其他 3 个相同原子的轨道重叠成键后,就形成平面正三角形构型的分子,如 BF_3 是平面三角形分子。

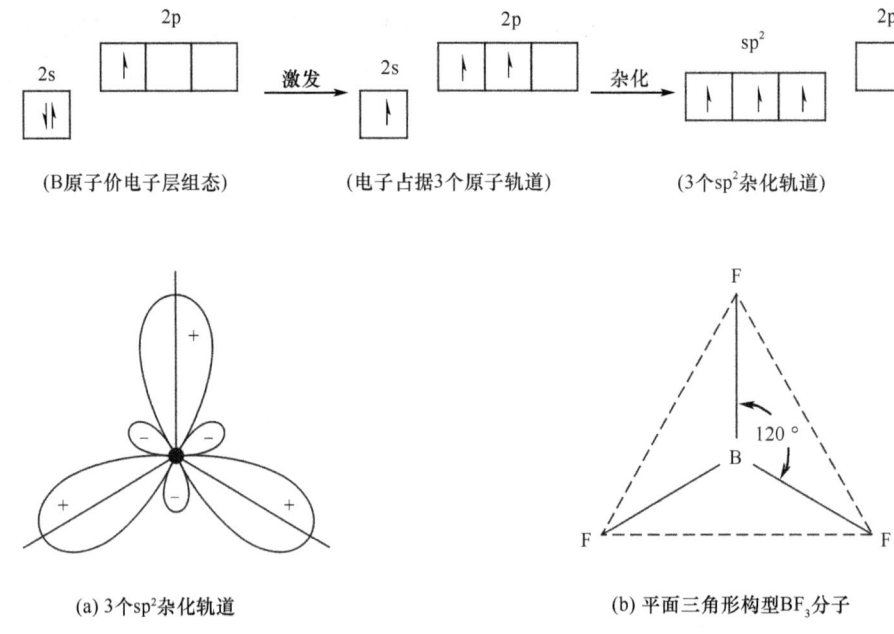

(a) 3个sp²杂化轨道　　　　　　　　(b) 平面三角形构型BF₃分子

图 11-16　sp²杂化轨道的空间取向和BF₃分子形成

例 11-1　解释BF₃分子的空间构型。

解：实验结果表明，BF₃分子中有3个完全等同的B—F键，键角为120°，分子的空间构型为平面正三角形。

如图11-16(b)所示，BF₃分子的中心原子是B，其价层电子组态为$2s^22p^1$。当F原子接近B原子时，B原子的2s轨道上的1个电子被激发到2p空轨道，价层电子组态为$2s^12p_x^12p_y^1$，1个2s轨道和2个2p轨道进行sp²杂化，形成夹角均为120°的3个完全等同的sp²杂化轨道，3个F原子含有单电子的2p轨道与含有单电子的3个sp²杂化轨道重叠，形成3个sp²-p的σ键。故BF₃分子的空间构型是平面正三角形，其形成过程可表示为：

3) sp³杂化轨道。如图11-17(a)所示，由1个ns轨道和3个np轨道组合成4个sp³杂化轨道的过程称为sp³杂化。每个sp³杂化轨道含有$\frac{1}{4}$的s轨道成分和$\frac{3}{4}$的p轨道成分。为使轨道间的排斥能最小，4个杂化轨道分别指向正四面体顶角，sp³杂化轨道间的夹角均为109°28′。当它们分别与其他4个相同原子的轨道重叠成键后，就形成正四面体构型的分子。

> **案例 11-1 分析**
>
> 如图11-17(b)所示，实验测定表明，CH₄分子的空间构型为正四面体。其形成过程可表示为：C原子的2s轨道上一个电子被激发到2p空轨道，1个2s轨道和3个2p轨道进行sp³杂化，形成4个完全等同的sp³杂化轨道，每个杂化轨道中有一个单电子，杂化轨道间夹角均为109°28′，含单电子的4个sp³杂化轨道分别与4个含单电子的H原子1s轨道重叠，形成4个sp³-s的σ键。故CH₄分子的空间构型为正四面体。

(2) spd型杂化：同一原子内，能量相近的$(n-1)$d与ns、np轨道或ns、np与nd轨道组合成新的dsp或spd型杂化轨道的过程统称为spd型杂化，如PCl₅、SCl₆等。这种类型的杂化比较复杂，将在第十二章配位化合物中介绍。表11-6列出了几种典型的spd型杂化轨道实例。

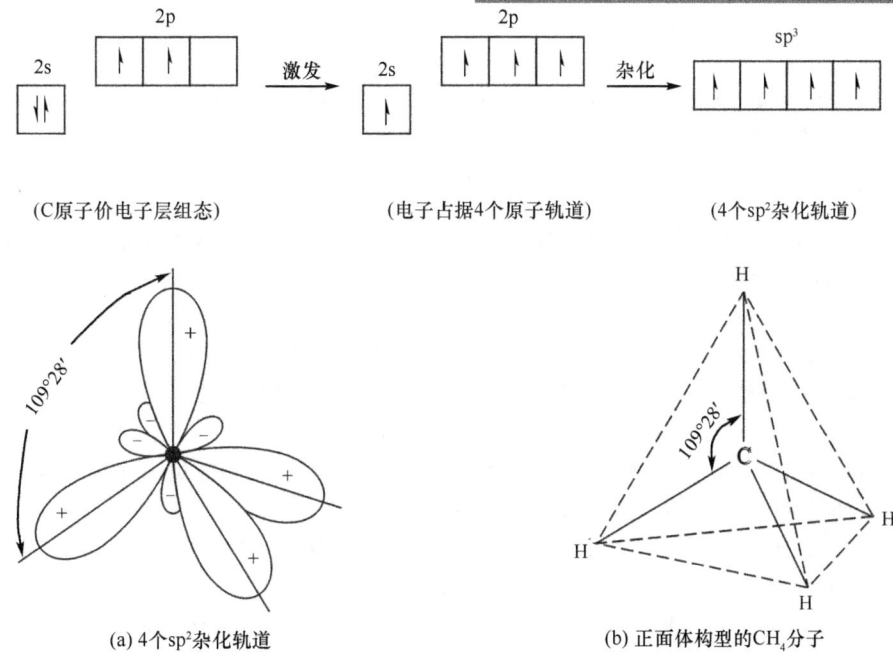

(a) 4个sp³杂化轨道　　　　(b) 正面体构型的CH₄分子

图 11-17　CH₄分子构型和 sp³ 杂化轨道的空间取向

表 11-6　几种典型的 spd 型杂化轨道

杂化轨道类型	dsp²	sp³d	d²sp³或 sp³d²
杂化轨道数	4	5	6
空间构型	平面四方形	三角双锥	正八面体
实例	[Ni(CN)₄]²⁻	PCl₅	[Fe(CN)₆]³⁻,SF₆

案例 11-2

如图 11-18 所示，金刚石和石墨都是碳的天然同素异形体，它们均由碳原子组成。金刚石是具有立方结构、无色透明的晶体，不导电，是硬度最高的天然宝石；而石墨具有层状结构，质地软、导电，可以作固体润滑剂。而石墨烯为"单层石墨片"，是构成石墨的基本结构单元；石墨烯是 2004 年英国曼彻斯特大学物理学家安德烈·海姆和康斯坦丁·诺沃肖洛夫在实验中从石墨中分离得到的，是一种有奇异性能的新型材料，厚度只有 0.334 nm，具有良好的导电导热性，在医药学、电子和光电器件领域有着广阔的应用前景。近年来，功能化石墨烯特别是氧化石墨烯(graphene oxide,GO)在药物载体、基因载体和靶向药物方面的应用引起人们的极大关注，其中将抗肿瘤药物喜树碱衍生物(难溶性芳香分子 SN38)负载到石墨烯上，开启了石墨烯在载药方面的应用研究。

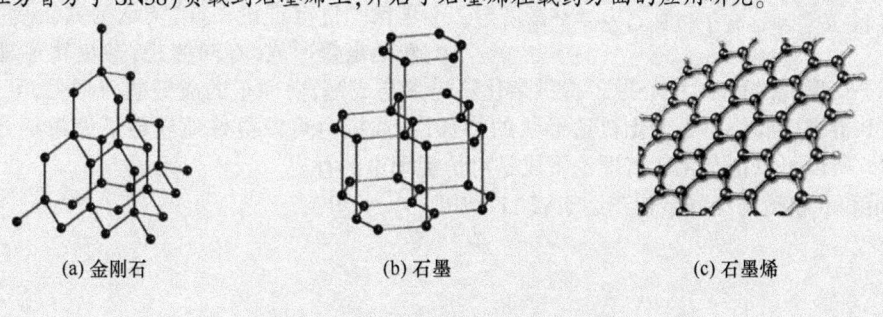

(a) 金刚石　　　　(b) 石墨　　　　(c) 石墨烯

图 11-18　金刚石、石墨、石墨烯的结构

> **问题：**
> 1. 金刚石、石墨、石墨烯中的碳分别采用什么类型杂化？
> 2. 这几种材料的性质和它们的结构有怎样的关系？
> 3. 为什么石墨烯可以作为药物的良好载体？

3. 等性杂化和不等性杂化 根据杂化后形成的几个杂化轨道的组成和能量是否相同，轨道的杂化可分为等性杂化和不等性杂化。

（1）等性杂化。中心原子杂化后所形成的杂化轨道组成和能量完全相同，这种杂化称为**等性杂化**（equivalent hybridization）。一般情况下，如果参与杂化的原子轨道均是含有单电子的轨道或者空轨道，其杂化是等性的。如上述的 $BeCl_2$、BF_3 和 CH_4 分子中的中心原子分别进行 sp、sp^2 和 sp^3 等性杂化。

（2）不等性杂化。如果中心原子杂化后所形成的杂化轨道组成和能量不完全相同，这种杂化称为**不等性杂化**（nonequivalent hybridization）。若参与杂化的原子轨道中既含有孤对电子也含有单电子的轨道，或者杂化轨道中既有电子也有空轨道，其杂化往往是不等性的。

以 NH_3 分子和 H_2O 分子的形成为例说明不等性杂化。N 原子是 NH_3 分子的中心原子，其价层电子组态为 $2s^2 2p_x^1 2p_y^1 2p_z^1$。H 原子与 N 原子形成 NH_3 分子的过程中，如果不发生杂化，N 原子分别以 $2p_x$、$2p_y$、$2p_z$ 三个轨道与 H 原子成键，三个 N—H 键的夹角应该为 90°，但实验测定，NH_3 分子中 3 个 N—H 键的键角为 107°18′，更接近四面体的夹角，分子的空间构型为三角锥形。因此，杂化轨道理论认为，在形成 NH_3 分子过程中，N 原子的 1 个已被孤电子对占据的 2s 轨道与 3 个含有单电子的 p 轨道进行杂化，形成 4 个 sp^3 杂化轨道，其中 1 个 sp^3 杂化轨道被 N 原子的孤电子对占据，该杂化轨道含有较多的 2s 轨道成分，其余 3 个各有 1 个单电子的 sp^3 杂化轨道则含有较多的 2p 轨道成分，所以 N 原子的 sp^3 杂化是不等性杂化。如图 11-19 所示，N 在与 H 原子成键时，孤对电子不参与形成正常共价键，3 个含有单电子的 sp^3 杂化轨道各与 1 个 H 原子的 1s 轨道重叠，形成 3 个 sp^3-s 的 σ 键。而孤对电子的电子云较密集于 N 原子周围，它对成键电子对产生排斥作用，使 N—H 键的夹角被压缩至 107°18′（小于 109°28′），所以 NH_3 分子的空间构型呈三角锥形。

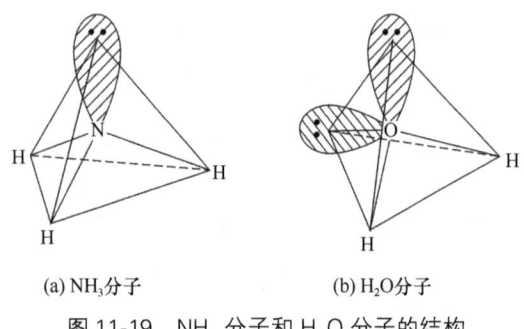

(a) NH_3 分子   (b) H_2O 分子

图 11-19 NH_3 分子和 H_2O 分子的结构

由于 NH_3 分子中含有孤对电子，当遇到有空轨道的 H^+ 时，两者可以形成配位键，NH_4^+ 具有正四面体的空间构型。同理，如图 11-18 所示，可以解释为什么 H_2O 分子的空间构型是"V"形，且键角为 104°45′。

需要注意，等性杂化并不表示共价键等同，如 $CHCl_3$ 分子，C 虽然是等性 sp^3 杂化，但是 C—H 共价键和 C—Cl 共价键并不相同。杂化轨道理论和价键理论一样，均认为共价键是由原子轨道重叠形成，不同的是，杂化轨道理论认为，多原子分子在形成过程中，中心原子提供杂化轨道参与成键，使原子的成键能力增强，可以形成数目更多的共价键，同时，由于杂化轨道形状的特殊性，成键时可以更好地满足最大重叠，形成稳定的共价键。所以可以把杂化轨道理论看成是对价键理论的补充。

s 轨道和 p 轨道的三种杂化归纳于表 11-7 中。

表 11-7　sp 型的三种杂化

杂化类型	sp	sp^2 等性	sp^2 不等性	sp^3 等性	sp^3 不等性	sp^3 不等性
参与杂化的原子轨道	1个s与1个p	1个s与2个p		1个s与3个p		
杂化轨道间夹角	180°	120°	<120°	109°28′	107°18′	104°45′
分子空间构型	直线型	平面三角形	"V"形	正四面体	三角锥	"V"形
实例	$BeCl_2$ CO_2 $HgCl_2$ C_2H_2	BF_3 SO_3 C_2H_4	SO_2 NO_2	CH_4 SiF_4 NH_4^+	NH_3 PCl_3	H_2O OF_2

> **案例 11-2 分析**
>
> 金刚石中碳原子都采取 sp^3 杂化,每个碳原子均以 sp^3 杂化轨道与另外 4 个碳原子形成共价键,是典型的原子晶体。由于 C 的所有价电子都参与成键,没有自由电子,因此金刚石不仅硬度大,熔点高,而且不导电;而在石墨晶体中,同层的碳原子采取 sp^2 杂化,每个碳原子均以 sp^2 杂化轨道与另外 3 个碳原子形成共价键,6 个碳原子形成正六边形的环,伸展成片层结构,同时,碳原子中没有参加杂化的 p 轨道相互重叠,电子可以在其中自由移动,所以石墨能导热和导电,石墨晶体中层与层之间距离较大,以范德华力结合,受到外力作用能够滑动,因此可以作润滑剂,石墨是一种混合晶体。石墨烯是以 sp^2 杂化的碳原子形成的厚度仅为单层原子的排列成蜂窝状六角平面晶体的原子晶体。由于石墨烯比表面积很大,氧化修饰后,含有大量的亲水性基团羟基和羧基等,因此其具有良好的水溶性和稳定性。此外,由于两面均具有芳香结构,可通过 π-π 共轭、氢键和疏水效应等非共价键与单链 DNA 和 RNA 以及芳香类药物分子结合,非常适合作药物载体。

二、价层电子对互斥理论

杂化轨道理论成功地解释了一些共价分子的空间构型,但其不能直接应用于预测分子的空间构型。为了能更方便确定或预测分子的空间构型,1940 年美国的 N. V. Sidgwick(西奇威克)等相继提出了**价层电子对互斥理论**(valence shell electron pair repulsion theory),简称 VSEPR 法。

(一) 价层电子对互斥理论的基本要点

(1) 对于一个 AB_m 型分子或离子,其空间构型主要取决于中心原子 A 周围价层电子对(包括成键 σ 电子对和孤对电子)的排斥作用,各价层电子对间应尽可能相互远离,以减少价层电子对之间的斥力,使体系达最稳定状态。

(2) 分子的几何构型取决于价层电子对的数目和类型。不同电子对之间的斥力大小顺序为:
孤对电子-孤对电子 > 孤对电子-成键电子对 > 成键电子对-成键电子对

(3) 计算价层电子对时,如果 AB_m 分子中存在双键或叁键,按单键考虑,即只考虑提供一个成键电子对,多重键具有较多的电子而斥力大,其斥力大小顺序为:叁键 > 双键 > 单键。

根据电子对之间斥力最小原则,将分子几何构型中电子对数目和类型的关系列于表 11-8 中。

表 11-8　理想的价层电子对构型和分子构型

A 的电子对数	价层电子对构型	分子类型	成键电子对数	孤电子对数	电子对排布	分子构型	实例
2	直线	AB_2	2	0		直线	$HgCl_2$, CO_2
3	平面三角形	AB_3	3	0		平面三角形	BF_3, NO_3^-
		AB_2	2	1		"V"形	$PbCl_2$, SO_2
4	四面体	AB_4	4	0		正四面体	SiF_4, SO_4^{2-}
		AB_3	3	1		三角锥	NH_3, H_3O^+
		AB_2	2	2		"V"形	H_2O, H_2S
5	三角双锥	AB_5	5	0		三角双锥	PCl_5, PF_5
		AB_4	4	1		变形四面体	SF_4, $TeCl_4$
		AB_3	3	2		"T"形	ClF_3
		AB_2	2	3		直线	I_3^-, XeF_2

A的电子对数	价层电子对构型	分子类型	成键电子对数	孤电子对数	电子对排布	分子构型	实例
6	八面体	AB_6	6	0		正八面体	SF_6,AlF_6^{3-}
		AB_5	5	1		四方锥	BrF_5,SbF_5^{2-}
		AB_4	4	2		平面正方形	ICl_4^-,XeF_4

(二) 分子空间构型的判断

应用价层电子对互斥理论,可按下述步骤推断分子的空间构型。

1. 确定中心原子价层电子对数

$$价层电子对数 = \frac{中心原子价电子数 + 配体提供价电子数 \pm 离子电荷数(\frac{负离子}{正离子})}{2}$$

中心原子的价电子数即为最外层电子数,例如,卤素原子提供7个电子,氧族元素的原子提供6个电子。作为配体,规定卤素原子和H原子提供1个电子,氧族元素的原子不提供电子;若讨论的物种为正离子,价层电子总数应减去其电荷数;若为负离子,价层电子总数则应加上其电荷数;计算电子对数时,单电子、双键和叁键等多重键均看作为1对电子。

2. 推测分子的空间构型 根据中心原子的价层电子对数,从表11-8中找出相应的价层电子对构型后,再根据价层电子对中的孤电子对数,确定电子对的排布方式和分子的空间构型。

对分子构型起主要作用的是σ键,而不是π键。但在有多重键存在时,多重键同孤对电子相似,对其他成键电子对也有较大斥力,影响成键原子间的键角,从而改变分子的空间构型。

例 11-2 试判断 SO_4^{2-} 离子的空间构型。

解:SO_4^{2-} 离子的负电荷数为2,中心原子S有6个价电子,O原子不提供电子,所以S原子的价层电子对数为(6 + 2)/ 2 = 4,其排布方式为四面体形。因价层电子对中无孤对电子,所以 SO_4^{2-} 离子为正四面体构型。

例 11-3 试判断 H_2S 分子的空间构型。

解:S是 H_2S 分子的中心原子,有6个价电子,与S化合的2个H原子各提供1个电子,所以S原子价层电子对数为(6 + 2)/ 2 = 4,其排布方式为四面体,因价层电子对中有2对孤对电子,所以 H_2S 分子的空间构型为"V"形。

例 11-4 试判断 PCl_5 分子和 XeF_4 分子的空间构型。

解：PCl_5 中 P 原子的价层电子数为 $(5+5)/2 = 5$ 对，无孤对电子，所以 PCl_5 分子的空间构型为三角双锥。

XeF_4 分子中 Xe 原子的价层电子对数为 $(8+4)/2 = 6$ 对，价层电子对排布为八面体。由于有 2 对孤对电子，所以 XeF_4 分子的空间构型为平面正方形。

价层电子对互斥理论能简明、直观地判断某些共价分子或离子的空间构型，应用范围较广。但它有一定的局限性，只适用于主族元素为中心原子的分子或离子空间构型的判断，且不能说明原子的成键原理及键的相对稳定性。解决上述问题，需应用分子轨道理论。

三、分子轨道理论

价键理论、杂化轨道理论以及价层电子对互斥理论能较好地说明共价键的形成和分子的空间构型，但这些理论也有其局限性。

> **案例 11-3**
> O 原子的电子组态为 $1s^2 2s^2 2p_x^2 2p_y^1 2p_z^1$，按现代价键理论，2 个 O 原子应以 1 个 σ 键和 1 个 π 键结合成 O_2 分子，因此 O_2 分子中的电子都是成对的，它应是抗磁性*物质。但是磁性测定结果表明，O_2 分子是顺磁性物质，有 2 个未配对的单电子。
> **问题**：
> 1. 为什么氧分子表现为顺磁性，而非抗磁性？
> 2. 如何解释氧分子的形成及结构？
> 3. 为何单线态氧 $^1O_2$ 具有较高的能量，成为引起人体衰老的氧自由基之一？

实验测定 NO、NO^+ 都具有顺磁性，应用上述理论均不能解释。另外，现代价键理论也不能解释分子中存在单电子键（如在 H_2^+ 中）等问题。1932 年，美国化学家 R. S. Mulliken 和德国化学家 F. Hund 提出**分子轨道理论**(molecular orbital theory)，即 MO 法。该理论立足于分子的整体性，能较好地说明多原子分子的结构。

（一）分子轨道理论的基本要点

（1）分子中的电子在整个分子范围内运动，不再从属于某个原子。每个电子的运动状态可以用波函数（ψ）描述，ψ 可以通过解薛定谔方程得到。$|\psi|^2$ 描述电子在分子中空间各处出现的概率密度。分子中电子的波函数 ψ 称为**分子轨道**(molecular orbital)。

（2）分子轨道是由**原子轨道线性组合**(linear combination of atomic orbitals，LCAO)而成，组合形成的分子轨道数目和组合前的原子轨道数相等。几个原子轨道可以组合成几个分子轨道，其中和原子轨道相比能量降低的称成键分子轨道 ψ，能量升高的轨道称反键分子轨道 ψ^*。

例如，两个原子轨道 ψ_a 和 ψ_b 线性组合后产生两个分子轨道 ψ_1 和 ψ_1^*，表示为：

$$\psi_1 = c_1\psi_a + c_2\psi_b$$
$$\psi_1^* = c_1\psi_a - c_2\psi_b$$

式中：ψ_a 和 ψ_b 为原子轨道；c_1 和 c_2 为系数。

从电子的波动性考虑，把原子轨道相加看成两个相同电子波组合时波峰叠加，使波增强，把原子轨道相减看成两个相同电子波组合时波峰相减，使波减弱，如图 11-20 所示。

---

*物质的磁性，主要是由其中电子的自旋引起的。通常，在抗磁性物质中电子都已成对，在顺磁性物质中则含有单电子。

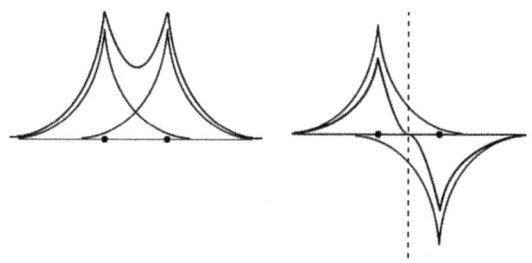

图 11-20 ψ_1 成键分子轨道和 ψ_1^* 反键分子轨道

在 ψ_1 中,两核间电子概率密度明显增大,屏蔽了两原子核之间的斥力而稳定成键。由两原子轨道重叠相加组成的分子轨道称**成键轨道**(bonding molecular orbital)。ψ_1^* 中两核间电子概率密度减弱,波函数值为零,无法有效地吸引两成键的原子核,两原子轨道相减组成的分子轨道称**反键轨道**(antibonding molecular orbital)。图 11-21 是由两个 1s 轨道线性组合成的两个分子轨道,表示为 σ_{1s} 和 σ_{1s}^*。用轨道能级表示如图 11-22 所示。

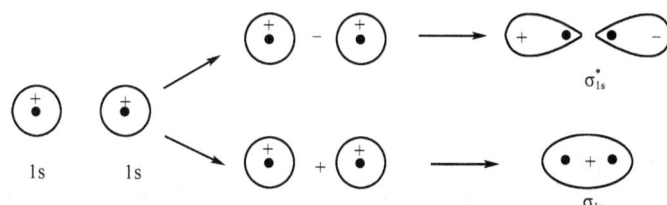

图 11-21 σ_{1s} 与 σ_{1s}^* 分子轨道的形成

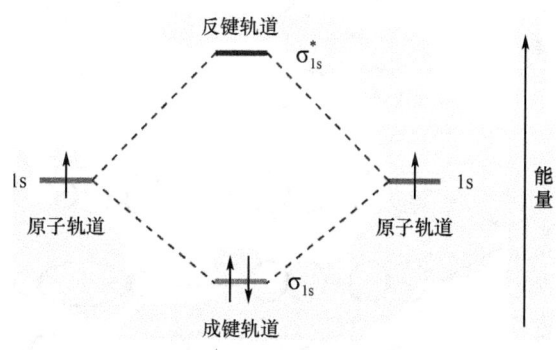

图 11-22 原子轨道和分子轨道

综上所述,分子轨道和原子轨道的主要区别在于:①在原子中,电子的运动只受 1 个原子核的作用,原子轨道是单核系统;而在分子中,电子则在所有原子核势场作用下运动,分子轨道是多核系统。②原子轨道的名称用 s、p、d……符号表示,而分子轨道的名称则相应地用 σ、π、δ……符号表示。

(3) 为了有效地组合成分子轨道,参与组合的原子轨道必须满足以下三条原则:

对称性匹配原则 只有对称性相同的原子轨道才能组合成分子轨道,称为**对称性匹配原则**(the symmetrical matching principle)。

所谓对称性相同,可以理解为两个原子轨道以两个原子核连线为轴旋转 180°时,原子轨道角度分布的正、负号都不发生改变或都发生改变。例如,图 11-23 中的 s 和 p_x、p_x 和 p_x、p_y 和 p_y 对称性匹配,而 s 和 p_y、p_x 和 p_y 对称性不匹配。

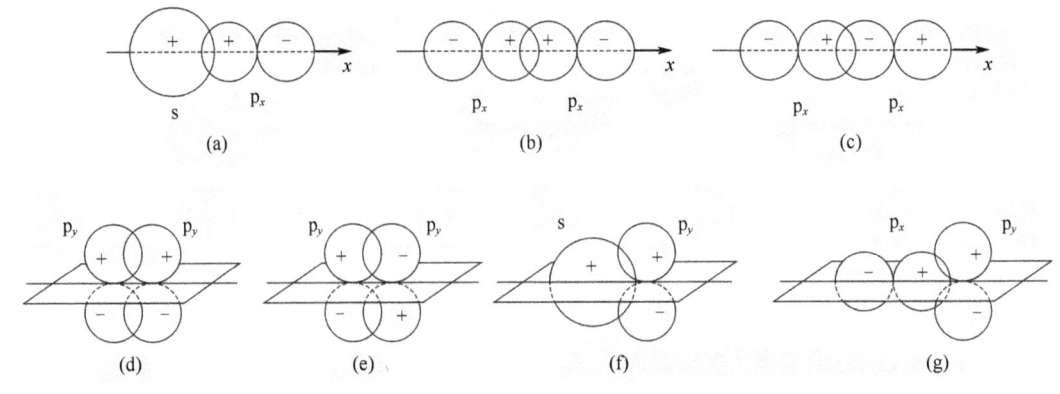

图 11-23　原子轨道对称性匹配示意图

对称性匹配的两原子轨道组合成分子轨道时，因波瓣符号的异同，有两种组合方式：波瓣符号相同（即 ++ 重叠或 -- 重叠）的两原子轨道组合成成键分子轨道；波瓣符号相反（即 +- 重叠）的两原子轨道组合成反键分子轨道。图 11-24 是对称性匹配的两个原子轨道组合成分子轨道的示意图。

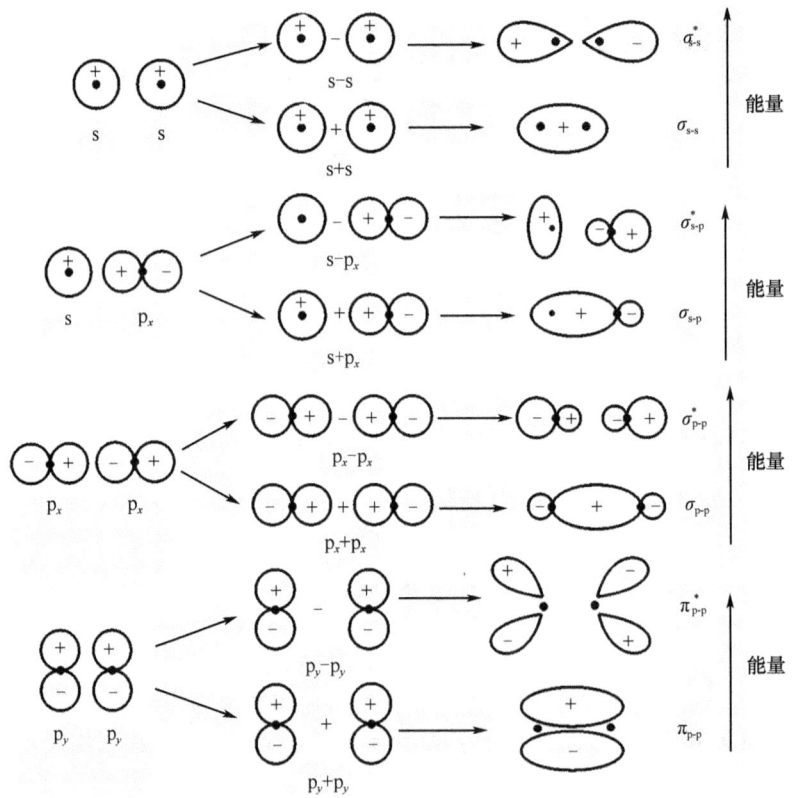

图 11-24　对称性匹配的两原子轨道组合成分子轨道示意图

能量近似原则　在对称性匹配的原子轨道中，只有能量相近的原子轨道才能有效地组合成分子轨道，称为**能量近似原则**（energy-approximation principle）。

轨道最大重叠原则　对称性匹配的两个原子轨道进行线性组合时，其重叠程度越大，则组合成的分子轨道的能量越低，所形成的化学键越牢固，称为**轨道最大重叠原则**（the maximum overlapping principle)。

在上述三条原则中,对称性匹配原则是首要的,它决定原子轨道能否组合成分子轨道,而另外两条原则决定轨道组合的效率。

(4)电子在分子轨道中的排布也遵守 Pauli 不相容原理、能量最低原理和 Hund 规则。

(5)在分子轨道理论中,用**键级**(bond order)表示键的牢固程度。键级的定义为

$$\text{键级} \xlongequal{\text{def}} \frac{1}{2}(\text{成键轨道上的电子数} - \text{反键轨道上的电子数})$$

一般而言,键级越高,键能越大,键越稳定;键级为零,则表明原子不可能结合成分子。

(二) 分子轨道理论的应用

每个分子轨道都有相应的能量,分子轨道中的能级顺序目前主要通过光谱实验数据测定。把分子中各分子轨道按能级高低顺序排列起来,可得到分子轨道能级图。

1. 同核双原子分子 H_2 分子是最简单的同核双原子分子。当两个 H 原子靠近时,2 个 1s 轨道可以组合成 2 个分子轨道:1 个成键轨道 σ_{1s} 和 1 个反键轨道 σ_{1s}^*。其中 σ_{1s} 轨道能量低于 σ_{1s}^*,按照电子排布的原则,H_2 分子中的两个电子以相反的自旋填入 σ_{1s} 轨道,H_2 分子的分子轨道式为 $H_2[(\sigma_{1s})^2]$,体系能量降低。键级 $= \frac{1}{2}(2-0) = 1$,相当于形成一个单键。

如果是两个 He 原子靠近,原子中成对的 4 个电子分别填充 σ_{1s} 和 σ_{1s}^* 轨道,能量和原来相比不变,键级 $= \frac{1}{2}(2-2) = 0$,所以不能形成 He_2 分子。

对于第二周期元素而言,除了 1s 轨道线性组合成两个分子轨道外,2s 和 2s 轨道也线性组合形成两个 σ 分子轨道:σ_{2s} 和 σ_{2s}^*,而两个原子中的 3 个 2p 轨道组合成 6 个分子轨道,组合的方式有两种:一种是"头碰头"组合成 σ_{2p} 和 σ_{2p}^* 分子轨道;还有一种是"肩并肩"组合成的 π_{2p} 和 π_{2p}^* 分子轨道。如果原子中 2s、2p 轨道能量相差较大(> 1500 kJ·mol^{-1}),在组合成分子轨道时,不会发生 2s 和 2p 轨道的相互作用,只是两原子的 s-s 和 p-p 轨道的线性组合,此时分子轨道能级顺序如图 11-25(a) 所示,O_2、F_2 分子的分子轨道能级排列符合此顺序。如果组成分子的原子 2s 和 2p 轨道的能量相差较小,2s 轨道和 2p 轨道也会发生组合,则 σ_{2p_x} 分子轨道的能量比 π_{2p_y} 和 π_{2p_z} 分子轨道略高,如图 11-25(b) 所示。第二周期元素组成的同核双原子分子中,除 O_2、F_2 外,其余 Li_2、Be_2、B_2、C_2、N_2 等分子的分子轨道能级排列符合此顺序。分子轨道的能级顺序主要由光谱实验数据确定。

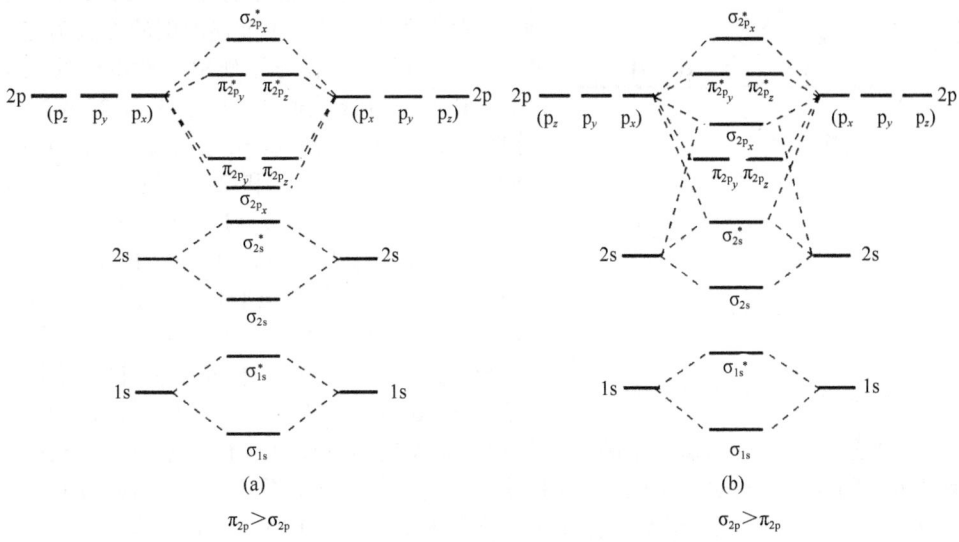

图 11-25 同核双原子分子的分子轨道的两种能级顺序

例 11-5 试分析氢分子离子 H_2^+ 和 Be_2 分子能否存在。

解：H_2^+ 由 1 个 H 原子和 1 个 H 原子核组成。因为 H_2^+ 中只有 1 个 1s 电子，所以它的分子轨道式为 $(\sigma_{1s})^1$。其键级为 $\dfrac{1}{2}$，故 H_2^+ 可以存在，但不够稳定。

Be 原子的电子组态为 $1s^2 2s^2$。2 个 Be 原子共有 8 个电子，按照图 11-25(b) 的能级顺序，则 Be_2 分子的分子轨道式为 $(\sigma_{1s})^2 (\sigma_{1s}^*)^2 (\sigma_{2s})^2 (\sigma_{2s}^*)^2$，键级为 0，表明 Be_2 分子不能存在。其原因是成键分子轨道和反键分子轨道各填充 4 个电子，使成键轨道降低的能量与反键轨道升高的能量相互抵消，对成键没有贡献。

例 11-6 试用 MO 法说明 N_2 分子的结构。

解：N 原子的电子组态为 $1s^2 2s^2 2p^3$。N_2 分子中的 14 个电子按图 11-25(b) 的能级顺序依次填入相应的分子轨道，所以 N_2 分子的分子轨道式为

$$N_2[(\sigma_{1s})^2 (\sigma_{1s}^*)^2 (\sigma_{2s})^2 (\sigma_{2s}^*)^2 (\pi_{2py})^2 = (\pi_{2pz})^2 (\sigma_{2x})^2]$$

由于内层的电子对成键没有贡献，N_2 分子的分子轨道也可写成

$$N_2[KK(\sigma_{2s})^2 (\sigma_{2s}^*)^2 (\pi_{2py})^2 = (\pi_{2p_z})^2 (\sigma_{2p})^2]$$

式中：每一 K 字表示 K 层原子轨道上的 2 个电子。

由于 $(\sigma_{2s})^2$ 与 $(\sigma_{2s}^*)^2$ 成键作用相互抵消，对成键没有贡献；$(\sigma_{2p_x})^2$ 形成 1 个 σ 键，$(\pi_{2py})^2$ 和 $(\pi_{2p_z})^2$ 形成 2 个 π 键。即为价键理论中的叁键。其键级 $= \dfrac{1}{2}(8-2) = 3$，故 N_2 分子特别稳定。

2. 异核双原子分子 用分子轨道理论处理两种不同元素的原子组成的异核双原子分子时，同样遵循对称性匹配原则、能量近似原则和最大重叠原则。

对于第二周期元素组成的异核双原子分子或离子，可近似地用第二周期的同核双原子分子的方法处理，如 CO 分子，C 和 O 原子电子数之和等于 14，和 N_2 相同，称为 N_2 的等电子体，因而和 N_2 的分子轨道能级顺序相同，符合图 11-25(b) 的能级顺序；分子轨道排布为 CO $[(\sigma_{1s})^2 (\sigma_{1s}^*)^2 (\sigma_{2s})^2 (\sigma_{2s}^*)^2 (\pi_{2py})^2 = (\pi_{2p_z})^2 (\sigma_{2p_x})^2]$，键级为 3，不同的是 C 和 O 的原子轨道能级高低不同，O 的相应原子轨道能级低于 C。若组成分子的两个原子的电子数之和大于 14 时，则该异核双原子分子或离子的分子轨道能级图符合图 11-25(a) 的能级顺序，如 NO，分子轨道式为 NO $[KK(\sigma_{2s})^2 (\sigma_{2s}^*)^2 (\pi_{2p_y})^2 = (\pi_{2p_z})^2 (\sigma_{2p_x})^2 (\pi_{2p}^*)^1]$，键级为 2.5。

例 11-7 试分析 HF 分子的形成。

解：HF 是异核双原子分子。但因 H 和 F 不属于同一周期，因而不能采用上述两例的方法确定其分子轨道能级顺序。根据分子轨道线性组合的三条原则确定，H 原子的 1s 轨道和 F 原子的 1s、2s 或 2p 轨道对称性匹配，H 原子的 1s 轨道的能量为 -1312 kJ·mol^{-1}，F 原子的 1s、2s 和 2p 轨道的能量分别为 -67181 kJ·mol^{-1}、-3870.8 kJ·mol^{-1} 和 -1797.4 kJ·mol^{-1}。根据能量近似原则，H 原子的 1s 原子轨道的能量与 F 的 2p 原子轨道能量相近，可以有效组合成分子轨道。因此 H 原子的 1s 轨道和 F 原子的 $2p_x$ 轨道沿键轴（x 轴）方向重叠，组成一个成键分子轨道（表示为 3σ）和一个反键分子轨道（表示为 4σ）。而 F

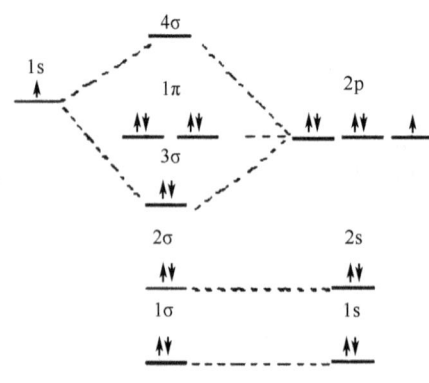

图 11-26 HF 的分子轨道能级

原子的其他原子轨道在形成 HF 分子的过程中，基本保持它们原来的原子轨道性质，对成键没有贡献，统称为**非键轨道**（nonbonding orbital）。HF 分子的分子轨道能级图及电子排布如图 11-26 所示。图中的 1σ、2σ 和两个 1π 均为非键轨道。HF 分子的键级为 1，分子中有一个 σ 键。

3. 分子轨道理论的应用 应用分子轨道理论,可以判断第一、第二周期的原子能否形成稳定的同核双原子分子或离子,也可以解释 H_2^+、He_2^+ 的存在,此外还可以解释一些分子的磁性。

> **案例 11-3 分析**
>
> 研究发现,凡是有未成对电子的分子,在外加磁场中沿着磁场方向排列,这种性质称为顺磁性(paramagnetism)。具有这种性质的物质称为顺磁性物质。反之,电子完全配对的分子则具有反磁性(diamagnetism)或称抗磁性(逆磁性)。若按价键理论,O_2 分子是以双键结合,分子中无未成对电子,应具有反磁性。但实验表明 O_2 分子具有顺磁性,且光谱实验证实 O_2 分子中含有两个自旋平行的未成对电子。应用分子轨道理论解释:O 原子的电子组态为 $1s^2 2s^2 2p^4$,O_2 分子中共有 16 个电子,按图 11-25(a)所示的能级顺序依次填入相应的分子轨道,O_2 分子的分子轨道式为
>
> $$O_2[KK(\sigma_{2s})^2(\sigma_{2s}^*)^2(\sigma_{2p_x})^2(\pi_{2p_y})^2=(\pi_{2p_z})^2(\pi_{2p_y}^*)^1(\pi_{2p_z}^*)^1]$$
>
> 其中填入 π_{2p}^* 轨道的两个电子,根据 Hund 规则,分占两个能量相等的反键轨道,且自旋方向相同,因此 O_2 有顺磁性。由于基态 O_2 分子中有 2 个电子填充在反键轨道 π_{2p}^* 中,导致 O_2 的键级小于 N_2,因而 O_2 不如 N_2 稳定。其中 $(\sigma_{2s})^2$ 和 $(\sigma_{2s}^*)^2$ 对成键没有贡献;$(\sigma^{2p})^2$ 构成 1 个 σ 键;$(\pi^{2p})^2$ 与 $(\pi_{2p_y}^*)^1$、$(\pi_{2p_z})^2$ 与 $(\pi_{2p_z}^*)^1$ 空间方位一致,构成 2 个三电子 π 键;所以 O_2 分子中有 1 个 σ 键和 2 个三电子 π 键。由于三电子 π 键中,1 个电子填在反键轨道,抵消一部分成键作用,因而三电子 π 键要比双电子 π 键弱,其键级为 $\frac{1}{2}(8-4)=2$,故 O_2 的化学性质比 N_2 活泼。
>
> 基态 O_2 分子中能量最高的 2 个电子分别填充在 2 个简并的反键轨道 π_{2p}^* 上,且自旋平行,称为三线态氧(triplet oxygen),通常用 $^3O_2$ 表示。当 $^3O_2$ 被激发时,2 个 π_{2p}^* 轨道上的电子自旋相反成对地占据同一个 π_{2p}^* 轨道,称为单线态氧(singlet oxygen),用 $^1O_2$ 表示。$^1O_2$ 分子的分子轨道式为
>
> $$^1O_2[KK(\sigma_{2s})^2(\sigma_{2s}^*)^2(\sigma_{2p_x})^2(\pi_{2p_y})^2=(\pi_{2p_z})^2(\pi_{2p_y}^*)^2(\pi_{2p_z}^*)^0]$$
>
> 单线态氧的能量高于三线态氧,需要吸收一定的能量发生转变;在生物体内这种转变会诱导自由基的产生。

由此可见,分子轨道理论能预言分子的磁性,这是价键理论所不能及的。

例 11-8 写出 $\cdot O_2^-$ 分子轨道式,并比较它和 O_2 的稳定性。

解: $\cdot O_2^-$ 的分子轨道式为

$$[KK(\sigma_{2s})^2(\sigma_{2s}^*)^2(\sigma_{2p_x})^2(\pi_{2p_y})^2=(\pi_{2p_z})^2(\pi_{2p_y}^*)^2(\pi_{2p_z}^*)^1]$$

$$键级 = \frac{1}{2}(8-5) = 1.5$$

与 O_2 分子的键级 2 相比,其性质更加活泼,由于其含单电子所以称为氧自由基。

> **案例 11-4**
>
> 某男,70 岁,近年来面部和手臂等部位出现许多褐色的斑块,呈圆形,无压痛。这种斑块俗称老年斑,多在 60～70 岁及以后形成。
>
> 问题:
> 1. 老年斑是如何产生的?
> 2. 老年斑的产生和自由基有什么关系?
> 3. $\cdot O_2^-$ 的反应性和它的结构有何关系?

案例 11-4 分析

老年斑是褐脂素在人体皮肤表面沉积形成的。褐脂素是一种棕色的圆形或椭圆形颗粒物质,不易溶于水,是脂质过氧化的产物。它的产生与超氧阴离子·O_2^-有关。在生物体内,三线态氧通过生物催化剂酶转化成单线态氧,这个过程直接诱导了·O_2^-的产生。由于·O_2^-在π_{2p}^*轨道上有1个单电子,所以它是一个超氧阴离子自由基,此自由基具有夺取电子使单电子成对的趋向,因此具有很强的氧化能力,使体内发生脂质过氧化反应。年轻时,由于人体内有天然的抗氧化剂和抗氧化酶,可以清除体内的自由基。随着年龄的增长,抗氧化酶类活性下降,使体内清除自由基的能力下降,体内过量的自由基就会引起脂质过氧化,导致褐脂素沉积,从而形成老年斑。

价键理论和杂化轨道理论揭示了共价键的本质和特点,很好地解释了分子的几何构型,但是价键理论把成键仅局限于两个相邻的成键原子之间,形成的是定域键,不能解释化合物的磁性和单电子键的稳定性,有一定的局限性。分子轨道理论克服了价键理论的缺点,它提出分子轨道的概念,把分子中电子的分布统筹安排,使分子具有整体性,成功解释了一些价键理论无法解释的问题。但是分子轨道理论由于计算方法复杂,目前只能应用于第一、第二周期的双原子分子,对分子的几何构型无法解释。价键理论和分子轨道理论相互取长补短,相辅相成,在阐明分子结构方面发挥着各自的优势,但这些理论均有局限性,均需通过实验进一步验证和完善。

四、键参数与键的极性

(一) 键参数

能表征化学键性质的物理量称为**键参数**(bond parameter)。共价键的键参数主要有键能、键长、键角及键的极性。

1. 键能(E) 键能(bond energy)通常是指在标准状态下,理想气态双原子分子解离成为理想气态原子时,所需能量的平均值。它是衡量原子之间形成的共价键强度的参数,用符号E表示。

在 100 kPa、298.15 K 下,将 1 mol 理想气态双原子分子 AB 解离成为理想气态 A 原子和 B 原子所需的能量称为键的解离能(dissociation energy)(D)。表示如下:

$$AB(g) \longrightarrow A(g) + B(g) \quad D(A\text{-}B)$$

如 $\quad HCl(g) \longrightarrow H(g) + Cl(g) \quad D(H\text{-}Cl) = 431 \text{ kJ} \cdot \text{mol}^{-1}$

对双原子分子来说,键能等于解离能。例如,

$$HCl(g) \Longleftrightarrow H(g) + Cl(g); E^\ominus = D^\ominus = 431 \text{ kJ} \cdot \text{mol}^{-1}$$

若多原子分子中存在多个相同的键,断开气态分子中的一个键,形成两个"碎片"时所需要的能量,称为此键的解离能。该键的键能为同种键逐级解离能的平均值。如$NH_3(g)$分子中三个N—H键的键能(E)是相同的;三级解离能(D)不同:

$$NH_3(g) \Longleftrightarrow NH_2(g) + H(g) \quad D(NH_2\text{—}H) = 435 \text{ kJ} \cdot \text{mol}^{-1}$$
$$NH_2(g) \Longleftrightarrow NH(g) + H(g) \quad D(NH\text{—}H) = 398 \text{ kJ} \cdot \text{mol}^{-1}$$
$$NH(g) \Longleftrightarrow N(g) + H(g) \quad D(N\text{—}H) = 339 \text{ kJ} \cdot \text{mol}^{-1}$$

$$E_{N-H}^\ominus = \frac{1}{3}(435 + 398 + 339) = 391 \text{ kJ} \cdot \text{mol}^{-1}$$

同一种共价键在不同的多原子分子中的键能虽有差别,但差别不大。可用不同分子中同一种键能的平均值,即平均键能作为该键的键能。一般键能越大,键越牢固。表 11-9 列出了一些双原子分子的键能和一些键的平均键能。

表 11-9 一些双原子分子的键能和某些键的平均键能 $E(\text{kJ} \cdot \text{mol}^{-1})$

分子名称	键能	分子名称	键能	共价键	平均键能	共价键	平均键能
H_2	436	HF	565	C—H	413	N—H	391
F_2	165	HCl	431	C—F	460	N—N	159
Cl_2	247	HBr	366	C—Cl	335	N=N	418
Br_2	193	HI	299	C—Br	289	N≡N	946
I_2	151	NO	286	C—I	230	O—O	143
N_2	946	CO	1071	C—C	346	O=O	495
O_2	493			C=C	610	O—H	463
				C≡C	835		

从表 11-9 可以看出，同种原子中，单键键能最小，其次是双键，叁键最大。同核双原子分子的键能随着原子半径增大而减少。

2. 键长 (L) 分子中成键两原子核间的平衡距离称为**键长**(bond length)。例如，H_2 分子，$L = 74$ pm。光谱及衍射实验的结果表明，同一种键在不同分子中的键长数值基本相同。如氢氧键(H—O)的键长 $L_{O—H}$ 在不同分子中的值几乎相等，见表 11-10。

表 11-10 在部分化合物中 H—O 的键长

化合物	H2O	H2O2	CH3OH	HCOOH
LO—H/pm	96	97	96	96

表 11-11 列出一些双原子分子的键长，表 11-12 列出化学键的键长及键能。

表 11-11 一些双原子分子的键长

键	L/ pm	键	L/ pm
H—H	74.0	H—F	91.3
Cl—Cl	198.8	H—Cl	127.4
Br—Br	228.4	H—Cl	140.8
I—I	266.6	H—Br	160.8

表 11-12 一些化学键的键长和键能

化学键	C—C	C=C	C≡C	N—N	N=N	N≡N	C—N	C=N	C≡N
L/ pm	154	134	120	146	125	109.8	147	132	116
$E^{\ominus}/(\text{kJ} \cdot \text{mol}^{-1})$	356	598	813	160	418	946	285	616	866

由表 11-11 和 11-12 可看出，两个确定的原子之间形成不同的化学键。两原子形成的同型共价键的键长越短，键能越大，键越牢固。相同的两原子形成的键，单键键长 > 双键键长 > 叁键键长。

3. 键角 分子中同一原子形成的两个化学键间的夹角称为**键角**(bond angle)。它是反映分子空间构型的一个重要参数。例如，H_2O 分子中的键角为 $104°45'$，表明 H_2O 分子为"V"形结构；CO_2 分子中的键角为 $180°$，表明 CO_2 分子为直线形结构。一般而言，根据分子中的键角和键长可确定分子的空间构型。

(二) 键的极性

根据键的极性可以将共价键分为极性共价键和非极性共价键。键的极性是由于成键原子的电负性不同而引起。同种原子形成共价键时，由于其电负性相同，成键原子吸引共用电子对的能力相同，共价键的正负电荷重心是重合的，这种键称为**非极性共价键**（nonpolar covalent bond）。如 Cl_2、N_2 分子中及原子晶体如金刚石、晶态硅等的共价键均为非极性共价键。不同原子形成共价键时，由于电负性不相等，成键电子对偏向电负性较大的原子一方，使之带部分负电荷，而电负性较小的原子一方则带部分正电荷，共价键的正负电荷重心不重合，这样的共价键称为**极性共价键**（polar covalent bond）。如 HCl 分子中的 H—Cl 键、NH_3 分子中的 N—H 键都是极性共价键。

在极性共价键中，成键原子的电负性差值越大，键的极性就越大。当成键原子的电负性大于 1.7 时，通常认为成键电子对完全转移到电负性很大的原子上，形成离子键。由第一节的讨论可知，由于存在离子极化作用，所以没有纯粹的离子键存在，离子键和共价键没有明显的界限。可以将离子键看成是极性最强的键，极性共价键是由离子键到非极性共价键之间的一种过渡状态，见表 11-13。

表 11-13　键型与成键原子电负性差值的关系

物质	NaCl	HF	HCl	HBr	HI	Cl_2
电负性差值	2.1	1.9	0.9	0.7	0.4	0
键型	离子键	极性共价键	极性共价键	极性共价键	极性共价键	非极性共价键

第三节　分子间作用力

物质聚集状态发生变化，通常伴随着能量变化。例如，水由液态变为气态需要吸收能量，此时化学键并不断裂，物质化学性质也不发生变化，说明物质分子之间还存在着相互作用力，称为分子间作用力。分子间作用力最早由荷兰物理学家 van der Waals（范德华）提出，故称 van der Waals 力。其强度较弱，只有化学键键能的 1/100 ~ 1/10。分子间作用力主要影响物质的物理性质，如化合物的熔点、沸点、溶解度、表面张力等。

分子间作用力的大小不仅与分子结构有关，也与分子的极性有关。

一、分子的极性与分子极化

(一) 分子的极性

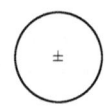 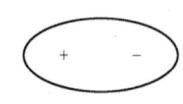

图 11-27　非极性分子和极性分子

在任何分子中都存在正电荷和负电荷重心，如图 11-27 所示，根据分子中正、负电荷重心是否重合，可将分子分为极性分子和非极性分子。

其中正、负电荷重心相重合的分子为**非极性分子**（nonpolar molecule）；而正、负电荷重心不重合的分子为**极性分子**（polar molecule）。如 H_2 分子，分子中正电荷重心位于两原子核之间的中心，负电荷中心也位于两核之间的中心，因此分子中正负电荷中心重合，分子没有极性。而 HCl 分子，由于 Cl 的电负性大于 H，Cl 和 H 形成极性共价键，Cl 带部分负电荷，而 H 带部分正电荷，分子中正负电荷重心不重合，因此分子表现出极性。

对于双原子分子，分子的极性与键的极性一致，即非极性键构成的分子是非极性分子，如 H_2、Cl_2、O_2 等分子；而极性键构成的分子是极性分子，如 HF 等分子。

对于多原子分子，分子的极性除了和键的极性有关之外，还和分子的空间构型有关。一般同种原子组成的分子，化学键是非极性的，通常分子也是非极性分子（O_3 除外），如 P_4、S_8。而极性键组成的分子不一定是极性分子,如 CO_2 分子,虽然 C—O 键是极性键,但其分子是直线形构型,分子完全对称,键的极性可相互抵消,因而是非极性分子。而 H_2O 分子是 V 形构型,键的极性不能抵消,是极性分子。

分子极性的大小用**电偶极矩**(electric dipole moment)衡量。极性分子中正电荷重心与负电荷重心的距离,称为偶极长,以 d 表示。分子的电偶极矩简称偶极矩(用 $\vec{\mu}$ 表示),定义为偶极长和正电荷重心或负电荷重心上的电量(q)的乘积:

$$\vec{\mu} = q \cdot d$$

式中:$\vec{\mu}$ 为偶极矩(10^{-30} C·m);d 为偶极长(m);q 为正电荷重心或负电荷重心上的电量(C)。

偶极矩是一个矢量,规定其方向是从正电荷重心指向负电荷重心。偶极矩越大,分子的极性越强;偶极距为零的分子为非极性分子。分子的偶极矩可以通过实验测定,根据分子的偶极矩可以推断分子的空间构型。常见分子的偶极矩如表 11-14 所示。

表 11-14　一些分子的偶极矩 $\vec{\mu}$ 和分子空间构型

分子	$\vec{\mu}/(10^{-30}$ C·m)	空间构型	分子	$\vec{\mu}/(10^{-30}$ C·m)	空间构型
H_2	0	直线形	CO	0.33	直线形
Cl_2	0	直线形	HCl	3.43	直线形
CO_2	0	直线形	HBr	2.63	直线形
CH_4	0	正四面体	HI	1.27	直线形
BF_3	0	平面三角形	$CHCl_3$	3.63	四面体
SO_2	5.33	"V"形	O_3	1.67	"V"形
H_2O	6.16	"V"形	H_2S	3.63	"V"形

(二) 分子的极化

极性分子由于正、负电荷重心不重合,分子始终存在偶极矩,称为**永久偶极**(permanent dipole)。分子在外电场作用下正、负电荷重心会发生相对位移,使分子变形产生偶极或增大偶极矩的现象称为**分子的极化**(polarizing)。如图 11-28 所示,非极性分子的正、负电荷重心是重合的($\vec{\mu}=0$),但在外电场的作用下,正负电荷中心发生相对位移,正电荷重心向负极移动,而负电荷重心向正极移动,使分子发生变形,产生偶极距,这种偶极矩称为**诱导偶极**(induced dipole)。极性分子在外电场的作用下,正、负电荷重心的距离会增大,也会产生诱导偶极矩,使分子的极性增强。

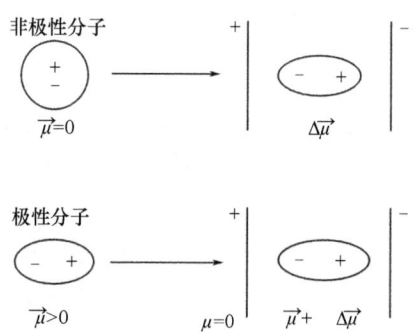

图 11-28　外电场对分子极性影响

分子的极化不仅在外电场的作用下产生,在分子相互作用时也可发生,这正是分子间能产生相互作用力的重要原因。

二、van der Waals 力

van der Waals 力按产生的原因和特点可分为取向力、诱导力和色散力。

1. 取向力　如图 11-29 所示,极性分子中存在永久偶极,分子一端带正电,另一端带负电。当两个极性分子接近时,极性分子的永久偶极同极相斥,异极相吸,使分子在空间的运动按一定的取向进行,最终成为异极相吸的状态。极性分子由于取向而产生的静电吸引力称为**取向力**

(orientation force)。取向力只存在极性分子之间。

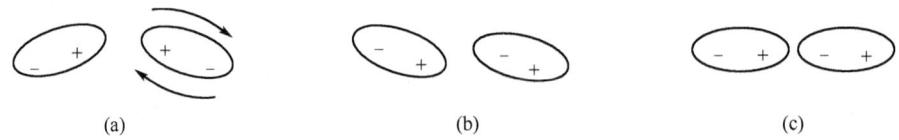

图 11-29 两个极性分子相互作用示意图

取向力的大小取决于分子极性的大小,分子极性越大,分子所带的部分电荷越大,分子间取向力越大。

2. 诱导力 如图 11-30 所示,当极性分子与非极性分子靠近时,对非极性分子而言,极性分子的永久偶极相当于是一个外电场,非极性分子被极性分子极化而产生诱导偶极,极性分子和非极性分子保持异极相吸的状态。这种由极性分子的永久偶极与非极性分子所产生的诱导偶极之间的相互作用力称为**诱导力**(induction force)。

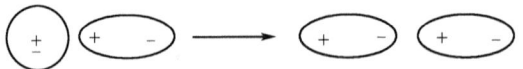

图 11-30 极性分子和非极性分子相互作用示意图

诱导力的大小取决于极性分子的极性与非极性分子的变形性。极性分子极性越大,外电场强度越大,非极性分子产生的诱导偶极就越大。非极性分子越容易变形,产生的诱导偶极也越大。两者之间作用力越强。

当两个极性分子互相靠近时,在永久偶极的相互影响下,极性分子也会变形产生诱导偶极,增大了极性分子之间的吸引力。因此诱导力不仅存在于极性分子和非极性分子之间,也存在于极性分子和极性分子之间,是一种附加的作用力。

3. 色散力 I_2 升华需要加热,说明非极性分子间也有作用力。如图 11-31 所示,对于非极性分子,分子正负电荷重心重合,偶极距为零,但由于非极性分子内部的电子不断地运动,原子核也在不断地振动,使分子的正、负电荷重心不断发生瞬间相对位移而产生极性,称**瞬间偶极**(instantaneous dipole)。瞬间偶极又可诱导邻近的分子极化,因此非极性分子之间可借助瞬间偶极相互吸引而产生分子间作用力,这种力称为**色散力**(dispersion force)。

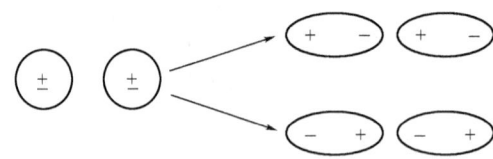

图 11-31 色散力产生示意图

虽然瞬间偶极存在的时间很短,但是不断地重复发生,下一瞬间仍然重复异极相吸的状态,因此相互靠近的分子之间始终存在色散力。不论是极性分子还是非极性分子,都会不断产生瞬间偶极,所以色散力存在于所有分子之间,是一种最重要的分子间作用力。

色散力是由于分子瞬间变形产生,因此色散力的大小主要取决于分子变形性的大小。由于分子量越大的分子通常越容易变形,所以,物质的熔沸点一般随着分子量的增大而增大。例如,卤素单质常温下随着分子量的增大,聚集状态由气体变成液体再变成固体,就是色散力随分子量增大而增大的强有力证明。综上所述,在非极性分子之间只有色散力;在极性分子和非极性分子之间,既有诱导力也有色散力;而在极性分子之间,取向力、诱导力和色散力都存在,van der Waals 力是这三种力的总称。表 11-15 列出了上述三种作用力在一些分子间的分配情况。

表 11-15　常见分子 van der Waals 力的分配情况（kJ·mol^{-1}）

分子	取向力	诱导力	色散力	van der Waals 力
Ar	0.000	0.000	8.49	8.49
CO	0.003	0.008	8.74	8.75
HI	0.025	0.113	25.86	26.00
HBr	0.686	0.502	21.92	23.11
HCl	3.305	1.004	16.82	21.13
NH$_3$	13.31	1.548	14.94	29.80
H$_2$O	36.38	1.929	8.996	47.31

通过上述讨论可知：van der Waals 力是一种静电引力，其作用能较小，比化学键小 1～2 个数量级；分子间作用力作用范围很短，只有几十到几百皮米，它随分子间距离增大急剧减小；分子间作用力没有饱和性和方向性；除了极性很大的分子，如 H$_2$O 和 NH$_3$ 取向力比较显著，大多数分子主要以色散力为主，诱导力通常都很小。分子间的取向力、诱导力和色散力是相互联系的。

分子间作用力主要影响物质的物理性质，如物质的沸点、熔点、溶解性等性质，分子间作用力越大，其沸点和熔点越高。

三、氢　键

> **案例 11-5**
> 自然界中的水有气、固、液三态，水的热胀冷缩是反常的，水在低于 277.15 K 时热缩冷胀，导致密度下降，而大于 277.15 K 时，则恢复热胀冷缩。273.15 K 水凝结成冰时，体积增大约 1/9，因而，我们看到江河湖海在冬季结冰时，冰浮在水面上，这对于保障生物存在非常重要。
> **问题：**
> 1. 为什么常温下水是液体？
> 2. 为什么水结冰时体积会增大？与其结构有怎样的关系？

由于大多数分子间作用力以色散力为主，而色散力的大小又和分子的变形性有关，因此，一般物质熔沸点随着分子量的增大而增大。如图 11-32 所示，在研究第五、第六、第七主族元素的氢化物时发现，HF、H$_2$O 和 NH$_3$ 分子沸点高于其同系物。说明在 HF、H$_2$O 和 NH$_3$ 分子之间除了存在 van der Waals 力外，可能还存在另一种作用力。

H 原子是最简单的原子，原子核外只有一个电子，当 H 原子与电负性很大、半径很小的原子 X（如 F、O、N 等）以共价键结合成分子时，两核间的电子云强烈地偏向于 X 原子，使 H 原子几乎变成裸露的质子，此时，H 原子有很强的正电性，还能与另一个电负性大、半径小并在外层有孤对电子的 Y 原子（如 F、O、N 等）产生定向的吸

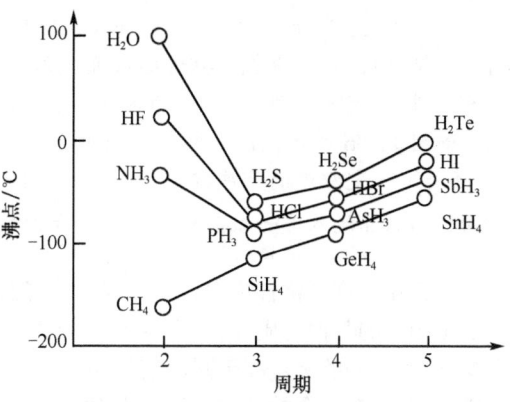

图 11-32　不同周期氢化物的沸点

引作用,形成 X—H⋯Y 结构,其中 H 原子与 Y 原子间的静电吸引作用(虚线所示)称为**氢键**(hydrogen bond)。X、Y 可以是同种元素的原子,如 O—H⋯O,F—H⋯F,也可以是不同元素的原子,如 N—H⋯O。

氢键的强弱与 X、Y 原子的电负性及半径大小有关。X、Y 原子的电负性越大、半径越小,形成的氢键越强。Cl 的电负性比 N 的电负性略大,但半径比 N 大,只能形成较弱的氢键,以 F、O、N 与 H 形成的氢键最为突出,它们所形成的氢键键能分别为 25 ~ 40 kJ·mol^{-1}、13~29 kJ·mol^{-1} 和 5~21 kJ·mol^{-1},比化学键弱得多。

如图 11-33 所示,氢键具有方向性和饱和性。氢键的方向性是指以 H 原子为中心的 3 个原子 X—H⋯Y 尽可能在一条直线上,此时,电负性较大的 X 原子与 Y 原子间的距离较远,斥力较小,形成的氢键较为稳定。氢键饱和性是指 H 原子只能与一个 Y 原子形成氢键,因为 H 原子半径比 X、Y 原子小得多,当 X—H 与一个 Y 原子形成 X—H⋯Y 后,若再有第二个 Y 原子靠近 H 原子时,将会受到 X—H⋯Y 上 X、Y 原子电子云的强烈排斥。

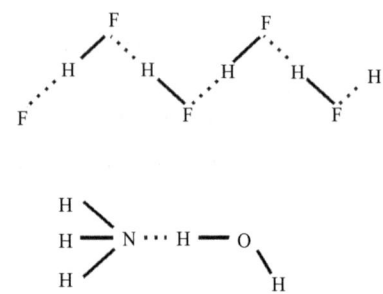
图 11-33 氟化氢、氨水中的分子间氢键

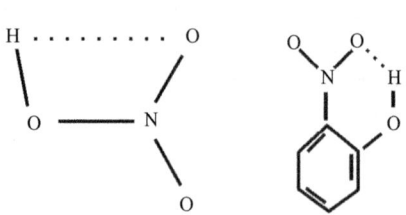
图 11-34 硝酸、邻硝基苯酚中的分子内氢键

根据上述讨论可知氢键是一种具有方向性和饱和性的分子间力,比一般分子间作用力要强。

氢键不仅存在于分子之间,如 HF、NH$_3$ 和 H$_2$O 分子之间;也可以在同一分子内形成,如硝酸、邻硝基苯酚分子内部可以形成氢键,如图 11-34 所示。分子内氢键虽不在一条直线上,但形成了较稳定的环状结构。

> **案例 11-5 分析**
> 由于水分子间可以形成氢键,使水分子缔合在一起,而且由于存在两个 H 原子,分子间可以形成多个氢键,从而使水的沸点高于其他分子量相近的分子,常温下是液体。
> 如图 11-35 所示,根据近代 X 射线的研究,证明了冰具有四面体的晶体结构。这个四面体通过氢键形成,在冰中氢键把这些四面体联系起来,成为一个整体。这种通过氢键形成的定向有序排列,空间利用率较小,约占 34%,因此冰的密度较小,约为 277.15 K 时液态水的 9/10。如图 11-36 所示,当冰融化时,拆散了大量的氢键,使液态水已经不像冰那样完全有序排列,而是有一定程度的无序排列,即水分子间的距离不像冰中那样固定,H$_2$O 分子可以由一个四面体的微晶进入另一微晶中。这样分子间的空隙减少,密度相对冰就增大了。

氢键存在于许多化合物中,主要影响物质的物理性质。存在分子间氢键的物质熔沸点一般高于分子量相近的其他物质,因为需要额外的能量破坏氢键。例如,NH$_3$、H$_2$O 和 HF 由于形成了分子间氢键,使它们的沸点高于同族其他相对原子质量较大元素的氢化物。氢键的形成使水具有许多特殊的性质,对生命的存在有很重要的意义。氨容易液化、在水中溶解度大等都与分子间氢键相关。如果分子内形成氢键,由于分子极性变小,一般化合物的沸点和熔点降低,使溶解度在弱极性溶剂中变大,在极性溶剂中变小。如邻硝基苯酚分子可形成分子内氢键,对硝基苯酚分子因硝基与羟基相距较远不能形成分子内氢键,但它能与水分子形成分子间氢键,所以邻硝基苯酚在水中的溶解度比对硝基苯酚的小。

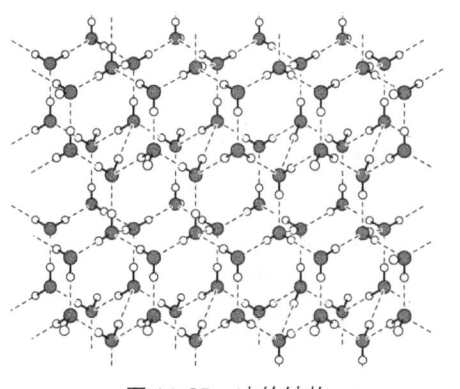

图 11-35　冰的结构　　　　　　　　图 11-36　冰融化时的结构变化

本 章 小 结

分子或晶体中，相邻两原子或离子之间强烈的相互作用力称为化学键，它包括离子键、共价键和金属键三种。

离子键是由电负性相差较大的原子通过正负离子静电引力相互作用形成，没有饱和性和方向性。其强弱用晶格能衡量，晶格能的大小与离子的电荷、半径以及离子的电子组态有关。离子化合物具有较高的熔沸点。

共价键是具有自旋相反方向的单电子原子间的原子轨道相互重叠形成，具有饱和性和方向性。按照原子轨道重叠方式不同可以分成 σ 键和 π 键；按照电子对的来源可以分成正常共价键和配位共价键。共价键的性质用键参数衡量。

根据杂化轨道理论，多原子分子的中心原子通过杂化轨道成键，根据参加杂化的原子轨道的种类，可以将轨道的杂化分为 sp 型杂化和 spd 型杂化。根据杂化后形成的几个杂化轨道的组成和能量是否相同，轨道的杂化可分为等性杂化和不等性杂化。杂化轨道类型影响分子的空间构型。

根据价层电子对互斥理论，利用中心原子价层电子对的对数与价层电子对中的孤电子对数可以预测部分中心原子为主族元素的 AB_m 型分子的空间构型。

根据分子轨道理论，原子形成分子时，需满足对称性匹配原则、能量近似原则和轨道最大重叠原则，形成的共价键牢固程度用键级衡量。

分子间作用力分为 van der Waals 力和氢键两大类。van der Waals 力包括取向力、诱导力和色散力。氢键是一种具有饱和性和方向性的特殊的分子间力，包括分子内氢键和分子间氢键，它比一般范德华力强。

分子间作用力主要影响物质的物理性质，如熔点、沸点和溶解度。

习　　题

1. 理解下列概念：
(1) 共价键和离子键　　　　　　　　(2) 共价键和配位键
(3) 极性共价键和非极性共价键　　　(4) σ 键和 π 键
(5) d^2sp^3 杂化轨道和 sp^3d^2 杂化轨道　(6) 成键分子轨道和反键分子轨道
2. 简述共价键的饱和性和方向性。
3. 已知 BF_3 的空间构型为正三角形而 NF_3 却是三角锥形，试用杂化轨道理论予以说明。
4. 画出 O_2、H_2O_2、CO_2、CO、NCl_3、SF_4 的 Lewis 结构式。并标出孤对电子和分子的总电子数。

5. 共价键可由 s-s、s-p 和 p-p 原子轨道"头碰头"重叠而成，试讨论 LiH（气体分子）、HCl、Cl_2 分子里的键分别属于哪一种？

6. 试用 VSEPR 理论判断下列分子和离子的几何形状，并指出分子（或离子）的中心原子的杂化类型。

CO_2　　PO_4^{3-}　　H_2O　　NH_3　　CO_3^{2-}

7. 借助 VSEPR 理论、杂化轨道理论讨论 OF_2、ClF_3、$SOCl_2$、XeF_2、SF_6、PCl_5 的分子结构。

8. 预测下列分子的空间构型，指出偶极矩是否为零，并判断分子的极性。

SiF_4　　NF_3　　BCl_3　　H_2S　　$CHCl_3$

9. 实验证明，臭氧离子 O_3^- 的键角为 100°，试用 VSEPR 理论解释之，并推测其中心氧原子的杂化轨道类型。

10. O_2^+、O_2、O_2^- 和 O_2^{2-} 的实测键长依次增大，试用分子轨道理论解释之。这几个物质，哪几个具有顺磁性？为什么？

11. 下列各对原子间分别形成哪种键？离子键、极性共价键或非极性共价键？

(1) Li,O　　(2) Br,I　　(3) Mg,H　　(4) O,O
(5) H,O　　(6) Si,O　　(7) N,O　　(8) Sr,F

12. 试用分子轨道理论做出预言，O_2^+ 的键长与 O_2 的键长哪个较短，N_2^+ 的键长与 N_2 的键长哪个较短？为什么？

13. 已知氟化氢分子之间的氢键键能比水分子之间的键能强，为什么水的熔、沸点反而比氟化氢的熔沸点高？

14. 为什么邻羟基苯甲酸的熔点比间羟基苯甲酸或对羟基苯甲酸的熔点低？

15. 下列每对分子中，哪个分子的极性较强？请简单说明原因。

(1) HCl 和 HI　　(2) H_2O 和 H_2S　　(3) NH_3 和 PH_3
(4) CH_4 和 SiH_4　　(5) CH_4 和 $CHCl_3$　　(6) BF_3 和 NF_3

16. 已知稀有气体的沸点如下，试说明沸点递变的规律和原因。

名称	He	Ne	Ar	Kr	Xe
沸点/K	4.26	27.26	87.46	120.26	166.06

17. 常温下 F_2 和 Cl_2 为气体，Br_2 为液体，而 I_2 为固体，何故？

18. 乙醇（C_2H_5OH）和二甲醚（CH_3OCH_3）化学式相同，但乙醇的沸点比二甲醚的沸点高，何故？

19. 判断下列各组分子间存在着哪种分子间作用力。

(1) 苯和四氯化碳　　(2) 乙醇和水　　(3) 苯和乙醇　　(4) 液氨

（乔秀文）

第十二章 配位化合物

学习目标

掌握 配合物的组成及命名;价键理论的要点及应用;配合物的类型(内轨型或外轨型配合物)及稳定性;晶体场理论的基本要点及应用;配位平衡移动原理。

熟悉 中心原子d轨道在八面体场中的能级分裂及八面体配合物中心原子d电子的排布;软硬酸碱规则。

了解 配合物的定义;配合物的异构现象;晶体场理论对配离子颜色的解释;螯合物的概念及影响配合物稳定性的因素;配合物在医药中的应用。

案例12-1

1996年9月,年仅25岁的美国著名自行车运动员Lance Armstrong被确诊患有睾丸癌,并已扩散到肺部和脑部,只有50%的存活机会。经过抗癌药物的治疗,他一年后复出,并且连续六年夺得环法自行车赛总成绩冠军。而这种帮助他战胜癌症的药物就是顺铂(cisplatin),即顺式二氯二氨合铂(Ⅱ),其化学组成为$PtCl_2 \cdot 2NH_3$。

问题:
1. 根据经典价键理论,二价的Pt(Ⅱ)与两个Cl^-形成$PtCl_2$后,价键已经饱和,为什么Pt(Ⅱ)还能与2个氨分子结合?作为电中性的分子,NH_3如何与二价的Pt(Ⅱ)结合?
2. 按照顺铂的化学组成,它溶解在水里应该解离出2个游离的Cl^-,但加入$AgNO_3$却并没有AgCl沉淀生成。这两个Cl^-是如何与Pt(Ⅱ)结合的?
3. 为什么顺铂具有抗癌作用?

配位化合物(coordination compound)简称配合物,是一类组成较为复杂、种类繁多、应用极为广泛的化合物。早期因其组成比一般化合物复杂而称为**络合物**(complex compound)。例如,临床上用于治疗和预防疾病的一些药物本身就是配合物,有些药物则通过在体内形成配合物发挥药效。此外,配合物还应用在药物分析、生化检验、环境监测、工业催化等方面。

近年来,随着科学的发展,在生物学和无机化学的基础上形成了一门新兴的边缘学科——生物无机化学。随着生物无机化学研究的深入,人们逐渐认识到配位化合物在生命过程中起着重要的作用,生物体中的许多必需微量元素和生物催化剂——酶均以配合物形式存在,它们与生物体的生理活动有着密切关系。因此,了解配合物的结构和性质对医药工作者是非常必要的。

第一节 配位化合物的基本概念

一、配位化合物的概念与组成

(一)配位化合物的概念

向蓝色硫酸铜溶液中缓慢加入过量的浓氨水,再加入适量酒精,则能析出深蓝色的结晶。将该晶体溶于水后,加入少量 NaOH 溶液,既无浅蓝色的 $Cu(OH)_2$ 沉淀生成,也无明显的氨的气味,但加入 $BaCl_2$ 溶液后却立即产生 $BaSO_4$ 白色沉淀。这些实验事实说明,其溶液中有大量 SO_4^{2-} 存在,而游离的 Cu^{2+} 和 NH_3 的浓度却很低,经 X 射线衍射法测定其晶体结构证实了晶体的化学组成是 $[Cu(NH_3)_4]SO_4 \cdot 2H_2O$,它在水溶液中解离为 $[Cu(NH_3)_4]^{2+}$ 和 SO_4^{2-}。$[Cu(NH_3)_4]^{2+}$ 是可以在水中稳定存在的复杂离子,它是由 1 个 Cu^{2+} 和 4 个 NH_3 分子以配位键结合形成的复杂离子。

$$Cu^{2+} + 4NH_3 \rightleftharpoons \begin{bmatrix} H_3N & & NH_3 \\ & Cu & \\ H_3N & & NH_3 \end{bmatrix}^{2+}$$

像 $[Cu(NH_3)_4]SO_4$ 这样,由简单阳离子(或原子)和一定数目的中性分子或阴离子通过配位键结合,并按一定的组成和空间构型所形成的复杂化合物称为配位化合物,简称配合物。配位化合物中含有的复杂离子称为配离子(coordination ion),如 $K_3[Fe(CN)_6]$、$[Cu(NH_3)_4]SO_4$ 等是由复杂离子构成的配合物;若形成的是复杂分子,这类分子称为配位分子,如 $[Pt(NH_3)_2Cl_2]$、$[Ni(CO)_4]$、$[Fe(CO)_5]$ 等。

配合物和配离子在概念上虽有不同,但配合物的性质主要取决于配离子,习惯上把配离子也称为配合物。此类化合物在结构上有共同的特征,即含有由一个中心原子与若干个离子或分子以配位键组成的复杂结构单元。

复盐(double salt)也是一种复杂化合物,它和配合物的区别在于复盐在水溶液中完全解离为简单离子,而配合物除解离出简单离子外,还存在稳定的复杂离子。例如,明矾 $[KAl(SO_4)_2 \cdot 12H_2O]$ 是一种复盐,它在水中完全解离为水合 K^+、Al^{3+} 和 SO_4^{2-} 等简单离子。注意,复盐和配合物之间并没有绝对的界限,在它们之间尚有大量处于中间状态的复杂化合物存在。

配合物在溶液中有相当高的稳定性,并且其物理和化学性质与组成该配合物的单独的离子或分子显著不同。

(二) 配位化合物的组成

现以 $[Cu(NH_3)_4]SO_4$ 为例讨论配合物的组成,其组成可表示为

$$\underbrace{\underbrace{[\underset{\text{中心原子}}{Cu} \quad \underset{\text{配体}}{(NH_3)_4}]}_{\text{内界}} \quad \underset{\text{外界}}{SO_4}}_{\text{配合物}}$$

1. 内界和外界 配离子是配合物的核心部分,而配位键则是其结构的基本特征。配合物一般可分为**内界**(inner sphere)和**外界**(outer sphere)两个组成部分。内界由配离子组成,写在方括号内,与配离子带相反电荷的其他离子为外界。例如,$[Cu(NH_3)_4]SO_4$ 中,$[Cu(NH_3)_4]^{2+}$ 为内界,SO_4^{2-} 为外界。再如,$[Ag(NH_3)_2]NO_3$ 中,$[Ag(NH_3)_2]^+$ 为内界,NO_3^- 为外界。内界和外界通过离子键结合而组成配合物。由于配合物是电中性的,因此内界和外界所带电荷数目相等,符号相反。显然配位分子只有内界,没有外界,如 $[Co(NH_3)_3Cl_3]$、$[Fe(CO)_5]$ 等。

2. 中心原子 中心原子(central atom)是指位于配合物中心位置并能够接受孤对电子的原子或离子,也称为配合物形成体。一般是金属阳离子,特别是过渡金属离子,如 $[Fe(SCN)_6]^{3-}$、$[Co(NH_3)_6]^{3+}$ 等中的 Fe^{3+}、Co^{3+}。金属原子也可作中心原子,如 $[Ni(CO)_4]$、$[Fe(CO)_5]$ 等中的 Ni 和 Fe。少数高氧化值的非金属元素也可作中心原子,如 $[SiF_6]^{2-}$、$[BF_4]^-$ 等中的 Si(Ⅳ) 和 B(Ⅲ)。

3. 配体和配位原子 配合物中与中心原子以配位键相结合的中性分子或阴离子称为配体(ligand),分布于中心原子的周围。配体中直接向中心原子提供孤对电子形成配位键的原子,称为**配位原子**(donor atom)。例如,$[Ag(NH_3)_2]^+$ 中 NH_3 是配体,其中 N 是配位原子。再如,$[Co(NH_3)_3F_3]$ 中,NH_3、F^- 是配体,其中 N、F 是配位原子。常见的配位原子主要是电负性较大的

非金属元素的原子,如 N、O、C、P、S 和卤素等。

根据配体中配位原子的不同,配体可分为**单齿配体**(monodentate ligand)和**多齿配体**(polydentate ligand)。只含有一个配位原子的配体称为单齿配体,如 X^-(卤素离子)、CN^-、H_2O、NH_3 等;含有两个或两个以上的配位原子同时与中心原子以配位键结合,这种配体称为多齿配体。例如,乙二胺($NH_2CH_2CH_2NH_2$,简写为 en)和草酸根($^-OOC—COO^-$)是双齿配体,二乙三胺($NH_2CH_2CH_2NHCH_2CH_2NH_2$,简写为 DEN)是三齿配体,乙二胺四乙酸根(通常用符号 Y^{4-} 表示)是六齿配体。

一些常见的配体及配位原子见表 12-1。

表 12-1 一些常见的配体及配位原子

配体类型	配位原子	实例
单齿配体	C	CN^-,CO
	N	NH_3,NO,NR_3,RNH_2,C_5H_5N,NCS^-,NH_2^-,NO_2^-
	O	ROH,R_3PO,R_2O,H_2O,R_2SO,OH^-,$RCOO^-$,$C_2O_4^{2-}$,ONO^-,SO_4^{2-},CO_3^{2-}
	S	R_2S,RSH,SCN^-
	X	F^-,Cl^-,Br^-,I^-
双齿配体	N	$H_2N-CH_2-CH_2-NH_2$(乙二胺,en)
	O	$CH_3-\underset{O}{\overset{O}{C}}-CH=\underset{O^-}{C}-CH_3$(乙酰丙酮离子)
六齿配体	N O	$^-OOC-CH_2$ CH_2-COO^- N$-CH_2-CH_2-$N $^-OOC-CH_2$ CH_2-COO^- (乙二胺四乙酸根离子,EDTA)

需要注意的是,少数配体虽含有两个配位原子,但由于两个配位原子间距离较近,仅有一个配位原子与中心原子配位,故仍属单齿配体,也称**两可配体**(ambidentate ligand)。书写时参与配位的配位原子靠近中心原子。例如,硝基 NO_2^- 中 N 是配位原子,而亚硝酸根 ONO^- 中 O 是配位原子;又如,硫氰酸根离子 SCN^- 中 S 是配位原子,而异硫氰酸根离子 NCS^- 中 N 是配位原子。

有时,多齿配体、两可配体或具有超过一对孤对电子的单齿配体可同时与两个或多个中心原子配位,这种配体称**桥联配体**(bridging ligand),如图 12-1(a) $[(Ru(Cl_5)_2O)]^{4-}$ 中的 O 原子。常见的桥联配体有 OH^-(羟联)、O^{2-}(氧联)、CO、卤素、碳酸根、羧酸根及磷酸根等。

乙烯的 π 电子也可以与中心原子配位,形成 M←Lπ 配位键,这类配体称作 π 配体,如图 12-1(b)二茂铁中的 π 配体。π 配体通常是含碳的不饱和有机分子,主要有链状(如烯烃、炔烃)和环状(如环戊二烯、苯)两种,它们以多个碳原子与金属配位,提供 π 电子和金属作用形成配位键。

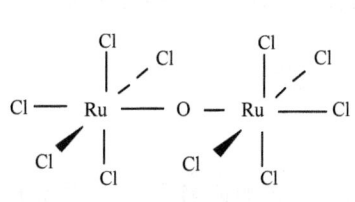
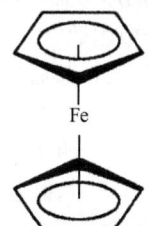

(a) $[(Ru(Cl_5)_2O)]^{4-}$ 中的桥联配体 (b) 二茂铁中的π配体

图 12-1 桥联配体和 π 配体

4. 配位数　配离子(或配位分子)中直接与中心原子以配位键结合的配位原子的总数称为**配位数**(coordination number)。从本质上讲，配位数就是中心原子与配体形成配位键的数目。如果配体为单齿配体，则中心原子的配位数与配体的数目相等。例如，$[Ag(NH_3)_2]^+$、$[Cu(NH_3)_4]^{2+}$、$[Pt(NH_3)_2Cl_2]$、$[Fe(CN)_6]^{3-}$中，中心原子的配位数分别是 2、4、4、6。如果配体中有多齿配体，则中心原子的配位数不等于配体的数目。例如，配离子$[Cu(en)_2]^{2+}$中的配体 en 是双齿配体，一个 en 分子中有两个 N 原子与 Cu^{2+} 形成配位键，因此 Cu^{2+} 的配位数是 4 而不是 2，$[Co(en)_2(NH_3)_2]^{3+}$ 中 Co^{3+} 的配位数是 6 而不是 4。因此，应注意区别配位数和配体数。配合物中，中心原子的常见配位数是 2、4 和 6。

中心原子的配位数主要取决于中心原子和配体的电子层结构、空间效应和静电作用三个因素。

(1) 中心原子的价电子层结构。第二周期元素的价层空轨道为 2s、2p，共 4 个轨道，最多只能容纳 4 对电子，故它们的最大配位数为 4，如 $[BeCl_4]^{2-}$、$[BF_4]^-$ 等；而第二周期以后的元素，价层空轨道为 $(n-1)d$、ns、np 或 ns、np、nd，它们的配位数可超过 4，如 $[AlF_6]^{3-}$、$[SiF_6]^{2-}$ 等。

(2) 空间效应。中心原子的体积越大，配体的体积越小，越有利于生成配位数较大的配离子，例如，F^- 的半径比 Cl^- 小，Al^{3+} 与 F^- 可形成配位数为 6 的 $[AlF_6]^{3-}$，而与 Cl^- 只能形成配位数为 4 的 $[AlCl_4]^-$；中心原子 B(Ⅲ) 的半径比 Al^{3+} 小，B(Ⅲ) 只能形成配位数为 4 的 $[BF_4]^-$。

(3) 静电作用。对于相同配体，中心原子的电荷越高，吸引配体孤对电子的能力越强，越有利于形成配位数较大的配离子。如 Pt^{2+} 与 Cl^- 形成 $[PtCl_4]^{2-}$，Pt^{4+} 却形成 $[PtCl_6]^{2-}$。中心原子相同时，配体所带的电荷越多，配体间的斥力就越大，不利于配体与中心原子结合，则配位数变小。例如，Ni^{2+} 与 NH_3 可形成配位数为 6 的 $[Ni(NH_3)_6]^{2+}$，而与 CN^- 只能形成配位数为 4 的 $[Ni(CN)_4]^{2-}$。

此外，中心原子的配位数有时也会受到温度、浓度等外界条件的影响。

5. 配离子的电荷数　配离子所带的电荷数等于中心原子和配体总电荷数的代数和。例如，$[Zn(NH_3)_4]^{2+}$ 中，NH_3 是中性分子，配离子的电荷为 $(+2) + 4 \times 0 = +2$；$[Fe(CN)_6]^{3-}$ 的电荷数是 $(+3) + 6 \times (-1) = -3$；$[Co(NH_3)_3(H_2O)Cl_2]^+$ 的电荷数是 $(+3) + 3 \times 0 + 1 \times 0 + 2 \times (-1) = +1$。由于配合物是电中性的，因此，也可根据外层离子的电荷数来确定配离子的电荷数及中心原子的氧化值。

二、配合物的命名

配合物的命名与一般无机化合物的命名原则相似，命名的关键在于内界。基本原则如下。

1. 配合物的命名　内界和外界之间的命名服从一般无机化合物的命名原则，即阴离子名称在前，阳离子名称在后，分别称为某化某、某某酸、某酸某或氢氧化某等。

外界为简单酸根：$[Co(NH_3)_6]Cl_3$，三氯化六氨合钴(Ⅲ)

外界为复杂酸根：$[Cu(NH_3)_4]SO_4$，硫酸四氨合铜(Ⅱ)

外界为简单阳离子：$K_4[Fe(CN)_6]$，六氰合铁(Ⅱ)酸钾(俗称亚铁氰化钾或黄血盐)。

2. 内界的命名顺序　命名内界时，配体名称列在中心原子之前，不同配体之间以中圆点(·)分开；相同配体的个数用数字二、三、四等表示；在最后一个配体名称之后缀以"合"字；中心原子的氧化值用罗马数字标明在其后的括号中，即

配体数—配体名称—"合"—中心原子名称(氧化值)

例如，$[Cu(NH_3)_4]^{2+}$　　四氨合铜(Ⅱ)离子

$[Fe(CN)_6]^{3-}$　　六氰合铁(Ⅲ)离子

3. 配体的命名顺序　若内界有多种配体时，则配体的命名顺序为：先无机配体，后有机配体(复杂配体写在括号内)；在无机类或有机类配体内，先阴离子，后中性分子；同类配体则按配位原子元素符号的英文字母顺序排列，例如，NH_3 和 H_2O，应先命名 NH_3，后命名 H_2O；配位原子相同的同类配体则按配体中含原子数的多少排列，含较少原子数的配体在前，较多原子数的配体在后，例

如,NH_3 和 NH_2OH,先命名 NH_3,后命名 NH_2OH;同类配体中,若配位原子相同,配体中所含原子的数目也相同,则按在结构式中与配位原子相连的原子元素符号的英文字母顺序排列,例如,NO_2^-、NH_2^-,比较 O 与 H,先命名 NH_2^-,后命名 NO_2^-。例如,

$[CoCl_2(NH_3)_4]^+$	二氯·四氨合钴(Ⅲ)离子
$[Fe(en)_3]Cl_3$	三氯化三(乙二胺)合铁(Ⅲ)
$[Ag(NH_3)_2]OH$	氢氧化二氨合银(Ⅰ)
$H_2[PtCl_6]$	六氯合铂(Ⅳ)酸
$[Co(ONO)(NH_3)_5]SO_4$	硫酸亚硝酸根·五氨合钴(Ⅲ)
$[Co(NH_3)_5(H_2O)]_2(SO_4)_3$	硫酸五氨·一水合钴(Ⅲ)
$[Co(NH_3)_2(en)_2]Cl_3$	氯化二氨·二(乙二胺)合钴(Ⅲ)
$NH_4[Co(NO_2)_4(NH_3)_2]$	四硝基·二氨合钴(Ⅲ)酸铵
$NH_4[Cr(NCS)_4(NH_3)_2]$	四(异硫氰酸根)·二氨合铬(Ⅲ)酸铵
$K_3[Fe(CN)_6]$	六氰合铁(Ⅲ)酸钾(俗称铁氰化钾或赤血盐)
$K_2[PtCl_6]$	六氯合铂(Ⅳ)酸钾
$[Pt(NH_2)(NO_2)(NH_3)_2]$	氨基·硝基·二氨合铂(Ⅱ)

如果阳、阴离子都是配离子,则根据前面原则命名,阴离子在前,阳离子在后。例如,

$[Pt(py)_4][PtCl_4]$	四氯合铂(Ⅱ)酸四(吡啶)合铂(Ⅱ)

没有外界的配合物,中心原子的氧化值不必标明。例如,

$[Ni(CO)_4]$	四羰基合镍

三、配合物的异构现象

配合物的**异构现象**(isomerism)是指两种或两种以上配合物的化学组成相同,即原子种类和数目相同,配体围绕中心原子的空间排列不同而引起的结构和性质不同的现象。配合物的异构现象不仅影响其物理和化学性质,而且与配合物的稳定性和配位键的性质密切相关。配合物的异构现象有很多种,包括几何异构、光学异构、键合异构、离子异构、水合异构、配体异构等。下面主要介绍配合物的几何异构现象。

每一个配合物都有一定的空间构型,如果配合物中只有一种配体,则配体在中心原子周围只有一种排列方式。但是,当中心原子周围有多种配体时,则有多种空间排列方式。这种组成相同、配体在中心原子周围排列方式不同的现象称为配合物的**几何异构现象**(geometrical isomerism),产生的异构体称为**几何异构体**(geometrical isomers)。

在配合物的几何异构体中,相同配体彼此处于相邻位置时称为**顺式异构体**(cis-isomer),处于对角位置时称为**反式异构体**(trans-isomer)。如平面正方形构型的配合物$[PtCl_2(NH_3)_2]$有顺式和反式两种不同的几何异构体:

顺二氯·二氨合铂(Ⅱ)   反二氯·二氨合铂(Ⅱ)

几何异构现象主要发生在配位数为4的平面正方形结构和配位数为6的八面体结构的配合物中,对配位数为2和3的配合物及配位数为4的四面体构型配合物,无论其中配体是否相同,均不存在顺反异构现象。总之,配合物的异构现象是很复杂的,不仅与配位数和配体的种类有关,还与配合物的空间构型密切相关。

第二节 配合物的化学键理论

配合物的一些物理、化学性质取决于配合物的结构,特别是内界中配体与中心原子间的结合

力。在配合物中,中心原子和配体靠什么力结合?为什么中心原子能与一定数目的配体结合且具有一定的空间构型?配合物的化学键理论阐明了上述现象的本质,并用它可以很好地解释配合物的某些性质,如配位数、几何构型、磁性等。目前配合物的化学键理论主要有价键理论、晶体场理论和配位场理论。本节重点介绍价键理论和晶体场理论。

一、配合物的价键理论

(一) 价键理论的基本要点

价键理论是由电子配对法引申而来。1931 年,美国化学家 L. Pauling 将杂化轨道理论应用于配合物,提出了配合物的价键理论。其基本要点如下:

(1) 在配合物中,中心原子与配体以配位键结合。成键时,中心原子以价电子层的空轨道接受配位原子提供的孤对电子。

(2) 为了增强成键能力和形成更稳定的配合物,在成键过程中,中心原子外层能量相近的空价电子轨道首先进行杂化,形成数目相等、能量相同、具有一定空间伸展方向的杂化轨道,其次它与配位原子的孤对电子轨道在键轴方向重叠成键。

(3) 配合物的空间构型、中心原子的配位数和配合物的稳定性等主要取决于中心原子杂化轨道的数目和类型。

一些常见配合物的配位数、空间构型和杂化类型之间的关系列于表 12-2。

表 12-2 常见配合物的空间构型和中心原子的杂化轨道类型

配位数	空间构型	杂化轨道类型	实例
2	直线	sp	$[Ag(NH_3)_2]^+$、$[Cu(CN)_2]^-$、$[Ag(CN)_2]^-$
4	正四面体	sp^3	$[Co(NCS)_4]^{2-}$、$[Cd(NH_3)_4]^{2+}$、$[Zn(NH_3)_4]^{2+}$
4	平面四方形	dsp^2	$[Cu(NH_3)_4]^{2+}$、$[Ni(CN)_4]^{2-}$、$[Pt(NH_3)_2Cl_2]$
6	八面体	sp^3d^2	$[Fe(H_2O)_6]^{3+}$、$[Co(NH_3)_6]^{2+}$、$[FeF_6]^{3-}$
6	八面体	d^2sp^3	$[PtCl_6]^{2-}$、$[Fe(CN)_6]^{3-}$、$[Co(CN)_6]^{3-}$

值得注意的是,目前还不能用价键理论来预测配合物的空间构型和中心原子的杂化类型,往往是在取得了配合物的空间构型及磁性等实验数据后,再用价键理论来解释。

(二) 外轨型配合物和内轨型配合物

根据中心原子杂化时所利用的空轨道所属电子层的不同,配合物可分为外轨型配合物和内轨型配合物两种类型。若中心原子全部以最外价电子层空轨道(ns、np、nd)参与杂化成键,所形成的配合物称为**外轨型配合物**(outer-orbital coordination compound)。如中心原子采取 sp、sp^3、sp^3d^2 杂化轨道成键形成配位数为 2、4、6 的配合物都是外轨型配合物。另一种是中心原子用次外层 d 轨道,即($n-1$)d 轨道和最外层 ns、np 轨道参与杂化成键,所形成的配合物称为**内轨型配合物**(inner-orbital coordination compound)。如中心原子采取 dsp^2 或 d^2sp^3 杂化轨道成键形成配位数为 4 或 6 的配合物均为内轨型配合物。

中心原子与配体结合究竟形成内轨型配合物还是外轨型配合物,主要取决于中心原子的电子层结构及配体的性质。下面依据中心原子价电子组态讨论过渡元素配合物的价键特征。

(1) 当中心原子的价电子组态为($n-1$)$d^{9\sim10}$,此时内层的($n-1$)d 轨道不提供空轨道参与杂化,中心原子只能用最外层的轨道参与杂化,与配体形成外轨型配合物。例如,中心原子为ⅠB 族的+1 价阳离子或ⅡB 族的+2 价阳离子的配合物——$[Ag(NH_3)_2]^+$、$[Au(CN)_2]^-$、$[Zn(NH_3)_4]^{2+}$、$[HgCl_4]^{2-}$ 等均为外轨型配合物。

[Zn(NH$_3$)$_4$]$^{2+}$的形成:Zn^{2+}的价电子组态为3d^{10},它与NH$_3$形成[Zn(NH$_3$)$_4$]$^{2+}$时,Zn^{2+}只能用最外层的1个4s轨道和3个4p轨道进行sp^{3}杂化,形成4个sp^{3}杂化空轨道。NH$_3$中N原子提供的孤对电子填入该空轨道,形成4个配位键,从而形成空间构型为正四面体的[Zn(NH$_3$)$_4$]$^{2+}$,由于Zn^{2+}全部采用最外层空价电子轨道杂化,所以[Zn(NH$_3$)$_4$]$^{2+}$属外轨型配合物。

中心原子Zn^{2+}价电子组态的变化及成键过程:

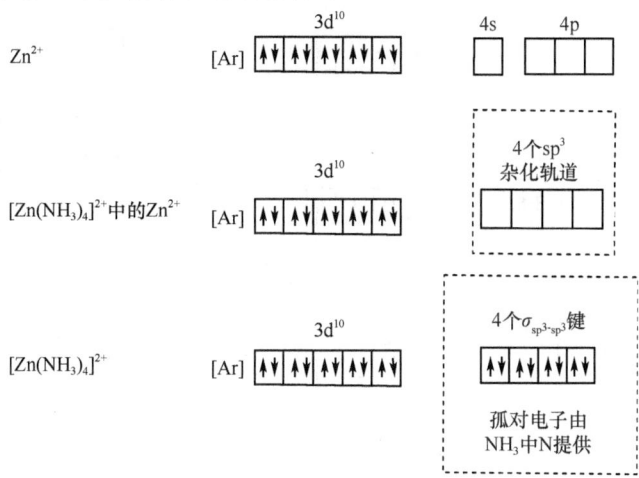

(2) 当中心原子的价电子组态为$(n-1)$d$^{4\sim 8}$时,中心原子和配体既可以形成内轨型配合物也可以形成外轨型配合物,此时,配体成为决定配合物类型的主要因素。

a. 若配体中配位原子的电负性较大(如卤素原子或氧原子等),不易给出孤对电子,共用电子对将偏向配位原子一方,对中心原子$(n-1)$d电子影响较小,倾向于占据中心原子的外层轨道,一般形成外轨型配合物。如[FeF$_6$]$^{3-}$、[Fe(H$_2$O)$_6$]$^{3+}$和[Ni(H$_2$O)$_4$]$^{2+}$等都是外轨型配合物。

[Ni(H$_2$O)$_4$]$^{2+}$的形成:Ni^{2+}的电子组态为3d^8,它用1个4s轨道和3个4p轨道进行sp^{3}杂化,生成的4个sp^{3}杂化轨道与4个H$_2$O中的O原子形成4个配位键,从而形成空间构型为正四面体的配离子[Ni(H$_2$O)$_4$]$^{2+}$,属外轨型配离子。

中心原子Ni^{2+}价电子组态的变化及成键过程:

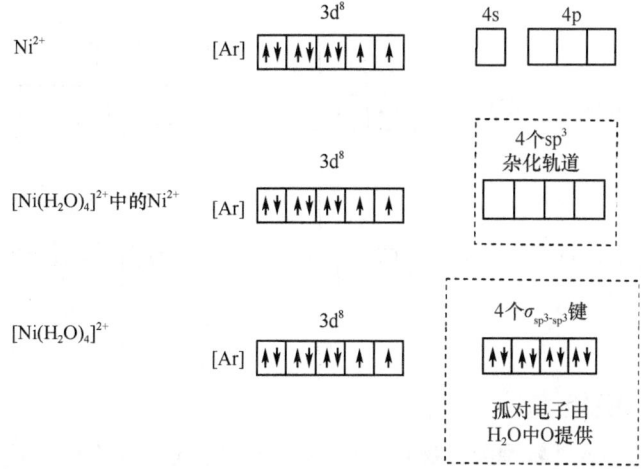

b. 若配体中配位原子的电负性较小(如CN$^-$中的C原子,NO$_2^-$中的N原子等),容易给出孤对电子,它们在接近中心原子时,对其$(n-1)$d电子影响较大,使d电子发生重排,空出能量较低的$(n-1)$d轨道,它们与ns、np轨道形成杂化轨道,接受配体的孤对电子形成内轨型配合物。例如,[Ni(CN)$_4$]$^{2-}$、[Fe(CN)$_6$]$^{3-}$、[Co(NO$_2$)$_6$]$^{3-}$等都是内轨型配合物。

[Fe(CN)$_6$]$^{3-}$ 的形成：配位原子为电负性较小的 C 原子，Fe^{3+} 的价电子组态为 3d^5，在配体 CN$^-$ 的影响下，3d 轨道上的两个未成对电子被挤压成对，而空出的 2 个 3d 轨道与 1 个 4s 轨道和 3 个 4p 轨道进行 d^{2}sp^3 杂化，生成的 6 个 d^{2}sp^3 杂化轨道接受配位原子 C 提供的孤对电子，形成配位键，从而形成空间构型为八面体的内轨型配合物。

中心原子 Fe^{3+} 价电子组态的变化及成键过程：

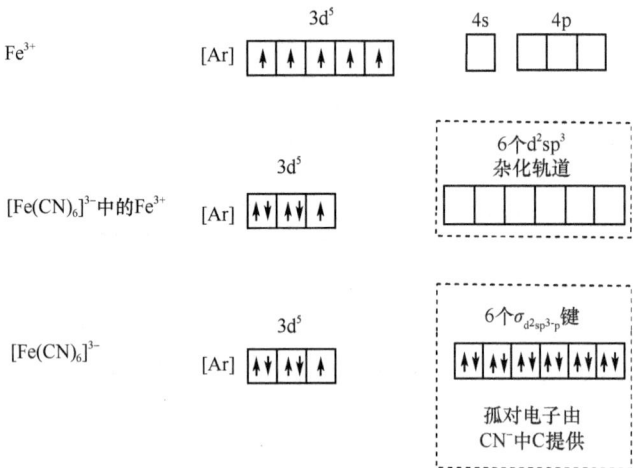

由于 $(n-1)$d 轨道比 nd 轨道能量低，因此同一中心原子的内轨型配合物比外轨型配合物更稳定。

(3) 当中心原子的价电子组态为 $(n-1)$d$^{1~3}$ 时，至少有 2 个 $(n-1)$d 空轨道，所以总是形成内轨型配合物。例如，Cr^{3+} 和 Ti^{3+} 上分别有 3 个和 1 个 3d 电子，形成的 [Cr(H$_2$O)$_6$]$^{3+}$ 和 [Ti(H$_2$O)$_6$]$^{3+}$ 均为内轨型配合物。但这类配合物往往含有空的 $(n-1)$d 轨道，导致配合物不稳定。因此，这类配合物虽为内轨型配合物，但稳定性往往较差。

中心原子 Ti^{3+} 价电子组态的变化及成键过程：

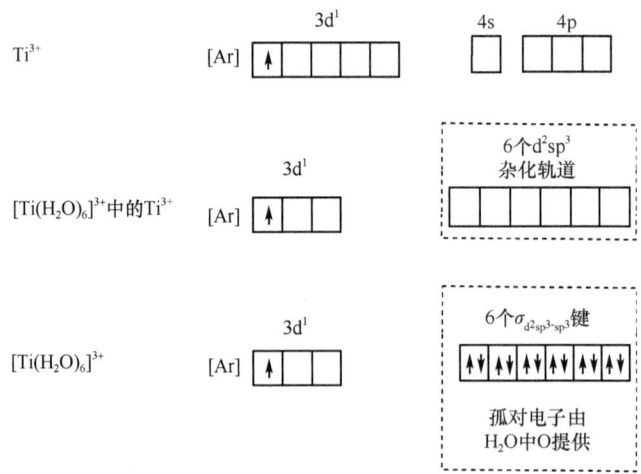

（三）配合物的磁矩

由上述讨论可知，形成外轨型配合物时，中心原子的内层电子排布受配体影响较小，故内层 d 电子尽可能分占不同的 d 轨道且自旋平行，因此未成对电子数较多，这种 d 电子分布状态称为**高自旋态**（high-spin state）。含有单电子的配合物具有顺磁性，其未成对电子数目越多，磁矩越高。形成内轨型配合物时，由于内层电子结构往往发生重排，中心原子的未成对电子数减少，故配合物的磁矩比自由离子的磁矩要低，这种 d 电子分布状态称为**低自旋态**（low-spin state）。因此，可根据磁矩大小判断内轨型和外轨型配合物，区分高、低自旋配合物。

对于配合物的中心原子，若忽略轨道角动量，只考虑电子自旋角动量对磁矩的贡献，磁矩的理论值与未成对电子数之间存在如下的关系式：

$$\mu = \sqrt{n(n+2)}\mu_B \tag{12-1}$$

式中：n 为未成对电子数；μ_B 为玻尔磁子（Bohr magneton），$\mu_B = 9.27 \times 10^{-24}$ A·m^2。

据式（12-1），可计算配合物的磁矩和未成对电子数，结果见表 12-3。

表 12-3　配合物的未成对电子数和磁矩的理论值

n	0	1	2	3	4	5
μ/μ_B	0.00	1.73	2.83	3.87	4.90	5.92

在配合物中，配体提供孤对电子，配合物的未成对电子数就是中心原子的未成对电子数。因此，比较配合物磁矩的实测值与理论计算值，可确定中心原子的未成对电子数，从而判断中心原子的杂化轨道类型和配合物的空间构型，进一步确定配合物是高自旋配合物还是低自旋配合物。表 12-4 列出了一些配合物的磁矩实测值，据此可以判断配合物的类型。

表 12-4　一些配合物的未成对电子数与磁矩实测值

配合物	中心原子的d电子数	μ/μ_B	未成对电子数	中心原子的杂化轨道类型	空间构型	配合物类型
[Fe(H$_2$O)$_6$]SO$_4$	6	4.91	4	sp^{3}d^2	八面体	外轨型配合物
[Mn(SCN)$_6$]$^{4-}$	5	6.1	5	sp^{3}d^2	八面体	外轨型配合物
K$_3$[FeF$_6$]	5	5.45	5	sp^{3}d^2	八面体	外轨型配合物
K$_3$[Fe(CN)$_6$]	5	2.13	1	d^{2}sp^3	八面体	内轨型配合物
Na$_4$[Mn(CN)$_6$]	5	1.57	1	d^{2}sp^3	八面体	内轨型配合物
[Co(SCN)$_4$]$^{2-}$	7	4.3	3	sp^3	正四面体	外轨型配合物
K$_2$[PtCl$_4$]	8	0	0	dsp^2	平面四方形	内轨型配合物

综上所述，价键理论较好地解释了配合物的空间构型、磁性和稳定性等，在配位化学的发展过程中起了重要作用。但是，由于价键理论没有考虑配体对中心原子 d 轨道的影响，因而在解释配合物的颜色、吸收光谱及某些配合物的稳定性时遇到了困难。实际上，配体对中心原子 d 轨道的影响较大，它不仅影响 d 电子云的分布，而且也影响 d 轨道的能量，而这种能量变化与配合物的性质关系密切。这些问题用配合物的晶体场理论可以作出比较满意的解释。

二、配合物的晶体场理论

1929 年，H. Bethe（贝特）首先提出了**晶体场理论**（crystal field theory，CFT），当时并未引起人们足够的重视。直到 20 世纪 50 年代，由于利用晶体场理论成功地解释了 [Ti(H$_2$O)$_6$]$^{3+}$ 的颜色，此理论才被用于阐述配合物中化学键的本质。

（一）晶体场理论的基本要点

晶体场理论的基本要点如下：

（1）在配合物中，中心原子与配体之间的作用力是静电作用。该理论把中心原子和配体看作点电荷，配位原子的负电荷在中心原子周围形成静电场，称为**晶体场**（crystal field）。

（2）中心原子在带负电荷（或偶极分子）的配体所形成的负电场影响下，其电子能级将发生变化，特别是外层 d 电子所受影响最大，原来能量相同的 5 个简并 d 轨道发生能级分裂，有些轨道能量升高,有些轨道能量降低。当中心原子一定时,能级分裂的方式和程度由配体的配位能力和数目决定。

(3) 由于中心原子 d 轨道能级分裂,导致 d 轨道上的电子在分裂后的能级上发生重排,使系统的总能量降低,形成稳定的配合物。

晶体场理论认为配体与中心原子之间的静电引力是使配合物稳定的根本原因,这个力的本质类似于离子晶体中阴、阳离子间的作用力。在晶体场模型中,配体只影响中心原子的 d 轨道能级和 d 电子排布,与中心原子之间不发生轨道的重叠,不形成共价键。

(二) 中心原子 d 轨道的能级分裂

在形成配合物之前,中心原子的 5 个 d 轨道能量完全相等,处于简并状态。但它们在空间的伸展方向不同,即 $d_{x^2-y^2}$ 轨道沿 x、y 轴方向伸展,d_{z^2} 轨道沿 z 轴方向伸展,d_{xy}、d_{xz}、d_{yz} 分别沿 x、y、z 轴夹角的平分线伸展。

如果将中心原子置于球形对称的负电场包围的球心上,则负电场对 5 个简并 d 轨道中的电子产生均匀的排斥力,使 d 轨道的能量同等程度地升高,但不会发生能级分裂,仍属同一能级。

如果中心原子受到不同方向、带负电荷(或偶极分子)的几个配体作用时,由于配体的数目和性质不同,中心原子的 5 个 d 轨道本身的空间伸展方向不同,它们各自受到的配体的静电影响不同,因而能量变化有所不同。也就是说,中心原子 d 轨道的能级发生了分裂。在不同对称性晶体场作用下,中心原子的 d 轨道能级分裂情况不同。

下面仅以八面体构型的配合物为例予以说明。

如图 12-2 所示,设中心原子处在三维直角坐标系的原点。当中心原子和配体形成配位数为 6 的八面体配合物时,6 个带负电荷的配体分别沿着 x、y、z 三个坐标轴方向向中心原子靠近,其中 $d_{x^2-y^2}$ 和 d_{z^2} 两个轨道正好处在与配体迎头相碰的状态,因而配体所带的负电荷对这两个轨道上的电子的静电斥力较大,导致这两个轨道的能量升高较多(相对于原来的球形对称场);而夹在坐标轴之间的 d_{xy}、d_{xz}、d_{yz} 三个轨道,受配体的静电斥力则较小,故能量升高幅度相对较低。因此,能量相等的 5 个简并 d 轨道在八面体场作用下分裂成两组,如图 12-3 所示:一组是能量较高的由 $d_{x^2-y^2}$ 和 d_{z^2} 组成的二重简并轨道,称为 d_γ 能级;另一组是能量较低的由 d_{xy}、d_{xz}、d_{yz} 组成的三重简并轨道,称为 d_ε 能级。

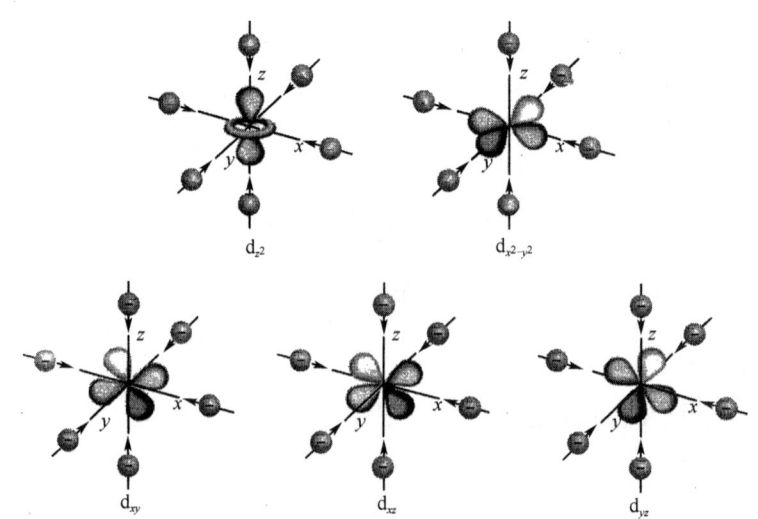

图 12-2 正八面体负电场对中心原子 d 轨道的影响

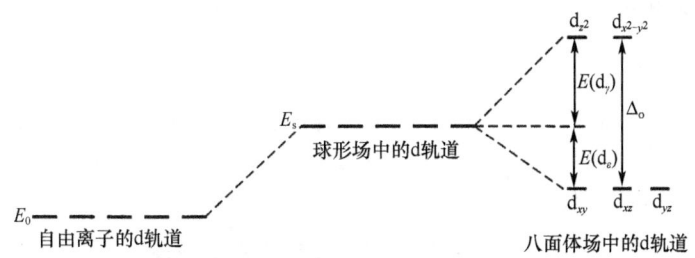

图 12-3 中心原子 d 轨道在正八面体场中的能级分裂

（三）分裂能

在不同构型的配合物中,中心原子 d 轨道的分裂方式和程度均不相同。中心原子 d 轨道能级分裂后最高能级与最低能级之间的能量差称为**晶体场分裂能**(crystal field splitting energy),用符号"Δ"表示。它的大小可通过光谱实验测定。在定性地解释配合物的性质时,并不一定需要知道分裂能(Δ)的绝对值,只需知道它在不同情况下的相对值即可。

八面体场的分裂能为 d_γ 能级和 d_ε 能级之间的能量差,用符号 Δ_o 表示(下标"o"是八面体 octahedron 的首字母)。根据晶体场理论,可以计算八面体场中 d_γ 和 d_ε 轨道的相对能量。

根据量子力学原理,在外场作用下,d 轨道在能级分裂前后的总能量应保持不变。以球形场中 d 轨道的总能量为零($E_s = 0$)作为比较标准,则有

$$2E(d_\gamma) + 3E(d_\varepsilon) = 0$$
$$E(d_\gamma) - E(d_\varepsilon) = \Delta_o$$

解此联立方程得

$$E(d_\gamma) = +0.6\Delta_o, \quad E(d_\varepsilon) = -0.4\Delta_o$$

结果表明,在正八面体场中 d_γ 能级中每个轨道的能量升高了 $0.6\Delta_o$,而 d_ε 能级中每个轨道的能量降低了 $0.4\Delta_o$。

分裂能的大小主要与配合物的空间构型、配体场强、中心原子的氧化值和它所属周期等因素有关,也与配体的种类有关。

下面分别讨论配体和中心原子对相同构型的配合物分裂能的影响。

1. 配体场强 它是影响分裂能的重要因素。对于中心原子相同的配合物,分裂能随配体场强的不同而变化。

由正八面体配合物的光谱实验得出配体场强由弱到强的顺序如下:

$I^- < Br^- < Cl^- < SCN^- < F^- < S_2O_3^{2-} < OH^- \approx ONO^- < C_2O_4^{2-} < H_2O < NCS^- \approx EDTA < NH_3 < en < NO_2^- << CN^- < CO$

这一顺序称为**光谱化学序列**(spectrochemical series),它在配位化学上具有很大的应用价值。

序列左端的配体称为**弱场配体**(weak field ligand),序列右端的配体称为**强场配体**(strong field ligand)。H_2O 及其前面的配体,如卤素离子等是弱场配体,CN^- 和 CO 是强场配体。对于同一中心原子,配体场强不同,产生的分裂能也不同,场强越强,分裂能则越大。实例见表 12-5。

表 12-5 不同配体场时的分裂能

配合物	$[CrCl_6]^{3-}$	$[Cr(H_2O)_6]^{3+}$	$[Cr(NH_3)_6]^{3+}$	$[Cr(en)_3]^{3+}$	$[Cr(CN)_6]^{3-}$
$\Delta_o/(kJ \cdot mol^{-1})$	162.7	208.1	258.3	261.9	314.5

从光谱化学序列可以看出,按配原子来说,Δ 由小到大的顺序为

$$X(卤素) < O < N < C$$

2. 中心原子

(1) 中心原子的氧化值。对于配体相同的配合物,中心原子的氧化值越高,对配体的静电吸引力越大,中心原子与配体的距离越近,中心原子外层的 d 轨道与配体之间的静电排斥则越大,晶体场分裂能也就越大。实例见表 12-6。

表 12-6 中心原子氧化值对分裂能的影响

配合物	$[Co(H_2O)_6]^{2+}$	$[Co(H_2O)_6]^{3+}$	$[Co(NH_3)_6]^{2+}$	$[Co(NH_3)_6]^{3+}$
$\Delta_o/(kJ \cdot mol^{-1})$	111.3	222.5	120.8	275.1

(2) 中心原子所属周期。中心原子氧化值及配体相同的配合物,其分裂能随中心原子所属周期数的增大而增大。实例见表 12-7。

表 12-7 中心原子所属周期对分裂能的影响

中心原子	价层电子排布	周期	配合物	$\Delta_o/(kJ \cdot mol^{-1})$
Co^{3+}	$3d^6$	4	$[Co(NH_3)_6]^{3+}$	275.1
Rh^{3+}	$4d^6$	5	$[Rh(NH_3)_6]^{3+}$	405.4
Ir^{3+}	$5d^6$	6	$[Ir(NH_3)_6]^{3+}$	478.4

这是因为中心原子所属周期数越大,其原子半径越大,外层 d 轨道离核越远,与配体之间的距离越近,排斥力增强,分裂能增大。

(四) 中心原子 d 电子在八面体场中的排布

中心原子的 d 轨道在八面体场中发生分裂后,将会引起 d 轨道上的电子重新排布。电子排布时,首先占据能量较低的 d_ε 能级,同时按照 Hund 规则,电子尽可能分占各简并(等价)轨道并保持自旋平行。

当中心原子的价电子数为 $d^1 \sim d^3$ 时,它们将自旋平行地分占三个简并的 d_ε 能级轨道。

当中心原子的价电子数为 $d^4 \sim d^7$ 时,第 4 个及其以后的 d 电子是继续排入 d_ε 能级轨道还是填入 d_γ 能级轨道,主要由下面两点决定。

(1) 当电子进入已有一个电子的轨道并和此电子配对时,必须克服电子之间的相互排斥作用,所需的能量称为**电子成对能**(electron pairing energy),以 P 表示。

(2) 电子欲离开能量较低的 d_ε 轨道进入能量较高的 d_γ 轨道,需要吸收能量,此能量的大小为 Δ_o。显然 Δ_o 越大,电子越不容易激发到高能量的 d_γ 轨道。

因此,d 电子究竟以哪种方式排布,主要取决于晶体场分裂能(Δ_o)和电子成对能(P)的相对大小。

如果配体的晶体场较弱,$\Delta_o < P$,电子排斥作用会阻止电子配对,使后来的电子进入能级较高的 d_γ 轨道,生成单电子数较多的高自旋配合物;如果分裂能 Δ_o 足够大,$\Delta_o > P$,后来的电子会进入能级较低的 d_ε 轨道,生成单电子数较少的低自旋配合物。表 12-8 列出了八面体场中 d 电子在 d_ε 和 d_γ 能级轨道中的排布情况。

表 12-8　八面体场中 d 电子在 d_ε 和 d_γ 轨道中的排布

d 电子数	弱场($\Delta_o < P$) d_ε	d_γ	未成对电子数	强场($\Delta_o > P$) d_ε	d_γ	未成对电子数
d^1	↑		1	↑		1
d^2	↑ ↑		2	↑ ↑		2
d^3	↑ ↑ ↑		3	↑ ↑ ↑		3
d^4	↑ ↑ ↑	↑	4	↑↓ ↑ ↑		2
d^5	↑ ↑ ↑	↑ ↑	5	↑↓ ↑↓ ↑		1
d^6	↑↓ ↑ ↑	↑ ↑	4	↑↓ ↑↓ ↑↓		0
d^7	↑↓ ↑↓ ↑	↑ ↑	3	↑↓ ↑↓ ↑↓	↑	1
d^8	↑↓ ↑↓ ↑↓	↑ ↑	2	↑↓ ↑↓ ↑↓	↑ ↑	2
d^9	↑↓ ↑↓ ↑↓	↑↓ ↑	1	↑↓ ↑↓ ↑↓	↑↓ ↑	1
d^{10}	↑↓ ↑↓ ↑↓	↑↓ ↑↓	0	↑↓ ↑↓ ↑↓	↑↓ ↑↓	0

（$d^4 \sim d^7$ 弱场为高自旋，强场为低自旋）

由表 12-8 可知，只有 $d^4 \sim d^7$ 的中心原子在弱场和强场中的电子排布不同，配合物有高、低自旋配合物之分。其余情况，无论强场还是弱场，d 电子排布均相同，所形成的配合物磁性也相同。

（五）晶体场稳定化能

由于配体负电场的作用，中心原子的 d 轨道发生能级分裂，中心原子的 d 电子由分裂前的 d 轨道（在球形场中）进入能级分裂后的 d 轨道所产生的总能量降低值，称为**晶体场稳定化能**（crystal field stabilization energy，CFSE）。显然，晶体场稳定化能绝对值越大，表示系统能量降低得越多，形成的配合物越稳定。通常利用晶体场稳定化能的大小可以比较一些配合物的稳定性。

对于正八面体配合物，晶体场稳定化能的计算公式为

$$\text{CFSE} = xE(d_\varepsilon) + yE(d_\gamma) + (n_2 - n_1)P \tag{12-2}$$

式中：x、y 分别为 d_ε、d_γ 轨道上的电子数；n_1、n_2 分别为能级分裂前、后 d 轨道上的电子对数；P 为电子成对能。

可见，晶体场稳定化能与中心原子的 d 电子数目、晶体场的强弱以及配合物的空间构型有关。

例 12-1　Fe^{3+} 的电子组态为 $3d^5$，分别计算它的八面体配合物在强场和弱场中的晶体场稳定化能。

解：5 个 d 电子在球形场及强、弱八面体场中的排布情况为

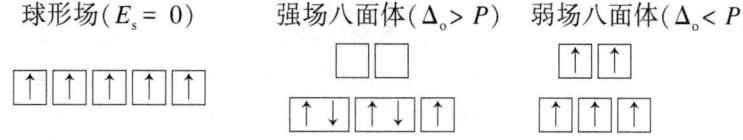

强场　CFSE = $5 \times (-0.4\Delta_o) + 2P = -2.0\Delta_o + 2P < 0$
弱场　CFSE = $3 \times (-0.4\Delta_o) + 2 \times 0.6\Delta_o = 0.0$

应用上述方法可以计算具有 $d^4 \sim d^7$ 中心原子所形成的配合物的稳定化能，结果见表 12-9。

表 12-9　八面体场中 d 电子在强场和弱场下的电子组态和晶体场稳定化能

d^n	弱场($\Delta_0 < P$)		强场($\Delta_0 > P$)	
	电子排布	CFSE	电子排布	CFSE
d^1	$d_\varepsilon^1 d_\gamma^0$	$-0.4\Delta_0$	$d_\varepsilon^1 d_\gamma^0$	$-0.4\Delta_0$
d^2	$d_\varepsilon^2 d_\gamma^0$	$-0.8\Delta_0$	$d_\varepsilon^2 d_\gamma^0$	$-0.8\Delta_0$
d^3	$d_\varepsilon^3 d_\gamma^0$	$-1.2\Delta_0$	$d_\varepsilon^3 d_\gamma^0$	$-1.2\Delta_0$
d^4	$d_\varepsilon^3 d_\gamma^1$	$-0.6\Delta_0$	$d_\varepsilon^4 d_\gamma^0$	$-1.6\Delta_0 + P$
d^5	$d_\varepsilon^3 d_\gamma^2$	0	$d_\varepsilon^5 d_\gamma^0$	$-2.0\Delta_0 + 2P$
d^6	$d_\varepsilon^4 d_\gamma^2$	$-0.4\Delta_0$	$d_\varepsilon^6 d_\gamma^0$	$-2.4\Delta_0 + 2P$
d^7	$d_\varepsilon^5 d_\gamma^2$	$-0.8\Delta_0$	$d_\varepsilon^6 d_\gamma^1$	$-1.8\Delta_0 + P$
d^8	$d_\varepsilon^6 d_\gamma^2$	$-1.2\Delta_0$	$d_\varepsilon^6 d_\gamma^2$	$-1.2\Delta_0$
d^9	$d_\varepsilon^6 d_\gamma^3$	$-0.6\Delta_0$	$d_\varepsilon^6 d_\gamma^3$	$-0.6\Delta_0$
d^{10}	$d_\varepsilon^6 d_\gamma^4$	0	$d_\varepsilon^6 d_\gamma^4$	0

由表 12-9 可知,其低自旋配合物比高自旋配合物更稳定。

根据 CFSE 的计算结果,也可比较不同的中心原子所形成的相同构型配合物的稳定性。对于构型不同的配合物,不能单纯从 CFSE 的相对大小判断它们的稳定性,还应该考虑到成键的数目等。

(六) 晶体场理论的应用

应用晶体场理论可以计算配合物晶体场稳定化能的大小,解释配合物的稳定性、磁性、配合物的空间构型以及配合物的颜色等性质。下面主要介绍晶体场理论在解释配合物的磁性和颜色方面的应用。

1. 配合物的磁性　金属配合物的磁性可以用晶体场理论进行简单的说明和解释。配合物的中心原子在晶体场作用下会发生能级分裂,d 电子填入分裂后的轨道,根据晶体场分裂能和电子成对能的相对大小,可以确定电子的排布情况,从而判断配合物是高自旋还是低自旋,由此说明配合物的磁性。例如,价电子组态为 d^6 的 Fe^{2+} 形成的配合物 $[Fe(H_2O)_6]^{2+}$ 为**顺磁性**(paramagnetism),$[Fe(CN)_6]^{4-}$ 为**反磁性**(diamagnetism)。这是因为在 $[Fe(H_2O)_6]^{2+}$ 中 H_2O 为弱场配体,分裂能(124.4 kJ·mol^{-1})小于成对能(210.5 kJ·mol^{-1}),配合物为高自旋型,有 4 个未成对电子,表现为顺磁性。在 $[Fe(CN)_6]^{4-}$ 中 CN^- 为强场配体,分裂能(394.7 kJ·mol^{-1})大于成对能(179.4 kJ·mol^{-1}),配合物为低自旋型,没有未成对电子,表现为反磁性。

利用磁天平可以测定各种物质的磁矩。比较磁矩的实测值和理论计算值,可以判断中心原子的未成对电子数,从而说明配合物的磁性。

2. 配合物的颜色　可见光是由不同波长的光按一定的强度比例混合而成。若两种颜色的光按适当的强度比例混合可成白光,则称这两种光为**互补色光**(complementary light)。如图 12-4 所示,直线上的两种色光为互补色光,如绿光和紫光互补、黄光和蓝光互补等。由于物质对光的选择性吸收,因此,在白光照射下,溶液若选择吸收了白光中的某种色光,则溶液呈现其互补色光的颜色。

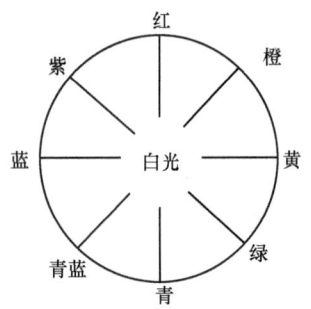

图 12-4　可见光区互补色光示意图

具有 $d^1 \sim d^9$ 电子组态的过渡金属离子所形成的配合物,一般都呈现颜色。晶体场理论认为,这些配合物的中心原子的 d 轨道没有充满,d 电子选择吸收了与分裂能相当的可见光的某一波长的光后,从低能级的 d_ε 轨道跃迁到高能级的 d_γ 轨道,这种跃迁称为 d-d 跃迁。d-d 跃迁所需的能量就是配合物的分裂能,从而使配合物呈现被吸收光的补色光的颜色。由于配合物不同,分裂能的大小也不同,产生 d-d 跃迁所需的能量则不同,被吸收的光的波长也不同,因此不同的配合物呈现出不同的颜色。配体的场强越强,则分裂能越大,d-d 跃迁时吸收的能量就越大,即吸收光波长越短。

ⅠB 族的 +1 价离子与ⅡB 族的 +2 价离子均具有 d^{10} 电子组态,d 轨道已充满电子,不可能产生 d-d 跃迁,因而它们形成的配合物一般是无色的。

例如,用可见光照射 $[Ti(H_2O)_6]^{3+}$,由于 Ti^{3+} 的电子组态为 $3d^1$,在正八面体场中这个 d 电子排布在能量较低的 d_ε 轨道上,该电子吸收可见光中波长为 492.7 nm(为蓝绿色光)的光后,跃迁到 d_γ 轨道上,即可见光中蓝绿色的光被吸收,溶液呈紫红色。

综上所述,配合物之所以呈现一定的颜色,是由于中心原子的 d 电子进行 d-d 跃迁时选择吸收了一定波长的可见光。由此得出,配合物呈现颜色必须具备以下两个条件:

(1) 中心原子的外层 d 轨道未填满。
(2) 晶体场分裂能必须在可见光的能量范围内。

晶体场理论较好地解释了配合物的磁性、稳定性和颜色等,但它也有其局限性,它只考虑中心原子与配体之间的静电作用,忽略了它们之间一定程度的共价结合,所以无法解释配合物与共价作用相关的性质和现象。这些问题可以用配位场理论解释,在此不再赘述。

第三节 配 位 平 衡

中心原子与配体生成配离子或配合物的反应称为配位反应,而配离子或配合物解离出中心原子和配体的反应称为解离反应。在水溶液中同时存在着配离子或配合物的配位反应与解离反应,二者最终达到平衡,这种平衡称为**配位平衡**(coordination equilibrium)。配位平衡不同于一般平衡的特点是配位反应的趋势远大于配离子解离的趋势。化学平衡的一般原理完全适用于配位平衡。

一、配位平衡常数

向含有 $AgNO_3$ 的溶液中加入过量的氨水,有 $[Ag(NH_3)_2]^+$ 生成,同时,极少部分 $[Ag(NH_3)_2]^+$ 离子发生解离:

$$Ag^+(aq) + 2NH_3(aq) \xrightleftharpoons[解离]{配位} [Ag(NH_3)_2]^+(aq)$$

当配位反应与解离反应达到平衡时,其平衡常数表达式为

$$K_s = \frac{[Ag(NH_3)_2^+]}{[Ag^+][NH_3]^2}$$

K_s 是该配位平衡的平衡常数,称为配离子的**稳定常数**(stability constant)。

K_s 的大小反映了配离子的稳定性。当配离子的类型相同即中心原子和配体数的比例相同时,K_s 越大,则配离子越稳定,越不易解离。例如,$[Ag(NH_3)_2]^+$ 和 $[Ag(CN)_2]^-$ 的 K_s 分别为 1.1×10^7 和 1.3×10^{21},故 $[Ag(CN)_2]^-$ 比 $[Ag(NH_3)_2]^+$ 更稳定;若配离子的类型不同时,需通过计算比较它们的稳定性。一般配合物的 K_s 数值均很大,为方便起见,常用 $\lg K_s$ 表示。

例 12-2 298.15 K 时,$[Cu(en)_2]^{2+}$ 和 $[CuY]^{2-}$ 的标准稳定常数分别为 1.0×10^{20} 和 5.0×10^{18},计算 $0.10\ mol \cdot L^{-1}\ [Cu(en)_2]^{2+}$ 溶液和 $0.10\ mol \cdot L^{-1}\ [CuY]^{2-}$ 溶液中 Cu^{2+} 的浓度,并比较二者的稳定性。

解: $[CuY]^{2-}$ 溶液中存在下列解离平衡:

$$[CuY]^{2-}(aq) \rightleftharpoons Cu^{2+}(aq) + Y^{4-}(aq)$$

平衡浓度/(mol·L^{-1})　　0.1−[Cu^{2+}]　　[Cu^{2+}]　　[Cu^{2+}]

$$\frac{[Cu^{2+}][Cu^{2+}]}{[CuY^{2-}]} = \frac{1}{K_s([CuY^{2-}])}$$

代入数据

$$\frac{[Cu^{2+}]^2}{0.1-[Cu^{2+}]} = \frac{1}{5.0 \times 10^{18}}$$

$$[Cu^{2+}] = 1.4 \times 10^{-10}\ mol \cdot L^{-1}$$

[Cu(en)$_2$]$^{2+}$溶液中存在下列解离平衡：

$$[Cu(en)_2]^{2+}(aq) \rightleftharpoons Cu^{2+}(aq) + 2en(aq)$$

平衡浓度/(mol·L^{-1})　　0.1−[Cu^{2+}]　　[Cu^{2+}]　　2[Cu^{2+}]

$$\frac{[Cu^{2+}][en]^2}{[Cu(en)_2^{2+}]} = \frac{1}{K_s\{[Cu(en)_2]^{2+}\}}$$

代入数据

$$\frac{[Cu^{2+}][2Cu^{2+}]^2}{0.1-[Cu^{2+}]} = \frac{1}{1.0 \times 10^{20}}$$

$$[Cu^{2+}] = 1.4 \times 10^{-7}\ mol \cdot L^{-1}$$

由计算结果可知：在相同浓度的[CuY]$^{2-}$和[Cu(en)$_2$]$^{2+}$溶液中，虽然$K_s\{[Cu(en)_2]^{2+}\}$大于$K_s\{[CuY^{2-}]\}$，但在[CuY]$^{2-}$溶液中Cu^{2+}浓度较低。因此，[CuY]$^{2-}$比[Cu(en)$_2$]$^{2+}$稳定。

实际上，配离子的形成或解离是分步进行的，因此，在溶液中存在着一系列的配位平衡，对应于这些平衡也有一系列稳定常数，用K_{sn}表示，称为**逐级稳定常数**(stepwise stability constant)。例如，[Cu(NH$_3$)$_4$]$^{2+}$的形成分四步进行，相应有四个分步稳定常数：

$$Cu^{2+}(aq) + NH_3(aq) \rightleftharpoons [Cu(NH_3)]^{2+}(aq) \qquad K_{s1} = \frac{[Cu(NH_3)^{2+}]}{[Cu^{2+}][NH_3]}$$

$$[Cu(NH_3)]^{2+}(aq) + NH_3(aq) \rightleftharpoons [Cu(NH_3)_2]^{2+}(aq) \qquad K_{s2} = \frac{[Cu(NH_3)_2^{2+}]}{[Cu(NH_3)^{2+}][NH_3]}$$

$$[Cu(NH_3)_2]^{2+}(aq) + NH_3(aq) \rightleftharpoons [Cu(NH_3)_3]^{2+}(aq) \qquad K_{s3} = \frac{[Cu(NH_3)_3^{2+}]}{[Cu(NH_3)_2^{2+}][NH_3]}$$

$$[Cu(NH_3)_3]^{2+}(aq) + NH_3(aq) \rightleftharpoons [Cu(NH_3)_4]^{2+}(aq) \qquad K_{s4} = \frac{[Cu(NH_3)_4^{2+}]}{[Cu(NH_3)_3^{2+}][NH_3]}$$

通常$K_{s1} > K_{s2} > \cdots > K_{sn}$，这是由于先配位的配体对后配位的配体会产生静电排斥作用。

将上述第一、第二步合并相加，得

$$Cu^{2+}(aq) + 2NH_3(aq) \rightleftharpoons [Cu(NH_3)_2]^{2+}(aq)$$

其平衡常数的表达式为

$$\beta_2 = \frac{[Cu(NH_3)_2^{2+}]}{[Cu^{2+}][NH_3]^2} = \frac{[Cu(NH_3)^{2+}]}{[Cu^{2+}][NH_3]} \times \frac{[Cu(NH_3)_2^{2+}]}{[Cu(NH_3)^{2+}][NH_3]} = K_{s1} \cdot K_{s2}$$

平衡常数β_2称为配离子[Cu(NH$_3$)$_2$]$^{2+}$的**累积稳定常数**(overall stability constant)。

同理可得：

$$\beta_1 = K_{s1}$$
$$\beta_2 = K_{s1} \cdot K_{s2}$$
$$\beta_3 = K_{s1} \cdot K_{s2} \cdot K_{s3}$$
$$\cdots\cdots$$
$$\beta_n = K_{s1} \cdot K_{s2} \cdot K_{s3} \cdots K_{sn} \tag{12-3}$$

β_n是配离子的累积稳定常数，由式(12-3)可知各逐级稳定常数之积就是配离子的总稳定常数

K_s。由于 β_n 的数值很大,为简便起见,也常用 $\lg \beta_n$ 表示。附录五给出了一些常见配离子的累积稳定常数。

配合物生成反应的逆反应(配合物的解离反应)对应的平衡状态,则用不稳定常数或解离常数(K_{dn})来表示。

$$[Cu(NH_3)_4]^{2+}(aq) \rightleftharpoons [Cu(NH_3)_3]^{2+}(aq) + NH_3(aq)$$

$$K_{d1} = \frac{[Cu(NH_3)_3^{2+}][NH_3]}{[Cu(NH_3)_4^{2+}]} = \frac{1}{K_{s4}}$$

$$[Cu(NH_3)_3]^{2+}(aq) \rightleftharpoons [Cu(NH_3)_2]^{2+}(aq) + NH_3(aq)$$

$$K_{d2} = \frac{[Cu(NH_3)_2^{2+}][NH_3]}{[Cu(NH_3)_3^{2+}]} = \frac{1}{K_{s3}}$$

$$[Cu(NH_3)_2]^{2+}(aq) \rightleftharpoons [Cu(NH_3)]^{2+}(aq) + NH_3(aq)$$

$$K_{d3} = \frac{[Cu(NH_3)^{2+}][NH_3]}{[Cu(NH_3)_2^{2+}]} = \frac{1}{K_{s2}}$$

$$[Cu(NH_3)]^{2+}(aq) \rightleftharpoons Cu^{2+}(aq) + NH_3(aq)$$

$$K_{d4} = \frac{[Cu^{2+}][NH_3]}{[Cu(NH_3)^{2+}]} = \frac{1}{K_{s1}}$$

各级不稳定常数的乘积等于总的不稳定常数。配离子的稳定常数和不稳定常数互为倒数。

二、配位平衡的移动

配位平衡与其他化学平衡一样,是一种有条件的、相对的动态平衡。一旦改变影响平衡体系的条件,平衡就会发生移动。下面着重讨论溶液酸度、沉淀溶解平衡、氧化还原平衡以及其他配位剂对配位平衡移动或转化的影响。

(一) 溶液酸度的影响

根据酸碱质子理论,配离子中很多配体,如 F^-、CN^-、OH^-、NH_3 等都是碱,可以接受质子形成其共轭酸。若配体的碱性较强,溶液的酸度增大时,配体与 H^+ 结合生成弱酸,则配位平衡向配离子解离的方向移动,如

$$[Cu(NH_3)_4]^{2+}(aq) \rightleftharpoons Cu^{2+}(aq) + 4NH_3(aq)$$
$$+$$
$$4H^+(aq)$$
$$\updownarrow$$
$$4NH_4^+(aq)$$

这种由于溶液酸度增大而使配离子解离,从而导致配合物稳定性降低的现象称为配体的酸效应。溶液的酸度越强,配离子越不稳定;在酸度一定的条件下,配体的碱性越强,配离子越不稳定。

另外,配离子的中心原子大多是过渡金属离子,它们在水溶液中都存在着不同程度的水解作用,导致中心原子浓度降低,配位平衡向配离子解离的方向移动,不利于配离子的稳定存在。例如,$[FeF_6]^{3-}$ 的中心原子 Fe^{3+} 有如下的水解反应:

$$[FeF_6]^{3-}(aq) \rightleftharpoons Fe^{3+}(aq) + 6F^-(aq)$$
$$+$$
$$3OH^-(aq)$$
$$\updownarrow$$
$$Fe(OH)_3\downarrow$$

溶液的酸度越小,越有利于金属离子的水解。这种因金属离子与溶液中 OH^- 结合导致配位平衡向配离子解离的方向移动,使配离子稳定性降低的现象称为金属离子的水解效应。

显然酸度对配位平衡的影响是复杂的,配体的酸效应和金属离子的水解效应同时存在,且都影响配位平衡移动和配离子的稳定性。在一定酸度下,究竟以哪种效应为主,由配合物的稳定常数、配体的碱性强弱和金属离子所生成的氢氧化物的溶度积决定。一般情况下,在不产生水解效应的前提下应尽量增大溶液 pH,以保证配离子的稳定性。

例 12-3 向 1.0 L 水中同时加入 0.010 mol NH_4Cl、0.15 mol $[Cu(NH_3)_4]^{2+}$ 和 0.10 mol NH_3,混合后有无 $Cu(OH)_2$ 沉淀生成?已知 $K_s\{[Cu(NH_3)_4]^{2+}\} = 2.1 \times 10^{13}$,$K_b(NH_3) = 1.76 \times 10^{-5}$,$K_{sp}[Cu(OH)_2] = 2.2 \times 10^{-20}$。

解:根据氨水的质子传递平衡:

$$NH_3(aq) + H_2O(aq) \rightleftharpoons NH_4^+(aq) + OH^-(aq)$$

$$K_b = \frac{[NH_4^+][OH^-]}{[NH_3]}$$

求得

$$[OH^-] = \frac{[NH_3]K_b}{[NH_4^+]} = \frac{0.10 \times 1.76 \times 10^{-5}}{0.010} mol \cdot L^{-1} = 1.76 \times 10^{-4} mol \cdot L^{-1}$$

根据 $[Cu(NH_3)_4]^{2+}$ 的配位平衡:

$$Cu^{2+}(aq) + 4NH_3(aq) \rightleftharpoons [Cu(NH_3)_4]^{2+}(aq)$$

$$K_s = \frac{[Cu(NH_3)_4^{2+}]}{[Cu^{2+}][NH_3]^4}$$

求得

$$[Cu^{2+}] = \frac{[Cu(NH_3)_4^{2+}]}{K_s[NH_3]^4} = \frac{0.15}{2.1 \times 10^{13} \times 0.1^4} mol \cdot L^{-1} = 7.1 \times 10^{-11} mol \cdot L^{-1}$$

$Cu(OH)_2$ 的沉淀-溶解平衡如下:

$$Cu^{2+}(aq) + 2OH^-(aq) \rightleftharpoons Cu(OH)_2(s)$$

$$Q = c(Cu^{2+}) \times c^2(OH^-) = 7.1 \times 10^{-11} \times (1.76 \times 10^{-4})^2 = 2.2 \times 10^{-18}$$

因为 $Q > K_{sp}\{Cu(OH)_2\} = 2.2 \times 10^{-20}$,所以溶液中有 $Cu(OH)_2$ 沉淀生成。

(二) 沉淀平衡的影响

配位平衡与沉淀-溶解平衡的相互转化取决于配体和沉淀剂与金属离子结合的能力,即与 K_s 和 K_{sp} 的相对大小及沉淀剂和配体的浓度有关。在此类平衡移动中,体系存在多重平衡。

若在沉淀中加入能与金属离子形成配离子的配位剂,则沉淀有可能转化为配离子而溶解。例如,向 AgCl 沉淀中加入足量氨水,AgCl 白色沉淀溶解,生成无色透明的配离子 $[Ag(NH_3)_2]^+$,从而使沉淀-溶解平衡转化为配位平衡;反之,若在配离子溶液中加入能与中心原子形成沉淀的沉淀剂,则配离子有可能转化为沉淀而解离。例如,在 $[Ag(NH_3)_2]^+$ 溶液中加入 KI,则立即生成黄色 AgI 沉淀,而使配位平衡转化为沉淀-溶解平衡。具体反应如下:

$$\underline{AgCl} \rightleftharpoons Ag^+(aq) + Cl^-(aq) \qquad [Ag(NH_3)_2]^+(aq) \rightleftharpoons Ag^+(aq) + 2NH_3(aq)$$

平衡移动方向 ↓ + 2NH_3(aq) 　　　　　平衡移动方向 ↓ + I^-(aq)

$$[Ag(NH_3)_2]^+(aq) \qquad\qquad\qquad AgI\downarrow$$

在沉淀-溶解平衡和配位平衡的相互转化过程中,配离子的稳定常数越小,生成沉淀的溶度积越小,越容易使配位平衡转化为沉淀-溶解平衡。反之,配离子的稳定常数越大,生成沉淀的溶度积越大,越容易使沉淀-溶解平衡转化为配位平衡。实际上沉淀-溶解平衡和配位平衡的相互转化就是沉淀剂与配位剂之间争夺金属离子的过程。

例 12-4 在 1.0 L 0.1 mol·L^{-1} 的 [Ag(CN)$_2$]$^-$ 溶液中加入固体 KCN,使溶液中 CN$^-$ 浓度为 0.1 mol·L^{-1},然后分别加入 0.01 mol 固体 Na$_2$S 和 KI,能否生成 Ag$_2$S 和 AgI 沉淀? 已知 K_s｛[Ag(CN)$_2$]$^-$｝ = 1.3×10^{21},K_{sp}(Ag$_2$S) = 6.3×10^{-50},K_{sp}(AgI) = 8.52×10^{-17}。

解:设 Ag$^+$ 的平衡浓度为 [Ag$^+$] mol·L^{-1},则

$$[Ag(CN)_2]^-(aq) \rightleftharpoons Ag^+(aq) + 2CN^-(aq)$$

平衡浓度 /(mol·L^{-1})　　0.1−[Ag$^+$]≈0.1　　[Ag$^+$]　　0.1

$$\frac{[Ag^+][CN^-]^2}{[Ag(CN)_2^-]} = \frac{1}{K_s([Ag(CN)_2^-])}$$

代入数据

$$\frac{0.1^2 \times [Ag^+]}{0.1} = \frac{1}{1.3 \times 10^{21}}$$

可得　　[Ag$^+$] = 7.69×10^{-21} mol·L^{-1}

$$Q(Ag_2S) = c^2(Ag^+) \times c(S^{2-})$$
$$= (7.69 \times 10^{-21})^2 \times 0.01$$
$$= 5.91 \times 10^{-43}$$

∵ Q(Ag$_2$S) > K_{sp}(Ag$_2$S) = 6.3×10^{-50}

∴ 加入固体 Na$_2$S 能生成相应的 Ag$_2$S 沉淀。

$$Q[AgI] = c(Ag^+) \times c(I^-)$$
$$= 7.69 \times 10^{-23}$$

∵ Q(AgI) < K_{sp}(AgI) = 8.52×10^{-17}

∴ 加入固体 KI 不能生成相应的 AgI 沉淀。

(三) 氧化还原反应的影响

向含有配离子的溶液中,加入能与配体或中心原子发生氧化还原反应的氧化剂或还原剂,可以使配体或中心原子的浓度变小,进而导致配位平衡向解离方向移动。例如,在 [Fe(NCS)]$^{2+}$ 溶液中加入 SnCl$_2$ 溶液,则溶液的血红色褪去,这是由于 Sn^{2+} 具有还原作用,使 [Fe(NCS)]$^{2+}$ 中的 Fe^{3+} 被还原为 Fe^{2+},导致配离子 [Fe(NCS)]$^{2+}$ 解离。反应式如下:

$$2[Fe(NCS)]^{2+}(aq) \rightleftharpoons 2Fe^{3+}(aq) + 2NCS^-(aq)$$
$$+$$
$$Sn^{2+}(aq)$$
$$\rightleftharpoons$$
$$2Fe^{2+}(aq) + Sn^{4+}(aq)$$

（平衡移动方向）

若在氧化还原平衡体系中,加入配位剂,降低金属离子浓度,也可影响氧化还原反应的移动,且金属离子浓度的变化还会引起其相应的电极电势改变。例如,Fe^{3+} 可以氧化 I$^-$,但如果在体系中加入 F$^-$ 后,氧化还原反应会逆向进行。这是因为 F$^-$ 与 Fe^{3+} 配位生成 [FeF$_6$]$^{3-}$,使 Fe^{3+} 浓度降低,从而导致 E(Fe^{3+}/Fe^{2+}) 降低。反应式如下:

$$Fe^{3+}(aq) + I^-(aq) \rightleftharpoons Fe^{2+}(aq) + 1/2 I_2(aq)$$
$$+$$
$$6F^-(aq)$$
$$\rightleftharpoons$$
$$[FeF_6]^{3-}(aq)$$

（平衡移动方向）

例 12-5 试计算电对 $[Au(CN)_2]^-/Au$ 的标准电极电势。

已知 $K_s\{[Au(CN)_2]^-\} = 2.0 \times 10^{38}$，$E^{\ominus}(Au^+/Au) = 1.692V$。

解：电极反应为 $[Au(CN)_2]^-(aq) + e^- \rightleftharpoons Au(s) + 2CN^-(aq)$

配位平衡为 $[Au(CN)_2]^-(aq) \rightleftharpoons Au^+(aq) + 2CN^-(aq)$

由配位平衡，可得

$$[Au^+] = \frac{[Au(CN)_2^-]}{K_s \cdot [CN^-]^2}$$

根据 Nernst 方程式：

$$E(Au^+/Au) = E^{\ominus}(Au^+/Au) + \frac{0.0592}{1}\lg[Au^+]$$

$$= E^{\ominus}(Au^+/Au) + \frac{0.0592}{1}\lg\frac{[Au(CN)_2^-]}{K_s \cdot [CN^-]}$$

标准状态下 $[Au(CN)_2^-] = [CN^-] = 1.0 \text{mol} \cdot L^{-1}$

$$E(Au^+/Au) = E^{\ominus}(Au^+/Au) + \frac{0.0592}{1}\lg\frac{1}{K_s}$$

$$= 1.692V - 0.0592 \times 38.3$$

$$= -0.575V$$

可见，当 Au^+ 形成配离子后，电对 Au^+/Au 的电极电势下降很多，即 Au 的还原能力增强。在 NaCN 溶液中可被氧化形成 $[Au(CN)_2]^-$ 配离子。

利用这一原理可从黄金矿砂中提取金。黄金矿砂中的金十分稳定，以游离态形式存在。在水中由于 $E^{\ominus}(Au^+/Au) = +1.692V > E^{\ominus}(O_2/OH^-) = +0.401V$，$O_2$ 不可能将 Au 氧化成 Au^+。若在黄金矿砂中加入稀 NaCN 溶液，由于生成非常稳定的 $[Au(CN)_2]^-$，使电对 Au^+/Au 的电极电势降低，O_2 可以将 Au 氧化成 Au^+。

$$\begin{array}{c} 4Au + O_2 + 2H_2O \rightleftharpoons 4Au^+(aq) + 4OH^-(aq) \\ \text{平衡移动方向} \quad + \\ 8CN^-(aq) \\ \updownarrow \\ 4[Au(CN)_2]^-(aq) \end{array}$$

（四）其他配位平衡的影响

在某一配位平衡系统中，加入能与该中心原子形成另一种配离子的配位剂时，配离子能否转化，取决于两种配离子稳定常数的相对大小，即配位平衡总是向生成更稳定配合物的方向移动。两个配合物的稳定性相差越大，由较不稳定的配合物转化为较稳定的配合物的趋势就越大。若两者接近，则主要由配体的相对浓度决定。

例 12-6 在 298.15 K 时，向 $[Ag(NH_3)_2]^+$ 的溶液中加入足量的 CN^- 后，将会发生什么变化？

解：查表得 298.15 K 时，$K_s\{[Ag(CN)_2]^-\} = 1.3 \times 10^{21}$，$K_s\{[Ag(NH_3)_2]^+\} = 1.1 \times 10^7$，转化反应如下：

$$[Ag(NH_3)_2]^+(aq) + 2CN^-(aq) \rightleftharpoons [Ag(CN)_2]^-(aq) + 2NH_3(aq)$$

平衡常数为：

$$K = \frac{[Ag(CN)_2^-][NH_3]^2}{[Ag(NH_3)_2^+][CN^-]^2} = \frac{[Ag(CN)_2^-]}{[Ag^+][CN^-]^2} \times \frac{[NH_3]^2[Ag^+]}{[Ag(NH_3)_2^+]}$$

$$= \frac{K_s([Ag(CN)_2^-])}{K_s([Ag(NH_3)_2^+])} = \frac{1.3 \times 10^{21}}{1.1 \times 10^7} = 1.2 \times 10^{14}$$

由此可以看出,转化反应的平衡常数很大,即配位反应向右进行的趋势很大,$[Ag(NH_3)_2]^+$可以完全转化为$[Ag(CN)_2]^-$。

第四节 螯合物与影响配合物稳定性的因素

一、螯 合 物

乙二胺分子是一个二齿配体,含有两个可提供孤对电子的 N 原子,2 个乙二胺分子可与 1 个 Cu^{2+} 配位形成具有两个五元环结构的 $[Cu(en)_2]^{2+}$ 配离子。其结构为

$$\left[\begin{array}{c} H_2C-H_2N \\ | \\ H_2C-H_2N \end{array} Cu \begin{array}{c} NH_2-CH_2 \\ | \\ NH_2-CH_2 \end{array}\right]^{2+}$$

这种由中心原子和多齿配体形成的具有环状结构的配合物称为螯合物(chelate)。通常把能够形成螯合物的配体称为螯合剂(chelating agent)。螯合剂的结构特点是:

(1) 螯合剂必为多齿配体,配位原子主要是 O、S、N、P 等原子。

(2) 螯合剂分子或离子中的配位原子之间必须间隔两个或三个其他原子,以形成稳定的五元环或六元环结构。

常见的螯合剂是氨羧螯合剂,它们是一类具有氨基和羧基的有机化合物,其中以乙二胺四乙酸或其二钠盐(二者统称为 EDTA)最为重要,它是最常用的螯合剂。EDTA 与 Ca^{2+} 形成 $[Ca(EDTA)]^{2-}$ 的结构如图 12-5 所示。

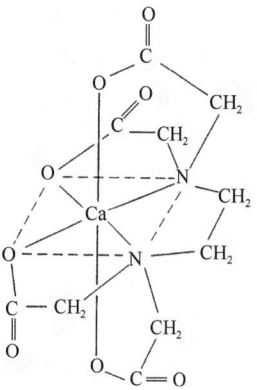

图 12-5 $[Ca(EDTA)]^{2-}$ 的结构

二、影响配合物稳定性的因素

配位反应的特点主要在于配合物的稳定性,配合物的稳定性通常指其热力学稳定性。影响配合物稳定性的因素有很多,分为内因和外因两方面,内因主要包括中心原子及配体的性质,而外因主要是溶液的酸度、浓度、温度和压力等因素。一般而言,过渡金属比非过渡金属更容易生成稳定的配合物。下面结合软硬酸碱规则,主要介绍配体和金属离子的性质对配合物稳定性的影响以及其他因素如螯合效应、大环效应的影响等。

(一) 软硬酸碱规则

1963 年,美国化学家 R. G. Pearson(皮尔逊)在 Lewis 酸碱理论基础上进一步提出了软硬酸碱的概念和**软硬酸碱规则**(soft hard acid base,SHAB),初步揭示了酸碱反应的规律。

1. 软硬酸碱的分类 根据 Lewis 酸碱电子理论,碱和酸分别是电子对的给予体和接受体。因此,所有的金属离子和缺电子分子都是 Lewis 酸,所有阴离子或能提供电子对的分子都是 Lewis 碱。

根据 Lewis 酸接受电子对能力的强弱不同,Pearson 将酸分为硬酸、软酸和交界酸三类。

(1) 硬酸:体积较小,正电荷高,对外层电子吸引力强的阳离子。

(2) 软酸:体积较大,正电荷数低,对外层电子吸引力弱的阳离子。

(3) 交界酸:介于硬酸和软酸之间的酸称为交界酸。

根据 Lewis 碱给出电子对能力的强弱不同,Pearson 把碱分为硬碱、软碱和交界碱三类。

(1) 硬碱:能给出电子的电负性大、体积小、不易失去外层电子、难变形的原子或阴离子。

(2) 软碱:能给出电子的电负性小、体积大、易失去外层电子、易变形的原子或阴离子。

(3) 交界碱:介于硬碱和软碱之间的碱。

一些常见的软硬酸碱分类见表 12-10。

表 12-10 一些常见的软硬酸碱

分类	代表物质
硬酸	H^+、Li^+、Na^+、K^+、Rb^+、Mn^{2+}、Be^{2+}、Mg^{2+}、Ca^{2+}、Sr^{2+}、Ba^{2+}、Al^{3+}、Fe^{3+}、Sc^{3+}、Co^{3+}、Cr^{3+}、Ga^{3+}、La^{3+}、As^{3+}、Si^{4+}、Ti^{4+}、Zr^{4+}、Hr^{4+}、Th^{4+}
交界酸	Fe^{2+}、Ru^{2+}、Os^{2+}、Co^{2+}、Ni^{2+}、Cu^{2+}、Zn^{2+}、Sn^{2+}、Pb^{2+}、Sb^{3+}、Bi^{3+}
软酸	Ag^+、Cu^+、Au^+、Cd^{2+}、Hg_2^{2+}、Hg^{2+}、Pd^{2+}、Pt^{2+}、Pt^{4+}、Rh^+、Tl^+、Ir^+
硬碱	R_2O、ROH、OH^-、SO_4^{2-}、CO_3^{2-}、NO_3^-、PO_4^{3-}、NH_3、NHR_2、N_2H_4、F^-、Cl^-、NCS^-
交界碱	Br^-、$C_6H_5NH_2$、N_3^-、SO_3^{2-}、NO_2^-
软碱	R_2S、R_3P、RSH、CO、CN^-、I^-、SCN^-

> **案例 12-2**
> 历史上关于光绪皇帝的死因众说纷纭,成为清史上一大疑案。2008 年,通过对光绪帝的头发、遗骨以及衣服和墓内外环境样品等进行的反复检验和缜密研究,发现他的头发中存有可致命的"砷"(砒霜),间接证实光绪皇帝死于砒霜中毒。
> 问题:为什么在头发中可以检测到微量元素?

2. 软硬酸碱规则 Pearson 从大量 Lewis 酸碱反应中总结出一条经验规则:"硬酸倾向于与硬碱结合,软酸倾向于与软碱结合",即"硬亲硬,软亲软,硬软交界则不稳"。这个规则称为软硬酸碱规则。必须指出,硬酸与软碱或硬碱与软酸并非不结合,而是其形成的配合物的稳定性较差。

在配合物中,中心原子是 Lewis 酸,配体是 Lewis 碱,配位反应就是酸碱反应。利用软硬酸碱规则可以判断酸碱配合物的稳定性和预测酸碱反应的方向。酸碱反应总是向硬酸与硬碱结合或软酸与软碱结合的方向进行,因为这样生成的配合物更稳定。例如,下列反应均能正向进行:

$$[Ag(NH_3)_2]^+(aq) + 2CN^-(aq) \rightleftharpoons [Ag(CN)_2]^-(aq) + 2NH_3(aq)$$
软-硬   软-软

$$[Ag(NH_3)_2]^+(aq) + I^-(aq) \rightleftharpoons AgI\downarrow + 2NH_3(aq)$$
软-硬   软-软

> **案例 12-2 分析**
> 用软硬酸碱规则解释一些金属在体内的富集及在不同组织中发挥其生物活性作用。例如,人发中含有大量可以和金属离子结合的氨基酸,有的是硬碱,有的是交界碱。氨基酸上的氨基可与硬酸(如 Fe^{3+}、Co^{3+}、Al^{3+}、Mn^{2+}、Cr^{3+} 等)和交界酸(如 Fe^{2+}、Zn^{2+}、Ni^{2+} 等)稳定结合。此外,人发还含有大量巯基(-SH),对许多软酸(如 Hg^{2+}、Cd^{2+} 等)有比较强的亲和力,这就是微量元素在人发中富集的原因之一。因此,在头发中可以检测到微量元素。
> 分析提示:用软硬酸碱规则可以解释配合物的形成及其稳定性。

(二) 配体性质的影响

从配体角度看,配体越容易给出电子对,它与中心原子形成的配位键越强,配合物则越稳定。影响配体给出电子对的因素主要有配位原子的电负性和配体的碱性等。

(1) 配位原子的电负性 配位原子电负性较大的配体易与正电荷较大、离子半径较小、极化率较小的金属离子形成较稳定的配合物;而配位原子电负性较小的配体易与易极化和变形的金属离子形成较稳定的配合物。

（2）配位原子的碱性　配体的碱性越强，与金属离子配位的能力就越强。

> **案例 12-3**
>
> 　　血红蛋白（HHb）与肌红蛋白都是氧的携带者和储存者，都能与氧可逆结合。正是机体内这些氧载体的作用，实现机体的供氧。当人体处于高浓度 CO 的条件下，就会发生煤气中毒。氧载体的载氧和储氧功能主要依靠血红素辅基完成，血红素的结构如图 12-6 所示。
>
> **问题：**
> 　　1. 为什么血红蛋白中的 Fe(Ⅱ) 能够和氧分子可逆结合，而不被氧分子所氧化？
> 　　2. 血红蛋白中的 Fe(Ⅱ) 如何与氧分子结合？
>
> 图 12-6　血红素
>
> 　　3. CO 和氰化物中毒时因为 CO 分子或 CN⁻ 离子与血红蛋白中的 Fe(Ⅱ) 结合，占据了氧分子的结合位点，从而降低了血红蛋白的载氧能力。CO 分子和 CN⁻ 离子如何与 Fe(Ⅱ) 结合？

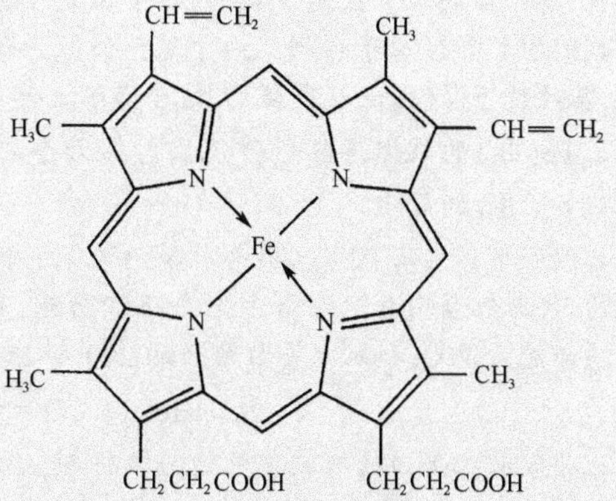

（三）螯合效应对配合物稳定性的影响

　　配合物的稳定性除受配体提供电子对的难易程度影响外，还受到其他因素的影响，如螯合效应、大环效应等。多齿配体与金属离子所形成的螯合物比同类型的简单配合物稳定得多。这种由于螯合物的生成使配合物的稳定性大大增加的作用称为**螯合效应**（chelating effect）。例如，简单配合物 $[Cu(NH_3)_4]^{2+}$ 的 K_s 为 2.1×10^{13}，而螯合物 $[Cu(en)_2]^{2+}$ 的 K_s 为 1.0×10^{20}。

　　螯合物稳定的主要原因是多齿配体与中心原子形成稳定的环状结构，其稳定性大小与螯合环的大小及数目有关。

　　（1）螯合环的大小　一般而言，螯合环为五元环或六元环时，螯合物最稳定。若成环原子数小于 5，由于配位原子间靠得较近，成环张力较大，螯合环不稳定，易开环，而七元环以上的螯合物也不稳定。因此，螯合剂分子或离子中相邻两个配位原子间需间隔 2～3 个其他原子，才能形成稳定的五元环或六元环螯合物。

　　（2）螯合环的数目　螯合物中五元环或六元环（螯合环）的数目越多，其稳定性越大。原因是螯合环越多，螯合效应越强，同一配体与中心原子所形成的配位键就越多，配体脱离中心原子的机会就越小，因此螯合物稳定性就越高。

　　除螯合环数目和大小影响螯合物的稳定性外，具有完整环形结构的螯合剂比具有相同配位原子、相同齿数的开链螯合剂形成的螯合物更稳定。例如，

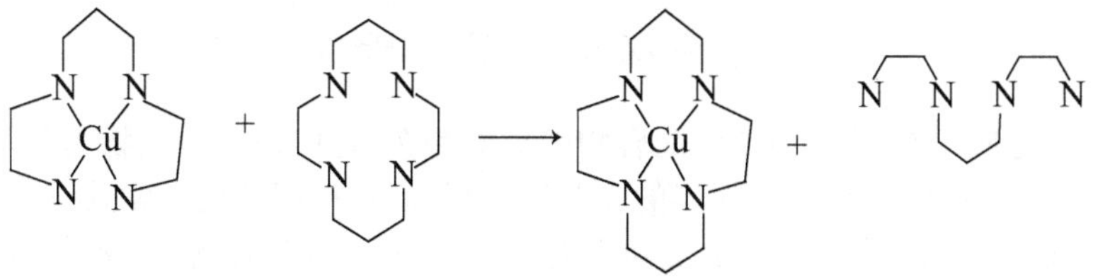

$\lg K_s$　　　20.1　　　　　　　　　　　　　　　24.8

　　此反应强烈向右进行。这种由完整环形结构螯合剂引起螯合物稳定性增加的作用称为**大环效应**（macrocyclic effect），大环效应是一种特殊的螯合效应。许多生物配体（如血红素中的原卟啉）都是大环配体，因此大环效应在生物无机化学中具有重要意义。

案例 12-3 分析

为了实现可逆载氧的功能，要求 O_2 不能与卟啉环中的 Fe(Ⅱ) 结合得太牢。Fe(Ⅱ) 属交界酸，其正常的配位数是 6，其中，5 个位置已分别被卟啉环中的 4 个 N 原子和蛋白质分子内组氨酸的 1 个 N 原子占据。由于这 5 个 N 原子可以提供 5 对孤对电子，使 Fe(Ⅱ) 的正电荷降低，其硬度下降，因此与硬碱 O_2 结合得不太牢固。氧配位后，导致血红蛋白空间构型改变，抑制了 Fe(Ⅱ) 的氧化。当无 O_2 存在时第六个配位位置被第二个组氨酸残基所保护，阻止活性中心 Fe(Ⅱ) 的氧化。

然而当体内有 CN^-、CO 等软碱存在时，卟啉环中 Fe(Ⅱ) 与它们软度匹配形成稳定的配合物，使血红蛋白和肌红蛋白失去正常功能，导致人体中毒。CO 是强场配体，它与血红蛋白的结合能力是 O_2 和血红蛋白结合的 200～250 倍。当人体吸入 CO 后，将发生下列反应：

$$HHbO_2 + CO \rightleftharpoons HHbCO + O_2$$

导致血红蛋白输送氧气的能力被抑制，这就是煤气中毒的机制。

分析提示：

(1) 金属离子和配体之间可以通过配位键形成稳定的配合物。

(2) 可以用软硬酸碱规则解释配合物的稳定性，也可以通过稳定常数判断配合物的稳定性。

(3) 配合物之间可以相互转化，由较不稳定的配合物转化为较稳定的配合物。

第五节 配合物在医药中的应用

配合物的应用极其广泛，它已经渗透到自然科学的各个领域，与尖端科学技术、国民经济和人类生存息息相关。本节仅简要介绍配合物在医药学中的一些应用。

一、生物配体

生物体中能与生命金属元素配位形成稳定的配合物或螯合物的离子和分子称为**生物配体**(biological ligands)。通常是指卟啉类化合物、蛋白质、核酸、多糖等生物大分子配体和一些有机离子(氨基酸、核苷酸、有机酸根等)及其他生物活性物质(维生素、激素等)。它们包含多个能给予电子对的功能基团，所提供的配位原子一般是具有孤对电子的 N、S、O 等，有多个配位部位供选择，可以作为螯合剂，与生物体中的微量金属元素离子配位形成稳定的螯合物而发挥其特定的活性和生理功能。例如，生命必需金属元素的补充制剂维生素 B_{12} 是钴与卟啉形成的螯合物；输送 O_2 的血红素是 Fe^{2+} 与卟啉形成的螯合物；植物赖以生存的光合作用的催化剂——叶绿素，是 Mg^{2+} 与卟啉环形成的螯合物。

二、生命必需金属元素的补充

人体必需的金属元素，绝大多数以配合物的形式存在，它们是调节生物大分子活性构象的模板，或者是生物催化反应中活化中间体的必要组成部分，对控制体内正常代谢活动起关键作用。这些必需金属元素严重缺乏或过量时，会对人类健康产生危害作用，例如，缺乏铁时，可出现贫血；缺乏锌可致发育停滞、抑制性成熟、降低免疫功能；缺乏铬时，可引起糖尿病、动脉硬化等。为了弥补不同的生命必需金属元素的缺乏，必须从体外及时予以补充。

案例 12-4

人体缺锌时,最早是采用一些无机锌盐,如 $ZnCO_3$、$ZnSO_4 \cdot 7H_2O$、$ZnCl_2$、$ZnAc_2$ 等作为补锌制剂,它们对口腔溃疡、痤疮、食欲不振、肠原性肢体皮炎、不孕症、免疫力低下、下肢溃疡等具有一定的疗效。但由于无机锌盐易吸潮,吸收率低,口感不适,对胃肠道具有较大刺激作用,个别锌盐甚至会引起胃出血,因而逐渐被淘汰。目前常用氨基酸锌作为补锌剂。

问题:为什么氨基酸锌是一种比较理想的补锌剂?

在补充金属元素时,选用不同形式的化合物将直接影响机体的摄取效果。大量动物实验研究表明,以一般无机盐形式补充时,普遍存在吸收率低、刺激性大、产生毒副作用等现象;而以金属配合物或螯合物形式补充时,则会大大提高吸收率,减小或消除刺激性。例如,缺铁时可服用乳酸亚铁,但更好的补铁形式是补充铁与卟啉配体形成的螯合物制剂,后者的生物利用率可提高数百倍;缺钴时可服用维生素 B_{12}(钴与卟啉形成的螯合物)进行补充。可以预见,随着对人体内生物配体的生理功能的深入研究,将会发现更多更好的金属元素补充剂。

案例 12-4 分析

氨基酸锌是 Zn^{2+} 与氨基酸的氨基 N 原子和羧基 O 原子形成的五元环螯合物。

氨基酸锌作为体内金属元素的补充剂,具有以下特点:

(1)金属离子与氨基酸形成螯合物,使分子内电荷趋于分散,在体内 pH 条件下溶解性好,容易被小肠黏膜吸收进入血液供全身细胞需要,不损害肠胃,吸收率高。而无机盐中带电荷的金属离子很难通过富负电荷的肠壁内膜细胞。

(2)具有良好的化学稳定性和热稳定性,具有抗干扰、缓解矿物质之间的拮抗竞争作用,不仅能补充金属元素,而且能补充氨基酸。

(3)流动性好,易与其他物质混合,且稳定性高,不结块,使用安全。

分析提示:金属锌离子与氨基酸形成稳定的螯合物。

三、配合物的解毒作用

随着现代工农业的迅速发展,环境污染日趋严重,某些非必需甚至有毒的金属可能进入人体,对人类的健康产生严重危害,例如,重金属 Pb、Hg、Cd 等能与蛋白质中的-SH 结合,抑制酶的活性;也有些具有毒性的金属离子取代必需微量元素,如 Cd^{2+} 能取代 Zn^{2+},从而抑制锌金属酶的活性;某些含汞化合物进入人体后会迅速通过脑屏障,损害细胞。摄入过量必需金属元素也会引起中毒。

现代医学依据配合物的特性和配位平衡原理,选择合适的配体或螯合剂与体内有毒、有害或过量的金属离子结合生成无毒的可溶的配合物,然后将其排出体外,这种方法称为螯合疗法或配位疗法,所用的螯合剂称为促排剂或解毒剂。一些常用的金属促排剂列于表 12-11 中。

表 12-11 常用的金属促排剂

促排剂	促排的金属
2,3-二巯基丙醇(BAL)	Hg,Sb,As,Te,Cd 等
2,3-二巯基丙磺酸钠(DMPS)	Hg,Sb,As,Te,Cd 等
$Na_2[Ca(EDTA)]$	Pb,U,Co 等
D-青霉素	Cu
二苯硫脲	Tl
脱铁肟胺 B	Fe

作为有害金属的促排剂,一般应满足以下条件:

(1) 促排剂及促排剂与金属离子形成的配合物对人体应无毒害作用。

(2) 金属离子与促排剂形成配合物的稳定性,必须大于其与体内生物配体形成配合物的稳定性。

(3) 金属离子与促排剂形成的配合物应易溶于水,以便随尿液排出体外。

例如,利用 $Na_2[Ca(EDTA)]$ 可以治疗铅中毒,因为 $Na_2[Pb(EDTA)]$ 的稳定性比 $Na_2[Ca(EDTA)]$ 大,且 $Na_2[Pb(EDTA)]$ 易溶于水,可经肾脏排出体外。

四、配合物药物

配合物与药学的关系极为密切,许多药物本身就是配合物。例如,治疗血吸虫病的酒石酸锑钾,治疗风湿性关节炎的金的配合物,具有抗菌活性的铜、铁的 8-羟基喹啉配合物,治疗糖尿病的胰岛素(锌的配合物)和维生素 B_{12}(钴的配合物)等,都是金属元素配合物。

研究生物体内金属大分子配合物,弄清生命过程中金属的状态及功能,不仅加深对生命现象和生命科学的理解,而且也会极大地促进现代科学技术的发展。

众所周知,恶性肿瘤是一类严重威胁人类健康的疾病,它的死亡率极高。到目前为止,人类仍然缺乏有效的药物对其加以控制和治疗。而癌症往往到了晚期才确诊,治疗效果极差,所以需要一种高效灵敏的诊断试剂。目前用于磁共振技术中的造影剂是金属 Gd 的配合物,利用其本身的磁性,加之电子计算机辅助进行早期诊断,效果颇佳。

20 世纪 60 年代末,以金属配合物为基础的抗癌药物的研制有明显的进展。例如,1969 年 Rosenberg(罗森伯格)发现了顺式二氯·二氨合铂(Ⅱ)(简称顺铂)具有广谱且较高的抗癌活性。顺铂是第一代抗癌药物,该配合物具有脂溶性载体配体 NH_3,可顺利地通过细胞膜的脂质层进入癌细胞内,进入癌细胞的顺铂,由于可取代配体 Cl^- 存在,Cl^- 即被配位能力更强的 DNA 中的配位原子所取代,进而破坏癌细胞的 DNA 复制能力,抑制癌细胞的生长。在配合物顺铂结构模式的启发下,人们广泛开展了研制抗癌金属配合物的探索工作。但由于顺铂具有水溶性小、对肾脏毒性大和缓解期短的缺点,自 20 世纪 70 年代以来,人们对顺铂及有关铂(Ⅱ)类似物的研究有了突破性进展,相继开发了碳铂[1,1-环丁二羧酸二氨合铂(Ⅱ)]等第二代铂(Ⅱ)系抗癌药物及活性更高的铂系金属(Pd、Ru、Rh)配合物抗癌药。目前,第三代铂(Ⅱ)系抗癌药物已陆续进入临床试验阶段。

以金属配合物为基础的新型抗肿瘤药物的研发是人类在分子、离子水平上理解和研究生命现象的体现。在铂金属配合物的医疗作用的启发下,人们又研制出了多种消炎抗菌、抗病毒的金属配合物和一些有生物功能的配合物药物,如钒氧基皮考林配合物具有与胰岛素相同的作用,对治疗糖尿病有广阔的应用前景。

综上所述,研制高效低毒配合物药物是治疗肿瘤、高血压、糖尿病等常见疾病的有效途径之一。

本 章 小 结

本章主要介绍配合物的基本概念、组成及命名,配合物化学键理论,配位平衡,螯合物以及影响配合物稳定性的因素等。

配合物的价键理论继承和发展了传统的价键概念,认为配合物中心原子与配体之间通过配位原子孤对电子轨道与中心原子的空轨道重叠,两者共享该电子对形成配位键。该理论对配合物的配位数、几何构型和磁性等都给出了较好的解释。

晶体场理论把中心原子与配体之间的结合看作纯粹的静电吸引作用,配体形成的负电场影响中心原子 d 轨道能级和 d 电子排布。应用晶体场理论可以计算配合物晶体场稳定化能的大小,解释配合物的稳定性和磁性、配合物的空间构型以及配合物的颜色等性质。

溶液酸度、沉淀-溶解平衡、氧化还原平衡以及其他配位剂对配位平衡移动或转化均有影响。

配体和金属离子的性质及螯合效应、大环效应等因素对配合物稳定性都有影响。

生物体内的微量金属元素,尤其是过渡金属元素,主要通过形成配合物发挥其生物化学功能。配合物无论在生产实际还是在医药学中的应用都是当今备受关注的课题,具有重要的现实意义。

习　　题

1. 区别下列概念:
(1) 内界与外界　　　　　　　　　(2) 单齿配体与多齿配体
(3) d^2sp^3 杂化和 sp^3d^2 杂化　　　(4) 内轨型配合物和外轨型配合物
(5) 高自旋配合物与低自旋配合物　(6) 晶体场分裂能与晶体场稳定化能

2. 命名下列配合物,并指出配合物中的中心原子、配体、配位原子和配位数。
(1) $Na_3[Ag(S_2O_3)_2]$　　　(2) $[Co(en)_3]_2(SO_4)_3$　　　(3) $H[Al(OH)_4]$
(4) $[PtCl_5(NH_3)]^-$　　　(5) $[Pt(NH_3)_4(NO_2)Cl]$　　　(6) $[CoCl_2(NH_3)_3H_2O]Cl$

3. 什么是螯合物? 螯合剂的结构有何特点? 哪些因素影响螯合物的稳定性?

4. 判断题
(1) 配合物是由配离子和外界离子组成。
(2) 配体的数目就是中心原子的配位数。
(3) 配合物的中心原子都是金属元素。
(4) 配离子的电荷数等于中心原子的电荷数。
(5) 外轨配合物的磁矩一定比内轨配合物的磁矩大。
(6) $[CoCl_4]^{2-}$ 与 $[Co(H_2O)_6]^{3+}$ 颜色不同是因为晶体场分裂能不同。

5. 已知 $[Fe(CN)_6]^{4-}$ 的磁矩为 $0\,\mu_B$,试分别用价键理论和晶体场理论写出配离子形成时中心原子的价层电子排布,说明其成键情况,并指明配合物所属类型。

6. 根据配合物的稳定常数,判断下列反应进行的方向。
(1) $[HgCl_4]^{2-} + 4CN^- \rightleftharpoons [Hg(CN)_4]^{2-} + 4Cl^-$
(2) $[Cu(NH_3)_4]^{2+} + Cd^{2+} \rightleftharpoons [Cd(NH_3)_4]^{2+} + Cu^{2+}$
(3) $[FeF_6]^{3-} + 3C_2O_4^{2-} \rightleftharpoons [Fe(C_2O_4)_3]^{3-} + 6F^-$

7. 在 298.15 K 时,$[Ni(NH_3)_6]^{2+}$ 溶液中,$c([Ni(NH_3)_6]^{2+})$ 为 $0.10\ mol \cdot L^{-1}$,$c(NH_3)$ 为 $1.0\ mol \cdot L^{-1}$。加入乙二胺(en),开始时 $c(en)$ 为 $2.30\ mol \cdot L^{-1}$,计算平衡时,溶液中 $[Ni(NH_3)_6]^{2+}$、NH_3、$[Ni(en)_3]^{2+}$ 和 en 的浓度。

8. 298.15 K 时,将 35.0 mL $0.250\ mol \cdot L^{-1}$ NaCN 与 30.0 mL $0.100\ mol \cdot L^{-1}$ $AgNO_3$ 溶液混合,达平衡时,计算所得溶液中 Ag^+、CN^- 和 $[Ag(CN)_2]^-$ 的浓度。

9. 已知:298.15 K 时,$E^{\ominus}(Ag^+/Ag) = +0.7996V$,$E^{\ominus}(Cu^{2+}/Cu) = +0.3419V$,$K_s\{[Ag(NH_3)_2]^+\} = 1.1 \times 10^7$。将银片插入 $0.010\ mol \cdot L^{-1}$ $AgNO_3$ 溶液中,铜片插入 $0.50\ mol \cdot L^{-1}$ $CuSO_4$ 溶液中组成原电池,指出原电池的正、负极,并计算原电池电动势。若向 $AgNO_3$ 溶液中加入浓氨水,使平衡时游离氨 $c(NH_3) = 2.0\ mol \cdot L^{-1}$,设 $c\{[Ag(NH_3)_2]^+\} = 0.010\ mol \cdot L^{-1}$,此时,原电池的正、负极是否发生改变? 原电池电动势又为多少?

(高　静)

第十三章　生命活动与化学元素

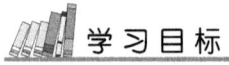

熟悉　人体内元素的组成和分类。
了解　几种常见有毒元素以及元素与癌症的关系。

化学元素组成了宇宙万物,生物的生长过程实质上是不断地从自然界获得物质和能量的过程。目前,地球上所发现的稳定元素有90多种且绝大多数均存在人体中。随着人类对自然生命过程认识的逐步提高以及对生命质量的关注,研究元素在生命活动中功能的生物无机化学在近几十年来发展迅速,生物无机化学主要研究生命活动与化学元素间的关系。本章简要介绍一些与人体相关的元素。

第一节　人体内元素的组成、分类和作用

人体内所含的元素主要分两大类——**必需元素**(essential element)和**非必需元素**(non-essential element)。必需元素是指在人体组织中有生物活性并能发挥正常生理功能的元素,它们在人体内有着相对恒定的含量范围,其含量过高或过低都会引起人体生理发生变化,调整后生理功能可以恢复。因此,这些元素又被称之为"**生命元素**"(biological element)。非必需元素是指生理功能尚不明确或在机体内可有可无的元素。

目前,多数科学家认为生命必需元素有29种,在周期表中的分布如表13-1所示。根据元素在人体内含量的多少,必需元素又分为**常量元素**(macroelement)和**微量元素**(microelement)。常量元素,又称宏量元素,是指在人体内含量占体重0.01%以上的元素,有H、C、N、O、Na、Mg、P、S、Cl、K和Ca共11种。微量元素是指在人体内含量占体重0.01%以下的元素,有B、F、Si、V、Cr、Mn、Fe、Co、Ni、Cu、Zn、As、Se、Br、Sr、Mo、Sn和I共18种。

表13-1　生命必需元素在周期表中的分布

IA												IIIA	IVA	VA	VIA	VIIA
H	IIA															
												B	C	N	O	F
Na	Mg	IIIB	IVB	VB	VIB	VIIB		VIIIB		IB	IIB	Si	P	S	Cl	
K	Ca			V	Cr	Mn	Fe	Co	Ni	Cu	Zn		As	Se	Br	
	Sr					Mo							Sn			I

由表13-1可见,必需元素主要排列于第一至第四周期,并集中分布在周期表中三个区域:第一个区域在s区,除Sr外均为常量元素;第二个区域在p区,有常量元素和微量元素;第三个区域在d区和ds区,均为微量元素,这些元素原子的价电子层都具有空轨道,在人体内多与蛋白质、核酸、卟啉等生物配体结合,以配合物存在。

一、人体必需常量元素及生物功能

(一) 人体必需常量元素及生物功能

人体中 11 种必需常量元素的含量及在人体组织中的分布和功能见表 13-2。

表 13-2　人体内的常量元素

元素	体重质量分数/%	在人体组织中的分布状况和功能
O	65.00	水和有机化合物的组成成分
C	18.00	有机化合物的组成成分
H	10.00	水和有机化合物的组成成分
N	3.00	有机化合物的组成成分
Ca	1.50	骨骼、牙齿、肌肉、体液,神经传导和肌肉收缩所必需
P	1.00	磷脂、磷蛋白的重要组成部分,为生物合成与能量代谢所必需
S	0.25	头发、指甲、皮肤,各种蛋白质的组成成分
K	0.20	细胞内液中,维持渗透平衡
Na	0.15	细胞外液中,维持渗透平衡,骨骼
Cl	0.15	脑脊液、胃肠道、细胞外液
Mg	0.05	骨骼、牙齿、细胞内液,参加酶的激活

(二) 一些人体必需常量元素的作用

水由氧元素和氢元素组成,是人体的重要组成部分,存在于一切组织和器官中,约占人体总重量的 55%~67%。水对人体的重要性甚至比食物都重要。当人长期不能进食时,靠消耗体内的糖、脂肪及 3% 的蛋白质仍能维持生命,但缺水达 15% 时,人则无法生存。水是良好的溶剂,人体内的生化反应均在水溶液中进行。水分子间存在氢键,因此水的比热容和蒸发焓都较高,对调节体温起着重要的作用。

蛋白质约占人体总重量的 16%~20%,是构成组织、器官的重要组成部分,参与调节生理功能。如核蛋白构成细胞核并影响细胞功能;酶蛋白具有促进食物消化、吸收和利用的作用;免疫蛋白具有维持机体免疫功能的作用;血红蛋白具有携带、运送氧气的功能;白蛋白具有调节渗透压、维持体液平衡的作用。蛋白质中各元素所占比例见表 13-3。

表 13-3　蛋白质中各元素所占比例

C	H	O	N	S	P
50%~60%	6%~8%	19%~20%	13%~19%	约 4%	少量

脂类约占人体总重量的 10%~15%,组成脂类的元素主要有 C、H、O。脂类是人体内最主要的能量储备形式。此外,脂类还有保护脏器和维持体温等功能。例如肝脏、肾脏中含有的脂肪可以保护和固定器官。

钙是人体必需的重要元素之一,在人体内的含量居第五位,也是人体中含量最多的金属元素。体内约 99% 的钙集中在骨骼和牙齿中,其余分布在体液和软组织中。钙离子对肌肉的正常收缩、神经传导、激素释放和血液凝固等起调节控制作用。

其他有关元素的作用请参阅后续有关章节内容。

二、人体必需微量元素及生物功能

人体内 18 种必需微量元素的含量虽然很低，但它们对人体正常生命活动起着非常重要的作用。表 13-4 为 18 种必需微量元素在人体内的分布和功能简表。

表 13-4 人体内的微量元素

元素	体重质量分数/%	在人体组织中的分布状况和功能
Fe	$5.7×10^{-3}$	血红蛋白、肝、骨髓，可输送氧气，缺铁会引起贫血
Zn	$3.3×10^{-3}$	肌肉、骨骼等组织中，多种酶的活性中心
F	$3.7×10^{-5}$	骨骼、牙齿，促进骨质生长
V	$1.4×10^{-7}$	脂肪组织，促进牙齿的矿化，缺钒引起骨骼畸形
Cu	$1.4×10^{-4}$	肌肉、骨骼和血液中，有助于铁的吸收和利用
Sn	$4.3×10^{-5}$	脂肪、皮肤中，促进蛋白质及核酸反应，与黄素酶的活性有关
Se	$2.1×10^{-2}$	肌肉（心肌）中，谷胱甘肽过氧化酶的重要组成成分
Mn	$3.0×10^{-5}$	骨骼、肌肉中，参与酶的激活
Ni	$< 1.4×10^{-4}$	肾、皮肤，参与酶的激活，与 DNA 和 RNA 的代谢有关
Mo	$7.0×10^{-6}$	肝，为黄素氧化酶等多种酶之必需，与铜、硫的代谢有关
Cr	$8.6×10^{-5}$	肾、胰、皮肤，缺铬会引起动脉硬化和冠心病
Co	$< 4.3×10^{-6}$	骨髓，形成红血细胞所必需的 B_{12} 组成成分
I	$4.3×10^{-5}$	甲状腺，对发育及物质代谢有重要作用
Sr	$2.0×10^{-4}$	骨骼、牙齿，代谢功能与钙相似
Br	$2.9×10^{-3}$	肌肉组织中
As	$< 1.4×10^{-4}$	头发、皮肤中
B	$< 1.4×10^{-5}$	脑、肝、肾，促进有机物运转和酶促反应
Si	0.026	骨骼、淋巴结、指甲，骨骼形成初期所必需

这些微量元素可作为酶的活性因子，参与维生素和激素的生理作用，维持核酸的正常代谢。微量元素生理功能的逐步发现，解开了许多生命的奥秘，使许多难以理解的生命现象得到科学解释。研究微量元素在生命过程中的作用以及微量元素与疾病的关系，可以极大提高人类生命的质量，是当今科学界引人注目的崭新领域。

三、人体必需元素营养浓度

元素在生物体内的作用与其含量有着密切的关系，如图 13-1 所示。当人体内某种必需元素的浓度过低或过高（如图中 a 区或 c、d 区）时，将会引起缺乏症或中毒致死。只有当浓度处于适当范围内（如图中 b 区）时，该元素在人体内才能发挥正常功能。b 区所表示的范围称为营养浓度范围。

表 13-5 列出了一些元素在不足量或过量时对人体健康的影响。

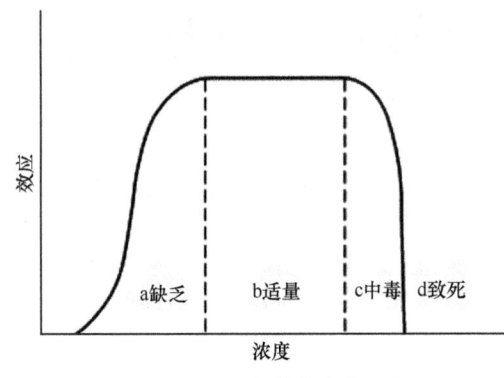

图 13-1 最适宜营养浓度示意图

表 13-5 一些元素在不足量或过量时对人体健康的影响

元素	不足量时的影响	过量时的影响
Na	爱迪生病,痉挛	水肿、高血压、贫血
Mg	惊厥	麻木
Cu	贫血,白癜风病,头发受损	黄疸、威尔逊氏病
Fe	贫血	铁尘肺,糖尿病
Ca	骨骼变形,手足抽搐	胆结石,白内障,动脉粥样硬化
Zn	发育及智力迟缓,侏儒症	贫血症
Mn	骨骼变形,生殖腺受影响	共济失调
Ni	肝脏硬化,皮炎	皮炎,肺癌
Co	贫血症	红细胞增加,心力衰竭
Pb	—	贫血,神经炎,癌症,脑损伤
Sn	生长缓慢	—
Cr	角膜浑浊,影响葡萄糖代谢	肺癌
Cd	生长缓慢	高血压,肾炎
Mo	降低酶的活性	抑制生长
V	降低血清胆固醇	生长不良
Sc	不育,损伤白细胞,肝脏坏死	患癌,损伤角质
Sb	—	心脏病
Hg	—	神经受损
As	脾受损,头发生长不良	胃病,惊厥
F	骨骼、牙齿发育不良	牙斑、骨骼硬化
Be	—	肺癌
I	甲状腺机能下降,甲状腺肿大	甲状腺功能亢进
K	肌肉不发达,心律不齐	恶心、腹泻

第二节 几种常见有毒元素

通过饮食、呼吸和皮肤接触等途径摄入到人体内的元素是非必需元素,有些是有毒的,它们妨碍人体正常代谢和影响人体正常生理功能,如铅、汞、镉、锑等有毒元素。

1. 镉(Cd) 联合国粮农组织(FAO)和世界卫生组织(WHO)将镉列为最优先研究的食品污染物,联合国环境规划署(UNEP)和国际劳动卫生重金属委员会把镉列为第 6 位危害人体健康的有毒物质。空气中仅含少量镉,镉主要来源于煤炭燃烧、汽车尾气排放和生物富集等。

镉主要经消化道和呼吸道进入人体,经肠道和肺吸收后进入血液,50%～90% 存在于红细胞中,部分与血红蛋白结合或金属硫蛋白结合,血清中的镉仅占血镉的 1%～7%,大部分被转运到身体各部位,其中有 1/3～1/2 蓄积于肝和肾。当体内钙及维生素 D 缺乏时,机体对镉的吸收率相应增加。镉的排出速率很慢,经口摄入者约 70%～80% 经粪便排出,约 20% 随尿排出,也可经乳汁排出或经胎盘进入胎儿组织。

在正常人的血液中,镉含量很低,接触镉后会升高,但停止接触后可迅速恢复正常。镉可与含羟基、氨基、巯基的蛋白质分子结合,使许多酶系受到抑制,从而影响肝、肾器官中酶系统的正常功能。镉还会损伤肾小管,使人出现糖尿、蛋白尿和氨基酸尿等症状,并使尿钙和尿酸的排出量增加。肾功能不全会影响维生素 D 的活性，导致骨骼生长代谢受阻，从而引发骨骼疏松、萎缩、变形等各种病变，可引起骨软化症或"痛痛病"。慢性镉中毒主要影响肾脏，常伴有贫血。急性镉中毒大多是一次吸入或摄入大量镉化物所引起。大剂量的镉是一种强的局部刺激剂。含镉气体通过呼吸道会引起呼吸道刺激症状，如出现肺炎、肺水肿、呼吸困难等。镉若从消化道进入人体，则会出现呕吐、胃肠痉挛、腹疼、腹泻等症状，甚至可因肝肾综合征死亡。镉不仅有毒，还具有较强的致癌、致畸和致突变作用。

2. 铅（Pb） 铅是最为常见的有害微量元素。铅及其无机化合物主要经呼吸道和消化道进入人体，还可由母体胎盘进入胎儿体内。有机铅如醋酸铅可少量经皮肤吸收，四乙基铅易经皮肤吸收。铅通过消化道和呼吸道进入人体后，由血液带至全身各个组织器官。

铅及其化合物的毒性强弱与其在体液中的溶解度、铅烟尘颗粒的大小、中毒途径及铅化合物的形态等有关，铅对全身各系统和器官均有毒性作用，主要累及神经、造血、消化、肝、肾及心血管系统。人体摄入过量铅，会引起中枢神经系统损伤，出现疲惫、头痛、痉挛、精神障碍等。过量铅影响血红蛋白的形态、功能和合成，从而损害骨髓造血系统，引起贫血。过量铅作用于心血管系统时引起动脉硬化、心肌损害。胃肠铅中毒则表现为胃肠黏膜出血、肠管痉挛。长期低浓度的接触（如长期食用含铅较高的食物或环境污染）可引起慢性铅中毒，其症状有食欲不振、口中有金属味、失眠、头痛、头昏、腹痛和贫血。除此之外，铅中毒还可以引起肾病、高血压和脑水肿等。

特别需要指出的是铅对儿童的危害，由于儿童代谢和排泄功能不完善，血脑屏障成熟较晚，所以对铅有特殊的易感性，低浓度的铅即可导致儿童生长迟缓、智力降低。儿童对铅的吸收率较成人高 4 倍以上，且体内缺铁、缺钙的儿童吸收铅的速率更快。儿童铅中毒时常会引起脑病综合征，具有呕吐、嗜睡、昏迷、运动失调、活动过度等神经病学症状，重者失明、失聪，乃至死亡。

3. 汞（Hg） 汞是有毒重金属元素之一，在自然界中主要以元素汞、无机汞和有机汞三种形式存在。汞的毒性因化学形态不同而有很大差别，有机汞毒性最大。

汞在常温下即可蒸发，且汞蒸气具有较高扩散性和较强脂溶性，元素汞以蒸气状态污染空气，通过呼吸道侵入人体后可被肺泡吸收并经血液循环至全身，皮肤也有一定的吸收量，尤其皮肤在破损或溃烂时吸收量较多。元素汞慢性中毒的临床表现主要为神经性症状，如头痛、头晕、乏力、运动失调等；吸入过量汞蒸气出现急性中毒，主要靶器官是中枢神经系统，主要症状表现为肝炎、肾炎、尿血和尿毒等，可通过尿汞化验诊断。元素汞急性中毒多发生于职业性接触的生产环境中。

无机汞是指无机汞化合物，如汞的硫化物、氰化物、氧化物以及其他汞盐等。无机汞气溶胶污染空气后，会通过呼吸道或饮水、食物经消化道进入体内。短期内服用大量汞盐、升汞等无机汞致使高浓度汞离子在体内蓄积时，易在肾内积累，会对人体肾、肝、心脏、甲状腺、脑等器官造成损伤，甚至导致神经系统紊乱和慢性汞中毒。无机汞中毒主要表现为轻度易兴奋症、汞毒性震颤、中毒性脑病和严重肝肾损害等。

元素汞和无机汞在微生物的作用下都会直接或间接地转化为有机汞，而且在动物体及人体内的无机汞也会转化为有机汞，主要为甲基汞、二甲基汞等。与元素汞和无机汞相比，有机汞的消化吸收率最高，更易被消化道吸收，而且可以在鱼类和贝类中经生物富集作用进一步浓缩蓄积。甲基汞脂溶性很强，易于扩散进入组织细胞中，甲基汞进入人体后，除了大部分蓄积在肝和肾中，还容易在头发中蓄积。甲基汞主要在神经、肾脏、心血管、生殖以及免疫系统等方面对人体产生毒害作用，尤以神经毒性最为严重，主要表现为精神和行为障碍，主要症状包括视觉、语言和听觉障碍、感觉异常、四肢乏力等。

对于慢性中毒患者，使用大量三磷酸腺苷制剂、烟酸、维生素 B_1、维生素 B_{12}、维生素 E 等治疗，有较好的排汞效果。

4. 锑（Sb） 锑及其化合物对人体都有毒。环境中的锑，通过皮肤接触、呼吸、食物链等途径进入人体。进入人体的锑广泛分布于各组织器官中，以肝脏和甲状腺较多。锑对人体的损害可表现在呼吸道、心脏、肝脏和血液等方面，其中对呼吸道损害尤甚。锑对人体产生毒性作用是由于锑与血清或蛋白质内的巯基具有很强结合,从而抑制某些巯基酶如琥珀酸氧化酶的活性,干扰了体内蛋白质及糖的代谢,损害肝脏、心脏及神经系统,同时还对黏膜产生刺激作用。

最常见的是慢性锑中毒,长期接触低浓度的锑及其化合物粉尘或烟尘后会出现乏力、头晕、头痛、失眠、食欲减退、恶心、皮疹、腹痛、胃肠功能紊乱、胸闷、虚弱等慢性中毒症状,甚至引发肺尘病。口服锑化合物或接触、吸入高浓度的锑尘与烟雾会引起急性锑中毒,主要表现为食欲减退、口渴、呕吐、腹泻、腹痛、头晕、乏力及肢端感觉异常、肝大、血尿、痉挛、心律失常、血压下降、虚脱等症状。

第三节　化学元素与癌症

癌症与化学元素有密切的关系,人类恶性肿瘤中的80%～85%由化学致癌物引起。癌症已成为第二位致死疾病,环境污染、生态环境被破坏使癌症发病率迅速增加。

化学元素对癌症有双重作用——诱发助长作用和抑制作用。如铍、砷、铬、镍等元素能诱发和助长肿瘤的生长;而硒、锌、锗、钼等元素能抑制癌症的发展。

一、化学元素的致癌作用

根据国际癌症研究中心(IARC)致癌物分类列表,已被确定为 I 级致癌物的元素及其化合物有:铍及其化合物、砷及无机砷化合物、镉及其化合物、铬(VI)化合物和镍化合物。

1. 铍(Be)　铍是一种强烈的致癌元素,主要通过呼吸道侵入机体。进入体内的铍大部分与蛋白质结合,并贮存于肝和骨骼中。铍离子有拮抗镁离子的作用,因为铍和镁处于周期表的同一族,Be^{2+}可以置换激活酶中的Mg^{2+},从而影响激活酶的功能。铍易积蓄于细胞核,并阻止胸腺嘧啶脱氧核苷进入 DNA,干扰 DNA 合成,这可能是铍致癌的原因之一。

2. 砷(As)　砷在人体内有一定的生物学效应,如生血作用和促进组织、细胞生长的功能,因而砷是人体的必需元素。然而,砷中毒对人体危害很大,可引起肺癌、皮肤癌、肝癌、肾癌和膀胱癌等多种肿瘤疾病。砷可以改变细胞的分化和增殖,从而诱导癌症。无机砷可以诱导染色体畸变和姊妹染色体交换。砷还可以增强细胞的酪氨酸磷酸化,从而扰乱细胞信号,引起癌细胞无限生长。

3. 铬(Cr)　自然界中的铬主要以 Cr(Ⅲ)化合物和 Cr(Ⅵ)化合物的形式存在。铬的生理功能与其价态有关,Cr(Ⅲ)是人体必需的微量元素,而 Cr(Ⅵ)则是严重危害人体健康的有害元素。铬是唯一随年龄增加而在体内含量降低的元素,成年人体内含铬约 6 mg。

Cr(Ⅲ)在人体内参与形成葡萄糖耐量因子,协同胰岛素一起参与糖类和脂肪代谢,维持体内葡萄糖含量正常,抑制脂肪酸和胆固醇的合成。同时,它还可以改善心肌缺氧,纠正心率不齐。

Cr(Ⅵ)化合物有毒,具有致癌和诱发基因突变的作用。水中Cr(Ⅵ)含量超过 $0.1\ mg \cdot L^{-1}$ 就会引起中毒,口服致死量约 1.5 g。职业接触主要由呼吸道吸入 Cr(Ⅵ),引起呼吸系统的癌变(肺癌和鼻癌)。生理 pH 条件下,Cr(Ⅵ)以 CrO_4^{2-} 的形式存在,借助 SO_4^{2-} 和 PO_4^{3-} 的细胞膜通道进入细胞内。目前,Cr(Ⅵ)的致癌机理尚不明确,可能是 Cr(Ⅵ)在细胞内被还原物质还原时产生大量自由基,从而引发肿瘤;也可能是还原产物 Cr(Ⅲ)迅速与 DNA 结合,导致 DNA 损伤。流行病学研究证实,接触 Cr(Ⅵ)化合物的工人肺癌死亡率比正常人群高 30～40 倍。

4. 镍(Ni)　镍是人体的必需微量元素,参与体内多种生物反应,刺激生血机能。然而,镍在人体中的作用具有双面性。镍还能通过一些机制促进肿瘤的形成,包括抑制细胞间信号转导、促进成纤维细胞和上皮无限增殖、诱导 DNA 染色体缺失和畸变、DNA 蛋白质交联、抑制核苷酸切除修复、DNA 甲基化使基因表达沉默。镍既可以独立致癌,也可以联合镉致癌。

二、某些化学元素的抗癌作用

目前,已证实具有抗癌作用的元素有硒、锌、锗、钼等。

1. 硒（Se） 硒是一种多功能的人体必需微量元素。机体内所需的硒几乎全部来自食物，但各地土壤和水中含硒量不同。统计资料表明，乳腺癌、卵巢癌、结肠癌、前列腺癌患者的结肠、肝、胃、胰腺的血硒均远远低于正常人，高硒地区癌症发病率极低，故硒被认为是一种抗癌物质。其抗癌机制与抗氧化性有关，主要表现在以下几方面：①硒是谷胱甘肽过氧化物酶的组成成分，它可以分解过氧化物、抗脂质氧化，还可以清除自由基，预防组织细胞受损，修复膜损伤；②阻止 DNA 合成，抑制基因突变，增加宿主与抗肿瘤有关的免疫反应，促使癌变发生逆转；③抑制细胞增生，改变致癌物代谢使之转变为毒性较低的化合物；④提高机体的免疫功能，帮助白细胞和巨噬细胞消灭癌细胞。因此，硒在肿瘤的预防和治疗中具有重要的作用。

2. 锗（Ge） 有机锗具有重要的生物活性，如抗肿瘤、抗病毒、抗衰老等，因此有机锗被称为 21 世纪健康的"救世者"。有机锗含有多个锗氧键，氧化脱氢能力很强。有机锗与血红蛋白结合，可以保证细胞有氧代谢，同时能带走体内小血管上多余的蛋白质和癌细胞，故有"制氧机"和"清道夫"之称。有人认为，有机锗可以降低血液黏度，从而增加血流量，提高机体各器官的功能。其抗癌机理是多方面的，可能为抑制肿瘤相关病毒、抗氧化作用、降低癌细胞膜的生物电位，抑制癌细胞蛋白质、DNA 和 RNA 的合成以及调节机体的免疫功能等。所以，有机锗是一种新型抗癌药。

3. 锌（Zn） 锌是所有生命体必需的微量元素，在人体内的含量居第二位。锌是生物体内许多含锌指结构的酶和辅酶的重要组成部分，在电子传递、机体抗氧化、DNA 修复等诸多生物过程中发挥重要作用。研究发现，锌缺乏与很多肿瘤的发生发展有着紧密联系，如肺癌、肝癌、乳腺癌、膀胱癌、前列腺癌、消化道肿瘤等。缺锌引发肿瘤发生的机制可能有：①缺锌破坏机体的抗氧化功能和 DNA 修复机制；②缺锌促使癌变生物信号过度表达；③缺锌导致人体对聚胺类致癌剂异常敏感；④缺锌干扰免疫监视功能。人体所需锌，主要从食物中摄取，如鱼、虾、动物内脏、蔬菜、水果等。

4. 钼（Mo） 钼是人体必需的微量元素，主要通过食物链进入人体。钼是黄嘌呤氧化酶、醛氧化酶、亚硫酸氧化酶和硝酸还原酶等的重要成分。钼酶参与细胞内电子的传递，影响肿瘤发生，具有防癌抗癌的作用。Mo^{3+} 能促进细胞内氧化还原过程，特别是抑制亚硝基的致癌作用。因此，钼是一种抗癌元素。许多癌症，如食管癌、肝癌、直肠癌、宫颈癌和乳腺癌等都与缺钼有关。但钼的抑癌机理尚不明确，可能的途径：首先在体内减少致癌物吸收，加速其解毒与排泄；当致癌物进入靶器官时，钼与其竞争，以减少对 DNA 大分子的侵袭和增强靶器官 DNA 的修复能力。

5. 锰（Mn） 锰是人体健康必需元素，主要来源于食物。它是多种酶的激活剂，参与体内各种氧化还原过程。缺锰会使某些酶的活性降低，内分泌失调，免疫功能低下，造血功能下降。流行病学调查显示，癌症患者头发中锰的含量显著低于正常人。因此多数学者认为，锰能抑制肿瘤的生长，是一种抗癌元素。绿叶蔬菜、谷物、坚果类含锰较多，茶叶亦含锰，因此饮茶是人机摄取锰的重要来源。

目前，人类对癌症的研究是多方位的，对癌组织和健康组织进行元素分析有助于找出癌细胞与正常细胞的决定性差异。尽管化学元素与癌症的关系尚未彻底弄清，许多研究仍在继续进行，但可以肯定的是：化学元素影响癌症的发生和发展。希望在不久的将来，人类通过不断地努力和探索，可以攻克癌症。

本 章 小 结

本章主要介绍与生命活动相关的化学元素。人体中维持正常生命活动不可缺少的元素称为必需元素，即生命元素。目前，已被证实的生命必需元素有 29 种。根据元素在人体内含量的多少，必需元素又分为常量元素和微量元素。常量元素是指在人体内含量占体重 0.01% 以上的元素，有

H、C、N、O、Na、Mg、P、S、Cl、K 和 Ca 共 11 种。微量元素是指在人体内含量占体重 0.01% 以下的元素，有 B、F、Si、V、Cr、Mn、Fe、Co、Ni、Cu、Zn、As、Se、Br、Sr、Mo、Sn 和 I 共 18 种。

微量元素的含量虽然很低，但是对人体正常生命活动却起着非常重要的作用。微量元素摄入不足或过量会引起人体生理的异常或发生疾病。

此外，还简单介绍了一些有毒元素及化学元素与癌症的关系。

习　　题

1. 什么是人体必需元素和非必需元素？
2. 人体内的常量元素与微量元素是如何分类的？

（杨小丽）

第十四章　s 区 元 素

学习目标

掌握　s 区元素的电子构型与性质递变规律的关系;s 区元素的氧化物的分类和性质、氢氧化物的碱性变化规律;s 区元素的盐类的溶解性和热稳定性。

熟悉　s 区元素的制备方法。

了解　锂铍的特殊性以及对角线规则;碱金属和碱土金属在工业和医药中的应用。

s 区元素包括元素周期表中第ⅠA 和第ⅡA 族元素,如图 14-1 所示。

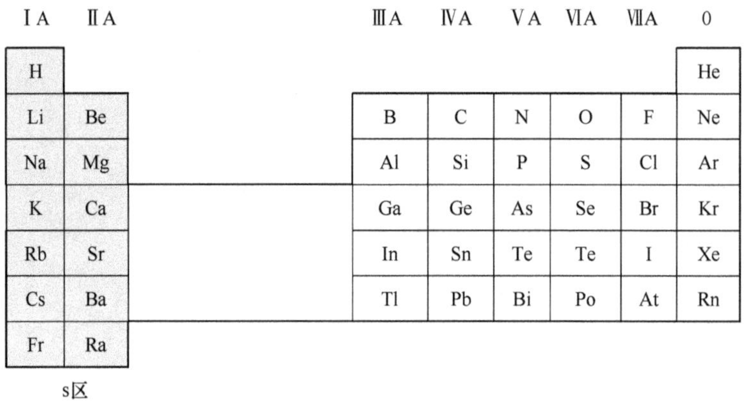

ⅠA	ⅡA		ⅢA	ⅣA	ⅤA	ⅥA	ⅦA	0
H								He
Li	Be		B	C	N	O	F	Ne
Na	Mg		Al	Si	P	S	Cl	Ar
K	Ca		Ga	Ge	As	Se	Br	Kr
Rb	Sr		In	Sn	Te	Te	I	Xe
Cs	Ba		Tl	Pb	Bi	Po	At	Rn
Fr	Ra							

s区

图 14-1　s 区元素在元素周期表中的位置

第ⅠA 族包括**锂**(lithium,Li)、**钠**(sodium,Na)、**钾**(potassium,K)、**铷**(rubidium,Rb)、**铯**(caesium,Cs)、**钫**(francium,Fr)6 种元素,因为它们的氢氧化物都是易溶于水的强碱,所以称为**碱金属**(alkali metals)。由于氢元素的价层电子组态为 $1s^1$,它的一些性质呈现与碱金属一致的变化趋势,因此将氢元素放在第ⅠA 族,属于 s 区。

第ⅡA 族元素包括**铍**(beryllium,Be)、**镁**(magnesium,Mg)、**钙**(calcium,Ca)、**锶**(strontium,Sr)、**钡**(barium,Ba)、**镭**(radium,Ra)6 种元素,由于钙、锶和钡的氧化物在性质上介于"碱性的"碱金属氧化物和"土性的"难熔氧化物三氧化二铝等之间,所以称为**碱土金属**(alkaline earth metals)。由于铍和镁的结构特征,通常也含在碱土金属中。

第一节　氢

一、物 理 性 质

氢(hydrogen)元素是自然界存在的最为丰富的元素之一,主要以化合物的形式存在。氢气是一种无色无味的气体,在 273.15 K,101.3 kPa 下,其密度为 0.090 g·L^{-1},仅为空气的 1/14,因此氢气球可以放飞。

氢气的沸点为 20.38 K,凝固点为 13.92 K,无论在何种物态下都是绝缘体。

氢气容易被镍(Ni)、钯(Pd)、铂(Pt)等金属吸附,其中 Pd 吸附氢气的能力最强,室温下 1 体积的 Pd 吸附 900 体积的氢气,因此在有机化学催化加氢反应中常选择 Pd 作催化剂。

氢有三种**同位素**(isotope),分别为**氕**(protium,$_1^1H$ 或 H)、**氘**(deuterium,$_1^2H$ 或 D)和**氚**(tritium,$_1^3H$ 或 T)。其单质的物理性质见表 14-1。

表 14-1 氕、氘、氚的物理性质

项目	氕	氘	氚
元素符号	$_1^1H$ 或 H	$_1^2H$ 或 D	$_1^3H$ 或 T
自然界丰度	99.985%	0.0156%	$< 1/10^{17}$
相对质量数	1.007825	2.14102	3.016049
熔点/K	13.957	18.73	20.62
沸点/K	20.30	23.67	25.04

氢的同位素因核外均含有 1 个电子,因此它们的化学性质基本相同,但由于相对原子质量相差较大,其单质和化合物的物理性质存在一定差异,详见表 14-1 和表 14-2。

表 14-2 氢单质和化合物的性质

项目	H_2	D_2	H_2O	D_2O
沸点/K	20.30	23.67	373.0	374.4
平均键能/$(kJ \cdot mol^{-1})$	435.88	443.35	463.5	470.9

氘的氧化物 D_2O,称为重水。其作用主要是作为核反应堆的减速剂和冷却剂,也可以用于制造氢弹的装料——氘或者氘化锂。重水还可以用于合成氘的各种标记化合物。在 $_1^1H$ 的核磁共振谱测定中常用氘代氯仿(CD_4)作溶剂,可以避免溶剂中 $_1^1H$ 的干扰。

氚在地球的自然环境中,相比一般的氢气,氚的含量极少。氚是当宇宙射线所带的高能量中子轰击氘核,氘核与中子结合为氚核而产生。氚主要用于热核武器、科学研究中的标记化合物、制作发光氚管,还可能成为热核聚变反应的原料。

二、化 学 性 质

氢原子失去一个电子可以形成氢离子(H^+),与其他原子失去电子后的结构不同,氢离子核外没有电子,这是 H^+ 独特的性质之一。

氢气可以与卤素单质反应,反应活性由氟到碘逐渐减弱。氢气与氟在黑暗处能迅速反应,而与碘必须在持续加热 773.15 K 的条件下才能反应,并且该反应为可逆反应:

$$H_2 + I_2 \xrightleftharpoons{加热} 2HI$$

氢气在氧气中燃烧,火焰温度可以达到 3273.15 K。氢气与氧气混合,当氢气超过一定的比例时,在光照或点燃条件下会发生剧烈的爆炸,因此使用氢气时要检验其纯度。

在某些特定条件下,氢原子也可以得到一个电子形成 H^-,这里的 H^- 与氟离子很相似,与碱金属可以形成 MH 形式的化合物,但其性质与金属卤化物有很大的差异。例如,NaH 溶于水后释放出 H_2,而卤化钠却没有这样的性质。

氢气也是一种很好的还原剂,在加热的条件下可以还原氧化锰及活泼性顺序中排在锰后面的金属氧化物,制得金属单质。例如,

$$MnO + H_2 =\!=\!= Mn + H_2O$$

同时氢元素可以与 O、F 和 N 元素形成氢键。分子间存在氢键对其稳定性、熔沸点等都具有一定的影响。例如,H_2O 的沸点比 H_2S 高,主要是由水分子间可以形成氢键,而 H_2S 分子间不能形成氢键造成的。氢键也可以维持某些化合物的空间构型,例如,DNA 的双螺旋空间结构稳定存在的原因之一就是分子内存在氢键(图 14-2)。

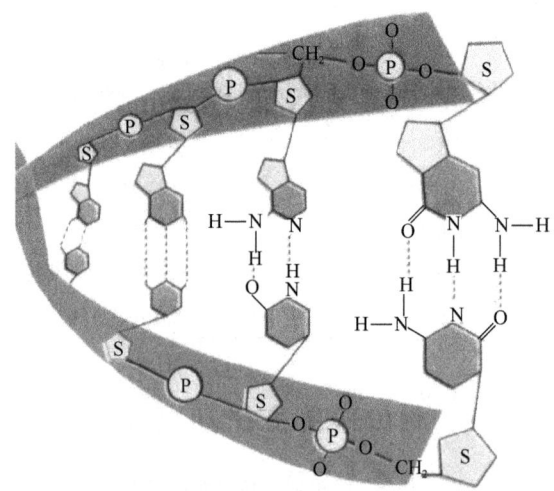

图 14-2　DNA 分子间氢键

三、氢气的制备

(一) 实验室制备

在实验室中,少量的氢气通常用铁、镁、锌等活泼金属与稀盐酸或稀硫酸反应制取。

$$Zn + 2HCl = ZnCl_2 + H_2\uparrow$$
$$Fe + H_2SO_4 = FeSO_4 + H_2\uparrow$$

(二) 工业制法

氢气是一种重要的工业气体。工业上依据原料、纯度等要求,可采取多种方法制取氢气。

1. 电解法　将直流电通过铂电极通入水中,在阴极可以得到氢气,纯度高达 99.5%~99.8%,阳极可以得到氧气:

$$2H_2O \xrightarrow{\text{通电}} 2H_2\uparrow + O_2\uparrow$$

氯碱工业电解饱和食盐水制氯气和烧碱时,也同时得到副产品氢气:

$$2NaCl(aq) + 2H_2O(l) \xrightarrow{\text{通电}} 2NaOH(aq) + Cl_2(g) + H_2(g)$$

2. 水煤气转化法　利用在高温下焦炭还原水蒸气制取氢气:

$$C(s) + H_2O(l) \xrightarrow{1273.15K} CO(g) + H_2(g)$$

制得的 CO 和 H_2 的混合物称为水煤气。将水煤气用液态空气冷却至约 73.15 K,可以使 CO 液化而分离出氢气。也可以将水煤气跟水蒸气混合,以氧化铁为催化剂,使水煤气中的 CO 转化为 CO_2,CO_2 溶于水,通过加压水洗即得到较纯净的氢气:

$$CO(g) + H_2O(l) \xrightarrow[Fe_2O_3]{723.15\sim773.15K} CO_2(g) + H_2(g)$$

3. 烃类裂解法　碳氢化合物经过高温裂解,裂解气中含有大量氢气,经过低温冷却系统,可得到 90% 的氢气。如甲烷裂解:

$$CH_4 \xrightarrow{\text{高温裂解}} C + 2H_2$$

4. 烃类蒸气转化法 碳氢化合物在高温和催化剂的作用下与水蒸气作用,制得水煤气,例如,

$$CH_4 + H_2O \xrightarrow[\text{催化剂}]{1073.15 \sim 1173.15K} CO + 3H_2$$

用分子筛吸附法或水煤气转化法除去 CO,可得到纯净的氢气。天然气、油田气和炼厂气(石油炼制厂的副产气体)等都可用烃类裂解法和烃类蒸气转化法得到氢气。

四、氢气的用途

(一) 氢能源

氢分子是由两个氢原子以共价单键结合而成的双原子分子,H—H 键能为 436 kJ·mol^{-1},比一般的共价单键的键能高得多,而与共价双键接近。氢气燃烧时可以放出大量的热:

$$H_2(g) + \frac{1}{2}O_2(g) \xrightarrow{\text{点燃}} H_2O(g) \quad \Delta_r H_m^\ominus = -241.84 \text{kJ·mol}^{-1}$$

并且产物为没有污染的水,因此氢气是一种理想的高能二次能源,是最有希望替代化石燃料的能源之一。氢能源作为一种理想的新能源,具有如下特点:

(1) 氢气具有资源丰富、无毒、无污染等优点,因而氢能源被认为是一种理想的、绿色洁净的能源。

(2) 除了核燃料外,氢气的发热值是所有化石燃料、化工燃料和生物燃料中最高的。1 kg 氢气完全燃烧放出的热量为 1.43×10^5 kJ,氢气的发热值是相同质量的汽油发热值的 3 倍,是焦炭发热值的 4.5 倍。

(3) 氢能利用形式多,既可以通过燃烧产生热能,在热力发动机中产生机械功,又可以作为能源材料用于燃料电池,或转换成固态氢用作结构材料。

制取氢能源不但需要消耗大量的能量,而且目前制氢效率很低,因此寻求大规模廉价的制氢技术是近年来科学家共同关心的问题。同时由于液氢易气化、着火、爆炸,因此如何妥善解决安全可靠的储氢和运输氢问题也成为开发氢能的关键。

(二) 工业原料

氢气可用作制备盐酸、合成氨等化工生产的原料,还可以利用氢气的还原性制备高纯多晶硅。首先粗硅与 HCl 反应:

$$Si(\text{粗硅}) + 3HCl \Longrightarrow SiHCl_3 + H_2 \uparrow$$

然后再将生成的三氯氢硅与氢气反应,可得高纯多晶硅:

$$SiHCl_3 + H_2 \Longrightarrow Si(\text{高纯}) + 3HCl$$

在冶金工业中常利用氢气加热还原金属氧化物,制备金属:

$$CuO + H_2 \xrightarrow{\Delta} Cu + H_2O$$

$$Fe_3O_4 + 4H_2 \xrightarrow{\Delta} 3Fe + 4H_2O$$

氢的另一个主要工业用途是加氢反应,全世界每年生产的氢气主要消耗在加氢反应上,例如,石油的催化加氢、食用油的加氢以及合成氨和甲醇都需要氢气的参与。

五、氢化物

除了稀有气体之外,氢元素几乎可以与所有元素化合生成二元化合物,称为氢化物。根据与不同类型的元素反应,可以分为分子型(共价型)、离子型和金属型三种。

(一) 分子型氢化物

氢元素与第Ⅳ至第Ⅶ主族元素生成的氢化物是分子型氢化物,如 HX(X=F、Cl、Br、I)、NH$_3$ 和

H_2O 等。氢与卤素、硫和氮单质在一定的条件下直接作用制得分子型氢化物;有些非金属元素的氢化物也可以用这些元素的金属化合物与水或酸作用制备,例如,

$$Ca_3P_2 + 6H_2O = 3Ca(OH)_2 + 2PH_3\uparrow$$
$$FeS + 2HCl = FeCl_2 + H_2S\uparrow$$

分子型氢化物的熔点、沸点较低,在常温下以气体为主。但其热稳定性相差较大,有些氢化物在室温下就发生分解(如 SnH_4、PbH_4 等),而有些在高温下也不分解(如 HF)。元素的电负性越大,形成的氢化物的热稳定性就越高。

除氟化氢外,其他分子型氢化物都具有还原性。同一周期的元素从左到右,形成的分子型氢化物的还原性逐渐减弱,同一族从上而下形成的分子型氢化物的还原性依次增强。

(二) 离子型氢化物

> **案例 14-1**
>
> 在一定温度和压力条件下,某些金属能够大量"吸收"氢气,生成金属氢化物,同时放出热量。若加热这些金属氢化物,它们又会释放其中储存的氢气。这些能"吸收"氢气的金属,称为储氢合金。储氢合金的储氢能力很强,单位体积储氢的密度是相同温度、压力条件下气态氢的 1000 倍,即相当于储存了 1000 个大气压的高压氢气。储氢合金是一种极其简便易行的理想储氢方法。
>
> **问题:**
> 1. 储氢合金工作原理是什么?
> 2. 所有的金属都可以作为"储氢合金"吗?

氢元素与电负性很小的碱金属和碱土金属中的钙、锶和钡等元素形成的氢化物以离子型氢化合物为主,例如,

$$2Na + H_2 \xrightarrow{\text{高温}} 2NaH$$

常温下离子型氢化物是白色固体,熔点和沸点较高,熔融时能导电。在离子型氢化物中,H 是以 H^- 形式存在的。例如,在 663.15 K 电解 CaH_2(在 LiCl 和 KCl 中的熔融液时,LiCl-KCl 为低共熔物),产生氢气。碱金属和碱土金属的金属氢化物的标准摩尔生成焓见表 14-3。

表 14-3 碱金属和碱土金属氢化物的标准摩尔生成焓 $\Delta_f H_m^{\ominus}$

氢化物	LiH	NaH	KH	RbH	CsH	CaH_2	SrH_2	BaH_2
$\Delta_f H_m^{\ominus}/(kJ \cdot mol^{-1})$	-90.1	-56.6	-57.9	-47.4	-49.9	-174.5	-177.5	-171.5

由表 14-3 知,氢负离子的稳定性较差,具有很强的还原性。例如,氢负离子与水剧烈反应放出氢气:

$$H^- + H_2O = H_2\uparrow + OH^-$$

以 H^- 作为配体的配合物称为复合氢化物。氢与硼、铝、镓生成构型为 XH_4^- 的复合氢化物,典型的复合氢化物是 $LiAlH_4$,是 LiH 和 $AlCl_3$ 在干燥的乙醚条件下反应制得。

$$4LiH + AlCl_3 = LiAlH_4 + 3LiCl$$

$LiAlH_4$ 是一种较强的还原剂,经常在有机反应中还原羰基。

金属氢化物基本保持着金属的外观,具有金属光泽,也能导电。常见的氢化金属有:四氢铝锂、氢化锂、氢化钙、氢化钠、硼氢化钠、硼氢化钾等,这些氢化物在一定条件下可以释放出大量的氢气。

$$NaBH_4 + 4H_2O = 4H_2\uparrow + NaOH + H_3BO_3$$

金属氢化物可作为储氢合金,主要是因为其可以与氢气结合形成复合物。金属氢化物 $NaBH_4$ 等可以作为一种新型的燃料电池使用。

第二节　碱金属和碱土金属的单质

一、概　述

碱金属和碱土金属元素均为很活泼的金属元素。它们的基本性质见表14-4和表14-5。每一个周期都是从碱金属开始的，碱金属原子最外层仅有一个电子，而次外层有8个电子（锂的次外层是2个电子），具有稀有气体稳定的价电子组态，对核电荷的屏蔽作用较大，容易失去最外层电子呈+1氧化值，从而使碱金属元素的第一电离能在同一周期中最低。碱土金属最外层只有2个电子，次外层为8电子（铍次外层2个电子）结构，容易失去最外层电子，形成+2价的氧化值。其金属活泼性比同周期的碱金属元素弱，碱土金属的原子半径比同周期的碱金属小，所形成的金属键比碱金属强，故碱土金属单质的熔点、沸点、密度都要比碱金属高。

表14-4　碱金属元素的基本性质

元素性质	锂(Li)	钠(Na)	钾(K)	铷(Rb)	铯(Cs)
原子序数	3	11	19	37	55
相对原子质量	6.941	22.99	39.098	85.47	132.9
价电子层结构	$[He]2s^1$	$[Ne]3s^1$	$[Ar]4s^1$	$[Kr]5s^1$	$[Xe]6s^1$
原子半径/pm	123	154	203	216	235
离子半径/pm	60	95	133	148	169
第一电离能/(kJ·mol^{-1})	520.2	495.8	418.8	403	375.7
第二电离能/(kJ·mol^{-1})	7298	4562	3052	2633	2234
电子亲和能/(kJ·mol^{-1})	-59.6	-52.9	-48.4	-46.9	-45
电负性	0.98	0.93	0.82	0.82	0.79
熔点/K	453.69	370.96	336.8	312.4	301.55
沸点/K	1615	1156	1032	959	942
密度/(g·cm^{-3})	0.534	0.968	0.89	1.532	1.878
标准电极电势 $E^{\ominus}(M^+/M)$/V	-3.040	-2.714	-2.936	-2.943	-3.027
氧化值	+1	+1	+1	+1	+1
硬度(金刚石=10)	0.6	0.5	0.4	0.3	0.2

表14-5　碱土金属的基本性质

元素性质	铍(Be)	镁(Mg)	钙(Ca)	锶(Sr)	钡(Ba)
原子序数	4	12	20	38	56
相对原子质量	9.012	24.305	40.08	87.62	137.3
价电子层结构	$[He]2s^2$	$[Ne]3s^2$	$[Ar]4s^2$	$[Kr]5s^2$	$[Xe]6s^2$
原子半径/pm	89	136	174	191	198
离子半径/pm	31	65	99	113	135
第一电离能/(kJ·mol^{-1})	905.63	743.94	596.1	555.7	502.9
第二电离能/(kJ·mol^{-1})	1757	1451	1145	1064	965
第三电离能/(kJ·mol^{-1})	14849	7733	4812	4210	—

续表

元素性质	铍(Be)	镁(Mg)	钙(Ca)	锶(Sr)	钡(Ba)
电子亲和能/(kJ·mol^{-1})	48.2	38.6	28.9	28.9	—
电负性	1.57	1.31	1.00	0.95	0.89
熔点/K	1560	923	1115	1040	973
沸点/K	≈3040	1380	1757	1657	1913
密度/(g·cm^{-3})	1.847	1.738	1.55	2.64	3.51
标准电极电势 $E^{\ominus}(M^{2+}/M)/V$	-1.968	-2.357	-2.869	-2.899	-2.906
氧化值	+2	+2	+2	+2	+2
硬度(金刚石=10)	4	2.0	1.8	1.5	1.2

由表14-4和表14-5可知，s区元素中，同族元素性质一般呈规律性变化。例如，从上到下，同族元素的原子半径和离子半径逐渐增大，电离能逐渐减小，电负性逐渐减小，金属性与还原性逐渐增强。但有时这些性质变化不规律，如第二和第三周期元素间性质差异较大，而其他周期元素递变规律则很弱。

二、物理性质

碱金属和碱土金属都具有金属光泽。其物理性质主要表现为密度小、质地软、熔点低、导电和导热性好。碱金属中锂、钠和钾密度小于 1 g·cm^{-3}，能浮在水面上，其余元素密度都小于 5 g·cm^{-3}，属于轻金属。

碱金属和碱土金属的硬度都很小，除铍、镁外，都小于2。碱金属核外只有一个价电子，原子半径较大，故形成的金属键很弱，它们的熔点、沸点都很低。铯的熔点比人的体温还低。当两种或两种以上的金属元素混合后其物理性质与原来元素的性质都不同。例如，锂铅合金使铅的硬度增大；镁铝合金作为一种轻质工业材料，广泛地应用于各种领域。

在一定波长的光作用下，碱金属电子可获得能量从金属表面逸出产生光电效应。在宾馆或者店铺的自动门开关上，安装上碱金属的真空光电管，当光照射时，由光电效应产生光电流，通过一定装置形成电流，使门关上。当人走到自动门附近时，遮住了光，光电效应消失，电路断开，门则会自动打开。用于制造光电管的碱金属主要是铷和铯。

三、化学性质

> **案例 14-2**
> 某化学品仓库着火时，相关人员迅速用水和二氧化碳干粉灭火器灭火，然而火势却没有熄灭，反而越来越大，后引发爆炸，产生严重的后果。后经调查得知该仓库储存大量的化学品乙醇和金属钠等活泼金属。
> 问题：
> 1. 金属钠着火时，为什么用水和二氧化碳干粉灭火器无法熄灭？其化学原理是什么？
> 2. 若金属钠等活泼金属着火，应该如何灭火？

碱金属和碱土金属均为很活泼的金属，同族从 Li 到 Cs 和从 Be 到 Ba 活泼性依次增强，能直接或者间接与电负性较高的非金属元素单质(如 Cl_2、S、P、N_2、O_2、H_2等)形成相应的化合物。碱金属和碱土金属的主要化学反应见表14-6和表14-7。

表 14-6　碱金属的主要化学反应

反应式	备注
$4Li + O_2(过量) == 2Li_2O$	其他金属形成 $Na_2O_2, K_2O_2, KO_2, RbO_2, CsO_2$
$2M + X_2 == 2MX$	X = 卤素
$6Li + N_2 == 2Li_3N$	室温,其他碱金属无此反应
$2M + H_2 == 2MH$	高温下反应,LiH 最为稳定
$2M + S == M_2S$	反应很剧烈,产生大量的硫化物
$2M + 2H_2O == 2MOH + H_2\uparrow$	Li 反应缓慢,K 发生爆炸,与酸作用时都发生爆炸
$3M + E == M_3E$	E=P,As,Sb,Bi,加热反应

表 14-7　碱土金属的主要化学反应

反应式	备注
$2M + O_2(过量) == 2MO$	加热能燃烧,钡能形成过氧化钡
$2M + X_2 == 2MX_2$	X = 卤素
$3M + N_2 == M_3N_2$	水解生成 NH_3 和 $M(OH)_2$
$2M + H_2 == 2MH_2$	高温下反应,Mg 需要高温
$M + 2H_2O == M(OH)_2 + H_2\uparrow$	Be、Mg 与冷水反应缓慢
$M + 2H^+ == M^{2+} + H_2\uparrow$	Be 反应缓慢,其余反应较快
$Be + 2OH^- == Be(OH)_4^{2-} + H_2\uparrow$	其他元素没有这个性质

(一) 与氧气反应

碱金属单质,在常温下能与空气中的氧气、水等反应,不同的物质反应的产物类型不同。Li 与氧气反应形成普通氧化物,Na 形成过氧化物,其他的 K、Rb、Cs 形成超氧化物,并且反应剧烈。

$$4Li + O_2 == 2Li_2O(普通氧化物)$$

$$2Na + O_2 == Na_2O_2(过氧化物)$$

$$M + O_2 == MO_2(超氧化物)(M = K, Rb, Cs)$$

金属 Li 与空气中氧气反应的同时还可以与 N_2 反应,生成氮化物:

$$6Li + N_2 == 2Li_3N$$

综上所述,放置在空气中的碱金属单质极易变质,因此需要将它们储存在煤油等惰性溶剂中。但因锂的密度最小,可以浮在煤油上,所以将其浸在液状石蜡或封存在固体石蜡中保存。进行切割等简单操作时,锂、钠、钾可以在空气中快速处理,但暴露在空气中的时间不宜过长;而铷和铯与氧气反应剧烈,不能在空气中操作,必须在惰性气体中操作。

碱土金属单质中除了钡在氧气充足的条件下可以生成过氧化物外,其他元素与氧气反应主要生成普通金属氧化物。常温下,碱土金属中铍和镁不易与氧气反应,因为铍和镁表面形成的致密氧化物薄膜阻碍反应继续进行。然而粉状的铍在空气中点燃,能够生成 BeO 和 Be_3N_2。镁在空气中能够剧烈燃烧,放出耀眼光芒,同时生成 MgO 和 Mg_3N_2。钙、钡和锶暴露在空气中就能反应生成对应的氧化物和氮化物。

$$2Mg + O_2 \xrightarrow{点燃} 2MgO$$

$$3Mg + N_2 \xrightarrow{点燃} Mg_3N_2$$

(二) 与水反应

碱金属单质具有较强的还原性,能与水发生反应。金属钠与水反应剧烈,并放出 H_2,并且反应放出的热能够使单质钠熔化成小球。

$$2Na + 2H_2O =\!=\!= 2NaOH + H_2\uparrow \quad \Delta_rH_m^\ominus = -281.8 \text{ kJ}\cdot\text{mol}^{-1}$$

钾与水的反应更激烈,并发生燃烧,铷、铯与水剧烈反应并发生爆炸。锂单质与水反应较为缓慢。根据标准电极电势,锂的活泼性应比铯更大,但实际上与水反应还不如钠剧烈。这是因为:

(1) 锂的熔点比较高,反应时产生的热量不能使锂熔化,导致固态的锂与水接触的面积不如液态钠,反应不如钠剧烈;

(2) 反应产物氢氧化锂(LiOH)的溶解度较小,它覆盖在锂的表面,阻碍反应的进行。

$$2Li + 2H_2O =\!=\!= 2LiOH + H_2\uparrow$$

实验室利用金属钠干燥烃类和醚类有机溶剂,为了提高干燥效率,金属钠通常被挤压成条状使用。需要指出,金属钠不能用于干燥醇类溶剂,这是因为钠能与醇反应,生成醇钠,如钠与乙醇的反应:

$$2CH_3CH_2OH + 2Na =\!=\!= 2CH_3CH_2ONa + H_2\uparrow$$

钠与叔丁醇反应极为温和,常用叔丁醇处理实验后的废钠。若实验室中发生金属钠着火,不能用水、CO_2灭火器等灭火,这些反而会促进火势增长。

金属钠与卤代溶剂发生的反应十分猛烈,因而也不能用于干燥这类溶剂。例如,钠与CCl_4发生的反应为

$$CCl_4 + 4Na \xrightarrow{\Delta} 4NaCl + C \quad \Delta_rG_m^\ominus = -249 \text{ kJ}\cdot\text{mol}^{-1}$$

碱土金属中铍和镁不易与水反应,因为生成致密的氧化物薄膜,阻碍与水的进一步反应。钙、锶和钡与冷水就能剧烈反应。

$$Ca + 2H_2O =\!=\!= Ca(OH)_2 + H_2\uparrow \quad \Delta_rH_m^\ominus = -414.4 \text{ kJ}\cdot\text{mol}^{-1}$$

(三) 与酸反应

碱金属和碱土金属单质都能与酸反应,反应极为剧烈,甚至能发生爆炸。

$$2M + 2HCl =\!=\!= 2MCl + H_2\uparrow \quad (M \text{ 为碱金属})$$
$$M + 2HCl =\!=\!= MCl_2 + H_2\uparrow \quad (M \text{ 为碱土金属})$$

(四) 与其他物质反应

在高温时,碱金属单质还能夺取某些氧化物中的氧及卤化物中的卤素等。例如,金属 Na 可以从 $TiCl_4$ 中置换出金属 Ti 等。

$$TiCl_4 + 4Na \xrightarrow{\text{高温}} Ti + 4NaCl$$

这类反应经常用于一些单质的制备过程中。

高温下碱金属和碱土金属中的 Ca、Sr 和 Ba 单质可以与氢气反应生成离子型金属氢化物。

$$2M + H_2 \xrightarrow{\text{高温}} 2MH \quad (M = \text{碱金属})$$
$$M + H_2 \xrightarrow{\text{高温}} MH_2 \quad (M = Ca、Sr \text{ 和 } Ba)$$

碱金属和碱土金属中的 Ca、Sr 和 Ba 与氢的电负性相差较大,氢能从金属原子中获得一个电子,形成 H^-,这些氢化物都是离子型的。电解熔融的离子型氢化物,阳极上得到氢气,也证明该类化合物中氢元素带负电荷。

所有的碱金属和碱土金属氢化物都是很强的还原剂。固态的 NaH 在 673.15 K 时能将 $TiCl_4$ 还原为金属钛。氢化钙能与水反应,放出大量的氢气,所以氢化钙可以作为野外产生氢气的材料。

$$TiCl_4 + 4NaH =\!=\!= Ti + 4NaCl + 2H_2\uparrow$$
$$CaH_2 + 2H_2O =\!=\!= Ca(OH)_2 + 2H_2\uparrow$$

> **知识视窗**
>
> ### 碱金属与液氨反应
>
> 碱金属单质能溶在液氨中,呈蓝色,随着碱金属单质溶解量的增加,溶液的颜色逐渐变深。当溶液中碱金属的浓度超过 $1\ mol\cdot L^{-1}$ 后,深蓝色溶液之上出现一个青铜色,浓度继续加大,溶液由蓝色变为青铜色,若将溶液蒸发,又可得碱金属单质。
>
> 碱金属单质在液氨中的溶解度极大,例如,39.8 g 的液氨在 323.25 K 时溶解的金属铯高达 132.9 g。无论溶解何种碱金属,所得溶液均呈现蓝色且具有同一吸收波长,这是因为各种碱金属的氨溶液中均存在氨合电子。
>
> 碱金属单质与液氨反应如下:
>
> $$M(s) + (x+y)NH_3(l) \Longleftrightarrow M(NH_3)_x^+(aq) + e(NH_3)_y^-(aq)$$
> $$\qquad\qquad\qquad\qquad\qquad\qquad 氨合阳离子 \qquad 氨合电子$$
>
> 因为生成氨合阳离子和氨合电子,所以溶液具有高导电性。
>
> 钙、锶、钡也能与液氨反应生成蓝色的氨合电子溶液。与钠相比,其速度要慢些,溶解的量也少些。具体如下:
>
> $$M(s) + (x+2y)NH_3(l) \Longleftrightarrow [M(NH_3)_x]^{2+}(aq) + 2e[(NH_3)_y]^-(aq)$$
>
> 痕量杂质如过渡金属的盐类、氧化物和氢氧化物的存在,以及光合作用均能促进溶液中的碱金属单质和液氨之间发生反应而生成氨基化物,例如,金属钠与液氨反应可以生成氨基钠:
>
> $$2Na(s) + 2NH_3(l) \Longleftrightarrow 2NaNH_2(aq) + H_2(g)$$
>
> 氨基钠与碳单质反应生成 Na_2CN_2,若碳单质过量,则生成氰化钠。
>
> $$2NaNH_2 + C \Longleftrightarrow Na_2CN_2 + 2H_2\uparrow$$
> $$Na_2CN_2 + C \Longleftrightarrow 2NaCN$$
>
> 氰化钠是一种重要的化工原料,主要应用于药物合成、电镀、冶金等方面,也可以作为掩蔽剂等。氰化钠是一种剧毒化合物,吸入、口服或经皮肤吸收均可引起急性中毒,使用时需注意安全。氰化物溶液可以使用次氯酸钠或硫代硫酸钠溶液进行统一销毁。

四、焰色反应

碱金属和碱土金属中的钙、锶、钡及其挥发性化合物在无色的火焰中灼烧时,其火焰都具有特征的焰色,称为焰色反应。由于它们的原子或离子受热时,电子容易被激发,当电子从较高能级跃迁到较低能级时,相应的能量以光的形式释放出来,产生线状光谱,所以火焰具有特征颜色。火焰的颜色与较强的光谱区域相对应。光谱颜色及主要发射波长见表 14-8。

表 14-8 部分碱金属和碱土金属的火焰颜色

元素	Li	Na	K	Rb	Cs	Ca	Sr	Ba
颜色	深红	黄	紫	红紫	蓝	橙红	深红	绿
波长/nm	670.8	589.2	766.5	780.0	455.5	714.9	687.8	553.5

锶、钡和钾的硝酸盐、硫粉、松香等按一定的比例混合,可以制备能发射各种颜色光的信号弹和烟花。利用焰色反应,可以鉴别 K^+、Na^+、Ca^{2+} 等金属离子。

五、碱金属和碱土金属的存在形式和单质的制备

(一) 存在形式

碱金属和碱土金属都是活泼的金属元素,所以在自然界中不存在碱金属和碱土金属的单质,这些元素多是以离子型化合物的形式存在。只有锂、铍、镁形成的化合物具有明显的共价性质。碱金属中的钠、钾和碱土金属(除镭外)在自然界分布很广,其中 Na、K、Ca 和 Ba 的丰度较大。这些元素存在的矿物质资源见表 14-9。

表 14-9　s 区元素主要存在的矿物质

元素	存在的矿物质的名称和组成
Li	锂辉石 $LiAl(SiO_3)_2$,锂云母 $K_2Li_3Al_4Si_7O_{21}(OH_2F)_3$,透锂长石 $LiAlSi_4O_{10}$
Na	盐湖和海水中的氯化钠,天然碱($Na_2CO_3 \cdot xH_2O$),硝石($NaNO_3$),芒硝($Na_2SO_4 \cdot 10H_2O$)
K	光卤石 $KCl \cdot MgCl_2 \cdot 6H_2O$,盐湖和海水中的氯化钾,钾长石 $K[AlSi_3O_8]$
Be	绿柱石 $Be_3Al_2(SiO_3)_6$,硅铍石 Be_2SiO_4,铝铍石 $BeO \cdot Al_2O_3$
Mg	菱镁矿 $MgCO_3$,光卤石,白云石($CaCO_3 \cdot MgCO_3$)
Ca	大理石,方解石,白垩,石灰石,石膏,萤石 CaF_2
Sr	天青石 $SrSO_4$,碳酸锶矿 $SrCO_3$
Ba	重晶石 $BaSO_4$,毒重石 $BaCO_3$

(二) 制备

1. 电解熔融盐法　钠和锂通常采用电解熔融的氯化物或低熔混合物制备。例如,制取金属钠:以 40% NaCl 和 60% $CaCl_2$ 的混合盐为原料制取钠。而锂通常在 723.15 K 下,电解 55% LiCl 和 45% KCl 的熔融混合物制备。

2. 金属置换法　由于 K 的熔点低,挥发迅速,不能用电解法制取,而是用 Na 蒸汽处理熔融 KCl 制备,并利用 Na、K 的沸点不同而分离:

$$KCl + Na \Longrightarrow NaCl + K$$

铷常用 Na、Ca、Mg、Ba 等在高温低压下还原它的氯化物方法制取:

$$2RbCl + Ca \xrightarrow{\text{高温}} CaCl_2 + 2Rb$$

金属置换法的反应在高温下进行,所以不能应用电极电势判断反应进行的方向。

将钠蒸气通入熔融的 KCl 中可得一种钠钾合金,由于钾在高温下更易挥发,因此加热钠钾合金可以分离钠和钾。

3. 热分解法　碱金属氰化物和叠氮化物加热均能被分解成碱金属:

$$4KCN \xrightarrow{\triangle} 4C + 4K + 2N_2$$

$$2MN_3 \xrightarrow{\triangle} 2M + 3N_2 \quad (M = Na, K, Rb, Cs)$$

例如,铷、铯常用以下方法制备:

$$2CsN_3 \xrightarrow[\text{高真空}]{663.15K} 2Cs + 3N_2$$

$$2RbN_3 \xrightarrow[\text{高真空}]{668.15K} 2Rb + 3N_2$$

碱金属叠氮化物较易纯化,而且不发生爆炸,这种方法是精确定量制备碱金属的理想方法。

4. 热还原法　工业上利用热还原法制取镁。例如,

$$MgO + C \xrightarrow{\triangle} Mg + CO$$

第三节 碱金属和碱土金属的化合物

一、氧化物

碱金属和碱土金属元素均能与氧形成多种形式的氧化物,如正常氧化物、过氧化物、超氧化物等,见表 14-10。

表 14-10 碱金属和碱土金属元素形成的含氧化合物

氧化物类型	阴离子	直接形成	间接形成
正常氧化物	O^{2-}	Li,Be,Mg,Ca,Sr,Ba	第ⅠA和ⅡA所有元素
过氧化物	O_2^{2-}	Na,Ba	除 Be 外所有元素
超氧化物	O_2^-	Na,K,Rb,Cs	除 Be,Mg,Li 外的所有元素
臭氧化物	O_3^-		Na,K,Rb,Cs

(一) 正常氧化物

碱金属在空气中燃烧时,只有锂生成氧化锂(Li_2O),其他元素只有在缺氧的条件下制得相应的氧化物。但这种条件不易控制,所以其他碱金属的氧化物 M_2O 通常采用间接法制备。例如,用金属钠还原过氧化钠,用金属钾还原硝酸钾,可以制得氧化钠和氧化钾。

$$Na_2O_2 + 2Na = 2Na_2O$$
$$2KNO_3 + 10K = 6K_2O + N_2\uparrow$$

碱土金属的碳酸盐、硝酸盐等热分解也能得到氧化物。不同的碱金属氧化物的颜色和熔点见表 14-11。

表 14-11 碱金属氧化物的颜色及熔点

氧化物	Li_2O	Na_2O	K_2O	Rb_2O	Cs_2O
颜色	白色	白色	淡黄色	亮黄色	橙红色
熔点/K	1943.15	1173.15	623.15(分解)	673.15(分解)	763.15

碱金属的氧化物与水反应可以生成氢氧化物 MOH:

$$M_2O + H_2O = 2MOH$$

碱金属氧化物与水反应的剧烈程度,从氧化锂到氧化铯依次增强,氧化锂与水反应较为缓慢,但 Rb_2O 和 Cs_2O 与水反应时,会发生燃烧甚至爆炸。

碱土金属在室温或加热的条件下,能与氧气直接化合生成氧化物 MO:

$$2Mg + O_2 = 2MgO$$

也可以从它们的碳酸盐或硝酸盐加热分解制备 MO:

$$CaCO_3 \xrightarrow{\Delta} CaO + CO_2\uparrow$$
$$2Sr(NO_3)_2 \xrightarrow{\Delta} 2SrO + 4NO_2\uparrow + O_2\uparrow$$

由于 M^{2+} 的电荷比 M^+ 多,而离子半径较小,所以碱土金属氧化物具有较大的晶格能,熔点均很高,硬度也较大。

BeO 和 MgO 常用于制造耐火材料。经过煅烧的 BeO 和 MgO 难溶于水但能溶于酸和铵盐溶液。BeO、CaO、SrO 和 BaO 与水反应活性逐渐增强,生成相应的氢氧化物:

$$CaO + H_2O = Ca(OH)_2$$

CaO 与水反应生成的氢氧化物又称熟石灰,广泛应用于建筑工业上。此外常利用氧化钙的这种水合能力吸收酒精等有机溶剂中的水分。

碱土金属的氧化物的性质见表 14-12。

表 14-12 碱土金属氧化物的性质

性质	氧化物				
	BeO	MgO	CaO	SrO	BaO
颜色	白色	白色	白色	白色	白色
熔点/K	2851.15	3073.15	3173.15	2703.15	2246.15
密度/(g·cm^{-3})	3.025	3.65~3.75	3.34	4.7	5.72
离子间距离/pm	165	210	240	257	277
$\Delta_f H_m^\ominus$/(kJ·mol^{-1})	-609.6	-601.70	-635.09	-592.0	-553.5
$\Delta_h H_m^\ominus$/(kJ·mol^{-1})	14.2	40.6	66.5	81.6	103.4

(二) 过氧化物

除铍和镁外,所有碱金属和碱土金属均能形成相应的过氧化物 $\overset{+1}{M}_2O_2$ 和 $\overset{+2}{M}O_2$,其中只有钠和钡的过氧化物可由金属在空气中燃烧直接得到。过氧化钠是最常见的碱金属过氧化物。将金属钠在铝制容器中加热到 573.15~673.15 K,并通入不含 CO_2 的干空气,即得到淡黄色颗粒状的 Na_2O_2 粉末。

$$2Na + O_2 \xrightarrow{\Delta} Na_2O_2$$

> **案例 14-3**
>
> 生氧呼吸器是一种闭路循环式仪器,利用人呼出气与生氧剂反应生成氧气,同时滤除呼出气体中的二氧化碳后,供人呼吸使用。它包括生氧系统、降温系统、储气装置及背具等。其中,生氧系统中的生氧罐内装超氧化钾、超氧化钠、过氧化钾或过氧化钠等生氧剂,这类生氧剂能够与二氧化碳反应产生氧气且反应会放热。
>
> 问题:
> 1. 过氧化钠和过氧化钾等生氧剂利用什么反应产生氧气?
> 2. 体系温度升高的原因是什么?

过氧化钠在空气中容易和二氧化碳或者稀酸反应:

$$Na_2O_2 + H_2SO_4(稀) = Na_2SO_4 + H_2O_2$$
$$2Na_2O_2 + 2CO_2 = 2Na_2CO_3 + O_2 \uparrow$$

过氧化钠和水蒸气反应生成的过氧化氢不稳定,易分解放出氧气,同时放出大量的热。因此过氧化钠可以用作高空飞行或者潜水时供氧剂和二氧化碳的吸收剂,同时也可作为防毒面具的填充材料。由于该反应放出大量的热量,因此作为防毒面具中的生氧部分时,需要连接制冷装置,这样产生的氧气才能供呼吸使用。

$$Na_2O_2 + 2H_2O = 2NaOH + H_2O_2$$
$$2H_2O_2 = 2H_2 + O_2 \uparrow$$

过氧化钠是一种强氧化剂,工业上可以作为漂白剂。过氧化钠在熔融时几乎不分解,但遇到棉花、木炭或铝粉等还原性物质时,则会发生爆炸,使用 Na_2O_2 时应当注意安全。

碱土金属的过氧化物以 BaO_2 较为重要,在 773.15~793.15 K 时,将氧气通入高温的氧化钡即可制得：

$$2BaO + O_2 \xrightleftharpoons[]{773.15\sim793.15K} 2BaO_2$$

BaO_2不能与水反应，但可以与酸反应，因此实验室利用过氧化钡与稀硫酸反应制取H_2O_2：

$$BaO_2 + H_2SO_4 = BaSO_4\downarrow + H_2O_2$$

(三) 超氧化物

除了锂、铍、镁元素外，其他碱金属和碱土金属都能形成超氧化物$\overset{+1}{M}O_2$和$\overset{+2}{M}(O_2)_2$。一般而言，钾、铷、铯在空气中燃烧直接生成超氧化物。KO_2为橙黄色固体，RbO_2为深棕色固体，CsO_2为深黄色固体。

超氧化物均为很强的氧化剂，能与水发生剧烈的化学反应，生成氧气和过氧化氢。例如，

$$2KO_2 + 2H_2O = O_2\uparrow + H_2O_2 + 2KOH$$

超氧化物也可以与二氧化碳反应，放出氧气，例如，

$$4KO_2 + 2CO_2 = 2K_2CO_3 + 3O_2\uparrow$$

因此，碱金属和碱土金属的超氧化物可用于吸收CO_2和再生O_2。KO_2常作为供氧剂和二氧化碳的吸收剂。

二、氢氧化物

碱金属和碱土金属的氢氧化物均为白色晶体，在空气中易吸收水分而潮解，也能和空气中的二氧化碳反应，生成碳酸盐，所以要密封保存。碱金属的氢氧化物易溶于水，而碱土金属的氢氧化物在水中的溶解度较小，碱土金属氢氧化物的溶解度从$Be(OH)_2$到$Ba(OH)_2$逐渐递增，$Be(OH)_2$和$Mg(OH)_2$难溶于水。碱金属的氢氧化物对纤维和皮肤具有强烈的腐蚀作用，因此使用时应注意安全。

碱金属氢氧化物的性质见表14-13。

表14-13 碱金属氢氧化物的性质（293.15 K）

性质	LiOH	NaOH	KOH	RbOH	CsOH
熔点/K	723	591	633	574	545
$\Delta_{sol}H_m^{\ominus}/(kJ\cdot mol^{-1})$	-23.4	-44.4	-57.7	-62.3	-74.5
溶解度/$(mol\cdot L^{-1})$	5.3	26.4	19.1	17.9	25.8
酸碱性			——→碱性依次增强		

碱土金属氢氧化物的某些性质列于表14-14。

表14-14 碱土金属氢氧化物的性质（293.15 K）

性质	$Be(OH)_2$	$Mg(OH)_2$	$Ca(OH)_2$	$Sr(OH)_2$	$Ba(OH)_2$
溶解度/$(mol\cdot L^{-1})$	8×10^{-6}	5×10^{-4}	1.8×10^{-2}	6.7×10^{-2}	2×10^{-1}
酸碱性	两性	中强碱	中强碱	中强碱	强碱

碱金属和碱土金属的氢氧化物的溶解性与其阳离子半径的大小有着密切的关系。随着阳离子半径的增大，阳离子和阴离子之间的吸引力逐渐减小，氢氧化物晶格越易被水分子拆开，因此溶解度逐渐增大。同一周期中，碱土金属离子比碱金属离子半径小，且带有两个正电荷，因此碱土金属氢氧化物的溶解度比碱金属氢氧化物小。

碱金属氢氧化物和碱土金属氢氧化物中，除$Be(OH)_2$为两性氢氧化物，其他均为强碱或中强碱。碱金属氢氧化物中比较重要的是NaOH，俗名烧碱，是非常重要的无机化工原料，应用十分广

泛。NaOH溶液和熔融的NaOH既能溶解某些两性金属（铝、锌等）及其氧化物，也能溶解许多非金属单质及其氧化物。例如，

$$2Al + 2NaOH + 6H_2O == 2Na[Al(OH)_4] + 3H_2\uparrow$$
$$Al_2O_3 + 2NaOH == 2NaAlO_2 + H_2O$$
$$Si + 2NaOH + 2H_2O == Na_2SiO_3 + 2H_2\uparrow$$
$$SiO_2 + NaOH == Na_2SiO_3 + H_2\uparrow$$

由于氢氧化钠溶液能腐蚀玻璃，所以盛放氢氧化钠的试剂瓶要用橡胶塞而不能用玻璃塞，以免氢氧化钠与玻璃塞的主要成分SiO_2反应生成黏性的硅酸钠，把玻璃塞黏住而无法打开。

工业上通常采用电解氯化钠水溶液的方法来制备氢氧化钠：

$$2NaCl + 2H_2O \xrightarrow{电解} 2NaOH + Cl_2\uparrow + H_2\uparrow$$

三、盐类性质

碱金属和碱土金属可以形成很多种盐，常见的有卤化物、硝酸盐、硫酸盐、碳酸盐和硫化物等。这里主要讨论它们的共性和一些特性。

（一）碱金属和碱土金属盐的溶解性

> **案例14-4**
>
> 青霉素是能破坏细菌的细胞壁并在细菌细胞的繁殖期起杀菌作用的一类抗生素。它通过β-内酰胺类作用于细菌的细胞壁，而人类只有细胞膜而无细胞壁，故对人类的毒性较小。其结构如下：
>
> R为不同的基团时可以形成不同类型的青霉素。然而很多青霉素类化合物作为注射剂或者口服药时，常常制成对应的羧酸钾盐或钠盐，而不直接使用。
>
> 问题：
> 1. 青霉素类药物为什么制备成钠盐或钾盐使用？
> 2. 为什么不能将青霉素制备成碱土金属对应的盐类使用？

碱金属盐大多数易溶于水，并且在水中完全解离。利用碱金属盐易溶的性质可将一些难溶的有机药物制备成对应的钠盐或钾盐，这样有利于机体对其吸收，能更好地发挥其药效。

只有少数大阴离子的碱金属盐是难溶的，常见的难溶碱金属盐见表14-15。

表14-15 钠与钾的难溶盐

名称	结构	颜色
乙酸铀酰锌钠	$NaAc \cdot Zn(Ac)_2 \cdot 3UO_2(Ac)_2 \cdot 9H_2O$	淡黄色
高氯酸钾	$KClO_4$	白色
酒石酸钾	$KHC_4H_4O_6$	白色
六氯铂酸钾	$K_4[PtCl_6]$	淡黄色
钴亚硝酸钾钠	$K_2Na[Co(NO_2)_6]$	亮黄色
四苯硼酸钾	$K[B(C_6H_5)_4]$	白色

利用少数碱金属盐难溶于水的性质可以进行离子的鉴定,如钠离子的鉴别,用 Na^+ 与乙酸铀酰锌作用:

$$Na^+ + Zn^{2+} + 3UO_2^{2+} + 9Ac^- + 9H_2O \rlap{=\!=\!=} \quad NaAc \cdot Zn(Ac)_2 \cdot 3UO_2(Ac)_2 \cdot 9H_2O \downarrow$$
乙酸铀酰锌钠

生成物乙酸铀酰锌钠为淡黄色的结晶沉淀。该反应是钠离子的特效反应。

利用亚硝酸钴钠与 K^+ 反应,可生成黄色沉淀。

$$2K^+ + Na^+ + [Co(NO_2)_6]^{3-} =\!=\!= K_2Na[Co(NO_2)_6] \downarrow$$

利用此反应可以鉴别 K^+。

碱土金属的盐类比相应的碱金属盐类溶解度小。除了硝酸盐、盐酸盐、硫酸镁、铬酸镁易溶于水外,其他的碳酸盐、硫酸盐、草酸盐、铬酸盐等都均难溶于水,其中草酸盐的溶解度很小。因此,在重量分析中,利用其测定钙。钙、锶、钡的硫酸盐在浓硫酸中可以部分溶解,所以浓硫酸不能使钙、锶、钡等离子沉淀完全。

$$MSO_4 + H_2SO_4 =\!=\!= M(HSO_4)_2$$

在难溶的碳酸盐中通入过量二氧化碳,碳酸盐可以生成碳酸氢盐而溶解。例如,

$$CaCO_3 + CO_2 + H_2O =\!=\!= Ca(HCO_3)_2$$

加热碳酸氢盐,又会得到碳酸盐沉淀,同时放出二氧化碳。难溶的碳酸盐、草酸盐、铬酸盐、磷酸盐等,可以溶解于强酸溶液中,例如,

$$CaCO_3 + 2H^+ =\!=\!= Ca^{2+} + CO_2 \uparrow + H_2O$$

$$2BaCrO_4 + 2H^+ =\!=\!= 2Ba^{2+} + Cr_2O_7^{2-} + H_2O$$

$$Ca_3(PO_4)_2 + 4H^+ =\!=\!= 3Ca^{2+} + 2H_2PO_4^-$$

可以利用生成沉淀的方法鉴别 Ca^{2+}、Mg^{2+} 等离子。但要使这些盐沉淀完全,必须控制溶液的酸碱性。

含有较多的 Ca^{2+} 和 Mg^{2+} 的水,称为硬水。计算硬水的主要指标是 Ca^{2+}、Mg^{2+} 的浓度。通常规定,1 升水中含有 MgO 和 CaO 的质量相当于 10 mg CaO 时,其硬度为 1°。硬水的硬度是指硬度 ≥ 8°。不经常饮硬水的人偶尔饮用硬水,则会造成胃肠功能紊乱,即所谓"水土不服"。

> **知识视窗**
>
> **硬 水 软 化**
>
> 硬水中含有浓度较高的 Ca^{2+} 和 Mg^{2+},如何降低硬水中钙、镁离子浓度,也就是"硬水软化"关系着人类健康。
>
> 硬水软化的主要方法有离子交换法、膜分离法、石灰法、电磁法等。其中最常用的是离子交换法和膜分离法。其中一种离子交换法就是利用沸石的多微孔性,将沸石制备成"钠沸石",也就是分子筛,在水溶液中可以与钙、镁离子进行交换,从而起到硬水软化效果。除了沸石软化水之外,目前常用的离子交换树脂,交联的聚苯乙烯多孔高分子有机物上连有羧酸盐、磺酸盐等,离子表面存在钠离子平衡,可以交换游离的钙、镁离子,从而软化硬水。日常生活中,通过加热煮沸水,使水中钙、镁离子转化为碳酸钙和碳酸镁等水垢,也可降低水的硬度,从而软化硬水。

(二) 形成结晶水合物

金属离子所带的电荷越多,半径越小,水合作用则越强。碱金属离子是半径最大的阳离子,电荷最少,故它们的水合能小于其他离子。对于碱金属离子,从 $Li^+ \rightarrow Cs^+$ 其水合能逐渐降低,类似的递变规律适用于其盐类形成结晶水合物。常见的碱金属盐中,卤化物大多数是无水的,硝酸盐中只有锂可形成水合物,如 $LiNO_3 \cdot H_2O$ 和 $LiNO_3 \cdot 3H_2O$,硫酸盐只有 $Li_2SO_4 \cdot 3H_2O$ 和 $Na_2SO_4 \cdot$

$3H_2O$,碳酸盐中除 Li_2CO_3 无水合物外,其余皆有不同形式的水合物。

碱土金属离子的半径比碱金属离子小,正电荷又高,水合作用较强。因此,碱土金属的盐更易带结晶水,其无水盐吸湿性强,纺织工业中常用 $MgCl_2$ 作助剂保持棉纱的适度柔软性。

(三) 热稳定性

一般碱金属盐具有较高的热稳定性。其卤化物在高温时挥发而难分解;硫酸盐在高温下既难挥发又难分解;碳酸盐除碳酸锂在 1543.15 K 以上分解为 Li_2O 和 CO_2 外,其余均难分解。唯有硝酸盐热稳定性比较低,加热到一定温度则会分解。例如,

$$4LiNO_3 \xrightarrow{973.15K} 2Li_2O + 4NO_2\uparrow + O_2\uparrow$$

$$2NaNO_3 \xrightarrow{1003.15K} 2NaNO_2 + O_2\uparrow$$

$$2KNO_3 \xrightarrow{943.15K} 2KNO_2 + O_2\uparrow$$

碱土金属的卤化物、硫酸盐、碳酸盐具有较高的热稳定性,但它们的碳酸盐热稳定性较碱金属碳酸盐低。表 14-16 列出了碱金属碳酸盐分解的热力学数据。

表 14-16 $MCO_3(s) \longrightarrow MO(s) + CO_2$ 的热力学数据

盐	$\Delta_f H_{298}^{\ominus}$	$\Delta_f G_{298}^{\ominus}$	$T\Delta_r S^{\ominus}$	$\Delta_r S^{\ominus}$	T^*/K
$MgCO_3$	117	67	50	0.168	813
$CaCO_3$	176	130	44	0.148	1173
$SrCO_3$	238	188	50	0.168	1553
$BaCO_3$	268	218	50	0.168	1633

资料来源:Kneen W R,et al. Chemistry:282。

* 分解产生 101.3 kPa 的 CO_2 所需的温度。

反应的 $\Delta_f G^{\ominus}$ 值越大,分解反应越难发生,即相应的碳酸盐也越稳定。由表 14-16 可知,按 $MgCO_3 \rightarrow BaCO_3$ 的顺序,碳酸盐的热稳定性逐渐增强。

总之,碱金属和碱土金属热稳定性的基本规律是:含有结晶水的盐受热容易失去结晶水,变成无水盐;含氧酸盐热稳定顺序是:硅酸盐 > 磷酸盐 > 硫酸盐 > 碳酸盐 > 硝酸盐;正盐 > 酸式盐;碱金属盐 > 碱土金属盐。

四、配 合 物

在元素周期表内,碱金属和碱土金属形成配合物的能力很弱,很难与无机配体或有机配体形成稳定的配合物。1967 年,美国化学家 C. J. Pederson(查理士·佩德森)首次报道了冠醚(crown ether)及其相关性质。冠醚如图 14-3(a)所示,它既有疏水的外部骨架,又有亲水的能与金属离子形成配位键的空腔。不同冠醚的空腔大小不同,能选择性地与半径大小不同的金属离子形成稳定的配合物,例如,K^+ 可与 18 冠-6 形成稳定配合物[图 14-3(b)]。冠醚中两个不相邻的氧原子被氮原子取代后形成穴醚[图 14-3(c)],与碱金属形成的配合物非常稳定[图 14-3(d)]。冠醚和穴醚是常用的人工离子载体,在研究生物体内 Na^+、K^+、Mg^{2+}、Ca^{2+} 等金属离子的跨膜转运中有重要的作用。

碱土金属形成的配合物能力比碱金属强,能形成很多大环配合物,如叶绿素 a 和 b,结构见图 14-4。碱土金属还可与草酸根、多磷酸根离子和 EDTA 等有机螯合剂配合形成较为稳定的配合物,尤其是 Ca^{2+} 和 Mg^{2+} 的配合物较为常见。光合作用中的一个关键组分是叶绿素,它是一种镁卟啉配合物。自然界中有两种主要的叶绿素,即叶绿素 a 和叶绿素 b,二者区别仅仅是卟啉环上的一个取代基不同(图 14-4)。

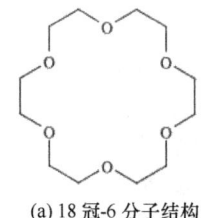
(a) 18冠-6分子结构

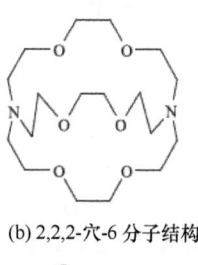
(b) 2,2,2-穴-6分子结构

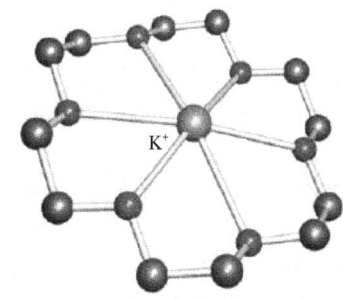
(c) 18冠-6分子与钾离子形成的配合物立体结构①

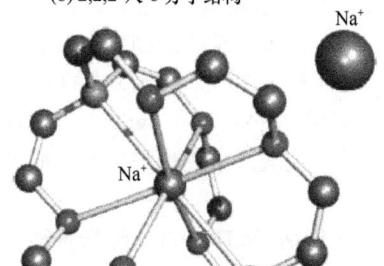
(d) 2,2,2-穴-6分子与钠离子形成的金属配合物立体结构②

图 14-3　冠醚和穴醚的结构及其与钾、钠离子形成配合物的立体结构

图 14-4　叶绿素 a(R=CH$_3$)和叶绿素 b(R=CHO)

五、几种常见盐在医学上的应用

1. 氯化钠(NaCl)　无色透明的立方晶体,熔点为 1074.15 K,沸点为 1686.15 K,相对密度为 2.165 g·cm^{-3};有咸味,含杂质时易潮解;溶于水或甘油,难溶于乙醇,不溶于盐酸,水溶液呈中性。经高度精制的氯化钠可用于制备生理盐水,它可以作为电解质补充药,也是维持体液渗透压的重要成分,用于调节体内水分和电解质的平衡及细胞容量。氯化钠的重要制剂是生理盐水(9 g·L^{-1}的氯化钠水溶液),用于临床治疗及生理实验,对失钠、失水、失血等病人可以用于补充水分。

---

① Birchall T, et al. 1988. J Chem Soc Chem Commun:877.
② Tehan F J, et al. 1974. J Am Chem Soc, 96:7203.

2. 氯化钾（KCl） 无色或白色立方晶体，熔点 1043.15 K，于 1773.15 K 升华，密度 1.984 g·cm^{-3}，易溶于水，溶解度为 34.7 g·L^{-1}(293.15 K)，不易溶于乙醇和乙醚。

氯化钾是电解质补充药，具有维持细胞内渗透压、神经冲动传导和心肌收缩的功能，用于低血症和洋地黄中毒引起的心律失常的治疗。氯化钾制剂有氯化钾片、注射液和缓释片等。

3. 氧化镁（MgO） 白色粉末，在空气中缓慢地吸收二氧化碳，难溶于水，不溶于乙醇，溶于稀酸溶液。主要用于配制内服药剂以中和过多的胃酸，治疗胃酸作用缓慢而持久。MgO 与胃酸作用生成的 Mg^{2+} 能刺激肠蠕动，因而具有轻泻作用。临床上 MgO 主要用于治疗伴有便秘的胃酸过多症及消化道溃疡等。常用的制剂有镁乳 Mg(OH)$_2$；镁钙片（每片含 0.1 g MgO 和 0.5 g CaCO$_3$）；制酸散（MgO 和 NaHCO$_3$ 混合制成的散剂）等。

4. 硫酸镁（MgSO$_4$） MgSO$_4$·7H$_2$O 为无色晶体，无臭，味苦咸，在空气中易风化，易溶于水，难溶于乙醇。硫酸镁常用作泻药和利胆药，内服为泻药，注射时用作抗惊厥药。硫酸镁制剂为硫酸镁注射液。

5. 碳酸氢钠（NaHCO$_3$） 碳酸氢钠俗称小苏打，为白色结晶性粉末，无臭，味咸，在潮湿的空气中缓慢分解成碳酸钠，溶于水，不溶于乙醇。

碳酸氢钠为抗酸制剂，由于是水溶液药物，因此作用快，服后能暂时解除胃溃疡病人的痛感。碳酸氢钠无腐蚀性，既能中和酸，也能维持血液中酸碱平衡，因此被广泛地用于医疗上。

6. 碳酸锂（Li$_2$CO$_3$） 碳酸锂为白色结晶性粉末，无臭，无味，难溶于水，不溶于乙醇。碳酸锂作为抗躁狂药，对躁狂症疗效最好，对情绪高、语言多、兴奋激动、夸大妄想等症状的精神分裂症的疗效均较好。碳酸锂制剂有碳酸锂片和碳酸锂缓释片。

7. 氯化钙（CaCl$_2$） CaCl$_2$·2H$_2$O 为白色晶体，无臭，味微苦，极易潮解，极易溶于水，易溶于乙醇。

氯化钙作为补钙药，可用于治疗钙缺乏症，如抽搐、佝偻病、骨骼和牙齿的发育不良等，也用作抗过敏性药和消炎药。本品刺激性大，不宜口服，常用于静脉注射，不可皮下或肌肉注射，以免引起组织坏死。通常为氯化钙注射液。

8. 硫酸钙（CaSO$_4$） 无臭，无味，微溶于水，不溶于乙醇，溶于稀盐酸。含水合硫酸钙的矿石称为石膏。内服石膏有清热泻火的功效。煅石膏粉末可用于治疗湿疹、烫伤、疥疮溃烂等。石膏在低于 453.15 K 时煅烧，可失去部分结晶水，转化为白色细粒烧石膏（CaSO$_4 \cdot \frac{1}{2}$H$_2$O），它吸收水分成细小颗粒，并失去固结性。

烧石膏常用作固定剂，也可用作石膏绷带，还可用作脱水剂。

9. 硫酸钡（BaSO$_4$） 俗称钡餐，为白色疏松的细粉，无臭，无味，不溶于水和有机溶剂，也不溶于稀酸和稀碱溶液。硫酸钡是唯一无毒钡盐，由于其在胃肠道内无吸收，能阻止 X 射线通过，所以常用作胃肠道的 X 射线造影剂。硫酸钡制剂有硫酸钡（Ⅰ型）干混悬剂和硫酸钡（Ⅱ型）干混悬剂。

第四节 锂和铍的特殊性和对角线规则

一、锂和铍的特殊性

一般而言，碱金属和碱土金属元素性质的递变很有规律，但是锂和铍却表现出很多反常性，其单质和化合物在性质上与同族其他元素有明显的差异。

锂和铍的熔点、沸点比同族元素高很多。锂的化学性质与其他碱金属变化规律不同。锂在空气中可以与氧气反应生成 Li$_2$O，与氮气反应生成 Li$_3$N。碱金属和碱土金属的化合物大多数为离子型化合物，而 Li$^+$、Be^{2+} 的半径特别小（分别为 60 pm 和 31 pm），极化能力强，形成共价键的倾向比较显著。由于 Li^+ 的水合能很大，以至于 $E^\ominus(Li^+/Li)$ 比 $E^\ominus(Cs^+/Cs)$ 还要小。

二、对角线规则

在 s 区和 p 区元素中，除了同族元素的性质相似外，还有一些元素及其化合物的性质呈现出"对角线"相似性。所谓的对角线即第ⅠA组的 Li 与第ⅡA族的 Mg，第ⅡA 的 Be 和第ⅢA 的 Al 这两对元素在周期表中处于对角线位置，如图 14-5 所示。

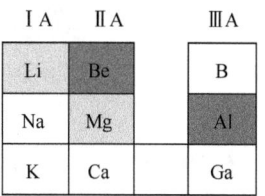

图 14-5　Li、Mg 和 Be、Al 的对角线位置

互为对角线的两元素及其化合物有许多相似之处，这种相似称为对角线规则。表 14-17 列出了它们原子半径、离子半径和电负性等方面的相似性。

表 14-17　ⅠA，ⅡA，ⅢA 族部分元素的部分性质

性质	ⅠA			ⅡA			ⅢA		
	Li	Na	K	Be	Mg	Ca	B	Al	Ga
原子半径 r_{metal}/pm	157	191	235	112	160	197	—	143	153
离子半径 r_{ion}/pm	76	102	138	27	72	100	—	54	62
电负性	1.0	0.9	0.8	1.6	1.3	1.0	2.0	1.6	1.8
$\Delta_{atom}H^\ominus(298.15\ K)/(kJ\ mol^{-1})$	161	108	90	324	146	178	582	330	277

资料来源：Catherine E. Housecroft and alan G. Sharpe. Inorganic Chemistry, Fourth Edition. Pearson published：366.

（一）锂与镁的相似性

锂和镁在过量的氧气中燃烧均生成正常的氧化物，并不生成过氧化物。锂和镁的过氧化物通常是利用氢氧化锂或氢氧化镁与过氧化氢反应得到。锂和镁均能与氮气直接反应生成对应的氮化物；锂和镁与水反应都很缓慢。锂和镁的氢氧化物均为中强碱，溶解度均较小，加热时可以分解生成正常的氧化物。锂和镁的碳酸盐加热均可分解为对应的氧化物和二氧化碳。锂和镁的氯化物均能溶解于有机溶剂，表现出共价特征。锂和镁的硝酸盐加热均可以分解为对应的氧化物、四氧化二氮和氧气，而碱金属硝酸盐加热分解为亚硝酸盐和氧气。

$$4LiNO_3 \xrightarrow{\Delta} 2Li_2O + 2N_2O_4 + O_2 \uparrow$$

$$2Mg(NO_3)_2 \xrightarrow{\Delta} 2MgO + 2N_2O_4 + O_2 \uparrow$$

$$2MNO_3 \xrightarrow{\Delta} 2MNO_2 + O_2 \uparrow \quad (M = Na, K, Rb, Cs)$$

（二）铍和铝的相似性

Be 在水溶液中通常以 $[Be(H_2O)_4]^{2+}$ 形式存在，Al 以 $[Al(H_2O)_6]^{3+}$ 形式存在，两者溶液均显弱酸性。

$$[Be(H_2O)_4]^{2+} + H_2O \rightleftharpoons [Be(H_2O)_3OH]^+ + [H_3O]^+ \quad pK_a = 5.4$$

$$[Al(H_2O)_6]^{3+} + H_2O \rightleftharpoons [Al(H_2O)_5OH]^{2+} + [H_3O]^+ \quad pK_a = 5.0$$

Be 和 Al 单质均可以与碱性水溶液反应，释放出氢气，而镁则不具有此性质。

铍和铝的氧化物、氢氧化物均为两性，氧化物熔点高、硬度大，氢氧化物难溶于水，盐类易水解。$BeCl_2$ 和 $AlCl_3$ 均为共价化合物，易升华，易聚合，可溶于有机溶剂；铍和铝的单质均能被浓 HNO_3 钝化。

第五节　钾、钠、钙、镁和锂的生物学效应

一、钾和钠的生物学效应

钾和钠是人体必需的组成元素,是维持生命不可或缺的必需物质。人体内的钾主要以 K^+ 的形式分布在细胞内液,浓度约为 $0.16\ mol\cdot L^{-1}$,K^+ 占细胞内液正离子总数的 70%~80%,其主要的生物学功能是:维持细胞内、外液的渗透压,稳定细胞的内部结构,参与神经信息的传递过程,维持心血管系统的正常功能以及作为某些酶的激活剂参与许多重要的生理生化反应等。钠主要是以钠离子的形式分布在细胞外液中,浓度约为 $0.15\ mol\cdot L^{-1}$。Na^+ 占细胞外液正离子总数的 90%~92%。Na^+ 和 K^+ 共同作用,可调节体内水分的平衡并使心跳规律化。在细胞膜两边 Na^+ 和 K^+ 的浓度差是形成膜电势的主要因素,膜电势对神经细胞和肌肉细胞的脉冲传导及维持神经和肌肉的应激性具有重要的作用。体液平衡失调包括容量失调、浓度失调和成分失调三种形式。钾钠离子构成细胞外液,发生浓度失调时,会引起高钠、钾血症或低钠、钾血症。

二、钙和镁的生物学效应

钙和镁是人体必需的组成元素。在正常人体内,钙占体重的 1.5%~2.0%,是构成牙齿和骨骼的主要成分。钙主要以羟基磷石灰 $[Ca_5(OH)(PO_4)_3]$ 的形式存在,占人体钙的 99%。还有 1% 的钙分布在细胞外液、血浆及软组织中。在血液中钙的浓度为 9~11.5 mg/100 mL。其中一部分以 Ca^{2+} 形式存在,而另一部分则与有机物或蛋白质结合。钙能降低毛细血管和细胞膜的通透性,具有稳定蛋白质结构的作用,还是许多酶的激活剂;Ca^{2+}、Mg^{2+}、K^+、Na^+ 等离子保持一定的浓度比,对维持神经肌肉细胞的应激性和促进肌纤维收缩具有重要作用;钙对心血管系统有直接的影响,钙和钾相互拮抗可维持正常的心跳节律;钙还参与凝血过程等。

成人如果缺钙可患骨质软化症和骨质疏松症,易抽搐及凝血功能不全等。儿童缺钙可引起生长迟缓、佝偻病、骨骼变形等。钙缺乏将导致高血压、异位钙化、老年痴呆症及某些神经系统疾病发病率升高。因此,通过合理的膳食及含钙药物补充每日所需钙非常重要。但是人体摄取钙及草酸过量时,也会引起某些异常生物矿化(如结石)等疾病。

在植物中,镁主要存在叶绿素中,谷类的光合作用的活性与 Mg^{2+}、Ca^{2+} 浓度有关。镁占人体重量的 0.05%,主要以磷酸盐形式存在牙齿和骨骼中,其余分布在软组织和体液中。在细胞内,除钾离子外,镁离子起着重要作用。缺镁会导致心肌坏死、冠状动脉硬化等。成年人每天需要镁的量为 200~300 mg。

三、锂的生物学效应

> **案例 14-5**
> 　　某男性患者,症状为:经常情绪低落,对任何事情都缺乏兴趣,感觉活着无意义;思维迟缓,缺乏主动性;经常担心自己患有各种疾病,感到全身多处不适。经医生诊断患有抑郁症。
> **医生处方**:服用碳酸锂,剂量 $0.75~1.5\ g\cdot d^{-1}$。一周后对病人复查,治疗效果显著。
> **问题**:碳酸锂在临床上有哪些用途?

锂至今尚未被列入人体必需元素。近年来一些研究表明,锂元素在人体的血液及许多器官和组织中均有分布,能改变某些酶的活性。而碳酸锂主要以锂离子形式发挥作用,其抗躁狂发作的机制是能抑制神经末梢 Ca^{2+} 依赖性的去甲肾上腺素和多巴胺释放,促进神经细胞对突触间

隙中去甲肾上腺素的再摄取,增加其转化和灭活,从而使去甲肾上腺素浓度降低,还可促进5-羟色胺合成和释放,使其含量增加,从而有助于情绪稳定,因此主要应用于狂躁抑郁症精神病的治疗。

本 章 小 结

s区元素包括第ⅠA族和第ⅡA族。第ⅠA族包括锂(Li)、钠(Na)、钾(K)、铷(Rb)、铯(Cs)、钫(Fr),价层电子组态为 ns^1,称为碱金属。第ⅡA族包括铍(Be)、镁(Mg)、钙(Ca)、锶(Sr)、钡(Ba)、镭(Ra),其价层电子组态为 ns^2,又称为碱土金属。氢元素的价层电子组态与碱金属相同,它的一些性质呈现与碱金属一致的变化趋势。

氢在自然界主要以水的形式广泛存在,并且是组成生命体的重要元素之一。氢气燃烧形成水,并释放出大量的热,因此氢气是一种理想的新能源。

碱金属和碱土金属均具有金属光泽,密度小,质地软。同族从上到下,原子半径逐渐增大,熔点逐渐降低,金属活性逐渐增强,并且均具有强还原性。碱金属和碱土金属元素燃烧时具有特殊的颜色,称为焰色反应。

氧化物包括普通碱金属氧化物、过氧化物和超氧化物以及臭氧化物。碱金属与水反应,释放出大量的热,同时生成氢氧化物。碱金属氢氧化物碱性较强,易溶于水形成强碱。碱金属形成的盐大多数易溶于水,极少数盐不溶于水,利用此可鉴别碱金属离子。

碱土金属的金属活性比碱金属弱,钙和钡可以与水反应生成相应的氢氧化物和氢气。与氧气反应时,铍、镁和钙主要形成氧化物,而钡可以形成氧化物和过氧化物。碱土金属的氢氧化物中除氢氧化钡外,其他氢氧化物碱性较弱,并且溶解性较差。碱土金属的盐除硝酸盐、硫酸镁外,其他盐类的溶解度较差,所形成的盐一般带有结晶水。

锂和镁、铍和铝在元素周期表中处于对角线位置,满足对角线规则,其性质具有一定的相似性。

钾、钠、钙、镁属于人体必需元素,具有重要的生理作用,而锂离子虽不为人体必需元素,但碳酸锂对治疗抑郁症等具有显著效果。

习 题

1. 是非题(判断下列各项叙述是否正确,对的在括号中填"√",错的填"×")
(1) 因为氢可以形成 H^+,所以可以把它划分为碱金属。(　　)
(2) 碱金属和碱土金属均很活泼,因此在自然界中没有它们的游离状态。(　　)
(3) 在周期表中,处于对角线位置的元素性质相似,称为对角线规则。(　　)
(4) 碱金属是很强的还原剂,所以碱金属的水溶液也是很强的还原剂。(　　)
(5) 氧化值为+2的碱土金属离子在过量碱性溶液中均以氢氧化物的形式存在。(　　)
(6) 碱金属的氢氧化物均为强碱。(　　)
(7) 铍和其同族元素相比离子半径小,极化作用强,所以形成键具有较多共价性。(　　)
(8) CaH_2 便于携带,与水反应放出 H_2,故野外常用它制取氢气。(　　)
(9) 碱金属的熔、沸点随原子序数增加而降低,碱土金属的熔、沸点也具有类似的变化规律。(　　)
(10) 由Li至Cs随着原子半径逐渐增大,其第一电离能逐渐增大。(　　)

2. 按要求完成下列反应。
(1) 写出金属钠与 H_2O、Na_2O、NH_3、C_2H_5OH、$TiCl_4$、KCl、MgO 和 $NaNO_2$ 的反应方程式。
(2) 写出 Na_2O_2 与 H_2O、CO_2 和 H_2SO_4(稀)的反应方程式。

3. 完成下列每步反应。

(1)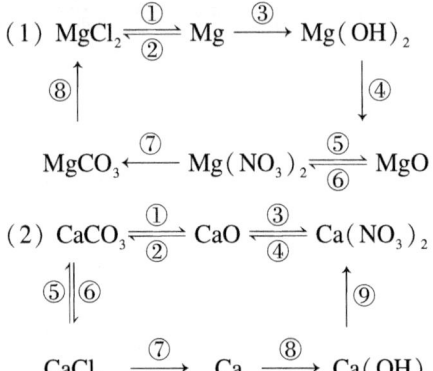

(2) $CaCO_3 \underset{②}{\overset{①}{\rightleftharpoons}} CaO \underset{④}{\overset{③}{\rightleftharpoons}} Ca(NO_3)_2$

$CaCl_2 \overset{⑦}{\longrightarrow} Ca \overset{⑧}{\longrightarrow} Ca(OH)_2$

(with ⑤⑥ between $CaCO_3$ and $CaCl_2$, and ⑨ between $Ca(NO_3)_2$ and $Ca(OH)_2$)

4. 写出下列物质的化学式。
(1) 萤石_____； (2) 生石膏_____；
(3) 天青石_____； (4) 钡餐_____；
(5) 光卤石_____； (6) 硝石_____；
(7) 芒硝_____； (8) 纯碱_____。

5. 简答题
(1) 为什么商品小苏打($NaHCO_3$)中经常含有杂质 Na_2CO_3？如何测定 $NaHCO_3$ 的质量分数？
(2) 在实验室中，为什么盛放氢氧化钠等强碱溶液的试剂瓶不能用玻璃塞？
(3) 有四瓶失去标签的试剂，它们分别为 $NaHCO_3$，$CaCl_2$，$BaCO_3$，Na_2SO_4，试用最简便的方法将它们逐一鉴别？
(4) Ba^{2+} 有毒，为什么 $BaSO_4$ 可用作人体消化道 X 射线检查疾病时的造影剂？
(5) 金属钠在液氨中和在水中反应有什么不同？
(6) 钙在空气中燃烧生成什么产物？为什么将此产物放入水中会放出大量热并能闻到氨的气味？试用反应方程式解释。
(7) 为什么自然界中不存在游离的碱金属和碱土金属？
(8) 为什么把 CO_2 通入 $Ba(OH)_2$ 溶液时有白色沉淀，而把 CO_2 通入 $BaCl_2$ 溶液时没有沉淀产生？
(9) 电解熔盐法制得的金属钠中一般含有少量的钙，其原因是什么？
(10) 请用两种简单的方法区分 Li_2CO_3 和 K_2CO_3。

6. 推断题
有一固体混合物 A，加入水后部分发生溶解，得溶液 B 和不溶物 C。往 B 溶液中加入澄清的石灰水出现白色沉淀 D，D 可溶于稀 HCl 或 HAc，放出可使石灰水变浑浊的气体 E。溶液 B 的焰色反应为黄色，不溶物 C，可溶于稀盐酸得溶液 F，F 可以使酸化的 $KMnO_4$ 溶液退色，并可使淀粉-KI 溶液变蓝。在盛有 F 的试管中加入少量 MnO_2 可产生气体 G，G 使带有余烬的火柴复燃。在 F 中加入 Na_2SO_4 溶液，可产生不溶于硝酸的沉淀 H，F 的焰色反应为黄绿色。确定 A、B、C、D、E、F、G、H 各为何物，写出有关的离子反应式。

7. 计算题
骨质的主要成分是羟基磷灰石 $Ca_5(PO_4)_3OH$（$K_{sp}^{\ominus} = 6.8 \times 10^{-37}$）。计算纯水中羟基磷灰石的 $[Ca^{2+}]$？

(燕小梅)

第十五章 p 区元素

学习目标

掌握 Al、Al_2O_3 和 $Al(OH)_3$ 的两性；碳的同素异形体、CO 和 CO_2、碳酸及其盐的结构和性质；O_3 和 H_2O_2 的结构和性质；氮、磷、硫和卤素的单质、氢化物、含氧酸及其盐的结构和性质。

熟悉 硼酸的结构特点和弱酸性；B_2H_6 的缺电子特点；常见 p 区元素的鉴定；各类无机含氧酸盐的热分解规律。

了解 稀有气体的性质、用途以及氙的化合物；重要 p 区元素的生物学效应和相关药物。

第一节 硼族元素

周期表中的 ⅢA 族元素称为硼族元素，包括硼（boron, B）、铝（aluminium, Al）、镓（gallium, Ga）、铟（indium, In）和铊（thallium, Tl）五种元素。

在自然界中，硼和铝都有富集的矿藏，如硼镁矿和铝硅酸盐；而镓、铟和铊则是分散的稀有元素，倾向于以硫化物形式存在。硼族元素有许多特殊的性质，例如，^{10}B 同位素具有吸收中子的能力，在核反应堆中作为良好的中子吸收剂使用；镓的熔点仅为 302.91 K，而其沸点高达 2477 K，被用来制造测量高温的温度计等。

一、硼族元素的通性

（一）基本性质

硼族元素中，硼是非金属元素，易形成共价型分子化合物；铝是典型的两性元素，既具有明显的金属性，也有较明显的非金属性；镓、铟和铊都是金属元素。表 15-1 列出了硼族元素的一些基本性质。

表 15-1 硼族元素的一些基本性质

	硼	铝	镓	铟	铊
元素符号	B	Al	Ga	In	Tl
价电子组态	$2s^22p^1$	$3s^23p^1$	$4s^24p^1$	$5s^25p^1$	$6s^26p^1$
主要氧化值	+3	+3	+3，+1	+3，+1	+1，+3
共价半径/pm	86	143	128	167	170
第一电离能/(kJ·mol^{-1})	800.6	577.6	578.8	558.3	589.3
电子亲和能/(kJ·mol^{-1})	23	44	36	34	50
电负性	2.04	1.61	1.81	1.78	2.04

（二）成键特征

硼族元素的价层电子组态为 ns^2np^1，价电子数少于价电子轨道数，所以它们是缺电子原子。硼族元素中的 B 和 Al 的主要氧化值为+3,随着原子序数的递增,ns^2电子对趋于稳定,元素在化合物中呈低氧化值,因此 Ga、In、Tl 在一定条件下的氧化值为+1,特别是 Tl(Ⅲ)具有较强的氧化性,易被还原成 Tl(Ⅰ)。这种 p 区元素保留低价态,不易形成最高价的倾向称为**惰性电子对效应**。

B 位于硼族元素的首位,原子半径较小,欲失去价电子层上的 3 个电子成为正离子相对困难,倾向于将 s 电子激发到 p 轨道形成较多共价键。而且 B 在以 sp 和 sp^3 杂化轨道成键时,除了能形成一般的 σ 键外,还能形成多中心键。第二周期元素具有的特殊性在其他主族元素中也有体现,它们的性质与同族其他元素相比差异性很大。

二、硼及其化合物

(一) 单质硼

晶态硼,迄今已知有多种同素异形体,它们都是以 B_{12} 二十面体为基本结构单元。如图 15-1 所示,B_{12} 由 12 个 B 原子组成,有 20 个等边三角形的面和 12 个顶角,每个顶角有 1 个 B 原子,每个 B 原子与邻近的 5 个 B 原子等距离。

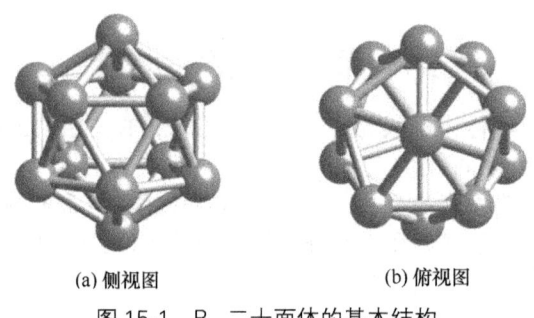

(a) 侧视图　　(b) 俯视图

图 15-1　B_{12} 二十面体的基本结构

由于 B_{12} 二十面体的连接方式不同,所形成硼的晶体类型不同。晶体硼的硬度大,熔点、沸点高,化学性质也不活泼。

(二) 硼烷

硼烷(borane)根据组成可分为 B_nH_{n+4} 和 B_nH_{n+6} 两大类。在常温、常压下,大多数硼烷为液体和固体,只有少数是气体,如 B_2H_6 和 B_4H_{10}。一般而言,含氢较少的 B_nH_{n+4} 对热较稳定,如 B_5H_9 在 298.15 K 稳定,423.15 K 时才缓慢分解;含氢较多的 B_nH_{n+6} 热稳定性很差,如 B_5H_{11} 在室温下就自发分解。

硼烷是**缺电子化合物**(electron deficiency compound)。例如,最简单的硼烷 B_2H_6 中价电子总数为 12 个,不足以形成 7 个二中心二电子单键(2c-2e,即 σ 键)。如图 15-2 所示,2 个 B 原子均采取 sp^3 杂化,与两端的 4 个 H 原子形成二中心二电子键,B 原子之间通过氢桥键连接起来,构成 2 个三中心二电子键(3c-2e)。

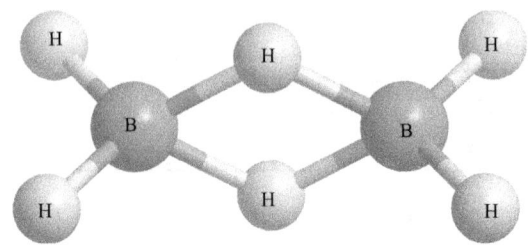

图 15-2　乙硼烷的结构

(三) 硼酸和硼酸盐

硼酸(boric acid)是一元弱酸。H_3BO_3为缺电子化合物，O—H键不解离，但B有空p轨道，能接受氧原子提供的孤电子对，使H_3BO_3加合水分子中的OH^-，释放出H^+，显酸性。

$$H_3BO_3 + H_2O \rightleftharpoons [B(OH)_4]^- + H^+ \quad K_a = 5.75\times 10^{-10}$$

利用H_3BO_3的这种缺电子性质，加入多羟基化合物(如甘油或甘露醇)可生成稳定配合物，使H_3BO_3的酸性增强。

H_3BO_3晶体是片层结构，同一层的每个B原子用3个sp^2杂化轨道与3个氢氧根中的O原子以共价键相结合，每个O原子除以共价键与一个B原子和一个H原子相结合外，还与另一个硼酸分子中的H原子形成氢键。层与层之间以微弱的van der Waals力相吸引，所以硼酸晶体可作润滑剂。

硼酸在加热过程中首先转变为HBO_2(偏硼酸)，继而其中的BO_2结构单元开始通过氧原子连接起来，出现B—O—B链，形成链状或环状的多硼酸根，其组成可用实验式$(BO_2)_n^{n-}$表示。

最常用的硼酸盐即硼砂，它是无色半透明的晶体或白色结晶粉末。硼砂在熔融状态能溶解一些金属氧化物，并依金属的不同而显出特征的颜色(硼酸也有此性质)，例如，

$$Na_2B_4O_7 + CoO \rightleftharpoons 2NaBO_2 + Co(BO_2)_2$$

$NaBO_2 \cdot Co(BO_2)_2$呈蓝宝石色，因此可用硼砂作"硼砂珠试验"，以鉴定金属离子。

将硼酸盐与H_2O_2反应或者将硼酸与碱金属的过氧化物反应，均可以得到过硼酸盐：

$$H_3BO_3 + Na_2O_2 + HCl + 2H_2O \rightleftharpoons NaBO_3 + 4H_2O + NaCl$$

过硼酸钠是强氧化剂，水解时放出H_2O_2，常用于漂白羊毛、丝、革和象牙等物或加在洗衣粉中作漂白剂，它是无色晶体，加热失水后成为黄色固体。

三、铝及其化合物

(一) 铝单质

铝在自然界的分布极为广泛，其在地壳中的含量仅次于氧和硅，是含量最多的金属元素。铝矾土矿($Al_2O_3 \cdot xH_2O$)是提取和冶炼铝的主要原料，工业上将Al_2O_3溶解在熔融的冰晶石(Na_3AlF_6)中，在1300.15 K进行电解，得到较高纯度的金属Al：

$$2Al_2O_3 \xrightarrow[\text{电解}]{1300.15K} 4Al + 3O_2$$

Al是银白色金属，熔点为933.15 K，沸点为2791.15 K。Al的密度为$2.699 \text{ g}\cdot\text{cm}^{-3}$，主要用于制造轻合金。铝合金质轻而且强度高，大量用于飞机、汽车制造。

Al是相当活泼的金属，属于典型的亲氧元素，与O_2反应的自发性程度很大。Al和空气接触，其表面立即生成一层致密的氧化膜，此膜可以阻止Al进一步被氧化：

$$4Al + 3O_2 \rightleftharpoons 2Al_2O_3$$

Al的亲氧性还表现在可从其他金属氧化物中置换金属，此类反应称为铝热反应：

$$2Al + Fe_2O_3 \rightleftharpoons Al_2O_3 + 2Fe$$

由于Al位于周期表中典型金属元素和非金属元素的交界区，它既有明显的金属性，也有较明显的非金属性，是典型的两性元素。因此Al既和盐酸反应放出H_2，也易溶于强碱溶液中：

$$2Al + 6HCl \rightleftharpoons 2AlCl_3 + 3H_2\uparrow$$

$$2Al + 2NaOH + 6H_2O \rightleftharpoons 2Na[Al(OH)_4] + 3H_2\uparrow$$

(二) 氧化铝和氢氧化铝

1. 氧化铝 Al_2O_3是一种白色难溶于水的粉末。它有多种变体，主要有$\alpha\text{-}Al_2O_3$和$\gamma\text{-}Al_2O_3$两种晶型。

α-Al_2O_3可由 Al 在 O_2 中燃烧或高温灼烧 $Al(OH)_3$、$Al(NO_3)_3$ 或 $Al_2(SO_4)_3$ 制备,其熔点高,硬度大,不溶于水,也不溶于酸和碱。自然界存在的 α-Al_2O_3 称为刚玉,其硬度仅次于金刚石。若刚玉中含有微量 Cr^{3+} 离子则呈红色,称红宝石;若刚玉中含 Fe^{2+}、Fe^{3+} 或 Ti^{4+} 离子则呈蓝色,称蓝宝石。

在较低温度加热 $Al(OH)_3$ 可以得到 γ-Al_2O_3,γ-Al_2O_3 又称活性氧化铝,它的化学性质活泼,可溶于稀酸,也能溶于碱,是一种两性物质:

$$Al_2O_3 + 6H^+ \Longrightarrow 2Al^{3+} + 3H_2O$$

$$Al_2O_3 + 2OH^- + 3H_2O \Longrightarrow 2[Al(OH)_4]^-$$

2. 氢氧化铝 $Al(OH)_3$ 不能通过 Al_2O_3 和 H_2O 反应制备。在 $[Al(OH)_4]^-$ 的溶液中通入 CO_2 气体或在 Al^{3+} 的溶液中加入氨水,可得 $Al(OH)_3$ 沉淀:

$$Al^{3+} + 3NH_3 \cdot H_2O \Longrightarrow Al(OH)_3 \downarrow + 3NH_4^+$$

$$2[Al(OH)_4]^- + CO_2 \Longrightarrow 2Al(OH)_3 \downarrow + CO_3^{2-} + H_2O$$

$Al(OH)_3$ 也具有两性,所以在氢氧化铝中加酸生成铝盐,加碱则生成铝酸盐:

$$Al(OH)_3 + 3H^+ \Longrightarrow Al^{3+} + 3H_2O$$

$$Al(OH)_3 + OH^- \Longrightarrow [Al(OH)_4]^-$$

案例 15-1

多汗症是指局部或全身皮肤出汗量异常增多的现象。局部性多汗症常初发于儿童或青少年,往往有家族史,有成年后自然减轻的倾向。多汗症主要发生在某些部位,其中以掌跖、腋窝部最为常见,皮肤可浸渍发白。其中跖部因汗液分解可产生特殊臭味,从而影响日常生活及人际交往。常用的外用止汗剂包括 20% 氯化铝溶液、0.5% 乙酸铝溶液或 5% 明矾溶液。但是使用次数过多,会引起局部干燥、轻度皲裂或严重刺激现象。

问题:

1. Al^{3+} 在上述水溶液中以什么形式存在?
2. 从金属离子水解的角度讨论上述各种止汗剂的酸碱性。
3. 一定浓度的硫酸铝溶液可以作为止汗剂吗?

(三) 铝的三卤化物

Al 能形成三卤化铝(AlX_3)。其中 AlF_3 的性质比较特殊,具有明显的离子性,但难溶于水。其他 AlX_3 均有不同程度的共价性,在气态时为双聚分子 Al_2X_6。

铝的卤化物中以 $AlCl_3$ 最为常见。将 Al 溶解于盐酸中,分离得到无色、易潮解的 $AlCl_3 \cdot H_2O$;如果在 Cl_2 或 HCl 气流中加热金属铝可得无水 $AlCl_3$:

$$2Al + 3Cl_2 \xrightarrow{\triangle} 2AlCl_3$$

$$2Al + 6HCl \xrightarrow{\triangle} 2AlCl_3 + 3H_2$$

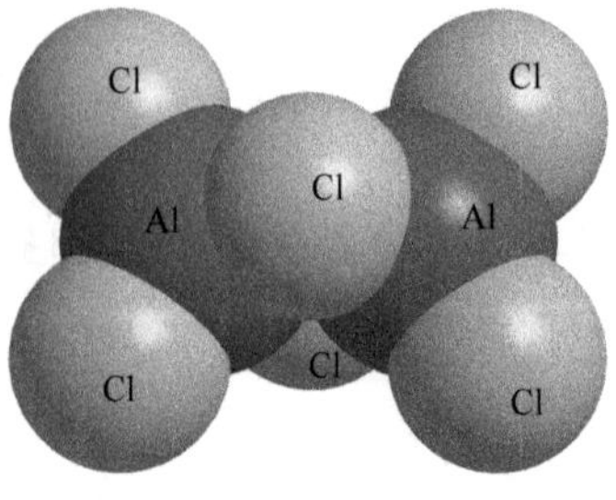

在二聚 $AlCl_3$ 分子中,每个 Al 原子均采用 sp^3 杂化与 4 个 Cl 原子成键。如图 15-3 所示,Cl 原子处于以 Al 原子为中心的四面体的 4 个顶点位置。平面两侧的 Cl 原子为桥式结构,与分子中的一个 Al 原子形成 σ 键的同时,与另一个 Al 原子的空轨道形成 Cl→Al 配位键,这显然是由于 Al 的缺电子性引起。其中的氯桥键是三中心四电子键(3c-4e),这与乙硼烷的桥式结构相似。

图 15-3 Al_2Cl_6 分子结构

四、离子鉴定

1. BO_2^-、BO_3^{3-}、$B_4O_7^{2-}$ 有硫酸存在时,硼酸与醇类(ROH)作用生成硼酸酯:

$$H_3BO_3 + 3ROH \Longrightarrow B(OR)_3 + 3H_2O$$

硼酸酯易挥发,加热蒸发,点燃时火焰边缘变绿色,表明有 BO_2^- 存在。

2. Al^{3+} 向含有 Al^{3+} 的溶液中加入氨水,有白色絮状沉淀析出,且沉淀溶于乙酸和强碱溶液中:

$$Al^{3+} + 3NH_3 \cdot H_2O \Longrightarrow Al(OH)_3 \downarrow + 3NH_4^+$$

利用乙酸控制溶液 pH 条件下,铝试剂(金黄色三羟酸的铵盐)可与微量的 Al^{3+} 反应生成绛红色的配合物,但 Fe^{3+} 会产生干扰。

五、常用的含硼族元素药物

1. 硼酸 H_3BO_3 具有杀菌作用。1%~4% 的 H_3BO_3 溶液用于冲洗眼睛、膀胱和伤口;4.5%~5.5% 的硼酸软膏常用于治疗皮肤溃疡和褥疮;硼酸甘油滴耳剂用于治疗中耳炎。

2. 硼砂 分子式为 $Na_2B_4O_7 \cdot 10H_2O$,外用时作用与硼酸相似,内服时能刺激胃液分泌。硼砂也是治疗咽喉炎及口腔炎的冰硼散和复方硼砂含漱剂的主要成分。

3. 蒙脱石 蒙脱石是一种含水铝硅酸盐构成的层状矿物,其粉末内服用于儿童及成人急、慢性腹泻。

第二节 碳族元素

周期表中第ⅣA族元素称为碳族元素,包括**碳**(carbon,C)、**硅**(silicon,Si)、**锗**(germanium,Ge)、**锡**(tin,Sn)和**铅**(lead,Pb)五种元素。

在自然界中,碳的元素丰度虽然只有 0.03%,但它却是地球上分布最广、化合物最多的元素,存在于包括生物体在内的整个有机界。硅是常见元素,硅的元素丰度在所有元素中居第二位(氧的元素丰度最大),主要以硅的含氧化合物的形式存在于矿物界。

一、碳族元素的通性

(一) 基本性质

在长周期表中,碳族元素处于金属元素区和非金属元素区的交界处,元素由非金属转变为金属的性质尤为突出。碳是非金属,硅是准金属,锗、锡、铅是金属。表 15-2 列出了碳族元素的一些基本性质。

表 15-2 碳族元素的一些基本性质

性质	碳	硅	锗	锡	铅
元素符号	C	Si	Ge	Sn	Pb
价电子组态	$2s^22p^2$	$3s^23p^2$	$4s^24p^2$	$5s^25p^2$	$6s^26p^2$
主要氧化值	±4,±2	+4,+2	+4,+2	+4,+2	+2,+4
共价半径/pm	77	118	122	151	175
第一电离能/(kJ·mol^{-1})	1086.4	786.5	762.2	708.6	715.5
电子亲和能/(kJ·mol^{-1})	122	120	116	121	100
电负性	2.55	1.90	2.01	1.96	2.33

(二) 成键特征

碳族元素的价层电子组态为 ns^2np^2,价电子数目与价电子轨道数相等,它们被称为等电子原子。由于碳与硅的电负性大,失去价电子层上的 1~2 个 p 电子成为正离子比较困难,因此,它们倾向于将 s 电子激发到 p 轨道,以杂化轨道形成共价键。

从表 15-2 中可以看出,碳族元素均能生成氧化值为 +4 和 +2 的化合物。但从碳到锡,氧化值为 +4 的化合物更稳定。例如,$SnCl_2$ 有较强的还原性,很容易被氧化成 $SnCl_4$。而对于铅而言,$6s^2$ 惰性电子对效应比较突出,氧化值为 +2 的化合物更稳定。所以 PbO_2 是一种很强的氧化剂,在酸性条件下可以将 Mn^{2+} 氧化为 MnO_4^-:

$$5PbO_2 + 2Mn^{2+} + 4H^+ \rightleftharpoons 5Pb^{2+} + 2MnO_4^- + 2H_2O$$

二、碳及其化合物

> **案例 15-2**
> 碳纳米管是由石墨中的碳原子层卷曲而成的管状材料,实验已证实碳纳米管具有缓慢释放药物成分和缓释后保持药效的特性。例如,碳纳米管吸附地塞米松后,经过 2 周时间才释放出一半吸附量,同时还发现药物释放后也能保持药效。
> 问题:
> 1. 除石墨外,碳单质还有哪些其他存在形式?
> 2. 石墨中碳原子采用哪种杂化轨道成键?其分子间的作用力是什么?
> 3. 为什么石墨能够导电?

(一) 单质碳

在自然界中,存在多种单质状态的碳。

1. 金刚石(diamond) 金刚石为典型的原子晶体,每一个碳原子均以 sp^3 杂化轨道与相邻的 4 个碳原子上的 sp^3 杂化轨道重叠形成 σ 单键,其键长为 154 pm。因此金刚石的结构中包含无限的三维骨架结构,它的硬度大、熔点、沸点高,化学性质不活泼。透明的金刚石导热性好、对紫外线和可见光透射率高,可以加工成钻石;黑色和不透明的金刚石,在工业上用以制造钻头和切割金属、玻璃矿石的工具。

2. 石墨(graphite) 石墨是原子晶体、金属晶体和分子晶体之间的一种过渡型晶体,它是一种较软的黑色固体,略有金属光泽。石墨具有片状结构,位于同一层的碳原子采用 sp^2 杂化轨道与相邻的 3 个碳原子以 σ 键结合,形成大 Π 键(Π_n^n),所以石墨是良好的导体。石墨晶体中,层与层之间通过 van der Waals 力结合,其硬度远远小于金刚石,可以作为润滑剂或铅笔芯。

石墨可以转变为金刚石,但是该反应需要在高温、高压条件下才能进行:

$$石墨 \xrightarrow[10GPa]{2300.15K} 金刚石$$

3. C_{60} 20 世纪 80 年代人们发现原子簇化合物 C_{60},即**富勒烯**(fullerenes)。C_{60} 是第三种碳的同素异形体,由 60 个碳原子构成球形的 32 面体,其中 12 个面是五边形,另外 20 个面是六边形,如图 15-4 所示。12 个正五边形和 20 个正六边形构成 C_{60} 的封闭壳,正好是一个削去所有顶点的正二十面体,因此具有非常对称的结构。由于 C_{60} 的分子结构酷似足球,又被称为**足球烯**(footballene)。C_{60} 的分子中共有 30 个双键和 60 个单键,其分子中每个 C 原子都以 sp^2 杂化轨道与相邻的 3 个碳原子相连,剩余的 p 轨道在 C_{60} 的外围和内腔形成球面大 π 键,从而具有芳香性。目前,这类物质的研究日益受到人们的重视。

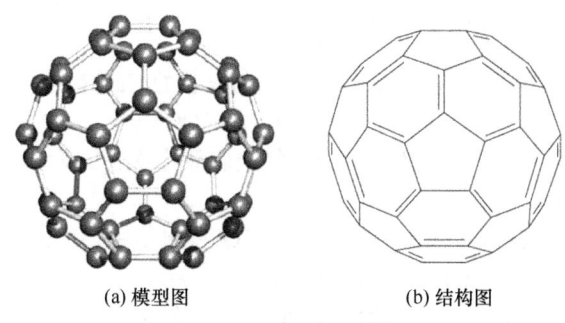

(a) 模型图　　　　　　　(b) 结构图

图 15-4　C_{60} 分子结构

4. 无定形碳(amorphous carbon)　活性炭、木炭、焦炭等都是无定形碳,但实际上并不是真的无定形,它们均具有类似石墨的结构,只是其六元环构成的单层杂乱无章,堆积不规则,结构不尽相同,性质也不一样。

碳单质在常温下很稳定,除 F_2 以外与其他物质均不作用。但是随着温度的升高,碳的化学活泼性也迅速增强。例如,高温时碳可与空气中的 O_2 作用,生成 CO_2:

$$C + O_2 = CO_2$$

空气不足时,则生成 CO:

$$2C + O_2 = 2CO$$

在高温下,碳常被用作还原剂,例如,

$$C + 2S = CS_2$$

$$3C + Fe_2O_3 = 2Fe + 3CO$$

碳一般不与酸发生作用,但可以被浓的氧化性酸氧化,例如,

$$C + 4HNO_3 = CO_2\uparrow + 4NO_2\uparrow + 2H_2O$$

> **案例 15-3**
>
> 一氧化碳无色无味,常在意外情况下,特别是在睡眠中不知不觉侵入呼吸道,通过肺泡的气体交换,进入血流,并散布全身,造成中毒,俗称煤气中毒。其中毒机理是一氧化碳与血红蛋白的亲和力比氧与血红蛋白的亲和力高 200~300 倍,所以一氧化碳极易与血红蛋白结合,形成碳氧血红蛋白,人体血液不能及时供给全身组织器官充分的氧气,造成组织窒息。
>
> 问题:
> 1. 请预测 CO 分子的极性。
> 2. CO 分子的等电子体是哪种气体?
> 3. CO 中毒的机理是什么?

(二) 碳的含氧化合物

碳有多种氧化物,已见报道的有 CO、CO_2、C_3O_2、C_4O_3、C_5O_2、$C_{12}O_9$ 等,其中主要的碳氧化物是 CO 和 CO_2。

1. 一氧化碳(carbon monoxide)　CO 是无色、无味的气体。碳在供氧不足以及高温的条件下燃烧,得到 CO。当把水蒸气通入红热的炭层,可得到 CO 和 H_2 的混合气体,称为水煤气:

$$C(s) + H_2O(g) \xrightarrow{\text{高温}} CO(g) + H_2(g)$$

水煤气约含 40% 的 CO,是工业上 CO 气体的主要来源。实验室中制备 CO 气体时,经常将甲酸滴加到热的浓硫酸中:

$$\text{HCOOH} \xrightleftharpoons[\text{浓 } H_2SO_4]{\triangle} CO\uparrow + H_2O$$

因此 CO 可以看做是甲酸的酸酐。它微溶于水,能与粉末状的 NaOH 反应生成甲酸钠:

$$CO + NaOH = HCOONa$$

CO 是一种还原性气体,在金属冶炼过程中可将金属氧化物还原为金属单质,也可以还原溶液中的 $PdCl_2$,生成灰色沉淀:

$$CO + PdCl_2 + H_2O = CO_2 + Pd\downarrow + 2HCl$$

此化学反应非常灵敏,可检验空气中所含的微量 CO。

在 CO 分子中,C 原子和 O 原子之间形成三重键,即 1 个 σ 键和 2 个 π 键,分子轨道式为

$$[KK(\sigma_{2s})^2(\sigma_{2s}^*)^2(\pi_{2p_y})^2(\pi_{2p_x})^2(\sigma_{2p_z})^2]$$

其中一个 π 键是由 O 原子提供孤电子对形成的配位键,它在一定程度上抵消了因碳和氧间电负性差所引起的极性,所以 CO 的偶极矩几乎为零。

CO 作为一种配体,C 原子上的孤电子对容易进入其他具有空轨道的金属原子或低氧化态的金属离子而形成配位键,在高温下与许多过渡金属生成金属羰基配合物,例如 $Fe(CO)_5$ 和 $Ni(CO)_4$ 等。

CO 的毒性与其配位作用有关,它极易与血红蛋白中的 Fe^{2+} 作用,占据氧的结合位点,使血红蛋白丧失携氧的能力和作用,造成组织窒息,严重时死亡。如果不慎吸入少量的 CO 引起中毒,应迅速脱离现场至空气新鲜处,保持呼吸通畅。中毒情况严重时,必须就医治疗。

2. 二氧化碳(carbon dioxide) CO_2 是无色、无臭的气体,其临界温度为 304.15 K,很容易被液化。在常温下,将 CO_2 气体加压至 7091 kPa,即可发生液化。液态 CO_2 的气化热很高,217.15 K 时为 25.1 kJ·mol^{-1}。当一部分液态 CO_2 气化时,另一部分 CO_2 即被冷却成为雪花状固体,俗称"干冰",它是分子晶体。干冰在常压下直接升华,升华时从周围环境吸收热量,因此可作为制冷剂或用于人工降雨。

在 CO_2 分子中,C 与两个 O 原子分别生成 1 个 σ 键和 1 个 π 键(O=C=O),形成直线形分子,因此 CO_2 为非极性分子。CO_2 的化学性质不活泼,不能燃烧也不助燃,密度又大,是良好的灭火剂。但在高温下,能与活泼金属镁、钠等作用:

$$CO_2 + 2Mg = 2MgO + C$$
$$2CO_2 + 2Na = Na_2CO_3 + CO$$

实验室中通常用碳酸钙和盐酸反应制备 CO_2 气体,工业上大多采用煅烧石灰石(主要成分为 $CaCO_3$)的方法生产 CO_2 气体:

$$CaCO_3 \xrightarrow{1173.15K} CO_2\uparrow + CaO$$

CO_2 气体主要用于生产 Na_2CO_3、$NaHCO_3$、NH_4HCO_3 和尿素等化工产品,还广泛用于啤酒、饮料等工艺中。

除此之外,CO_2 是生理性呼吸兴奋药。低浓度 CO_2 可以兴奋呼吸中枢,使呼吸加深加快。因此临床上在急救溺水、吗啡或 CO 中毒、新生儿窒息等患者时,多采用吸入混合 5%~7% CO_2 的氧气。但高浓度 CO_2 可以抑制和麻痹呼吸中枢,且 CO_2 的扩散能力是 O_2 的 25 倍,很容易从肺泡弥散到血液造成呼吸性酸中毒,故吸入 CO_2 浓度不宜超过 10%。

案例 15-4

$NaHCO_3$ 注射液主要治疗代谢性酸中毒,治疗重度代谢性酸中毒时,应静脉滴注,如严重肾脏病、循环衰竭、心肺复苏、体外循环及严重的原发性乳酸性酸中毒、糖尿病酮症酸中毒等。$NaHCO_3$ 注射液可用如下方法制备:称取适量固体 $NaHCO_3$ 溶解于一定量的注射用水中,过

滤、灌装,溶液中通入足量的 CO_2 气体,密封,用 373.15 K 流通蒸气灭菌 30 min,冷却至室温 2 h 后使用。

问题:
1. 为什么在密封前要通入 CO_2?这与 $NaHCO_3$ 的性质有什么关系?
2. 为什么以蒸气灭菌 2 h 后才能使用?
3. 根据酸碱质子理论,$NaHCO_3$ 为两性物质。但 $NaHCO_3$ 为什么是一种碱性药物?

3. 碳酸和碳酸盐

(1) 碳酸

CO_2 气体溶于水,其溶液呈弱酸性,习惯上将 CO_2 的水溶液称为碳酸(H_2CO_3)。溶液中大部分的 CO_2 以水合分子形式存在,仅有一小部分 CO_2 与 H_2O 形成 H_2CO_3,其浓度约为 $0.033\ mol\cdot L^{-1}$。H_2CO_3 很不稳定,只能在水溶液中存在,迄今尚未制得纯的 H_2CO_3。H_2CO_3 是二元弱酸,在水中分步解离:

$$H_2CO_3 \rightleftharpoons HCO_3^- + H^+ \qquad K_{a1} = 4.5\times10^{-7}$$
$$HCO_3^- \rightleftharpoons CO_3^{2-} + H^+ \qquad K_{a2} = 4.7\times10^{-11}$$

CO_3^{2-} 为平面三角形,C 以 sp^2 杂化轨道与 3 个 O 的 p 轨道形成 3 个 σ 键,它的另一个 p 轨道与氧原子的 p 轨道形成四中心六电子大 Π 键(记作 Π_4^6)。

(2) 碳酸盐

H_2CO_3 和碱发生酸碱反应,生成碳酸盐(正盐)和碳酸氢盐(酸式盐)。根据酸常数可知,碳酸溶液中 HCO_3^- 比 CO_3^{2-} 多得多,所以当 H_2CO_3 和 NaOH 反应时,首先生成酸式盐 $NaHCO_3$,然后进一步与足量的 NaOH 作用得到正盐 Na_2CO_3。这表明碳酸盐和碳酸氢盐之间可以相互转化,它是自然界中钟乳石和石笋形成的主要原因。

$$CaCO_3 + CO_2 + H_2O \rightleftharpoons Ca^{2+} + 2HCO_3^-$$

1) 溶解性:酸式盐都溶于水,正盐中只有铵盐和碱金属(Li^+ 除外)溶于水。一般来说,酸式盐较相应的正盐易溶,但是 $NaHCO_3$ 和 NH_4HCO_3 的溶解度比对应的正盐小。若向 $(NH_4)_2CO_3$ 的浓溶液中通入 CO_2 至饱和,则有固体 NH_4HCO_3 析出:

$$2NH_4^+ + CO_3^{2-} + CO_2 + H_2O \rightleftharpoons 2NH_4HCO_3$$

2) 水解性:可溶性的碳酸盐在水溶液中水解而使溶液呈碱性,当可溶性碳酸盐与水解性较强的金属离子反应时,由于相互促进水解,产物可能是碳酸盐、碱式碳酸盐或氢氧化物。究竟生成哪种产物,取决于反应物、生成物的性质和反应条件。如果金属离子不水解,将得到碳酸盐;如果金属离子的水解性极强,其氢氧化物的溶度积又小,如 Al^{3+}、Cr^{3+} 和 Fe^{3+} 等,将得到氢氧化物:

$$2Al^{3+} + 3CO_3^{2-} + 3H_2O \rightleftharpoons 2Al(OH)_3\downarrow + 3CO_2$$

有些金属离子,它们的氢氧化物和碳酸盐的溶解度相差不大,如 Cu^{2+}、Zn^{2+}、Pb^{2+}、Mg^{2+} 等得到碱式碳酸盐:

$$2Cu^{2+} + 2CO_3^{2-} + H_2O \rightleftharpoons Cu(OH)_2\cdot CuCO_3\downarrow + CO_2\uparrow$$

$Cu(OH)_2\cdot CuCO_3$ 呈孔雀绿颜色,所以又叫孔雀石,是"铜绿"的主要成分。在空气中加热 $Cu(OH)_2\cdot CuCO_3$ 会分解为氧化铜、水和二氧化碳。

3) 热稳定性:碳酸氢盐的热稳定性较对应的碳酸盐低,例如,$NaHCO_3$ 在 423.15 K 分解,而 Na_2CO_3 在 2000.15 K 以上才发生分解。不同阳离子的碳酸盐或酸式碳酸盐的稳定性也不同,如碱土金属碳酸盐稳定性按 $MgCO_3 \rightarrow CaCO_3 \rightarrow SrCO_3 \rightarrow BaCO_3$ 的顺序依次升高。

三、硅及其化合物

(一) 单质硅

硅有两种晶型,即无定形及晶体两种同素异形体。前者为深灰黑色粉末,后者为银灰色。硅有金属光泽,能够导电,但导电率不及金属。晶态硅具有类似金刚石的结构,所以它硬而脆(硬度为 7.0),熔点高,在常温下化学性质不活泼。硅在化学性质方面主要表现为非金属性,但又有金属性,因而被称为"半金属"。

(二) 硅的含氧化合物及其盐

1. 二氧化硅 天然的 SiO_2 晶体称石英,纯净的石英称水晶。SiO_2 为原子晶体,所以石英的硬度大、熔点高。将石英在 1873.15 K 熔融,冷却时,它不再成为晶体,只是缓慢地硬化,成为玻璃状固体——石英玻璃。这实际上是一种过冷液体,其结构为无定形。

石英玻璃有强的耐酸性,但是能被 HF 腐蚀:

$$SiO_2 + 4HF = SiF_4\uparrow + 2H_2O$$

SiO_2 是酸性氧化物,能与碱溶液反应生成硅酸盐:

$$SiO_2 + 2NaOH = Na_2SiO_3 + H_2O$$

2. 硅酸(silicic acid) 硅酸的组成比较复杂。原硅酸 H_4SiO_4 经过脱水可得到一系列酸,包括偏硅酸和多硅酸,产物的组成随形成条件的不同而不同,常以通式 $xSiO_2 \cdot yH_2O$ 表示。

在各种硅酸中以偏硅酸的组成最简单,所以硅酸通常用化学式 H_2SiO_3 表示。H_4SiO_4 称正硅酸。虽然 SiO_2 是 H_2SiO_3 的酸酐,但 SiO_2 不溶于水,所以不能用 SiO_2 与水直接作用得到硅酸,只能用可溶性硅酸盐与酸反应制得:

$$SiO_3^{2-} + 2H^+ = H_2SiO_3$$

硅酸在水中的溶解度不大,当单分子硅酸逐渐缩合为多酸时,形成硅酸溶胶。在此溶液中加电解质,或者在适当浓度的硅酸溶液中加酸,则得到半凝固状态、软而透明且有弹性的硅酸凝胶(在多酸骨架里包含有大量的水)。将硅酸凝胶充分洗涤以除去可溶性盐类,干燥脱水后即成为多孔性固体,称为硅胶。它是很好的干燥剂、吸附剂以及催化剂载体,对 H_2O、BCl_3 及 PCl_5 等物质都有较强的吸附作用。

3. 硅酸盐(silicate) 除了碱金属以外,其他金属的硅酸盐都不溶于水。硅酸钠(Na_2SiO_3)是最常见的可溶性硅酸盐,可由石英砂与烧碱或纯碱作用而制得。Na_2SiO_3 水解溶液显强碱性,水解产物为二硅酸盐或多硅酸盐:

$$Na_2SiO_3 + 2H_2O = NaH_3SiO_4 + NaOH$$
$$2NaH_3SiO_4 = Na_2H_4SiO_7 + H_2O$$

工业上制多硅酸钠的方法是将石英砂、硫酸钠和煤粉混合后置于反应炉内于 1371.15~1623.15 K 进行反应,待产物冷却,即得玻璃块状物。产物常因含有铁盐等杂质而呈灰色或绿色,用水蒸气处理使之溶解为黏稠液体,成品俗称"水玻璃",它是多种多硅酸盐的混合物,其化学组成为 $Na_2O \cdot nSiO_2$。

(三) 硅烷

硅与碳相似,与氢形成一系列氢化物。人们把这些氢化物称作硅烷(silane)。不过由于 Si 原子彼此之间成链的能力比 C 原子差,生成的硅烷要少得多。到目前为止,已制得的硅烷不到 12 种。硅烷为无色无臭的气体或挥发性液体,它们能溶于有机溶剂,熔点、沸点都很低。硅烷的结构与烷烃相似,化学性质比相应的烷烃活泼。

1. 还原性 硅烷的还原性强,能与 O_2 或其他氧化剂剧烈反应,它们在空气中自燃,燃烧时放出大量的热,产物为 SiO_2:

$$SiH_4 + 2O_2 = SiO_2 + 2H_2O$$

硅烷也能与一般氧化剂反应：

$$SiH_4 + 2KMnO_4 = 2MnO_2 + K_2SiO_3 + H_2O + H_2\uparrow$$
$$SiH_4 + 8AgNO_3 + 2H_2O = 8Ag + SiO_2 + 8HNO_3$$

上述两个反应可用于硅烷的检验。

2. 水解作用 硅烷在纯水中不发生水解作用，但当水中有微量碱存在时，由于碱的催化作用，水解反应激烈地进行：

$$SiH_4 + 3H_2O = SiO_2 \cdot H_2O + 4H_2\uparrow$$

3. 热稳定性 所有硅烷的热稳定性均很差，分子量大的稳定性更差，将高硅烷适当地加热，它们即分解为低硅烷。低硅烷（如甲硅烷 SiH_4）在温度高于 773.15 K 即分解为单质硅和氢气：

$$SiH_4 = Si + 2H_2\uparrow$$

四、离子鉴定

1. CO_3^{2-} 离子 在 CO_3^{2-} 溶液中加入盐酸，产生 CO_2 气体，将此气体通入澄清的 $Ca(OH)_2$ 溶液中，会产生白色 $CaCO_3$ 沉淀：

$$CO_2 + Ca(OH)_2 = CaCO_3\downarrow + H_2O$$

碳酸氢盐和碳酸盐具有同样的反应，为区别它们可加入 Mg^{2+}。若是碳酸盐则直接生成 $MgCO_3$ 沉淀，若是碳酸氢盐则不生成沉淀，但加热后有沉淀生成：

$$Mg^{2+} + CO_3^{2-} = MgCO_3\downarrow$$
$$Mg^{2+} + 3HCO_3^- \xrightarrow{\Delta} MgCO_3\downarrow + H_2O + CO_2\uparrow$$

利用 $Ba(OH)_2$ 气瓶法，可鉴定溶液中微量的碳酸根离子：

$$CO_2 + Ba(OH)_2 = BaCO_3\downarrow + H_2O$$

2. SiO_3^{2-} 离子 SiO_3^{2-} 溶液中加入 $AgNO_3$ 试液，产生黄色硅酸银沉淀：

$$2Ag^+ + SiO_3^{2-} = Ag_2SiO_3\downarrow$$

因硅酸本身是沉淀，利用可溶性硅酸盐加酸后可生成胶状的硅酸沉淀的性质也可进行鉴别。

3. Sn^{2+} 离子 利用 Sn^{2+} 的还原性，可以将 $HgCl_2$ 还原为白色的甘汞（Hg_2Cl_2）或黑色的汞。

$$2HgCl_2 + SnCl_2 = Hg_2Cl_2\downarrow + SnCl_4$$
$$Hg_2Cl_2 + SnCl_2 = 2Hg\downarrow + SnCl_4$$

4. Pb^{2+} 离子 在中性弱酸条件下，与铬酸盐溶液作用生成黄色的 $PbCrO_4$ 沉淀：

$$Pb^{2+} + CrO_4^{2-} = PbCrO_4\downarrow$$

如果有 Ba^{2+}、Ag^+ 存在则有干扰，但 $PbCrO_4$ 溶于强碱和乙酸中，而 $BaCrO_4$ 和 Ag_2CrO_4 不溶。

五、碳和硅的生物学效应

碳是一切生物体不可缺少的组成元素，动植物的组织细胞都是由无数含碳的化合物构成。

自然界中碳的生物循环大致为：绿色植物吸收空气中的 CO_2，利用光能和 H_2O 进行光合作用，制造结构复杂的化合物，同时也将光能以化学能的形式储存在这些有机化合物中。人类和动物将部分植物作为食料，在从中获取营养和能量的同时，又将有机物转化成 CO_2 排入大气中。此外，火山爆发、燃料燃烧和人类的许多生产活动都向大气中排放 CO_2，而岩石风化、部分动植物遗体转化成矿物又将耗去部分 CO_2。由于这些过程的相互补偿，使得自然界中的 CO_2 保持基本平衡的状态。

硅是生物体必需的常量元素，在动物的骨骼、血管壁、皮肤和毛发中的含量较高。硅在许多植物中的含量更高，是植物生长不可缺少的元素。但是硅对人类的健康也会造成危害，若长期吸入 SiO_2 粉尘，会引起慢性疾病硅肺。

六、常用的含碳族元素药物

1. 药用炭 药用炭是植物活性炭,为吸附药。内服用于治疗腹泻、胃肠胀气、生物碱中毒和食物中毒。

2. 碳酸氢钠 $NaHCO_3$ 又名小苏打或酸式碳酸钠,为吸收性抗酸药。内服能中和胃酸及碱化尿液。5% $NaHCO_3$ 注射液用于治疗酸中毒。

3. 三硅酸镁 $Mg_2Si_3O_8$ 内服中和胃酸,同时能生成胶状的 SiO_2,对胃及十二指肠溃疡面有保护作用。

第三节 氮族元素

周期表中第 V A 族元素称为氮族元素,包括氮(nitrogen,N)、磷(phosphorus,P)、砷(arsenic,As)、锑(antimony,Sb)和铋(bismuth,Bi)5种元素。氮在地壳中主要以硝酸盐矿的形式存在,在大气中氮气的体积分数为 78.08%。地壳中含有富集磷的矿物,例如磷酸钙 $Ca_3(PO_4)_2$、氟磷灰石 $3Ca_3(PO_4)_2·CaF_2$。氮和磷都是生物体最重要的组成元素。砷、锑、铋在地壳中也以富集的矿藏形式存在,它们的化合物具有多种用途。

一、氮族元素的通性

(一) 基本性质

氮族元素的基本性质列于表15-3。本族元素在性质上的递变是从典型的非金属到金属的一个完整过渡,半径较小的 N 和 P 是非金属元素,处于中间的 As 为准金属元素,Sb 和 Bi 为金属元素。N_2 是双原子分子;磷、砷、锑三者相似,能够形成四原子分子,且都存在同素异形体;铋有较明显的金属性,为金属晶体。

表15-3 氮族元素的基本性质

性质	氮	磷	砷	锑	铋
元素符号	N	P	As	Sb	Bi
价电子组态	$2s^22p^3$	$3s^23p^3$	$4s^24p^3$	$5s^25p^3$	$6s^26p^3$
主要氧化值	$-3,+5,+4,+3,\pm2,\pm1$	$+5,\pm3,+1$	$+3,+5,-3$	$+3,+5$	$+3,+5$
共价半径/pm	55	110	122	143	152
M^{3-} 离子半径/pm	171	212	222	245	—
第一电离能/(kJ·mol^{-1})	1402.3	1011.8	944	831.6	703.3
第二电离能/(kJ·mol^{-1})	2856.1	1903.2	1797.8	1595	1610
第三电离能/(kJ·mol^{-1})	4578.1	2912	2735.5	2440	2466
电负性	3.04	2.19	2.18	2.05	2.02

(二) 成键特征

氮族元素原子的价层电子组态为 ns^2np^3,有3个单电子和1个孤电子对。氮族元素的电负性比对应的ⅥA族和ⅦA族的元素低,因此氮族元素在与电负性较大的元素,如氟、氯、氧、硫等结合时,可以使用全部价电子成键,从而显示最高氧化值+5。此外,常见氧化值还有+3、+1 和-3。氮族元素可与电负性较小的元素(如活泼金属及氢)结合呈负氧化值,它们大多数形成共价化合物。只有氮能以阴离子(N^{3-})存在于 Li_3N 及 Mg_2N_3 等某些离子化合物之中。

本族元素原子的 ns^2 孤电子对具有较强的形成配位键的倾向,其中 N 和 P 是常见的配位原子。除 N 之外氮族元素其他原子的价电子层均有可以利用的空 d 轨道,故它们又可作为配合物的中心原子,接受电子对形成配位键,如$[SbCl_6]^-$、$[BiCl_4]^-$配离子等。

Bi 由于其最外层的 $6s^2$ 电子突出地表现为"惰性电子对",不易参与成键,故 Bi 易形成稳定氧化值为+3 的化合物。例如,$NaBiO_3$是一种很强的氧化剂,在酸性介质中可以将 Mn^{2+}氧化为 MnO_4^-:

$$5BiO_3^- + 2Mn^{2+} + 14H^+ \Longrightarrow 5Bi^{3+} + 2MnO_4^- + 7H_2O$$

而 As 的氧化值为+3 的亚砷酸盐是还原剂(易形成稳定氧化值为+5 的化合物),在弱碱性介质中可以与 I_2发生反应:

$$AsO_3^{3-} + I_2 + 2OH^- \Longrightarrow AsO_4^{3-} + 2I^- + H_2O$$

二、氮及其化合物

(一) 氮单质

氮元素主要以单质分子(N_2)的形式存在于大气中。氮气是无色、无味、难溶于水的气体,熔点 63.29 K,沸点 77.4 K。工业上用液态空气分馏制取氮气。

氮元素普遍存在生物体和其他有机物中,是所有蛋白质及其他许多有机物的组分,是生命的基础。氮的主要矿源是智利硝石,其主要用途是合成氨气及生产肥料、硝酸、炸药等重要化工原料。

(二) 氮的化学性质

N_2在常温下化学性质极不活泼,但在一定条件下,N_2可与金属、非金属反应。例如,闪电时空气中的氮和氧结合:

$$N_2 + O_2 \xrightarrow{\text{闪电}} 2NO$$

生成的 NO 进而转化为硝酸,随雨水降至地面被植物利用,成为土壤中氮的重要来源。

Li、Mg、Ca、Sr、Ba 等金属在炽热温度下也可以与 N_2直接化合,例如,

$$6Li + N_2 \Longrightarrow 2Li_3N$$

(三) 氮的氢化物

1. 氨(ammonia)　NH_3是无色、有刺激性的气体,极易溶于水,在 273.15 K 时,1 体积水约吸收 1200 体积的 NH_3,在 293.15 K 约吸收 700 体积 NH_3。NH_3的临界温度为 140.1 K,当冷至 240 K 时即凝为液体,因此 NH_3很容易在常温下加压液化。因为液氨有较大的蒸发热($23.6\ kJ \cdot mol^{-1}$),常用作冷冻机的循环制冷剂。液氨和 H_2O类似,具有微弱的解离作用(氨解反应):

$$NH_3 + NH_3 \Longrightarrow NH_4^+ + NH_2^-$$

液氨是一种优良的非水溶剂,它能溶解碱金属,生成深蓝色溶液。但是对离子型的无机化合物来说,液氨则是不良溶剂。

工业上普遍采用 N_2和 H_2在高温、高压和催化剂的条件下直接合成 NH_3,实验室中往往利用铵盐与碱反应制得 NH_3:

$$2NH_4Cl + Ca(OH)_2 \xrightarrow{\triangle} CaCl_2 + 2NH_3 \uparrow + 2H_2O$$

NH_3的化学性质比较活泼,能够发生配位反应、取代反应和氧化还原反应。

(1) 配位反应:NH_3能与许多过渡金属离子形成配合物,如$[Cu(NH_3)_4]SO_4$、$[Ag(NH_3)_2]Cl$、$[Co(NH_3)_6]Cl_3$等。可使难溶于水的化合物如 $AgCl$、$Cu(OH)_2$等溶解在氨水中。

(2) 取代反应:NH_3分子中的 H 原子依次被取代生成氨基(—NH_2)、亚氨基(—NH)或生成氮化物,例如,

$$2Na + 2NH_3 \Longrightarrow 2NaNH_2 + H_2 \uparrow \qquad \text{得白色氨基钠固体}$$
$$2Al + 2NH_3 \Longrightarrow 2AlN + 3H_2 \uparrow \qquad \text{得黄色氮化铝固体}$$

(3) 氧化还原反应：NH_3 中氮的氧化值为 -3，处于最低氧化态。在一定条件下能被氧化剂氧化成 N_2 或高氧化值的化合物，表现还原性。例如，NH_3 在空气中燃烧时，呈现浅绿色火焰，生成 N_2：

$$4NH_3 + 3O_2 = 2N_2 + 6H_2O$$

如有 Pt 催化剂存在，NH_3 则被氧化成 NO：

$$4NH_3 + 5O_2 \xrightarrow{Pt} 4NO + 6H_2O$$

该反应是工业上制造硝酸的基本反应。此外，卤素在常温下能氧化氨为氮，若卤素过量则生成三卤化物：

$$8NH_3 + 3Cl_2 = N_2 + 6NH_4Cl$$
$$NH_3 + 3Cl_2 = NCl_3 + 3HCl$$

在高温条件下，CuO 也能将 NH_3 氧化：

$$2NH_3 + 3CuO \xrightarrow{高温} 3Cu + 3H_2O + N_2$$

2. 铵盐（ammonium salts） NH_3 与酸作用得到相应的铵盐，铵盐在溶解度和结构上类似于钾盐和铷盐，这是由于三种离子的半径相近：NH_4^+ 148 pm，K^+ 133 pm，Rb^+ 148 pm。铵盐一般是无色晶体，易溶于水。

铵盐的热稳定性较差，受热易发生分解，分解产物依赖于酸根阴离子。例如，

$$NH_4Cl \xrightarrow{\triangle} NH_3\uparrow + HCl\uparrow$$
$$(NH_4)_2CO_3 \xrightarrow{\triangle} 2NH_3\uparrow + CO_2\uparrow + H_2O\uparrow$$

最重要的铵盐有 $(NH_4)_2SO_4$、NH_4HCO_3 和 NH_4NO_3，它们都是优良的氮肥料。其中 NH_4NO_3 分解时，首先得到 N_2O，如高于 573.15 K 会产生 N_2，发生爆炸性分解：

$$NH_4NO_3 \xrightarrow{\triangle} N_2O\uparrow + 2H_2O\uparrow$$
$$2NH_4NO_3 \xrightarrow{\triangle} 2N_2\uparrow + O_2\uparrow + 4H_2O\uparrow$$

3. 肼（N_2H_4） N_2H_4 又称联氨，可看成 NH_3 分子中一个 H 原子被氨基（—NH_2）取代的衍生物，即 H_2N—NH_2。N_2H_4 中每个 N 原子以 sp^3 杂化轨道形成 σ 键。由于孤电子对的排斥作用，故两个孤电子对在对位，所以 N_2H_4 也能作为配位剂，如形成 $[Zn(N_2H_4)_2Cl_2]$ 和 $[Pd(N_2H_4)(NH_3)_2]^{2+}$ 等。

N_2H_4 是一个比 NH_3 弱的二元碱：

$$N_2H_4 + H_2O \rightleftharpoons N_2H_5^+ + OH^- \qquad K_{a1} = 8.5\times 10^{-7}$$
$$N_2H_5^+ + H_2O \rightleftharpoons N_2H_6^{2+} + OH^- \qquad K_{a2} = 8.5\times 10^{-15}$$

$N_2H_5^+$ 的盐在水中是稳定的，但是其溶解度较小，故能从含有过量酸的水溶液中结晶析出，如硫酸肼（$N_2H_4\cdot H_2SO_4$）等。

N_2H_4 和 N_2O_4 或 H_2O_2 的混合物均可用作火箭喷射燃料。由于它们发生燃烧反应，放出大量热，同时体积膨胀。这类反应焓变、熵变都很大，反应的推动力极大。

$$2N_2H_4 + N_2O_4 = 3N_2 + 4H_2O$$
$$N_2H_4 + 2H_2O_2 = N_2 + 4H_2O$$

N_2H_4 在碱性溶液中是一种强还原剂，它通常被氧化为 N_2。例如，它可将 CuO 还原为 Cu_2O：

$$4CuO + N_2H_4 = 2Cu_2O + N_2\uparrow + 2H_2O$$

在酸性溶液中也能将 Au、Ag、Pt 等的盐还原为金属：

$$4AgBr + N_2H_4 = 4Ag + N_2\uparrow + 4HBr$$

由上述反应可知，N_2H_4 作还原剂的优点，除了具有很强的还原性外，它的氧化产物可离开反应体系，且不会引入杂质。

4. 羟氨（NH_2OH） NH_2OH 可看成 NH_3 分子中的一个 H 原子被羟基（—OH）取代的衍生物，即 H_2N—OH。纯的 NH_2OH 是一种不稳定的白色固体，熔点为 305.15 K，在 373.15 K 以上即发生

分解。

NH_2OH 是一种比 NH_3 更弱的碱：

$$NH_2OH + H_2O \rightleftharpoons NH_3OH^+ + OH^- \qquad K_a = 1.07 \times 10^{-8}$$

NH_2OH 控制在一定的条件下，由电解还原或用 SO_2 还原亚硝酸盐而制得。NH_2OH 既具有氧化性，也有还原性，但其还原性更为显著。它的水溶液或其盐 $[NH_3OH]Cl$、$[NH_3OH]_2SO_4$ 都是常用的还原剂，如在酸性溶液中能将 Ag^+、Hg^{2+} 还原为金属，Fe^{3+} 还原为 Fe^{2+}。

案例 15-5

1980 年，美国科学家发现了一种能使血管平滑肌松弛的小分子物质，后来证实是 NO 分子。它是一种气体生物信号分子，在心、脑血管调节、神经、免疫调节等方面具有十分重要的生物学作用，1992 年被美国 *Science* 杂志评选为明星分子。NO 常温下为气体，微溶于水，具有脂溶性，可快速透过生物膜扩散。它的生物半衰期只有 3~5 s，是一种极不稳定的生物自由基。

问题：

1. 利用分子轨道理论解释 NO 分子为什么是自由基？
2. 为什么 NO 分子具有脂溶性？
3. 临床上用硝普钠 $Na_2[Fe(CN)_5NO]$ 治疗高血压急症及急性左心衰竭，其作用机理是什么？

（四）氮的氧化物

氮和氧能形成由 +1 至 +5 氧化值的多种氧化物。

1. 一氧化二氮（dinitrogen oxide） N_2O 又称笑气，长时间吸入这种气体会失去知觉，所以可用作麻醉剂。N_2O 与 CO_2、N_3^- 是等电子体，具有线形结构，中心 N 原子除以 σ 键与两旁原子相连外，整个分子还形成两个 Π_3^4 键。

2. 一氧化氮（nitrogen monoxide） NO 是无色气体，不溶于水，不支持燃烧，不与酸、碱反应。在常温下，NO 极易与 O_2 反应，生成棕色 NO_2。NO 不仅能与卤素（F_2、Cl_2、Br_2）反应生成卤化亚硝酰（NOX），而且能被氧化剂氧化为 NO_3^-：

$$10NO + 6MnO_4^- + 8H^+ \rightleftharpoons 6Mn^{2+} + 10NO_3^- + 4H_2O$$

NO 的分子轨道式为 $[KK(\sigma_{2s})^2(\sigma_{2s}^*)^2(\sigma_{2p_x})^2(\pi_{2p_y})^2(\pi_{2p_z})^2(\pi_{2p_z}^*)^1]$，分子中有一个 σ 键、一个双电子 π 键和一个 3 电子 π 键。π^* 轨道上有一个电子，反应时较易失去此电子，形成 NO^+ 亚硝酰离子。NO^+ 的电子数和 N_2、CO、CN^- 相同，它们互为等电子体。

3. 二氧化氮（nitrogen dioxide） NO_2 为红棕色气体，分子中价电子总数为 17，是奇电子分子，具有顺磁性，易聚合成无色、反磁性的 N_2O_4。在固态时，NO_2 转化成 N_2O_4，气态时两者之间存在动态平衡：

$$2NO_2 \rightleftharpoons N_2O_4$$

通过加热硝酸盐或硝酸、NO 的氧化等方法可以获得 NO_2 和 N_2O_4 的混合物，或者利用金属或其他还原剂还原硝酸盐的方法制备 NO_2。

NO_2 和水反应生成 HNO_3 和 HNO_2，这是一个歧化反应：

$$2NO_2 + H_2O \rightleftharpoons HNO_3 + HNO_2$$

在 423.15 K 时，NO_2 开始发生分解：

$$2NO_2 \rightleftharpoons 2NO + O_2$$

当温度升高到 873.15 K，该反应进行得非常完全。

（五）氮的含氧酸及其盐

1. 亚硝酸（nitrous acid）**及其盐** HNO_2 是弱酸，其酸常数 $K_a = 5.6 \times 10^{-4}$。等物质的量的 NO_2

和 NO 溶于冰水或亚硝酸钡和稀硫酸反应都能得到 HNO_2：

$$NO + NO_2 + H_2O \Longrightarrow 2HNO_2$$
$$Ba(NO_2)_2 + H_2SO_4 \Longrightarrow 2HNO_2 + BaSO_4 \downarrow$$

HNO_2 不稳定，纯的液态酸尚未制得。室温下放置的亚硝酸会逐渐分解为 HNO_3 和 NO：

$$3HNO_2 \Longrightarrow HNO_3 + 2NO + H_2O$$

亚硝酸及其盐既有氧化性，又有还原性，但以氧化性为主。如在酸性介质中，NO_2^- 能将 I^- 定量氧化为 I_2，可以用于 NO_2^- 含量的测定：

$$2NO_2^- + 2I^- + 4H^+ \Longrightarrow 2NO + I_2 + 2H_2O$$

NO_2^- 中的 O 原子和 N 原子上都有孤电子对，是一种很好的异性双位配体。它可与金属离子形成两种配合物，如 $M \leftarrow NO_2$ 或 $M \leftarrow ONO$。以 N 原子配位时命名为硝基，以 O 原子配位时则命名为亚硝酸根。

碱金属、碱土金属元素（包括铵）的亚硝酸盐都是白色晶体，NH_4NO_2 略带黄色，它们都易溶于水，热稳定性较高。重金属的亚硝酸盐一般都微溶于水，热分解温度低，如 $AgNO_2$ 于 373.15 K 开始分解。

亚硝酸盐（nitrite）中以 $NaNO_2$ 最为重要，工业上用 NaOH 或 Na_2CO_3 吸收 NO 和 NO_2 混合气体制取 $NaNO_2$，它被大量用于染料工业及有机合成工业中。

2. 硝酸（nitric acid）**及其盐**　　HNO_3 是重要的工业三酸之一。实验室通过 $NaNO_3$ 和浓 H_2SO_4 的反应制取 HNO_3，工业上是将 NH_3 和过量 O_2 的混合物通过装在 Pt-Rh 合金的丝网，NH_3 在高温下被氧化为 NO，生成的 NO 与 O_2 作用，被氧化成 NO_2，再被水吸收生成 HNO_3，总反应式为

$$NH_3 + 2O_2 \Longrightarrow HNO_3 + H_2O$$

硝酸是一种强氧化性的酸，能与许多非金属和金属发生反应。例如，碳、硫、磷等非金属都能被硝酸氧化成氧化物或含氧酸，而 HNO_3 本身被还原为 NO、NO_2：

$$4HNO_3(稀) + 3C \Longrightarrow 3CO_2 \uparrow + 4NO \uparrow + 2H_2O$$
$$6HNO_3(浓) + S \Longrightarrow H_2SO_4 + 6NO_2 \uparrow + 2H_2O$$

硝酸与金属作用产物非常复杂。由于氮是多变价元素，HNO_3 作为氧化剂可被还原为一系列具较低氧化值的含氮化合物。一般地，浓 HNO_3 与金属反应，不管金属的活泼性如何，HNO_3 被还原的产物主要是 NO_2：

$$4HNO_3(浓) + Cu \Longrightarrow Cu(NO_3)_2 + 2NO_2 \uparrow + 2H_2O$$
$$4HNO_3(浓) + Zn \Longrightarrow Zn(NO_3)_2 + 2NO_2 \uparrow + 2H_2O$$

而稀 HNO_3 被 Fe、Cu 等金属还原成 NO：

$$8HNO_3(稀) + 3Cu \Longrightarrow 3Cu(NO_3)_2 + 2NO \uparrow + 4H_2O$$
$$4HNO_3(稀) + Fe \Longrightarrow Fe(NO_3)_3 + NO \uparrow + 2H_2O$$

稀硝酸与 Zn 等活泼金属作用时，产物可以是氧化值更低的 N_2O，甚至是 NH_4^+：

$$10HNO_3(稀) + 4Zn \Longrightarrow 4Zn(NO_3)_2 + NH_4NO_3 + 3H_2O$$

将 1 体积浓 HNO_3 和 3 体积浓 HCl 混合，所得混合液称为王水。王水的氧化性比硝酸更强，能够溶解不与浓 HNO_3 作用的金属，如 Au、Pt、Ta、Rh、Ir 等：

$$Au + HNO_3(浓) + 4HCl(浓) \Longrightarrow H[AuCl_4] + NO \uparrow + 2H_2O$$
$$3Pt + 4HNO_3(浓) + 18HCl(浓) \Longrightarrow 3H_2[PtCl_6] + 4NO \uparrow + 8H_2O$$

Au 和 Pt 之所以能够溶于王水，主要是由于王水中不仅含有 HNO_3、Cl_2、NOCl 等强氧化剂，同时还有高浓度的 Cl^-，它与金属离子可形成稳定的配离子 $[AuCl_4]^-$ 或 $[PtCl_6]^{2-}$，从而降低了溶液中金属离子的浓度，有利于反应向金属溶解的方向进行。

硝酸盐（nitrate）可由硝酸和金属单质、金属氧化物或碳酸盐反应生成。硝酸盐中除 Tl^+、Ag^+ 盐见光分解外，常温下都比较稳定，不体现氧化性。受热时，固体硝酸盐发生分解，均放出 O_2，而其他

产物则因金属离子性质不同而异。例如,

$$2KNO_3 \xrightarrow{\Delta} 2KNO_2 + O_2 \uparrow$$

$$2Cu(NO_3)_2 \xrightarrow{\Delta} 2CuO + 4NO_2 \uparrow + O_2 \uparrow$$

$$2AgNO_3 \xrightarrow{\Delta} 2Ag + 2NO_2 \uparrow + O_2 \uparrow$$

碱金属和碱土金属硝酸盐产生相应的亚硝酸盐;电位顺序在 Mg 和 Cu 之间的硝酸盐产生相应的氧化物;电位顺序在 Cu 后的最不活泼金属硝酸盐产生相应的金属。

硝酸盐热分解放出 O_2 的反应很快,故硝酸盐熔体是强氧化剂。KNO_3 是一种重要的硝酸盐,它不吸水,常用作炸药,与硫粉、碳以一定比例混合制成黑火药:

$$S + 2KNO_3 + 3C \xrightarrow{\Delta} K_2S + N_2 \uparrow + 3CO_2 \uparrow$$

三、磷及其化合物

> **案例 15-6**
>
> 白磷是剧毒物质,口服 0.1 g 就会导致人死亡。空气中白磷的允许限量为 $0.1 \text{ mg} \cdot \text{m}^{-3}$。磷主要破坏器官组织,使骨骼松软坏死,若不慎沾在手上或皮肤上,可用 $50 \text{ g} \cdot \text{L}^{-1}$ 的 $CuSO_4$ 溶液或 1∶2000 的 $KMnO_4$ 水溶液浸泡处理,$1 \text{ g} \cdot \text{L}^{-1}$ 的 $CuSO_4$ 溶液也常用作白磷中毒的内服解毒剂。
>
> **问题:**
> 1. 白磷为剧毒物质的原因是什么?应如何保存?
> 2. 出现白磷中毒时,为什么可用 $CuSO_4$ 溶液作解毒剂?
> 3. 白磷还有哪些同素异形体?其性质有何异同?

(一) 单质磷

自然界单质磷很少,大多以磷酸盐存在。常见的有 $Ca_3(PO_4)_2$ 和 $Ca_5F(PO_4)_3$。磷有 3 种同素异形体,包括白磷、红磷和黑磷。虽然白磷是最容易制备的同素异形体,并被作为标准热力学状态,但它不是最稳定的同素异形体。在加热到 523.15 K 时,白磷转化为红磷。黑磷是在高压下加热白磷而产生的,是最稳定的形式。

(二) 磷的化学性质

磷的 3 种同素异形体性质差别悬殊,白磷的化学性质最活泼,这是因为白磷的晶格点上是 P_4 分子,是由 4 个 P 原子通过 σ 单键相互键合形成的正四面体。如图 15-5 所示,在 P_4 分子的几何构型中,∠PPP 为 60°,比纯 p 轨道的 σ 键角 90°要小,P—P 键受了应力而弯曲,从而造成键与键之间存在很强的张力,很容易受外力而断开,所以白磷的键能很低,只有 $200 \text{ kJ} \cdot \text{mol}^{-1}$。这样的结构特点使得白磷的燃点仅为 313.15 K,在空气中易发生自燃,因此白磷应保存在水中,以隔绝空气。白磷与空气接触时发生缓慢氧化作用,部分反应能量以光能的形式放出,这种现象称为磷光现象。

白磷易与氧化剂作用,生成相应的化合物:

$$P_4 + 10HNO_3 + H_2O \rlap{=}= 4H_3PO_4 + 5NO \uparrow + 5NO_2 \uparrow$$

$$P_4 + 10CuSO_4 + 16H_2O \rlap{=}= 4H_3PO_4 + 10Cu + 10H_2SO_4$$

白磷与某些金属反应,形成氧化值为 -3 的磷化合物:

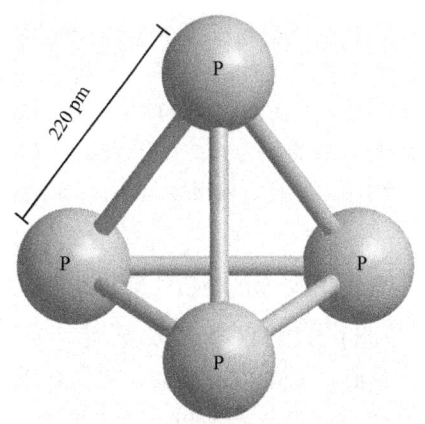

图 15-5 白磷的分子结构

$$P_4 + 6Mg = 2Mg_3P_2$$
$$P_4 + 12Cu = 4Cu_3P$$

白磷在热碱溶液中容易发生歧化反应：

$$P_4 + 3KOH + 3H_2O \xrightarrow{\triangle} PH_3\uparrow + 3KH_2PO_2$$

（三）磷的简单化合物

1. 磷化氢（phosphine） PH_3 称为膦，由于磷不与 H_2 直接反应，所以用金属磷化物（Mg_3P_2 或 Zn_3P_2）与水或酸反应制得 PH_3：

$$Zn_3P_2 + 6H_2O \xrightarrow{\triangle} 2PH_3\uparrow + 3Zn(OH)_2$$

PH_3 是无色、具烂鱼臭味、毒性很强的气体，熔点为 137.15 K，沸点为 185.15 K。PH_3 不稳定，在 710.15 K 时分解为磷单质。PH_3 的分子结构与 NH_3 相同，为三角锥形。但 PH_3 在液态时不缔合，仅微溶于水，碱性比 NH_3 弱得多（$K_b \approx 10^{-26}$）。工业上 PH_3 用于制备有机磷化合物。

PH_3 具有强还原性，通常情况下能从 Cu^{2+}、Ag^+ 等盐溶液中还原金属。PH_3 和它的取代衍生物 PR_3 能与过渡元素形成配合物，其配位能力比氨或胺强。这是因为 P 除提供配位的电子对外，配合物中心离子还可向 P 的空 d 轨道反馈电子，以加强配离子的稳定性。

2. 卤化磷 三卤化磷 PX_3（除 PF_3）和五卤化磷 PX_5（除 PI_5 外）都能由元素直接化合。当磷过量时，得到 PX_3；当卤素过量时，得到 PX_5。例如，

$$2P(\text{过量}) + 3Cl_2 = 2PCl_3$$
$$2P + 5Cl_2(\text{过量}) = 2PCl_5$$

卤化物中最重要的是三氯化磷和五氯化磷。其中 PCl_3 是无色液体，分子结构为三角锥形，对湿度很敏感，在潮湿的空气中有烟雾，迅速水解，形成 H_3PO_3 和 HCl：

$$PCl_3 + 3H_2O = H_3PO_3 + 3HCl$$

同样，PCl_3 还能与氨、醇进行氨解和醇解反应：

$$PCl_3 + 3NH_3 = P(NH_2)_3 + 3HCl$$
$$PCl_3 + 3ROH = P(OR)_3 + 3HCl$$

PCl_5 是白色固体。在 433.15 K 时，PCl_5 发生升华，并可逆地分解为 PCl_3 和 Cl_2，当温度升高到 573.15 K 以上时，PCl_5 分解完全。PCl_5 与 PCl_3 类似，容易发生水解。但水量不足时，PCl_5 则部分水解成黄色油状三氯氧磷和氯化氢：

$$PCl_5 + H_2O = POCl_3 + 2HCl$$

在过量水中，PCl_5 则完全水解：

$$POCl_3 + 3H_2O = H_3PO_4 + 3HCl$$

3. 磷的氧化物 磷在空气中燃烧得到磷的氧化物。当空气不足时生成三氧化二磷，空气充足时生成五氧化二磷，其分子式分别为 P_4O_6 和 P_4O_{10}。它们的结构都是以 P_4 分子四面体结构为基础衍生而来。P_4O_6 熔点为 297.15 K，沸点为 474.15 K，是亚磷酸的酸酐，被空气、卤素、硫、H_2O_2 等氧化为磷（V）的化合物。P_4O_{10} 是白色软质粉末，是磷酸的酸酐，P_4O_{10} 对水有很强的亲和力，极易吸水，与水反应剧烈，放出大量热，根据用水量多少而生成不同组分的酸：

$$P_4O_{10} \xrightarrow{2H_2O} (HPO_3)_4 \xrightarrow{2H_2O} 2H_4P_2O_7 \xrightarrow{2H_2O} 4H_3PO_4$$

当 P_4O_{10} 与水的物质的量之比超过 1:6，特别是有硝酸作催化剂时，可完全转化为正磷酸。

（四）磷的含氧酸及其盐

根据氧化值不同，磷能形成多种含氧酸。其中比较常见的是**次磷酸**（hypophosphorous acid）、**亚磷酸**（phosphorous acid）、**正磷酸**（phosphoric acid）。由于同一氧化值的磷酸之间还能脱水缩合形成许多种含一个磷原子以上的缩合酸（多酸），因此磷的含氧酸及其盐非常广泛。

1. 不同氧化值的磷的含氧酸 不同氧化值的磷的含氧酸有3种,分别为次磷酸(H_3PO_2)、亚磷酸(H_3PO_3)、正磷酸(H_3PO_4),见表15-4。通常情况下,某元素含氧酸的酸性随元素的氧化值升高而增强,但这一趋势并未在H_3PO_2、H_3PO_3、H_3PO_4系列中被观察到,这是由次磷酸和亚磷酸的特殊结构所引起的。

表15-4 P(Ⅰ)、P(Ⅲ)、P(Ⅴ)氧化值的磷的含氧酸

名称	结构	酸的强度
次磷酸 H_3PO_2	HO—P(=O)(H)—H	$K_a = 10^{-2}$
亚磷酸 H_3PO_3	HO—P(=O)(OH)—H	$K_{a1} = 5.0 \times 10^{-2}$ $K_{a2} = 2.0 \times 10^{-7}$
正磷酸 H_3PO_4	HO—P(=O)(OH)—OH	$K_{a1} = 6.9 \times 10^{-3}$ $K_{a2} = 6.1 \times 10^{-8}$ $K_{a3} = 4.8 \times 10^{-13}$

2. 正磷酸及其盐 最高氧化值的正磷酸称为磷酸,是人们了解得最早和最主要的磷的化合物。工业上可用硫酸和磨细的磷酸盐矿石直接反应而制得:

$$Ca_3(PO_4)_2 + 3H_2SO_4 \Longrightarrow 2H_3PO_4 + 3CaSO_4$$

也可用磷直接燃烧而得到P_4O_{10},然后由P_4O_{10}水解而制得较纯的磷酸。

纯磷酸是无色晶体,熔点315.15 K。由于氢键的存在,市售磷酸是一种黏稠的溶液(含H_3PO_4约85%)。磷酸很稳定,在623.15 K以下没有氧化性,为非氧化性酸。加热磷酸时逐渐脱水生成焦磷酸、偏磷酸。磷酸具有很强的配位能力,能与许多金属离子形成可溶性配合物,如与Fe^{3+}生成$[FeHPO_4]^+$:

$$Fe^{3+} + H_3PO_4 \Longrightarrow [FeHPO_4]^+ + 2H^+$$

3. 次磷酸、亚磷酸 低氧化值P(Ⅰ)、P(Ⅲ)的含氧酸为次磷酸和亚磷酸,均为白色固体,前者易吸潮。它们都不稳定,强热时发生歧化反应:

$$3H_3PO_2 \xrightarrow{\Delta} 2H_3PO_3 + PH_3 \uparrow$$

$$4H_3PO_3 \xrightarrow{\Delta} 3H_3PO_4 + PH_3 \uparrow$$

这两种酸及其盐都是强还原剂,次磷酸可由次磷酸钡与硫酸反应制得:

$$Ba(H_2PO_2)_2 + H_2SO_4 \Longrightarrow 2H_3PO_2 + BaSO_4 \downarrow$$

亚磷酸可由P_4O_6与水反应或PCl_3、PBr_3、PI_3等的水解反应制得。

4. 焦磷酸及其盐 磷酸有很强的缩合性,当加热两个以上含有P—OH基团物质(如H_3PO_4或$H_2PO_4^-$)脱去水分子,得到一个以上磷原子,且含有P—O—P键的磷酸称为缩合磷酸(同多酸)。简单地以下式表示:

$$O=P-\boxed{OH \ H}-O-P=O \longrightarrow O=P-O-P=O + H_2O$$

纯焦磷酸可由加热H_3PO_4和$POCl_3$制得:

$$5H_3PO_4 + POCl_3 \xrightarrow{\Delta} 3H_4P_2O_7 + 3HCl \uparrow$$

焦磷酸是无色玻璃状固体,易溶于水,在冷水中会慢慢转变成 H_3PO_4。焦磷酸水溶液酸性强于正磷酸,一般缩合酸的酸性均大于单酸。这是因为缩合酸根离子体积大,其表面的电荷密度降低很多,故缩合酸易解离出 H^+。

四、离子鉴定

1. 铵离子(NH_4^+) 铵盐溶液中加入过量的 NaOH 试液,加热后有氨气放出,使湿润紫色石蕊试纸变蓝(或使湿润 pH 试纸变碱色)。NH_4^+ 与奈斯勒试剂($K_2[HgI_4]$的碱性溶液)反应,生成棕黄色沉淀:

$$NH_3 + 2K_2[HgI_4] + 3KOH = [Hg_2NH_2O]I\downarrow + 7KI + 2H_2O$$

2. 硝酸根离子(NO_3^-) 取试样数滴于试管中,加入 $0.10\ mol\cdot L^{-1}\ FeSO_4$ 试液,沿管壁缓慢加入浓 H_2SO_4,使成两液面,界面显棕色为阳性反应:

$$NO_3^- + 3Fe^{2+} + 4H^+ = 3Fe^{3+} + NO + 2H_2O$$
$$Fe^{2+} + NO + SO_4^{2-} = Fe(NO)SO_4$$

NO_2^- 存在干扰反应,因此,应先加入尿素除去 NO_2^- 后再鉴定。

3. 亚硝酸根离子(NO_2^-) 试管中加入几滴试液、H_2SO_4 和淀粉 KI 试液,振荡试管,若显蓝色,表明有 NO_2^- 存在:

$$2NO_2^- + 4H^+ + 2I^- = 2NO\uparrow + I_2 + 2H_2O$$

4. 磷酸根离子(PO_4^{3-}) 取试样数滴于试管中,加入适量的 $6\ mol\cdot L^{-1}\ HNO_3$ 溶液和过量的 $(NH_4)_2MoO_4$(钼酸铵)溶液,加热,若有黄色沉淀(磷钼酸铵)生成表示有 PO_4^{3-} 存在:

$$PO_4^{3-} + 3NH_4^+ + 12MoO_4^{2-} + 24H^+ = (NH_4)_3PO_4\cdot 12MoO_3\downarrow + 12H_2O$$

5. As^{3+}、Sb^{3+}、Bi^{3+} 利用生成不同颜色硫化物的方法鉴别,As_2S_3(黄色)、Sb_2S_3(橙色)、Bi_2S_3(棕黑色)。

$$2H_3AsO_3 + 3H_2S = As_2S_3\downarrow + 6H_2O$$
$$2Sb^{3+} + 3H_2S = Sb_2S_3\downarrow + 6H^+$$
$$2Bi^{3+} + 3H_2S = Bi_2S_3\downarrow + 6H^+$$

另外,向亚砷酸盐或砷酸盐溶液中加入 $AgNO_3$ 溶液,分别生成黄色的亚砷酸银或暗棕色的砷酸银沉淀:

$$AsO_3^{3-} + 3Ag^+ = Ag_3AsO_3\downarrow$$
$$AsO_4^{3-} + 3Ag^+ = Ag_3AsO_4\downarrow$$

向含有 Bi^{3+} 的溶液中加入新配制的 Na_2SnO_2 的碱性溶液,有黑色的单质铋沉淀生成:

$$2Bi^{3+} + 3SnO_2^{2-} + 6OH^- = 3SnO_3^{2-} + 2Bi\downarrow + 3H_2O$$

五、氮和磷的生物学效应

氮是构成一切生命体的重要组成元素,氮元素在蛋白质中的质量分数约为 16%,而蛋白质则是一切生命过程的基础。虽然大气中的游离氮取之不尽,但动物和绝大多数植物无法直接利用大气中的氮元素合成蛋白质。植物吸收土壤中的铵盐和硝酸盐,进而将这些无机氮同化成植物体内的蛋白质等有机氮。动物直接或间接以植物为食物,将植物体内的有机氮同化成动物体内的有机氮。动植物的遗体和排泄物经腐烂分解后又转化成铵盐或硝酸盐回归自然,这样就构成了氮化合物的基本生物循环。

磷也是生命体的重要组成元素,植物的种子及动物的脑、血液、神经组织的蛋白质和骨骼、牙齿都含有磷。动物骨骼中的磷主要以羟基磷灰石的形式存在,约占人体质量分数的 3%。另外在许多植物的叶根部也含有大量的磷酸盐。

六、常用的含氮族元素药物

1. 稀氨溶液 药用稀氨溶液的质量分数为 9.5%~10.5%，为刺激性药。给昏厥患者吸入氨气，可反射性引起中枢兴奋。外用可治疗某些昆虫叮咬伤和化学试剂（如氢氟酸）造成的皮肤沾染伤。

2. 亚硝酸钠 $NaNO_2$ 注射液主要用于治疗氰化物中毒。

3. 三氧化二砷 As_2O_3 注射液用于治疗急性早幼粒细胞白血病。

4. 枸橼酸铋钾 $K_3Bi(C_6H_5O_7)_2$ 用于治疗胃溃疡、十二指肠溃疡及红斑渗出性胃炎、糜烂性胃炎，且对幽门螺杆菌有杀灭作用。

第四节 氧族元素

周期表中ⅥA族元素称为氧族元素，包括氧(oxygen, O)、硫(sulfur, S)、硒(selenium, Se)、碲(tellurium, Te)和钋(polonium, Po)五种元素。氧是地球上含量最多、分布最广的元素，约占地壳总质量的46.6%。在岩石层中，氧主要以氧化物和含氧酸盐的形式存在。在海水中，氧占海水质量的89%。在大气层中，氧以单质状态存在，约占大气质量的23%。

硫在地壳中的含量约为0.045%，是一种分布较广的元素。它在自然界中有两种形态：单质硫和化合态硫。单质硫主要存在于火山附近。天然的含硫化合物包括金属硫化物、硫酸盐和有机硫化合物三大类。最重要的硫化物矿是黄铁矿 FeS_2，它是制造硫酸的重要原料。其次是黄铜矿 $CuFeS_2$、方铅矿 PbS、闪锌矿 ZnS 等。硫酸盐矿以石膏 $CaSO_4 \cdot 2H_2O$ 和芒硝 $Na_2SO_4 \cdot 10H_2O$ 最为丰富。有机硫化合物除了存在于煤和石油等沉积物中，还广泛地存在于生物体的蛋白质、氨基酸中。

一、氧族元素的通性

（一）基本性质

氧族元素的基本性质列于表15-5。由表15-5可知，从氧到钋随着元素原子序数的增大，元素的电负性、电离能和电子亲和能递减，原子半径递增。本族元素从典型的非金属元素氧和硫过渡到金属元素钋，处于中间位置的硒和碲则为准金属。

表15-5 氧族元素的基本性质

性质	氧	硫	硒	碲	钋
元素符号	O	S	Se	Te	Po
价电子组态	$2s^2 2p^4$	$3s^2 3p^4$	$4s^2 4p^4$	$5s^2 5p^4$	$6s^2 6p^4$
主要氧化值	-2, -1, 0	-2, 0, +2, +4, +6	-2, 0, +2+4, +6	-2, 0, +2+4, +6	-2, 0, +2+4, +6
共价半径/pm	66	104	117	137	167
M^{2-} 离子半径/pm	132	184	191	211	—
第一电离能/$(kJ \cdot mol^{-1})$	1314	1000	941	869	818
第一电子亲和能/$(kJ \cdot mol^{-1})$	141	200	195	190	—
第二电子亲和能/$(kJ \cdot mol^{-1})$	-780	-590	-420		
电负性	3.44	2.58	2.55	2.10	2.00

（二）成键特征

氧族元素原子的价电子层组态为 ns^2np^4，具有以下成键特征：

易得到两个电子或与其他元素的原子共用两个电子,形成氧化值为-2的化合物,以达到稀有气体8电子稳定结构。氧与大多数金属元素形成离子型化合物,而本族其他元素则与大多数金属元素形成共价型化合物,氧族元素与非金属元素化合均形成共价型化合物。

氧族元素在与电负性大于它们的元素化合时,均可形成氧化值为+2的共价型化合物。由于硫、硒、碲的价电子层有空的 nd 轨道可参与成键,因此它们还可形成氧化值为+4和+6的共价型化合物。

此外,氧族元素具有较强的形成配位键的倾向,氧和硫是常见的配位原子。

二、氧、臭氧和过氧化氢

> **案例 15-7**
>
> 我国《药典》收载的过氧化氢溶液(双氧水),一般是将30%的 H_2O_2 溶液稀释而得,浓度(质量分数)应为 1.0%~3.5%,临床上常用作消毒、防腐和除臭剂,但本品不稳定,见光或受热易分解。因此,商品中常加入一些可以结合过氧化氢溶液中杂质的稳定剂,如微量的锡酸钠、焦磷酸钠、磷酸、硼酸或8-羟基喹啉等(医用的过氧化氢添加乙酰苯胺、甘氨酸、巴比妥及非那西汀等),并且需在低温、避光和密闭条件下保存。
>
> **问题:**
> 1. 双氧水用作消毒、防腐和除臭剂主要是利用它的哪些性质?
> 2. 过氧化氢见光或受热分解的反应式是否相同?
> 3. 过氧化氢溶液显酸性还是碱性?请分析其酸碱性和氧化还原性的强弱。

(一) 氧气

O_2 在常温下为无色、无味、无臭气体,在 90.15 K 时液化成淡蓝色液体,54.15 K 时凝固成淡蓝色固体。由于 O_2 为非极性分子,H_2O 为极性溶剂,所以 O_2 在 H_2O 中溶解度很小。水中有水合氧分子存在,它是水生动植物赖以生存的基础。

(二) 臭氧

在地球周围的大气层中,离地表 20~40 km 附近有臭氧层,虽然浓度很低,但总量相当于在地表覆盖 3 mm 厚的一层。臭氧层可以吸收紫外线,对地面生物有重要的保护作用。

臭氧(ozone)呈淡蓝色,有鱼腥气味。臭氧的分子式为 O_3,O_3 分子具有极性,在水中的溶解度比 O_2 大。分子构型为 V 形,中心氧原子采用不等性 sp^2 杂化,其 $2p_z$ 轨道和两个配体的 $2p_z$ 轨道均垂直于分子平面,互相重叠,形成三中心四电子大 Π 键,表示成 Π_3^4。O_3 中的 Π_3^4 以单键水平约束 3 个 O 原子,分子中的化学键介于单键和双键之间。O_3 的化学性质活泼,具有很强的氧化性。例如:

$$PbS + 4O_3 =\!=\!= PbSO_4 + 4O_2$$
$$2HI + O_3 =\!=\!= I_2 + H_2O + O_2$$

(三) 过氧化氢

1. 过氧化氢(hydrogen peroxide)的分子构型 H_2O_2 分子中的 O 原子采取 sp^3 不等性杂化。如图 15-6 所示,含有单电子的两个杂化轨道分别与 H 原子和 O 原子形成 H—O 键和 O—O 键。其他两个杂化轨道则被两对孤电子对占据,由于每个 O 原子上的两对孤电子间的排斥作用大,使得两个 H—O 键向 O—O 键靠拢,所以键角 ∠H—O—O 为 100°。在 H_2O_2 分子中,过氧链—O—O—中的 O—O 键长为 150 pm;每个 O 原子上各结合一个 H 原子,其 H—O 键长为 100 pm。整个 H_2O_2 分子像一本开 94° 的书,两个 O 原子处在书的夹缝上,两个 H 原子则分别位于两侧的纸面上。

2. 过氧化氢的性质

纯 H_2O_2 是淡蓝色黏稠状液体，极性比 H_2O 强，分子间有比 H_2O 还强的缔合作用，可与 H_2O 以任意比例互溶，沸点为 424.55 K。

H_2O_2 是二元弱酸，$K_{a1} = 2.0\times10^{-12}$，$K_{a2} = 1.0\times10^{-25}$，其酸性比水略强，它的浓溶液能够和碱反应：

$$H_2O_2 + Ba(OH)_2 = BaO_2 + 2H_2O$$

H_2O_2 的电势图如下所示：

$E_A^\ominus/V \quad O_2 \xrightarrow{0.68} H_2O_2 \xrightarrow{1.78} H_2O$

$E_B^\ominus/V \quad O_2 \xrightarrow{-0.08} H_2O_2 \xrightarrow{0.87} H_2O$

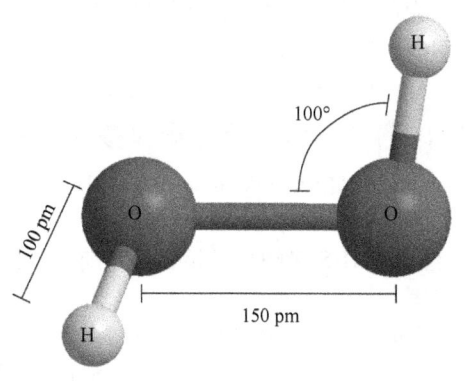

图 15-6　H_2O_2 分子结构

由上图可知，H_2O_2 在两种介质中均不稳定，容易发生歧化反应：

$$2H_2O_2 = 2H_2O + O_2\uparrow$$

但在常温、无催化剂下，分解速度较慢。如果升高温度或引入 Mn^{2+} 等催化剂，反应速率大大加快。

H_2O_2 的还原产物为 H_2O，常被用作"干净的"氧化剂。例如，油画的染料中含 Pb(Ⅱ)，长久与空气中的 H_2S 作用，生成黑色的 PbS，使油画发暗。用 H_2O_2 涂刷，生成 $PbSO_4$，油画变白。即

$$4H_2O_2 + PbS = PbSO_4 + 4H_2O$$

三、硫、硫化氢和金属硫化物

(一) 硫的单质

单质硫有多种同素异形体。常见的晶体硫是淡黄色、有微臭味的正交硫，其分子式为 S_8。S_8 不溶于水，易溶于二硫化碳、四氯化碳等非极性有机溶剂中。药用硫除升华硫外，还有沉降硫和洗涤硫。沉降硫可由多硫化钙与 HCl 反应制备，而洗涤硫可由升华硫经稀氨水浸泡制备。

硫是一种很活泼的元素，表现在以下四个方面：

(1) 除金、铂外，硫几乎能与所有的金属直接加热化合，生成金属硫化物。

(2) 除稀有气体、碘、分子氮以外，硫与所有的非金属一般都能化合。

(3) 硫能溶解在苛性钠溶液：

$$3S + 6NaOH = 2Na_2S + Na_2SO_3 + 3H_2O$$

(4) 硫能被浓硝酸氧化成硫酸：

$$S + 6HNO_3(浓) = H_2SO_4 + 6NO_2\uparrow + 2H_2O$$

(二) 硫的成键特征

S 原子的价电子层组态为 $3s^23p^4$，还有可以利用的空 3d 轨道。因此 S 在形成化合物时有如下的价键特征：

1. 形成离子键　S 原子可以从电负性较小的原子接受 2 个电子，形成 S^{2-} 离子，生成离子型硫化物。

2. 形成共价键　S 原子可以与其电负性相近的原子形成共价键，此外它的 3s 和 3p 中的成对电子可以被激发进入 3d 空轨道，然后参加成键。

综上所述，硫能形成氧化值为-2、+1、+2、+4、+6 的化合物，氧化值为-2 的硫具有较强的还原性，+6 的硫只有氧化性；+4 的硫既有氧化性也有还原性。

3. 形成多硫链　从单质 S 的结构特征看，S 有形成长硫链—S_n—的特性，因此长硫链也可以成为形成化合物的结构基础，这个特点是其他元素少见的。当长硫链中 S 原子的个数 $n = 2$ 时，也可

以称为过硫化物,类似于 O 的过氧化物,如离子型的过硫化亚铁(FeS_2)、过硫化钠(Na_2S_2),以及共价型的过硫化氢(H_2S_2)和 S_2Cl_2。当长硫链中 S 原子的个数为 2~6 时,还可以生成多硫化氢 H_2S_n(硫烷)、多硫化物 MS_n 和连多硫酸 $H_2S_nO_6$。

(三) 硫化氢、硫化物和多硫化物

1. 硫化氢(hydrogen sulfide) H_2S 是一种无色有毒的气体,有臭鸡蛋气味,它是一种大气污染物。空气中如果含 0.1% 的 H_2S 就会迅速引起头疼眩晕等症状。吸入大量 H_2S 会造成人昏迷和死亡,经常与 H_2S 接触会引起嗅觉迟钝、消瘦、头痛等慢性中毒。H_2S 在 213.15 K 时液化,187.15 K 时凝固。

实验室中用金属硫化物与非氧化性酸作用制备 H_2S:

$$FeS + H_2SO_4 = H_2S\uparrow + FeSO_4$$
$$Na_2S + H_2SO_4 = H_2S\uparrow + Na_2SO_4$$

前一反应可用启普发生器为反应器制备较小量的 H_2S 气体,后一反应适用于制备较大量 H_2S 气体。

H_2S 的水溶液是二元弱酸($K_{a1} = 8.9\times10^{-8}$, $K_{a2} = 1.2\times10^{-13}$)。$H_2S$ 中 S 的氧化值为 -2,处于 S 的最低氧化值,所以 H_2S 的一个重要化学性质是具有还原性。从标准电极电势看,无论在酸性或碱性介质中,H_2S 都具有较强的还原性:

$$E_A^\ominus(S/H_2S) = 0.14V, E_B^\ominus(S/S^{2-}) = -0.45V$$

H_2S 能被 I_2、Br_2、O_2、SO_2 等氧化剂氧化成单质 S,甚至氧化成硫酸:

$$H_2S + I_2 = 2HI + S$$
$$H_2S + 4Br_2 + 4H_2O = H_2SO_4 + 8HBr$$
$$2H_2S + SO_2 = 3S + 2H_2O$$
$$2H_2S + O_2 = 2S + 2H_2O$$

工业上利用后两个反应从工业废气中回收单质硫。

2. 硫化物(sufide) 金属硫化物大多数是有颜色且难溶于水的固体,只有碱金属和铵的硫化物易溶于水,碱土金属硫化物微溶于水,见表 15-6。

表 15-6 常见金属硫化物的颜色和溶度积常数(298.15 K)

化合物	颜色	K_{sp}	化合物	颜色	K_{sp}
Na_2S	白色	—	PbS	黑色	1.1×10^{-29}
ZnS	白色	1.2×10^{-23}	CoS	黑色	7.0×10^{-23}
MnS	肉色	1.4×10^{-15}	Cu_2S	黑色	2.6×10^{-49}
NiS	黑色	3.0×10^{-21}	CuS	黑色	6.0×10^{-36}
FeS	黑色	3.7×10^{-19}	Ag_2S	黑色	1.6×10^{-49}
CdS	黄色	3.6×10^{-29}	Hg_2S	黑色	1.0×10^{-45}
SnS	灰白色	1.0×10^{-28}	Bi_2S_3	黑色	6.8×10^{-92}

由于氢硫酸是弱酸,所以所有的硫化物无论是易溶的还是难溶的,都会产生一定程度的水解,使溶液显碱性:

$$Na_2S + H_2O \rightleftharpoons NaHS + NaOH$$

Na_2S 溶液呈强碱性,可作为强碱使用。Al_2S_3 完全水解,难溶的 CuS 和 PbS 有微弱的水解,因此这些硫化物不能用湿法从溶液中制备。

硫化钠和硫化铵是比较重要的硫化物,其中 Na_2S 是工业上有较多用途的一种水溶性硫化物,它是一种白色晶状固体,熔点为 1453.15 K,在空气中易潮解,常见商品是其水合晶体 $Na_2S \cdot 9H_2O$。$(NH_4)_2S$

是一种常用的水溶性硫化物试剂,是一种黄色晶体。

3. 多硫化物(polysulfide)　S 原子通过共用电子对相连成硫链,所以多硫离子具有链状结构。当硫化物 M_2S_x 中的 $x = 2$ 时,如 Na_2S_2 或 $(NH_4)_2S_2$,称为过硫化物。Na_2S 或 $(NH_4)_2S$ 的溶液能够溶解单质硫,在溶液中生成多硫化物:

$$Na_2S + (x-1)S \Longrightarrow Na_2S_x$$
$$(NH_4)_2S + (x-1)S \Longrightarrow (NH_4)_2S_x$$

多硫化物溶液一般显黄色,其颜色可随着溶解的硫的增多而加深,最深为红色。多硫化物在酸性溶液中很不稳定,容易歧化分解生成 H_2S 和单质 S:

$$S_x^{2-} + 2H^+ \Longrightarrow H_2S + (x-1)S$$

多硫化物具有氧化性,能将不溶性 SnS 氧化成 $(NH_4)_2SnS_3$ 而溶于水。或把 As_2S_3(三硫化二砷)氧化成硫代砷酸盐:

$$SnS + (NH_4)_2S_2 \Longrightarrow (NH_4)_2SnS_3$$
$$As_2S_3 + 3Na_2S_2 \Longrightarrow 2Na_3AsS_4 + S$$

多硫化物有广泛的用途,例如,Na_2S_2 是常用的分析化学试剂,在制革工业中用作原皮的脱毛剂;多硫化钙(CaS_4)在农业上用作杀虫剂。

四、硫的氧化物、含氧酸及其盐

(一) 硫的氧化物

硫的氧化物有 S_2O、SO、S_2O_3、SO_2、SO_3、S_2O_7、SO_4 等,其中最重要的是 SO_2 和 SO_3。

1. 二氧化硫(sulfur dioxide)　SO_2 是一种无色、有刺激性臭味的气体,比空气重 2.26 倍,它是一种大气污染物,是造成酸雨的主要因素之一。SO_2 分子中的 S 原子采取 sp^2 不等性杂化,其几何构型为 V 形,键角为 119.5°。

在 SO_2 中,S 原子的氧化值为+4,所以 SO_2 既有氧化性又有还原性,但主要表现为还原性,只有遇到强还原剂时,SO_2 才表现出氧化性。

$$3SO_2 + KIO_3 + 3H_2O \Longrightarrow 3H_2SO_4 + KI$$
$$SO_2 + Br_2 + 2H_2O \Longrightarrow H_2SO_4 + 2HBr$$

在催化剂的作用下:

$$2SO_2 + O_2 \Longrightarrow 2SO_3$$
$$SO_2 + 2CO \Longrightarrow S + 2CO_2$$

2. 三氧化硫(sulfur trioxide)　纯净的 SO_3 是无色易挥发的固体,熔点为 289.9 K,沸点为 317.8 K。气态 SO_3 分子的几何构型为平面三角形,S 原子采取 sp^2 杂化,键角为 120°,键长 143 pm,具有双键特征(S—O 单键长约为 155 pm)。SO_3 极易吸收水分,在空气中强烈冒烟,溶于水即生成硫酸并放出大量热。

在 SO_3 中,S 原子处于最高氧化值+6,所以 SO_3 是一种强氧化剂,特别在高温时它能氧化磷和碘化物:

$$5SO_3 + 2P \Longrightarrow 5SO_2 + P_2O_5$$
$$SO_3 + 2KI \Longrightarrow K_2SO_3 + I_2$$

(二) 硫的含氧酸及其盐

1. 亚硫酸(sulfours acid)及其盐　SO_2 溶于水生成亚硫酸,亚硫酸只存在于水溶液中,并不存在游离的纯 H_2SO_3:

$$SO_2 + H_2O \Longrightarrow H_2SO_3$$

亚硫酸及其盐受热容易分解,遇到强酸也即分解。例如,亚硫酸盐受热发生歧化反应而分解。

亚硫酸盐遇到强酸即分解放出 SO_2，这是实验室制取少量 SO_2 的一种方法。

碱金属的亚硫酸盐易溶于水，水解显碱性：

$$Na_2SO_3 + H_2O \rightleftharpoons NaHSO_3 + NaOH$$

其他金属的正盐均微溶于水，而所有的酸式盐都易溶于水。在亚硫酸和它的盐中，硫的氧化值是+4，居中间氧化态，所以亚硫酸及其盐既有氧化性又有还原性，但主要表现为还原性。

还原性：亚硫酸盐比亚硫酸具有更强的还原性，在酸性溶液中亚硫酸盐是一种强还原剂。例如，亚硫酸及其盐的溶液能使 MnO_4^- 还原为 Mn^{2+}，使 $Cr_2O_7^{2-}$ 还原为 Cr^{3+}，使 IO_3^- 还原为 I_2 或 I^-，Br_2、Cl_2 被还原为 Br^- 或 Cl^- 等。

氧化性：亚硫酸及其盐虽然是相当强的还原剂，但也能被更强的还原剂（如 H_2S 等）还原成单质硫，而表现出氧化性。例如，

$$H_2SO_3 + 2H_2S = 3S\downarrow + 3H_2O$$

2. 硫酸（sulfuric acid）**及其盐** H_2SO_4 是一个二元强酸。在稀溶液中，它的第一步电离是完全的；第二步电离程度则较低，其 $K_{a2} = 1.0\times10^{-2}$。

SO_3 溶于水即生成硫酸并放出大量的热：

$$SO_3 + H_2O = H_2SO_4$$

硫酸是 SO_3 的水合物，除了 $SO_3\cdot H_2O(H_2SO_4)$ 和 $2SO_3\cdot H_2O(H_2S_2O_7)$ 外，它还能生成一系列稳定的水合物，所以浓硫酸有强烈的吸水性，在工业上和实验室中最常用作干燥剂，可用于干燥氯气、氢气和二氧化碳等气体。它不仅能吸收游离的水分，还能从一些有机化合物中夺取与水分子组成相当的氢和氧，使这些有机物碳化。例如，蔗糖或纤维被浓硫酸脱水：

$$C_{12}H_{22}O_{11} \xrightarrow{\text{浓 } H_2SO_4} 12C + 11H_2O$$

浓硫酸是一种氧化性酸，加热时氧化性更显著，它可以氧化许多金属和非金属。例如，

$$Cu + 2H_2SO_4(\text{浓}) = CuSO_4 + SO_2\uparrow + 2H_2O$$

$$C + 2H_2SO_4(\text{浓}) = CO_2\uparrow + 2SO_2\uparrow + 2H_2O$$

冷的浓硫酸（93%以上）不和铁、铝等金属作用，因为铁、铝在冷浓硫酸中被钝化了，所以可以用铁、铝制的器皿盛放浓硫酸。稀硫酸不具有氧化性，只能与金属活泼顺序在 H 以前的金属如 Zn、Mg、Fe 等反应而放出氢气：

$$Fe + H_2SO_4(\text{稀}) = FeSO_4 + H_2\uparrow$$

硫酸是重要的基本化工原料，常用硫酸的年产量衡量一个国家的化工生产能力。硫酸大部分消耗在肥料工业中，在石油、冶金等许多工业部门，也要消耗大量的硫酸。

3. 硫代硫酸钠（sodium thiosulphate） $H_2S_2O_3$（硫代硫酸）非常不稳定，但硫代硫酸盐是相当稳定的。市售硫代硫酸钠 $Na_2S_2O_3\cdot 5H_2O$，俗名海波或大苏打，是一种无色透明的晶体，易溶于水，其水溶液显弱碱性。$Na_2S_2O_3$ 在中性或碱性溶液中很稳定，在酸性（pH ≤ 4.6）溶液中迅速分解，因此在制备 $Na_2S_2O_3$ 时，溶液必须控制在碱性范围内，否则将会有硫析出而使产品变黄：

$$S_2O_3^{2-} + 2H^+ = S\downarrow + SO_2\uparrow + H_2O$$

这个反应可以用来鉴定 $S_2O_3^{2-}$ 的存在。

$S_2O_3^{2-}$ 的结构与 SO_4^{2-} 类似，具有四面体构型，可以看成是其中的一个 O 原子被 S 取代后的产物。$S_2O_3^{2-}$ 中的两个 S 原子的平均氧化值是+2，中心 S 原子的氧化值是+6，另一个 S 原子的氧化值为-2，因此 $Na_2S_2O_3$ 具有一定的还原性。从标准电极电势 $E^{\ominus}(S_4O_6^{2-}/S_2O_3^{2-}) = 0.08V$ 可知，$Na_2S_2O_3$ 是一个中等强度的还原剂，所以 I_2 可以将 $Na_2S_2O_3$ 氧化成连四硫酸钠（$Na_2S_4O_6$）：

$$2Na_2S_2O_3 + I_2 = Na_2S_4O_6 + 2NaI$$

这个反应是定量分析中碘量法的基础。

$Na_2S_2O_3$ 不仅具有还原性，而且容易和一些过渡金属离子形成配合物。例如，不溶于水的卤化银 AgX（X = Cl、Br）能溶解在 $Na_2S_2O_3$ 溶液中，由于生成稳定的硫代硫酸银配离子：

$$AgBr + 2S_2O_3^{2-} \rightleftharpoons [Ag(S_2O_3)_2]^{3-} + Br^-$$

所以 $Na_2S_2O_3$ 可用作定影液,利用该反应溶去胶片上未感光的 $AgBr$。

4. 过二硫酸及其盐 过二硫酸是无色晶体,可以看成是过氧化氢 H—O—O—H 中 H 原子被亚硫酸氢根取代的产物。若其中一个 H 被取代称为过一硫酸,另一个 H 也被取代后得 HO_3S—O—O—SO_3H 称为过二硫酸。过氧键—O—O—中 O 原子的氧化值为 -1,从而不同于其他的 O 原子。在 H_2SO_5 分子中,S 原子的氧化值仍然是 $+6$,而在 $H_2S_2O_8$ 分子中,S 原子的氧化值为 $+7$。

过二硫酸及其盐均不稳定,加热时容易分解。例如,过二硫酸钾($K_2S_2O_8$)受热会放出 SO_3 和 O_2:

$$2K_2S_2O_8 \xrightarrow{\Delta} 2K_2SO_4 + 2SO_3\uparrow + O_2\uparrow$$

从标准电极电势 $E^{\ominus}(S_2O_8^{2-}/SO_4^{2-}) = 2.01\text{V}$ 来看,过二硫酸及其盐都是强氧化剂,所以 $K_2S_2O_8$ 能把铜氧化成硫酸铜:

$$K_2S_2O_8 + Cu \rightleftharpoons CuSO_4 + K_2SO_4$$

$S_2O_8^{2-}$ 在 Ag^+ 的催化作用下能将 Mn^{2+} 氧化成紫红色的 MnO_4^-:

$$5S_2O_8^{2-} + 2Mn^{2+} + 8H_2O \rightleftharpoons 2MnO_4^- + 10SO_4^{2-} + 16H^+$$

如果没有 Ag^+ 作催化剂,$S_2O_8^{2-}$ 只能将 Mn^{2+} 氧化成 $MnO(OH)_2$ 的棕色沉淀:

$$S_2O_8^{2-} + Mn^{2+} + 3H_2O \rightleftharpoons MnO(OH)_2 + 2SO_4^{2-} + 4H^+$$

过二硫酸及其盐作为氧化剂在氧化还原反应过程中,它的过氧链断裂,过氧链中两个 O 原子的氧化值从 -1 降到 -2,而 S 的氧化值不变,仍是 $+6$。

五、硒及其化合物

硒在自然界含量很少,但分布很广,因而称为稀散元素。硒有两类同素异形体,无定形为棕红色粉末,在 323.15 K 左右开始软化,易溶于二硫化碳。在二硫化碳中测得硒由 8 原子组成,蒸发二硫化碳可得黑色晶态硒,熔点为 490.15 K。光照下,硒的导电能力比在暗处提高近千倍,因而 Se 被用作光电池的材料,晶体硒也是制造整流器的材料。

(一)硒化氢

H_2Se 为无色且有恶臭的气体,其毒性大于 H_2S。氧族元素氢化物的熔、沸点除 H_2O 外依次升高,呈规律性变化。这说明其分子间作用力依次增强,但是 H_2Se 水溶液的酸性大于 H_2S,为中强二元酸。这是因为硒离子的半径大,与氢离子间的引力较弱,故酸的电离度较大。其制备方法为:

$$Al_2Se_3 + 6H_2O \rightleftharpoons 2Al(OH)_3\downarrow + 3H_2Se\uparrow$$

(二)氧化物和含氧酸

硒在空气中燃烧可得到 SeO_2,为白色固体。SeO_2 溶于水得亚硒酸 H_2SeO_3。亚硒酸是弱酸,其 $K_{a1} = 2.4 \times 10^{-3}$,酸性比亚硫酸弱,但和亚硫酸不同,亚硒酸是以氧化性为主,可氧化 H_2S、SO_2、HI 以及醛、酮等有机物。例如,

$$H_2SeO_3 + 2H_2S \rightleftharpoons 2S + Se + 3H_2O$$
$$H_2SeO_3 + 2SO_2 + H_2O \rightleftharpoons 2H_2SO_4 + Se$$

遇强氧化剂时,H_2SeO_3 显还原性:

$$H_2SeO_3 + H_2O_2 \rightleftharpoons H_2SeO_4 + H_2O$$

H_2SeO_4 分子中,Se 原子的氧化值为 $+6$,其氧化性比硫酸还强。浓硒酸与盐酸混合液,就像王水那样,可以溶解金和铂。

六、离子鉴定

1. 过氧化氢及过氧离子 定性鉴定方法(药典法)是让 H_2O_2 与铬酸根离子在酸性条件下反

应,生成蓝色的五氧化铬:

$$Cr_2O_7^{2-} + 4H_2O_2 + 2H^+ \rightleftharpoons 2CrO_5 + 5H_2O$$

蓝色的 CrO_5 含有过氧键,在水中不稳定,很快分解:

$$4CrO_5 + 12H^+ \rightleftharpoons 4Cr^{3+} + 6H_2O + 7O_2 \uparrow$$

CrO_5 在乙醚中较为稳定,一般将其提取到乙醚中进行观察。

2. 亚硫酸根离子(SO_3^{2-}) 亚硫酸根不稳定,遇酸容易分解,生成 SO_2 气体:

$$SO_3^{2-} + 2H^+ \rightleftharpoons SO_2 \uparrow + H_2O$$

利用 SO_2 的还原性,可将亚汞离子还原为黑色的汞,或与酸性 $KMnO_4$ 反应,使溶液退色。也可将蓝色的淀粉-碘溶液中的碘还原,使蓝色褪去。

$$SO_2 + Hg_2^{2+} + 2H_2O \rightleftharpoons 2Hg + SO_4^{2-} + 4H^+$$
$$SO_2 + I_2 + 2H_2O \rightleftharpoons H_2SO_4 + 2HI$$

3. 硫代硫酸根离子($S_2O_3^{2-}$) 可以利用硫代硫酸根离子在酸性介质中的不稳定性检测:

$$S_2O_3^{2-} + 2H^+ \rightleftharpoons S \downarrow + H_2O + SO_2 \uparrow$$

上述反应与鉴定 SO_3^{2-} 的区别在于溶液出现浑浊。

4. 硫酸根离子(SO_4^{2-}) 在确证无 F^-、$[SiF_6]^{2-}$ 存在时,用钡离子检验,生成不溶于盐酸的白色沉淀:

$$SO_4^{2-} + Ba^{2+} \rightleftharpoons BaSO_4 \downarrow$$

七、氧、硫和硒的生物学效应

氧是生物体最重要的组成元素,有机体的组织细胞靠氧的呼吸维持生命,机体的生命活动要消耗氧,而植物的光合作用又向空间输送氧。

硫是生物体必需的常量元素,主要参与形成酪蛋白,硫在蛋白质中的质量分数为 0.3%~2.5%,动物体内的硫大部分存在于毛发和软骨等组织中。

硒是人体必需的微量元素。目前的研究表明硒在体内参与生物合成并转化为—SeH 基,硒在人体内的活性物质主要是含硒酶,含硒酶的生物功能是清除体内的自由基,而这些自由基对机体细胞的损伤与肿瘤和某些损伤性疾病(如克山病、大骨节病)的发生有关。动物实验证实了含硒化合物对化学致癌的癌前期病变和某些由病毒诱发的肿瘤有抑制作用。

八、常用的含氧族元素药物

1. 过氧化氢溶液(双氧水) 药用 H_2O_2 的质量分数为 3%,作为消毒防腐药。H_2O_2 在组织酶的作用下分解放出活性氧而具有杀菌作用,常用于清洗疮口、治疗化脓性中耳炎、口腔炎等。质量分数为 1% 的双氧水还可用于含漱。

2. 药用硫 药用硫主要有升华硫、沉降硫和洗涤硫,升华硫用于配制 10% 的硫黄软膏,外用治疗疥疮、真菌感染及牛皮癣等。洗涤硫和沉降硫既可外用也可内服,内服有轻泻作用。

3. 硫酸钠 硫酸钠 $Na_2SO_4 \cdot 10H_2O$,中药称芒硝或朴硝。$Na_2SO_4 \cdot 10H_2O$ 露置在空气中易风化失去结晶水,无水硫酸钠中药称玄明粉或元明粉,有吸湿性,它们都可用作缓泻剂。

4. 硫酸镁 25% 的 $MgSO_4$ 注射液作为抗惊厥药,常用于妊娠高血压的治疗,可降低血压,治疗先兆子痫和子痫,也用于治疗早产。

5. 硫代硫酸钠 20% 的 $Na_2S_2O_3$ 普通制剂内服用于治疗重金属中毒,外用可治疗疥癣和慢性皮炎等皮肤病。10% 硫代硫酸钠注射剂主要用于治疗氰化物、砷、汞、铅、铋和碘中毒。

第五节 卤 素

周期中第ⅦA族元素称为卤素(halogens),包括氟(fluorine,F)、氯(chlorine,Cl)、溴(bromine,

Br)、碘(iodine,I)和砹(astatine,At)。这些元素都能与碱金属化合生成典型的盐,在自然界中都以化合状态存在。氟在自然界中主要以萤石(CaF_2)、冰晶石(Na_3AlF_6)和氟磷灰石 $Ca_5F(PO_4)_3$ 的矿物存在;氯在自然界中主要以钾石盐(KCl)、光卤石($KCl \cdot MgCl_2 \cdot 6H_2O$)等矿物存在;溴、碘存在于海水中;砹需要人工合成。

一、卤素的通性

(一) 基本性质

卤素都是非金属元素,它们的单质为双原子分子,其化学性质十分相似。表15-7列出了卤素的一些基本性质。从表15-7可知,从F到At,卤素的核外电子的层数依次增多,其原子半径递增,电负性逐渐减小,F的电负性为3.98,是电负性最大的元素。但F的电子亲和能反常地小于Cl,这是由于F原子的半径较小,核外电子密度大,接受外来电子时,将引起电子间较大的斥力,部分抵消了F原子获得一个电子而成为F^-时所放出的能量。而且F及其化合物的性质与同族元素同类化合物相比,其不同尤为突出。

表 15-7 卤素的基本性质

性质	氟	氯	溴	碘
元素符号	F	Cl	Br	I
价电子组态	$2s^22p^5$	$3s^23p^5$	$4s^24p^5$	$5s^25p^5$
主要氧化值	-1,0	-1,0,+1+3,+4,+5,+7	-1,0,+1+3,+5,+7	-1,0,+1+3,+5,+7
共价半径/pm	64	99	114	133
X^-离子半径/pm	133	181	196	220
第一电离能/($kJ \cdot mol^{-1}$)	168	1251	1141	1008
电子亲和能/($kJ \cdot mol^{-1}$)	322	348.7	324.5	295
电负性	3.98	3.16	2.96	2.66

(二) 成键特征

卤素原子的价电子层组态为 ns^2np^5,与同周期其他族元素相比,具有以下成键特征:

(1) 卤素原子的价层电子组态比稀有气体的稳定电子组态只缺少一个电子,在化学反应中有夺取一个电子,成为卤素离子的强烈倾向,因此卤素单质最突出的化学性质是它们的强氧化性。随着原子半径的增大,卤素单质的氧化能力依次减弱。

(2) 除氟外,氯、溴和碘的原子最外层电子组态中都存在着空的 nd 轨道。当这些元素与电负性更大的元素化合时,成对的 ns 电子和 np 电子受激发进入 nd 空轨道,nd 轨道也参与成键。故这些元素可呈现+1、+3、+5、+7 的氧化值,这些氧化值突出地表现在氯、溴、碘的含氧化物和卤素的互化物中。

(3) 卤素离子外层有孤电子对,可以作为配体与具有空轨道的中心原子形成配位化合物,所以形成配位键也是本族元素的成键特征。

二、卤素单质

案例 15-8

纳米碘是将碘微粒嵌入高分子中,可提高活性、稳定性,增加水溶性,减少刺激性,且起到缓释作用。纳米碘被水稀释后,碘缓慢地释放出来杀灭细菌和病毒,纳米碘与其他的常规碘剂相比,其稳定性增强,刺激性和腐蚀性降低,更重要的是有效碘含量大大提高(比季铵盐络合碘高出1倍),杀菌效果增强,杀菌作用更持久。

问题:
1. 除碘外,为什么其他卤素单质不能直接供药用?
2. 纳米碘与碘比较,其水溶性大大提高,稳定性大大增强,请问碘为什么难溶于水?
3. 卤素单质在水中的溶解性质是否一样?请比较它们的活泼性。

(一) 物理性质

卤素单质均为双原子分子,以 X_2 表示(X = F、Cl、Br、I、At)。表15-8 列出了卤素单质的一些物理性质,可以看出卤素单质的熔点、沸点随着原子半径的增大而升高,同时它们的热稳定性随原子半径的增大而减小。

表15-8 卤素单质的一些物理性质

性质	氟	氯	溴	碘
状态(常温、常压)	气体	气体	液体	固体
颜色	浅黄色	黄绿色	棕红色	紫黑色
密度/(g·cm^{-3})	1.108	1.57	3.21	4.93
熔点/K	53.38	172.02	265.92	386.5
沸点/K	84.36	238.95	331.76	457.35
汽化热/(kJ·mol^{-1})	6.32	20.41	30.71	46.61
溶解度/(mol·L^{-1})	—	0.09	0.21	0.0013

(二) 化学性质

卤素单质最突出的化学性质是氧化性,X_2 作为氧化剂在化学反应中得到电子,本身被还原为 X^-:

$$X_2 + 2e^- = 2X^-$$

卤素单质的氧化性按 $F_2 < Cl_2 < Br_2 < I_2$ 的顺序递减,它们的化学性质可概括为以下几个方面。

1. 卤素与金属的反应 F_2 几乎能与所有的金属直接化合,且多数反应非常剧烈。Cl_2 与金属的作用比 F_2 的活性要小,有些反应需要加热,甚至在较高的温度下才能进行。

Br_2 和 I_2 的反应活性比 Cl_2 差得多,常温下只能与活泼金属作用。与其他金属的反应需在加热的条件下才能进行,例如,

$$2Al + 3Br_2 \xrightarrow{\Delta} 2AlBr_3$$

I_2 与 Zn 的反应需要 H_2O 的催化作用:

$$Zn + I_2 \xrightarrow{H_2O} ZnI_2$$

2. 卤素与非金属的反应 X_2 与氢的作用:F_2 在低温和黑暗中可以和 H_2 直接反应,放出大量的热,并引起爆炸。而 Cl_2 与 H_2 混合时,需要光照才能发生爆炸反应:

$$H_2 + Cl_2 \xrightarrow{光照} 2HCl$$

Br_2 与 H_2 反应需要加热。I_2 和 H_2 则要求更高的温度方能进行,该反应为可逆反应,而且 HI 极不稳定,受热后立即分解。

X_2 与磷的作用:氯气与红磷能发生反应,产物为 PCl_3 和 PCl_5,其反应方程式如下:

$$2P + 3Cl_2 = 2PCl_3$$

$$2P + 5Cl_2 =\!\!=\!\!= 2PCl_5$$

3. 卤素与水的反应 X_2 与水作用可发生两类反应，一类是 F_2 氧化 H_2O 放出 O_2 的反应：

$$2F_2 + 2H_2O =\!\!=\!\!= O_2 + 4HF$$

在这个氧化还原反应中，F_2 是氧化剂，H_2O 是还原剂。由 H_2O 的电极电位（pH = 0 时，$E^\ominus$ = 1.229 V；pH = 7 时，E = 0.815 V）可知，该反应受溶液 pH 的影响。F_2 与 H_2O 反应剧烈放出 O_2；Cl_2 只有在光照条件下才与 H_2O 反应，缓慢地放出 O_2；而 Br_2 与 H_2O 反应的活化能较高，放出 O_2 的速度极慢；I_2 与 H_2O 不发生反应，相反其逆反应进行的倾向很大，将 O_2 通入 HI 溶液内则有 I_2 析出。

另一类是 Cl_2、Br_2 和 I_2 在水中的歧化反应：

$$X_2 + H_2O =\!\!=\!\!= HXO + 2HX$$

对于这类反应，一般认为是 X_2 分子在 H_2O 分子作用下发生"不均匀分裂"，也称为"异裂"，共用电子对完全属于其中的一个 X 原子所有，而另一个 X 原子则失去电子，与溶液中的 OH^- 结合，生成 HXO。因此，碱性介质有利于歧化反应进行。X_2 在碱性溶液中迅速发生歧化反应，生成 XO^- 或 XO_3^- 离子。例如：

在冷碱溶液中：$Cl_2 + 2OH^- =\!\!=\!\!= ClO^- + Cl^- + H_2O$

在热碱溶液中：$3Cl_2 + 6OH^- =\!\!=\!\!= ClO_3^- + 5Cl^- + 3H_2O$

F_2 与碱溶液的反应和其他卤素不同，其反应如下：

$$2F_2 + 2OH^- =\!\!=\!\!= OF_2\uparrow + 2F^- + H_2O$$

4. 卤素间的置换反应 根据反应条件的不同，卤素间的反应有两种，一类是卤素单质能把电负性比它小的卤素从后者的卤化物中置换出来。例如，

$$Cl_2 + 2Br^- =\!\!=\!\!= 2Cl^- + Br_2$$
$$Cl_2 + 2I^- =\!\!=\!\!= 2Cl^- + I_2$$
$$Br_2 + 2I^- =\!\!=\!\!= 2Br^- + I_2$$

另一类置换反应是在酸性溶液中，I_2 将 Cl_2 和 Br_2 从它们的卤酸根（XO_3^-）离子中置换出来，例如，

$$I_2 + 2ClO_3^- =\!\!=\!\!= 2IO_3^- + Cl_2$$
$$I_2 + 2BrO_3^- =\!\!=\!\!= 2IO_3^- + Br_2$$

这是由于在酸性条件下，卤酸根的氧化能力的顺序为 $BrO_3^- > ClO_3^- > IO_3^-$。

5. 生成卤素互化物的反应 不同的卤素单质彼此互相化合所生成的化合物称为卤素互化物。例如，等物质的量的 Cl_2 和 I_2 作用生成氯化碘：

$$Cl_2 + I_2 =\!\!=\!\!= 2ICl$$

卤素互化物可用通式表示为 XX'_n，n = 1, 3, 5, 7，其中 X 的电负性小于 X'。表 15-9 列出了一些卤素互化物常温时的性状。

表 15-9　某些卤素互化物的性状（298.15 K）

XX'型	XX'_3型	XX'_5型	XX'_7型
ClF, 无色气体	ClF_3, 无色气体	BrF_5, 无色液体	IF_7, 无色固体
BrF, 棕色气体	BrF_3, 黄绿色液体	IF_5, 无色液体	
BrCl, 红色气体	IF_3, 黄色固体		
ICl, 红色固体	ICl_3, 橙色固体		
IBr, 黑色固体	IBr_3, 棕色液体		

多数卤素互化物不稳定，有许多性质类似于卤素单质，遇水易发生水解反应。它们具有较强的氧化性，与大多数金属和非金属作用生成相应的卤化物。液态的 BrF_3 和 BrF_5 可作非水溶剂，而

ClF_3 和 ClF_5 可作火箭推进剂的高能氧化剂等。

三、卤化氢和氢卤酸

(一) 卤化氢的物理性质

卤化氢可表示为 HX,都是具有刺激性的无色气体,极易溶于水,在潮湿的空气中与水蒸气结合形成细小的酸雾而"冒烟"。表 15-10 列举了卤化氢和相应氢卤酸的一些重要性质,从表中可知:HX 的物理性质按 HCl → HBr → HI 的顺序呈规律性变化,但 HF 却在许多方面表现为突出的例外。例如,HF 的熔点、沸点反常,生成热特别高,表观电离度非常小等,这是由于 HF 分子间存在强氢键缔合作用。

表 15-10　卤化氢和氢卤酸的一些性质

性质	HF	HCl	HBr	HI
熔点/K	189.61	158.94	186.28	222.36
沸点/K	292.67	188.11	206.43	237.80
生成焓/(kJ·mol^{-1})	−271	−92	−36	+26
分解百分数/1273 K	—	0.014	0.5	33
气态分子核间距/pm	92	127.6	141.0	162
H—X 键能/(kJ·mol^{-1})	569.0	431	369	297.1
溶解度/%(293 K,101.3kPa)	35.3	42	49	57
氢卤酸的解离度	10	92.6	93.5	95
氢卤酸的恒沸点/K	393	383	399	400
氢卤酸的质量分数/%	35.35	20.24	47	57

(二) 卤化氢和氢卤酸的化学性质

卤化氢为极性分子,其中 HF 分子的极性最大。这些分子的极性随卤族元素电负性的减弱,其极性亦逐渐减弱。卤化氢极易液化,液态卤化氢不导电。卤化氢在水中的溶解度很大,例如,273.15 K 时,1 体积的水可以溶解 500 体积的 HCl。卤化氢的水溶液称氢卤酸,除氢氟酸外均为强酸,它们均为无色液体。氢卤酸恒沸溶液的组成和沸点见表 15-10。

1. 卤化氢的热稳定性　衡量卤化氢热稳定性的尺度是生成焓,生成焓为负值(即放热反应)的化合物,其稳定性要比生成焓为正值的化合物要高。

$$2HX \xrightarrow{\triangle} H_2 + X_2$$

所以卤化氢的稳定性顺序是 HF ≫ HCl > HBr > HI,其中 HBr 和 HI 易分解。

2. 卤化氢的还原性　HX 还原性的大小取决于卤离子失去电子的能力。F 的电负性最大,F$^-$ 的半径最小,由于核吸引电子的能力强,失去电子能力较弱,其还原性较差;I 则相反。由于卤素离子失去电子的能力按 F$^-$ → Cl$^-$ → Br$^-$ → I$^-$ 的顺序递增,HX 的还原性顺序是 HF ≪ HCl < HBr < HI。实验室中之所以用棕色瓶储存氢溴酸、氢碘酸试剂,就是由于 HBr 和 HI 在空气中极易被氧化。

3. 氢卤酸的酸性

$$HX \rightleftharpoons H^+ + X^-$$

从盐酸至氢碘酸酸性依次增强,氢碘酸是极强的酸。但是氢氟酸是弱酸,这是由于 HF 分子间存在较强的氢键作用。

四、卤素的含氧酸及其盐

氟的电负性大于氧,所以一般不生成含氧酸及盐。氯、溴和碘可以形成四种类型的含氧酸,分别为次卤酸(HXO)、亚卤酸(HXO_2)、卤酸(HXO_3)和高卤酸(HXO_4)。

在卤素的含氧酸中,卤素原子采用了 sp^3 杂化轨道与氧原子成键。由于不同氧化值的卤素原子结合的氧原子数不同,酸根离子的形状也各不相同。如图 15-7 所示,XO^- 为直线形,XO_2^- 为角形,XO_3^- 为三角锥形,而 XO_4^- 为四面体形。

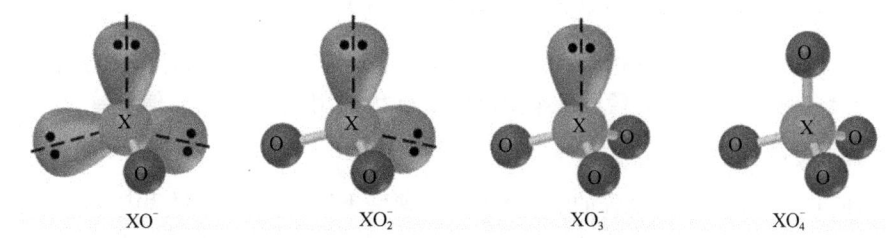

图 15-7　卤素含氧酸根的结构

(一) 次卤酸及其盐

次卤酸(表示为 HXO)都是弱酸,$HClO$、$HBrO$ 和 HIO 的酸解离常数 K_a 分别为 $3.9×10^{-8}$、$2.0×10^{-9}$ 和 $3.0×10^{-11}$,其酸性随卤素原子电负性减小而减弱。次卤酸极不稳定,仅能存在于水溶液中,在室温下发生歧化反应:

$$2HXO \rightleftharpoons 2HX + O_2 \uparrow$$

$HClO$ 的强氧化性和漂白杀菌能力就是基于上述分解反应。

次卤酸可以通过卤素单质和 H_2O 的反应制得。在碱性介质中,Cl_2、Br_2 和 I_2 都发生歧化反应:

$$Cl_2 + 2OH^- \rightleftharpoons ClO^- + Cl^- + H_2O$$
$$Br_2 + 2OH^- \rightleftharpoons BrO^- + Br^- + H_2O$$
$$I_2 + 2OH^- \rightleftharpoons IO^- + I^- + H_2O$$

生成的 XO^- 容易进一步歧化,得到 XO_3^- 和 X^-:

$$3XO^- \rightleftharpoons XO_3^- + 2X^-$$

XO^- 在碱性介质中的歧化速度与物种和温度有关。ClO^- 在室温和低于室温时歧化速度缓慢,当加热到 348.15 K 时歧化反应速度非常快。因此氯气与碱溶液作用,在室温或低于室温时,产物是次氯酸盐;在高于 348.15 K 时产物是氯酸盐。BrO^- 在室温时具有中等程度的歧化速度,只有在 273.15 K 左右才能制备和保存 BrO^-;若在 323.15 K 以上时,则得到 BrO_3^- 和 Br^-。IO^- 在任何温度下发生歧化速度都非常快,因此 I_2 与碱溶液作用实际上得不到 IO^-:

$$3I_2 + 6OH^- \rightleftharpoons IO_3^- + 5I^- + 3H_2O$$

常见的次卤酸盐是次氯酸钠($NaClO$),可作为家庭漂白剂以及游泳池、城市供水和下水道的消毒剂。除此之外,还有次氯酸钙 $Ca(ClO)_2$,它是"漂白粉"的有效成分。漂白粉通过 Cl_2 与消石灰的歧化反应制得:

$$2Cl_2 + 3Ca(OH)_2 \rightleftharpoons Ca(ClO)_2 + CaCl_2 \cdot Ca(OH)_2 \cdot H_2O + H_2O$$

(二) 卤酸及其盐

卤酸(HXO_3)的稳定性较次卤酸高,$HClO_3$ 和 $HBrO_3$ 能存在于水溶液中,HIO_3 以白色晶体状态存在。HXO_3 都是强酸,其酸性按 $HClO_3 \rightarrow HBrO_3 \rightarrow HIO_3$ 的顺序依次减弱。它们的浓溶液都是强氧化剂,其中以 $HBrO_3$ 的氧化性最强,它们被还原为单质的电极电势值如下:

$$2IO_3^- + 12H^+ + 10e^- \rightleftharpoons I_2 + 6H_2O \quad E^{\ominus} = +1.20V$$
$$2ClO_3^- + 12H^+ + 10e^- \rightleftharpoons Cl_2 + 6H_2O \quad E^{\ominus} = +1.47V$$
$$2BrO_3^- + 12H^+ + 10e^- \rightleftharpoons Br_2 + 6H_2O \quad E^{\ominus} = +1.52V$$

卤酸的稳定性为 $HClO_3 < HBrO_3 < HIO_3$，它们的卤酸盐的热稳定性皆高于其相应的卤酸。固体卤酸盐受热时，其分解反应较为复杂，如 $KClO_3$ 在不同的反应条件下的分解方式不同：

$$4KClO_3 \xrightarrow{673.15K} KCl + 3KClO_4$$

$$2KClO_3 \xrightarrow[\triangle]{MnO_2} 2KCl + 3O_2\uparrow$$

卤酸盐在水溶液中的氧化性不明显，但固体卤酸盐（如 $KClO_3$）是强氧化剂，与碳、硫、磷及有机物等易燃物混合时，受到撞击会猛烈爆炸，因此 $KClO_3$ 大量用于制造火柴、信号弹、焰火等。

（三）高卤酸及其盐

高氯酸（$HClO_4$）是无机酸中最强的酸。无水的高氯酸不稳定，在储藏过程中可能发生爆炸，因此市售试剂一般为 70% 溶液。浓热的 $HClO_4$ 溶液的氧化性很强，遇到有机化合物会发生爆炸性反应，而稀冷的 $HClO_4$ 溶液的氧化能力极弱，当遇到活泼金属如锌、铁等，则放出氢气：

$$Zn + 2HClO_4 =\!=\!= Zn(ClO_4)_2 + H_2\uparrow$$

高溴酸（$HBrO_4$）也是极强的酸，它是比高氯酸、高碘酸更强的氧化剂，浓度在 55% 以下的 $HBrO_4$ 溶液才能长期稳定地存在。

高碘酸通常有两种形式，即正高碘酸（H_5IO_6）和偏高碘酸（HIO_4）。高碘酸的氧化性比高氯酸强，可以将 Mn^{2+} 氧化为紫红色的 MnO_4^-：

$$2Mn^{2+} + 5IO_4^- + 3H_2O =\!=\!= 2MnO_4^- + 5IO_3^- + 6H^+$$

该反应迅速、平稳，因此分析化学中常将 IO_4^- 作稳定的强氧化剂。

高卤酸盐的热稳定性比较高，例如，$KClO_4$ 的分解温度大于 $KClO_3$，用 $KClO_4$ 制成的炸药称为"安全炸药"。

五、离子鉴定

1. 利用沉淀反应 Cl^-、Br^-、I^- 可与 Ag^+ 反应生成沉淀，将 Ag^+ 加入到含有卤素离子的溶液中：

$$Ag^+ + X^- =\!=\!= AgX\downarrow$$

由于生成不同颜色的沉淀：AgCl（白）、AgBr（淡黄）、AgI（黄），可以根据沉淀的颜色判断卤素离子的种类。

2. 利用氧化还原反应 卤素离子的还原性按照 Cl^-、Br^-、I^- 依次递增，氯水可以将 Br^-、I^- 氧化成卤素单质，然后利用它们在 CCl_4 中的颜色不同进行鉴别：

$$Cl_2 + 2Br^- =\!=\!= 2Cl^- + Br_2$$

$$Cl_2 + 2I^- =\!=\!= 2Cl^- + I_2$$

如果 CCl_4 层呈紫色，表示溶液中有 I^- 存在；CCl_4 层呈黄色，表示溶液中有 Br^- 存在。

六、卤素的生物学效应

F 是广泛分布于生物体内的一种元素。在人的正常骨骼中，F 的含量为 0.01%~0.03%。牙釉质中的 F 主要以 $Ca_5F(PO_4)_3$ 的形式存在，比 $Ca_5OH(PO_4)_3$ 耐酸腐蚀，因此含 F 牙膏对预防龋齿有一定的效果。

Cl 是生物体内的宏量元素，在机体中主要以 Cl^- 的形式存在，是多种体液的主要成分，并参与机体的生理作用。当 Cl 的摄入量不足时，会影响人体的正常生理功能，从而引起多种病症。

I 是人体必需的微量元素，人体内的 I 主要集中在甲状腺内，以两种碘化氨基酸的形式存在，这两种物质是甲状腺素的有效成分。

七、常用的含卤素药物

1. 盐酸 药用盐酸质量分数为 9.5%~10.5%,内服可补充胃酸不足,治疗胃酸缺乏症。
2. 氯化铵 NH_4Cl 主要用作祛痰剂或用于治疗重度代谢性碱血症。
3. 溴化钠、溴化钾和溴化铵 $NaBr$、KBr 和 NH_4Br 三者的混合溶液称为三溴合剂,可用作镇静剂。
4. 碘 碘主要用于配制碘酊,作为外用消毒剂。
复方碘溶液:小剂量用于治疗单纯性甲状腺肿,大剂量用于治疗甲状腺危象。碘还可用作饮水消毒剂。
5. 碘化钾、碘化钠 KI 主要用于配制碘酊,放射性同位素标记的 NaI 可用于配制造影剂。
6. 漂白粉 市售新鲜"漂白粉"含有效氯 25%~35%,具有迅速、强效的杀菌作用。

第六节 稀有气体

稀有气体(noble gases)是周期表中ⅧA族元素,包括氦(helium,He)、氖(neon,Ne)、氩(argon,Ar)、氪(krypton,Kr)、氙(xenon,Xe)和氡(radon,Rn)。

一、稀有气体

稀有气体的最外层电子组态为 ns^2np^6(He 为 $1s^2$),都具有稳定的 8 电子结构,与同周期元素相比较,稀有气体的电离能大,而且其电子亲和能几乎为零。因此,稀有气体的原子一般不容易失去或得到电子形成化学键,很难与其他元素化合,表现出相对惰性的化学性质。同时,稀有气体只能以单原子分子的形式存在。表 15-11 列出稀有气体的一些性质,如熔点、沸点、溶解度等均随着原子序数的增大而增大,这与非极性分子的色散力的递增规律相符合。

表 15-11 稀有气体的某些性质

性质	氦	氖	氩	氪	氙	氡
元素符号	He	Ne	Ar	Kr	Xe	Rn
价电子组态	$2s^2$	$3s^23p^6$	$4s^24p^6$	$5s^25p^6$	$6s^26p^6$	$6s^26p^6$
原子半径/pm	93	112	154	169	160	220
第一电离能/($kJ\cdot mol^{-1}$)	2372	2081	1521	1351	1170	1037
蒸发热/($kJ\cdot mol^{-1}$)	0.09	1.8	6.3	9.7	13.7	18.0
熔点/K	0.95	24.48	83.95	116.55	161.15	202.15
沸点/K	4.25	27.25	87.45	120.25	166.05	208.15
临界温度/K	5.25	44.45	153.15	201.65	289.75	377.65
临界压力/10^5Pa	2.29	27.25	48.94	55.01	58.36	63.23
溶解度/($ml\cdot kg^{-1}$)	8.8	10.4	33.6	62.6	123	222

二、稀有气体化合物

在稀有气体发现后很长的一段时间内,人们认为它们在化学性质上绝对惰性。直到 1962 年,Bartlett(巴特列)将 PtF_6 的蒸气与过量的氙混合,在室温下制得 $XePtF_6$ 红色固体,这是稀有气体的第一个化合物。这个发现改变了持续近 70 年之久的"稀有气体是完全化学惰性"的传统认识,目前人们已合成一些以氙为主的氟化物和含氧化合物。

1. 氙的氟化物(fluorides of xenon)　Xe 与 F_2 可以生成具多种氧化值的氟化物,下面简单介绍 XeF_2、XeF_4 和 XeF_6 的制备条件。

$$Xe + F_2 \xrightarrow[7.5\times10^6 Pa]{673.15K} XeF_2 \quad (Xe:F_2 = 7.5:1)$$

$$Xe + 2F_2 \xrightarrow[6\times10^5 Pa]{673.15K} XeF_4 \quad (Xe:F_2 = 1:5)$$

$$Xe + 3F_2 \xrightarrow[5.0\times10^6 Pa]{523.15K} XeF_6 \quad (Xe:F_2 = 1:20)$$

XeF_2、XeF_4 和 XeF_6 这三种化合物的熔点分别为 402.15 K、390.15 K、322.65 K,常温下都是无色固体和强氧化剂,能与许多物质发生氧化还原反应。

$$XeF_2 + C_2H_4 == C_2H_4F_2 + Xe$$

$$XeF_4 + 2SF_4 == 2SF_6 + Xe$$

$$XeF_6 + 8NH_3 == N_2 + 6NH_4F + Xe$$

2. 氙的含氧化合物(oxides of xenon)　已知氙的含氧化合物主要有氧化值为 +6 的 XeO_3 和氧化值为 +8 的 XeO_4。

XeO_3 可由 XeF_4 或 XeF_6 水解制备:

$$6XeF_4 + 12H_2O == 2XeO_3 + 4Xe + 3O_2 + 24HF$$

$$XeF_6 + 3H_2O == XeO_3 + 6HF$$

得到无色无味的 XeO_3 水溶液,然后小心蒸发溶液可得 XeO_3 的无色晶体。固体 XeO_3 经过摩擦、挤压或微热,都会发生爆炸。

制备 XeO_4 时,先由 XeF_6 在 $Ba(OH)_2$ 中歧化制得高氙酸钡 (Ba_2XeO_6),然后将 Ba_2XeO_6 与 H_2SO_4 反应:

$$Ba_2XeO_6 + 2H_2SO_4 == 2BaSO_4\downarrow + XeO_4\uparrow + 2H_2O$$

得到的 XeO_4 是一种无色气体,具有正四面体几何构型。它很不稳定,在室温下仍然会发生爆炸而分解成 XeO_3 和 O_2。

上述两种氙的含氧化合物中,XeO_3 在 OH^- 介质中形成 $HXeO_4^-$:

$$XeO_3 + OH^- \rightleftharpoons HXeO_4^- \quad K = 1.5\times10^3$$

$HXeO_4^-$ 会缓慢歧化成高氙酸盐:

$$2HXeO_4^- + 2OH^- == XeO_6^{4-} + Xe\uparrow + O_2\uparrow + 2H_2O$$

高氙酸盐是最强的氧化剂之一,在酸性条件下能将 Mn^{2+} 氧化成 MnO_4^-:

$$5XeO_6^{4-} + 2Mn^{2+} + 9H^+ == 5HXeO_4^- + 2MnO_4^- + 2H_2O$$

三、稀有气体的应用

稀有气体在电场作用下易发光放电,常用于制造特种光源,因此 He 和 Ne 等常用于制造航标灯和霓虹灯。

He 是除了 H_2 以外密度最小的气体,可以代替氢气装在飞船里,不会着火和发生爆炸。液态 He 的沸点为 4.15 K,利用此性质可获得接近绝对零度的超低温。He 还用于代替 N_2 作人造空气,供探海潜水员呼吸,可避免潜水员因迅速返回水面时由于压力突然下降而引起的"气塞症"。这种含 He 的人造空气的平均密度比普通空气小 3 倍,容易吸入或呼出,可用于医治支气管气喘。

Xe 在血液里的溶解度小而在脂肪里的溶解度大,因此能结合在细胞膜的磷脂上,从而引起细胞的膨胀,使神经末梢作用暂时停止,发挥麻醉效应,曾在医学上作为全身麻醉剂。

本 章 小 结

p 区元素原子价层电子组态通式为 ns^2np^{1-6}(He 为 $1s^2$),它们的原子半径在同族中从上到下逐渐增大,有效核电荷略有增加,得电子的能力逐渐减弱,非金属性逐渐减弱,金属性逐渐增强。尤其对于ⅣA族,这种变化更为明显,它们从典型的非金属元素 C 逐渐过渡到典型的金属元素 Pb。

p 区第二周期元素的性质与同族其他元素相比,化学性质差异性较大。

p 区元素第四周期元素 Ga、Ge、As、Se、Br 的性质比较特殊。

p 区元素具有多种氧化值,它们的最高正氧化值等于其最外层电子的数目。非金属元素作为中心原子形成常见的含氧酸,以 $R(OH)_n$ 表示。这些含氧酸的酸性变化具有一定的规律性,在同周期中,从左到右,酸性逐渐增强;在同族中,从上到下,酸性逐渐减弱。同一元素形成的含氧酸中,元素的氧化值越高,酸性越强。

在非金属的含氧酸盐中,硝酸盐、氯酸盐都易溶于水;硫酸盐大部分溶于水;碳酸盐和磷酸盐大多数都不溶于水。同族金属离子形成的同类型盐中,阳离子的半径越小,对应的盐越容易溶解。

在常见的含氧酸盐中,磷酸盐、硅酸盐都比较稳定,加热时不分解,但会脱水缩合成多酸盐;其次是硫酸盐,它们的分解温度一般在 1273.15 K 以上;碳酸盐比硫酸盐易于分解,同族金属离子形成的碳酸盐,阳离子半径越大,其碳酸盐越稳定;硝酸盐比碳酸盐更易分解,产物随金属活泼性的不同而异。最不稳定的含氧酸盐是卤酸盐,加热时会发生爆炸。

习 题

1. 碳和硅均为第ⅣA族元素,为什么由碳链构成的化合物有上千万种,而由硅链构成的化合物却仅有数种? 为什么常温下 CO_2 是气体而 SiO_2 是固体?

2. 为什么 CO_2 灭火器不能用于扑灭活泼金属引起的火灾?

3. 解释下述事实:
(1) 氮的电负性比磷大,但磷的化学活泼性大于氮。
(2) 为什么从 NO^+、NO 到 NO^- 的键长逐渐增大?

4. 向 Na_3PO_4 溶液中分别加入过量 HCl 和 CH_3COOH,P(Ⅴ)的最终产物是什么?

5. O 的电负性比 C 大,为什么 CO 分子几乎没有极性?

6. 少量 Mn^{2+} 可以催化分解 H_2O_2,其反应机制解释如下:H_2O_2 能氧化 Mn^{2+} 为 MnO_2,后者又能使 H_2O_2 氧化。试从电极电势说明上述解释是否合理,并写出离子方程式。

7. 某气态物质 A 溶于水,所得溶液既有氧化性又有还原性。
(1) 向此溶液加入碱时生成盐。
(2) 将(1)所得溶液酸化,加入适量 $KMnO_4$,可使 $KMnO_4$ 褪色。
(3) 在(2)所得溶液中加入 $BaCl_2$ 得白色沉淀。
判断 A 是何物? 写出相关反应方程式。

8. 解释下列现象:
(1) I_2 难溶于纯水,却易溶于 KI 溶液。
(2) 在卤素化合物中,Cl、Br、I 可呈多种氧化值。
(3) KI 溶液中通入 Cl_2 时,开始溶液呈红棕色,继续通入 Cl_2,颜色褪去。

9. 将 Cl_2 通入熟石灰中得到"漂白粉",而向"漂白粉"中加入盐酸却产生 Cl_2,试解释之。

10. 利用电极电势的数据解释下列现象:在淀粉碘化钾溶液中加入少量 NaClO 时得到蓝色溶液 A,加入过量 NaClO 时,得到无色溶液 B,将 B 溶液酸化后加入少量固体 Na_2SO_3,则 A 的蓝色复现。当 Na_2SO_3 过量时又褪色成为无色溶液 C,再加入 $NaIO_3$ 溶液,A 的蓝色又出现,指出 A、B、C 各为何种物质? 并写出各步反应方程式。

11. 在酸性 KIO_3 溶液中加入 $Na_2S_2O_3$ 会发生什么现象? 试解释之。

(苟宝迪)

第十六章 d 区元素

学习目标

掌握 钛、钒、铬、钼、钨、锰、铁等元素的单质及其重要化合物的基本性质。

熟悉 d 区元素的通性;常见氧化物和氢氧化物的酸碱性;过渡金属离子的特征颜色;配位化学特性。

了解 d 区元素的生物学效应及相应药物。

第一节 过渡元素概述

过渡元素(transition element)是指周期表ⅢB~ⅡB族的元素,共有 10 个纵列。它们均为金属,因此也称为过渡金属(transition metal)。过渡元素在周期表中的位置如表 16-1 所示。

表 16-1 过渡元素在周期表中的位置(▨ 过渡元素)

ⅠA																	0
H	ⅡA											ⅢA	ⅣA	ⅤA	ⅥA	ⅦA	He
Li	Be		d区							ds区		B	C	N	O	F	Ne
Na	Mg	ⅢB	ⅣB	ⅤB	ⅥB	ⅦB		ⅧB		ⅠB	ⅡB	Al	Si	P	S	Cl	Ar
K	Ca	Sc	Ti	V	Cr	Mn	Fe	Co	Ni	Cu	Zn	Ga	Ge	As	Se	Br	Kr
Rb	Sr	Y	Zr	Nb	Mo	Tc	Ru	Rh	Pd	Ag	Cd	In	Sn	Sb	Te	I	Xe
Cs	Ba	La	Hf	Ta	W	Re	Os	Ir	Pt	Au	Hg	Tl	Pb	Bi	Po	At	Rn
Fr	Ra	Ac	Rf	Db	Sg	Bh	Hs	Mt	Ds	Rg	Uub	Uuq		Uuh			

根据过渡元素在周期表中的位置,将其分为四个过渡系;第一过渡系是指第四周期从 Sc~Zn 等十种元素,也称为轻过渡元素;第二过渡系是指第五周期从 Y~Cd 等元素;第三过渡系是指第六周期从 La~Hg 等元素(不包括镧系元素);第四过渡系是指第七周期从 Ac 到 Uub 等元素(不包括锕系元素)。第二、三、四过渡系元素又称为重过渡元素。

d 区元素的价层电子组态为 $(n-1)d^{1-9}ns^{1-2}$,次外层 d 轨道尚未充满是其价层电子组态的重要特征,如表 16-2 所示。由于 $(n-1)d$ 轨道和 ns 轨道能量接近,受原子核的吸引力较弱,因此具有较大的变形性。同时在一定条件下,不仅 ns 轨道上的电子能参与化学键的形成,$(n-1)d$ 轨道上的电

表 16-2 第一、二、三过渡系元素原子的价层电子组态

	Sc	Ti	V	Cr	Mn	Fe	Co	Ni	Cu	Zn
第一过渡系	$3d^14s^2$	$3d^24s^2$	$3d^34s^2$	$3d^54s^1$	$3d^54s^2$	$3d^64s^2$	$3d^74s^2$	$3d^84s^2$	$3d^{10}4s^1$	$3d^{10}4s^2$
	Y	Zr	Nb	Mo	Tc	Ru	Rh	Pd	Ag	Cd
第二过渡系	$4d^15s^2$	$4d^25s^2$	$4d^45s^1$	$4d^55s^1$	$4d^55s^2$	$4d^75s^1$	$4d^85s^1$	$4d^{10}5s^0$	$4d^{10}5s^1$	$4d^{10}5s^2$
	La	Hf	Ta	W	Re	Os	Ir	Pt	Au	Hg
第三过渡系	$5d^16s^2$	$5d^26s^2$	$5d^36s^2$	$5d^46s^2$	$5d^56s^2$	$5d^66s^2$	$5d^76s^2$	$5d^96s^1$	$5d^{10}6s^1$	$5d^{10}6s^2$

子也能部分或全部参与成键,因此,d 区元素通常具有多种氧化值,同种元素不同氧化值的氧化物和氢氧化物也表现出不同的酸碱性,它们的离子或化合物大多具有各自特征的颜色,并表现出特有的配位特性等。下面对过渡元素的某些通性进行讨论。

一、过渡元素的原子半径

图 16-1 反映的是 d 区元素的原子半径随着原子序数变化的情况。由图 16-1 可知,同周期元素从左向右,随着原子序数的增加,原子半径逐渐减小,到第ⅧB 族元素前后又略有增大。同族过渡元素,从上至下随着电子层数的增多,原子半径逐渐增大,但第五、第六周期同族元素的原子半径十分接近,铪的原子半径甚至比锆还小。

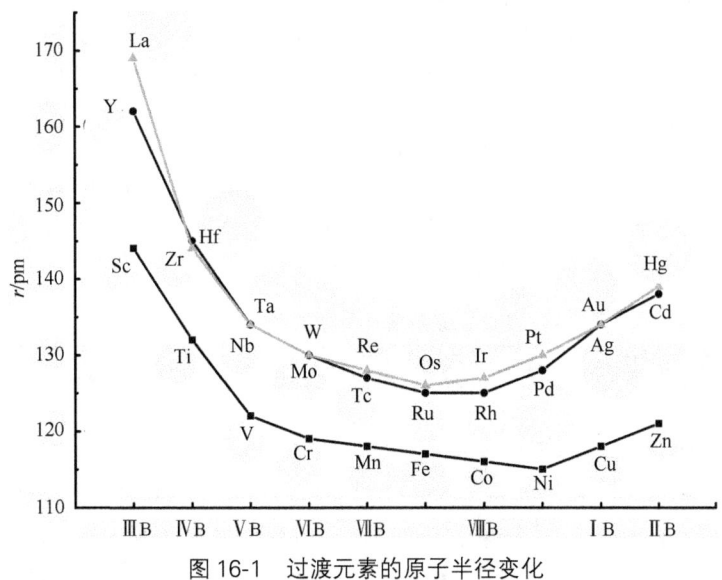

图 16-1 过渡元素的原子半径变化

上述变化是由于同周期元素随着原子序数的增加,有效核电荷逐渐增大,原子核对外层电子的吸引力逐渐增强,因此原子半径逐渐减小。至ⅧB 族附近时,由于 $(n-1)d$ 较多,电子间的相互排斥作用增强,屏蔽效应增强,原子核对外层电子的吸引力减小,因此原子半径又有所增大。至于第五、第六周期(即第二、第三过渡系)同族元素原子半径相近,通常认为是**镧系收缩**(lanthanide contraction)的结果。

二、过渡元素单质的性质

过渡元素的单质通常沸点、熔点高,硬度、密度大,是导电导热性能优良的金属。

同周期从左到右,过渡金属的熔点先逐渐升高又缓慢下降,最高是ⅥB 族单质。主要是因为在金属原子中,随着未成对的 d 电子数增多,由这些电子参与形成的金属键中的共价性增强,因此金属单质的熔点升高。此外,金属的熔点还与金属原子半径和晶体结构等因素有关。同族中,从上到下过渡金属的熔点依次升高(第ⅦB 族元素除外),金属中熔点最高的单质是钨(3683.15 K),熔点最低的是钪(301.15 K),汞除外。

各周期和各族中,过渡金属元素单质的密度随原子序数的增大而依次增大,特别是第三过渡系的锇(Os)、铱(Ir)、铂(Pt)密度很大。锇是金属单质中密度最大的,与锂(密度最小的)相比约大 40 多倍。故第一过渡系元素称为轻过渡元素,而其他过渡系元素称为重过渡元素。

过渡金属单质的硬度远大于主族金属单质,其中硬度最大的是铬(Cr),它仅次于金刚石。

过渡金属单质均具有良好的延展性和机械加工性,尤其像钛、钒、铬、锰、钴、镍等金属的原子结构及晶体与铁均相似,因此它们可与铁组成具有多种特殊性能的合金,在生物医药领域应用广泛。

在化学性质方面,第一过渡系元素的单质比第二、第三过渡系元素的单质都活泼。例如,Sc 在空气中能迅速被氧化,也能与 H_2O 反应放出 H_2:

$$4Sc + 3O_2 = 2Sc_2O_3$$
$$2Sc + 6H_2O = 2Sc(OH)_3 + 3H_2\uparrow$$

而第二、第三过渡系元素单质的活泼性较差,有一些金属仅溶于王水和氢氟酸中,如锆(Zr)和铪(Hf),有些甚至不溶于王水,如钌(Ru)、铑(Rh)、锇(Os)等。化学性质上的这些差异,与第二、第三过渡系金属具有较大的电离能(I_1 和 I_2)和标准摩尔升华焓有关。此外有些金属单质的表面上易形成致密的氧化膜,也影响了它们的活泼性。

大多过渡金属单质还能与活泼的非金属单质直接作用,生成相应的化合物。有些过渡金属,如第ⅣB~ⅧB 族的元素,能与原子半径较小的非金属单质(如 B、C、N 等)形成间充式(间隙)化合物:

$$3Mn + N_2 = Mn_3N_2$$

这些化合物是由非金属元素的原子填补到金属晶格的空隙中所形成,它们的组成大多不固定。间充式化合物的熔点和硬度均高于相应的金属单质,化学性质也更加稳定。表 16-3 列出了 d 区元素的金属活泼性与反应性能分类情况。

表 16-3 d 区元素的金属活泼性与反应性能分类

试剂	金属	金属活泼性	主要产物
H_2O	Sc、Y、La	极活泼	$M(OH)_3$
稀盐酸/稀硫酸	Cr、Mn、Fe、Co、Ni、Cd、Ti(浓热 HCl)	活泼	M^{2+},M^{3+}
浓硝酸	V(热)、Mo、Tc、Re、Pd Hg	不活泼	VO_2^+,MoO_4^{2-},TcO_4^-,ReO_4^-,Pd^{2+},Hg^{2+}
王水	Zr、Hf、Pt、Au	极不活泼	ZrO_2,HfO_2,$[PtCl_6]^{2-}$,$[AuCl_4]^-$
HNO_3+HF	Nb、Ta、W	惰性	$[NbF_6]^{2-}$,$[TaF_7]^{2-}$,$[WOF_5]^-$
熔融 NaOH	Ru、Rh、Os、Ir	惰性	RuO_4^{2-},Rh_2O_3,OsO_4,IrO_2

三、过渡元素的氧化值变化

对于 d 区元素,由于 ns 轨道和 $(n-1)d$ 轨道的能量很接近,不仅 ns 轨道上的电子能参与化学键的形成,同时 $(n-1)d$ 轨道上的电子也能部分或全部参与成键。因此,d 区元素通常具有多种氧化值。以第一过渡系最为典型,见表 16-4。

表 16-4 第一过渡系元素的氧化值

元素	Sc	Ti	V	Cr	Mn	Fe	Co	Ni	Cu	Zn
价电子层组态	$3d^14s^2$	$3d^24s^2$	$3d^34s^2$	$3d^54s^1$	$3d^54s^2$	$3d^64s^2$	$3d^74s^2$	$3d^84s^2$	$3d^{10}4s^1$	$3d^{10}4s^2$
氧化值	+2	+2	+2	+2	<u>+2</u>	<u>+2</u>	<u>+2</u>	<u>+2</u>	+1	<u>+2</u>
	<u>+3</u>	+3	+3	<u>+3</u>	+3	<u>+3</u>	<u>+3</u>	<u>+3</u>	<u>+2</u>	
		<u>+4</u>	<u>+4</u>	+4	<u>+4</u>	+4	+4	+4		
			+5	+5	+5	+5				
				<u>+6</u>	<u>+6</u>	+6				
					<u>+7</u>					

注:下划线表示常见氧化值。

由表 16-4 可见,从左到右,第一过渡系元素的氧化值随着 d 电子的增多而依次升高,可变氧化值的数目也依次增多;当 d 电子的数目达到 5 或超过 5 时,能量低,稳定性增强,d 电子参与成键的倾向减弱,氧化值逐渐降低,可变氧化值的数目也相应减少。同时对第一过渡系而言,低价态比高价态更稳定,如 Cr^{3+} 比 Cr^{6+} 稳定,Mn^{2+} 比 Mn^{7+} 稳定。

第二、第三过渡系元素氧化值,从左到右变化的情况与第一过渡系类似。不同的是这些过渡元素的高氧化值化合物更稳定,而低氧化值化合物不常见。例如,ⅢB 到 ⅦB 各族最高氧化值等于其相应的族数,第ⅧB 族元素最高氧化值可达 +8(如锇的氧化物 OsO_4),其原因是这些元素原子的价电子层 s 电子和 d 电子数目之和与族数相等。

四、过渡元素离子的特征颜色

过渡元素的简单化合物和配位化合物一般均有颜色,这是过渡元素的一个主要特征。表 16-5 列出了第一过渡系部分水合离子的颜色。

表 16-5 第一过渡系部分水合金属离子颜色

离子	Sc^{3+}	Ti^+	V^{3+}	Cr^{3+}	Mn^{3+}	Mn^{2+}	Fe^{3+}	Fe^{2+}	Co^{2+}	Ni^{2+}	Cu^{2+}	Zn^{2+}
d 电子	$3d^0$	$3d^1$	$3d^2$	$3d^3$	$3d^4$	$3d^5$	$3d^5$	$3d^6$	$3d^7$	$3d^8$	$3d^9$	$3d^{10}$
颜色	无色	紫红色	绿色	蓝紫色	紫红色	肉色	淡黄色	浅绿色	粉红色	绿色	蓝色	无色

水合金属离子显色原因可归结为 d-d 电子跃迁和配体-金属电荷迁移。对不同金属的水合离子而言,由于 d-d 电子跃迁时吸收可见光的波长范围不同,故水合金属离子呈现不同的颜色,如 $[V(H_2O)_6]^{2+}$ 显绿色,$[Cr(H_2O)_6]^{2+}$ 显蓝紫色。对同一金属离子的不同配合物而言,因配位体场强不同,d 轨道能级分裂的程度不同,因此 d 电子跃迁所需要的能量则不同,故配合物呈现的颜色也不同,如 $[Fe(H_2O)_6]^{3+}$ 显淡黄色,而 $[Fe(SCN)_6]^{3-}$ 显血红色。

对于电子组态为 d^0 或 d^{10} 的金属离子而言,由于不能发生 d-d 跃迁,因而这些配合物通常是无色的,如 $[Sc(H_2O)_6]^{3+}$、$[Zn(H_2O_6)]^{2+}$。但某些具有 d^{10} 或 d^0 电子组态的金属化合物也有颜色,通常认为是由金属离子与配体 M-O 间的电荷迁移造成,如 MnO_4^- 显紫色、$Cr_2O_7^{2-}$ 显橙红色等。

五、过渡元素的配位性

过渡元素重要的化学性质之一是容易形成配合物,这是由于过渡元素通常具有 $(n-1)d$、ns、np 或 nd 的空轨道,并且这些轨道的能量比较接近,有利于形成各种类型的杂化轨道,使其具备接受配体孤对电子、形成配位键的条件,因此它们能与很多无机或有机配体形成稳定的配合物。有关配合物的性质详见第十二章"配位化合物"。

第二节 钛 与 钒

钛(Titanium,Ti)是周期表中ⅣB 族元素,在地壳中的质量分数为 0.56%,其丰度在过渡金属中仅低于铁。在自然界主要以金红石(主要成分为 TiO_2)和钛铁矿(主要成分为 $FeTiO_3$)等形式存在。钒(Vanadium,V)是周期表中 VB 族元素,在地壳中的质量分数为 0.016%,在自然界主要以绿硫钒矿(主要成分为 VS_4)和钒铅矿[主要成分为 $Pb(VO_4)_3Cl$]等形式存在。

一、钛与钒的单质

(一) 钛

单质钛是银白色金属,密度与铝接近,但强度可与钢铁媲美,因此具有密度小和机械强度高的特点。

常温下,由于金属钛的表面容易形成致密的氧化物保护膜而呈钝态,因此化学性质不活泼。钛是唯一可以在氮气中燃烧的金属:

$$3Ti + 2N_2 \xrightarrow{\text{高温}} Ti_3N_4$$

钛可溶于热浓盐酸生成 $TiCl_3$:

$$2Ti + 6HCl == 2TiCl_3 + 3H_2\uparrow$$

钛对冷酸有抗侵蚀性,但在 F^- 存在下,钛与 F^- 可形成配离子,从而促进钛的溶解:

$$Ti + 6HF == [TiF_6]^{2-} + 2H^+ + 2H_2\uparrow$$

(二) 钒

单质钒是银白色金属,纯钒延展性好,含有杂质时硬且脆。

常温下,由于钒的表面容易形成致密的氧化物保护膜而呈钝态,因此化学性质不活泼。高温下钒则表现出较高的反应活性:

$$4V + 5O_2 \xrightarrow{933.15K} 2V_2O_5\downarrow(\text{砖红色})$$

$$V + 2Cl_2 \xrightarrow{\text{高温}} VCl_4\downarrow(\text{红色})$$

室温下钒不与非氧化性酸作用,但却能与氢氟酸反应:

$$2V + 12HF == 2H_3VF_6 + 3H_2\uparrow$$

钒能溶于浓硫酸和硝酸等氧化性酸中:

$$V + 8HNO_3(\text{浓}) == V(NO_3)_4 + 4NO_2\uparrow + 4H_2O$$

二、钛的重要化合物

钛的价层电子组态为 $3d^24s^2$,可形成氧化值为+2、+3、+4 的化合物,其中以氧化值为+4 的化合物最为重要。

钛的元素电势图如图 16-2 所示。

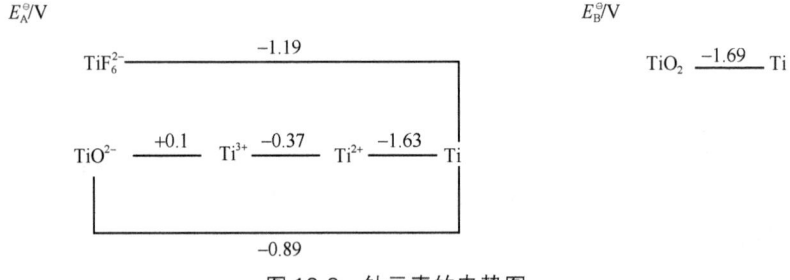

图 16-2　钛元素的电势图

从图 16-2 可知,在酸性溶液中,钛具有较强的还原性,但钛的表面容易形成致密的氧化物保护膜,使得钛具有优良的抗腐蚀性。

(一) 二氧化钛 TiO_2

纯净的 TiO_2 俗称钛白,室温下 TiO_2 粉末为白色,受热后变为浅黄色。TiO_2 不溶于水,也不溶于稀酸,但能溶于热的浓 H_2SO_4 中,生成硫酸钛 $Ti(SO_4)_2$:

$$TiO_2 + 2H_2SO_4(\text{浓}) \xrightarrow{\triangle} Ti(SO_4)_2 + 2H_2O$$

由于 Ti^{4+} 电荷较高、电场较大,在水中容易水解形成 TiO^{2+},因此上述反应也可写成

$$TiO_2 + H_2SO_4(\text{浓}) \xrightarrow{\triangle} TiOSO_4 + H_2O$$

Ti^{4+} 与 TiO^{2+} 之间存在如下平衡：

$$Ti^{4+} + H_2O \rightleftharpoons TiO^{2+} + 2H^+$$

> **案例 16-1**
>
> 金红石型纳米二氧化钛是一种热稳定性优良的抗菌纳米复合涂料，具有抗菌效果好、功效长、对人体无毒性等优点，常被用作医院门诊、病房的室内墙面涂料，具有抗菌和降低污染的作用。它的制备方法有多种，常用的方法为：
>
> 以化学纯 $TiCl_4$ 和36%的分析纯盐酸为原料，在冰水浴及不断搅拌下，将 $TiCl_4$ 缓慢滴入蒸馏水中，然后与盐酸、蒸馏水按一定比例混匀后升温、搅拌，保温数小时，将所得水解产物过滤、洗涤直至滤液呈中性（即无 Cl^-），加热干燥即可制得 TiO_2 粉体。在制备过程中，盐酸的加入量对形成金红石型 TiO_2 有重要影响。
>
> **问题：**
> 1. 写出制备金红石型 TiO_2 的主要反应式。
> 2. 为什么盐酸的加入量对形成金红石型 TiO_2 有重要影响？

（二）四氯化钛（$TiCl_4$）

$TiCl_4$ 是一种无色透明、具有刺激性气味的液体，沸点为 409.15 K，极易水解，暴露在空气中会发烟：

$$TiCl_4 + 3H_2O \rightleftharpoons H_2TiO_3 + 4HCl\uparrow$$

$TiCl_4$ 是钛的重要卤化物，通过 $TiCl_4$ 可以制备一系列钛化合物和金属钛，例如，在氩气环境中，$TiCl_4$ 可被熔融的镁条还原生成海绵状钛：

$$TiCl_4 + 2Mg \rightleftharpoons Ti\downarrow + 2MgCl_2$$

> **案例 16-1 分析**
>
> 该制备方法主要是利用 $TiCl_4$ 容易水解的性质，其反应式为
>
> $$TiCl_4 + 3H_2O \rightleftharpoons H_2TiO_3 + 4HCl\uparrow$$
>
> 若需检验滤液中有无 Cl^-，可加入 $AgNO_3$ 溶液检验有无白色沉淀即可。实验证明，不加盐酸时，所得水解产物呈胶体沉淀状态，无法用普通过滤方法截留沉淀物；1升反应液中，当加入10 mL 盐酸时，产率为52%；当盐酸加入量为20 mL 时，产率为94%；但若盐酸的量继续增加，TiO_2 的收率反而降低，这是因为盐酸是 $TiCl_4$ 水解反应中的生成物，其在体系中含量较高时，会抑制水解反应的发生。

（三）Ti(Ⅳ) 的配合物

Ti^{4+} 的价层电子组态为 $3d^04s^0$，外层和次外层轨道处于全空状态，因此易与 NH_3、H_2O、F^-、Cl^- 等配体形成配位数为6的配合物，如 $[TiF_6]^{2-}$、$[TiCl_6]^{2-}$、$[Ti(H_2O)_6]^{4+}$、$[Ti(NH_3)_6]^{4+}$ 等。由于 Ti^{4+} 的外层没有 d 电子，不能发生 d-d 跃迁，因此 Ti^{4+} 的配合物一般没有颜色。但也有特例，例如，在 pH < 1 的强酸性溶液中，Ti^{4+} 与 H_2O_2 形成的配离子显红色，这主要是 O_2^{2-} 的变形性较强的缘故。

三、钒的重要化合物

钒的价层电子组态为 $3d^34s^2$，可形成氧化值为 +2~+5 的化合物，其中以氧化值为 +3 和 +5 的化合物最为重要。

钒的元素电势图如图 16-3 所示。

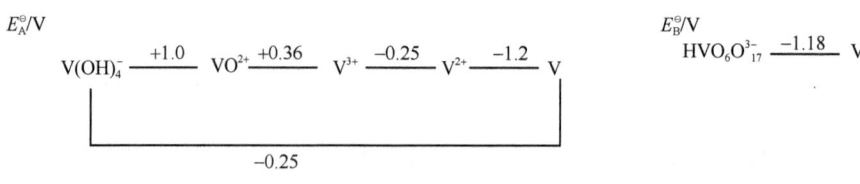

图 16-3　钒元素的电势图

从图 16-3 可知,钒具有较强的还原性,但由于容易呈钝态,因而在室温下其化学活性较低。

(一) 五氧化二钒(V_2O_5)

V_2O_5 显橙黄色或砖红色,无嗅无味,有毒。

与 TiO_2 相比,V_2O_5 具有较强的酸性,易溶于强碱生成正钒酸盐:

$$V_2O_5 + 6NaOH == 2Na_3VO_4 + 3H_2O$$

V_2O_5 也具有微弱的碱性,可溶解在强酸溶液(pH < 1)中,生成淡黄色的 VO_2^+ 离子:

$$V_2O_5 + 2H^+ == 2VO_2^+ + H_2O$$

由于 V_2O_5 是一种较强的氧化剂,因此它溶于盐酸可被还原成 VO^{2+},同时放出氯气:

$$V_2O_5 + 6HCl == 2VOCl_2 + Cl_2\uparrow + 3H_2O$$

(二) 钒酸盐和多钒酸盐

V_2O_5 溶于水生成钒酸,常见的有偏钒酸 HVO_3 和四钒酸 $H_2V_4O_{11}$。

V^{5+} 可以形成种类繁多的含氧酸盐,如正钒酸盐 VO_4^{3-}、偏钒酸盐 VO_4^-、二聚钒酸盐 $V_2O_7^{4-}$ 等。具体的存在形式与溶液的 pH 有关:

$$2VO_4^{3-} + 2H^+ \rightleftharpoons 2HVO_4^{2-} \rightleftharpoons V_2O_7^{4-} + H_2O \quad pH \geq 13$$

$$3V_2O_7^{4-} + 6H^+ \rightleftharpoons 2V_3O_9^{3-} + 3H_2O \quad pH \geq 8.4$$

$$10V_3O_9^{3-} + 12H^+ \rightleftharpoons 3[V_{10}O_{28}]^{6-} + 6H_2O \quad pH = 3\sim 8$$

$$[V_{10}O_{28}]^{6-} + H^+ \rightleftharpoons [HV_{10}O_{28}]^{5-}$$

$$[HV_{10}O_{28}]^{5-} + H^+ \rightleftharpoons [H_2V_{10}O_{28}]^{4-}$$

$$[H_2V_{10}O_{28}]^{4-} + 14H^+ \rightleftharpoons 10VO_2^+ + 8H_2O \quad pH < 3$$

随着溶液 pH 的降低,聚合度逐渐增大,单钒酸根逐渐脱水缩合为多钒酸根,溶液的颜色逐渐加深,从无色到黄色再到红色。当溶液中 pH < 3 时,溶液中稳定存在的是 VO_2^+。

钒酸根离子在溶液中的缩合平衡,除与溶液的 pH 有关外,还与溶液的浓度有关。

钒酸盐除了具有缩合性外,另一个性质是在强酸性溶液中具有强氧化性,可被 Fe^{2+}、$C_2O_4^{2-}$ 等还原为 VO_2^+:

$$VO_2^+ + Fe^{2+} + 2H^+ \rightleftharpoons VO^{2+} + Fe^{3+} + H_2O$$

$$2VO_2^+ + H_2C_2O_4 + 2H^+ \rightleftharpoons 2VO^{2+} + 2CO_2\uparrow + 2H_2O$$

上述反应可用于氧化还原滴定测定钒。

第三节　铬、钼和钨

铬(Chromium, Cr)、**钼**(Molybdenum, Mo)和**钨**(Tungsten, W)是周期表中ⅥB族元素,也称铬族元素。它们在地壳中的丰度分别为 0.01%、1.5×10^{-4}% 和 1.6×10^{-4}%。在地壳中丰度较低的钼和钨,在我国有着较为丰富的蕴藏量。最重要的铬矿是铬铁矿(主要成分为 $FeCr_2O_4$),钼矿是辉钼矿(主要成分是 MoS_2),钨矿是钨锰铁矿[主要成分是 $(Fe\cdot Mn\cdot WO_4)$]。

一、铬族元素单质

铬、钼、钨均为银白色金属,具有较高的熔、沸点。在所有金属元素中,铬的硬度最大,钨的熔点最高。由于具有这些优良的性能,钼、钨和其他金属制成的合金应用广泛。

$$2Cr + 6H_2SO_4(浓) = Cr_2(SO_4)_3 + 3SO_2\uparrow + 6H_2O$$

钼只与浓硝酸、热的浓硫酸作用,钨与普通的无机酸不发生作用。为了使钼和钨溶解,可以使它们形成配合物。例如,在浓磷酸中,生成磷钨酸 $H_3P(W_3O_{11})_4$ 而使钨溶解。钨还可溶于 HNO_3-HF 的混合酸中,W(Ⅵ)与 F^- 因形成稳定的配合物而进入溶液。

二、铬的重要化合物

铬的价层电子组态为 $3d^5 4s^1$,一定条件下,铬的 6 个价电子可以部分或全部参与化学键形成,因此铬元素可形成氧化值为+2、+3 和+6 的化合物。

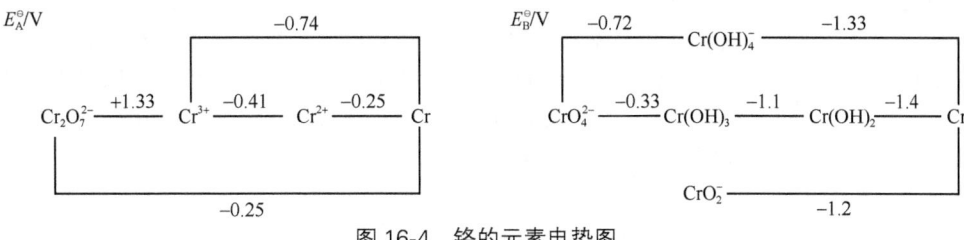

图 16-4 铬的元素电势图

从图 16-4 可以看出:$Cr_2O_7^{2-}$ 在酸性介质中具有很强的氧化性,可被还原为 Cr^{3+};而 Cr^{2+} 有较强的还原性,可被氧化为 Cr^{3+}。在碱性介质中,CrO_4^{2-} 氧化性很弱。

(一) Cr(Ⅲ)的化合物

Cr^{3+} 的电子组态为 $[Ne]3s^2 3p^6 3d^3 4s^0$,价层电子数为 11,属于不规则(9~17)电子层结构,这种结构对原子核的屏蔽作用比 8 电子层结构小,因此 Cr^{3+} 有较高的有效正电荷,同时它的离子半径也较小(64 pm),又有空的 d 轨道。所以 Cr^{3+} 化合物表现出以下主要特性:Cr^{3+} 中有 3 个成单 d 电子,可以发生 d-d 跃迁,Cr^{3+} 均显颜色;Cr^{3+} 的氧化物及其水合物均为两性物质;Cr^{3+} 盐易发生质子传递反应;Cr^{3+} 具有相当强的稳定性;Cr^{3+} 具有较强的配位能力,易生成配位数为 6 的配合物。

1. 三氧化二铬 Cr_2O_3 和氢氧化铬 $Cr(OH)_3$

Cr_2O_3 是一种绿色结晶或粉末状物质(俗称铬绿),微溶于水,熔点高,硬度大,广泛应用于涂料、陶瓷和印刷等行业。

Cr_2O_3 和 $Cr(OH)_3$ 均具有明显的两性,与酸反应生成相应的 Cr^{3+} 盐,与碱反应生成深绿色的亚铬酸盐:

$$Cr_2O_3 + 6H^+ = 2Cr^{3+} + 3H_2O$$
$$Cr_2O_3 + 2OH^- = 2CrO_2^- + H_2O$$
$$Cr(OH)_3 + 3H^+ = Cr^{3+} + 3H_2O$$
$$Cr(OH)_3 + OH^- = [Cr(OH)_4]^-$$

$[Cr(OH)_4]^-$ 也可以简写为 CrO_2^-。

2. 铬(Ⅲ)盐和亚铬酸盐 在碱性介质中,Cr^{3+} 具有较强的还原性,如绿色的亚铬酸盐在碱性介质中可以被 H_2O_2 氧化生成黄色的铬酸盐:

$$2[Cr(OH)_4]^- + 3H_2O_2 + 2OH^- = 2CrO_4^{2-} + 8H_2O$$

若再向溶液中加入 Ba^{2+},则有黄色的 $BaCrO_4$ 沉淀生成,此反应可鉴定 Cr^{3+}:

$$CrO_4^{2-} + Ba^{2+} \rightleftharpoons BaCrO_4 \downarrow (柠檬黄)$$

而在酸性介质中，Cr^{3+} 的还原性较弱，只有在催化剂 Ag^+ 及强氧化剂过二硫酸铵、高锰酸钾等的作用下，Cr^{3+} 才能被氧化为 $Cr_2O_7^{2-}$。

3. Cr(Ⅲ)的配合物 Cr^{3+} 的价层电子组态为 $3d^3 4s^0 4p^0$，它有 6 个空轨道，同时其离子半径较小，有较强的正电性，因而易与 H_2O、NH_3、Cl^-、CN^- 和 $C_2O_4^{2-}$ 等以 d^2sp^3 杂化形成配位数为 6 的配合物。例如，Cr^{3+} 在水溶液中以 $[Cr(H_2O)_6]^{3+}$ 形式存在。$CrCl_3·6H_2O$ 在水溶液中有三种异构体：紫色的 $[Cr(H_2O)_6]Cl_3$、蓝绿色的 $[Cr(H_2O)_5Cl]Cl_2·H_2O$ 和绿色的 $[Cr(H_2O)_4Cl_2]Cl·2H_2O$。

(二) Cr(Ⅵ)的化合物

Cr^{6+} 具有较高的正电荷和较小的半径(52 pm)，很容易极化，因此无论在溶液或晶体中都不存在游离的 Cr^{6+}。Cr(Ⅵ)的化合物均具有一定的颜色，如 CrO_3 暗红色，CrO_4^{2-} 黄色，$Cr_2O_7^{2-}$ 橙红色。重要的 Cr(Ⅵ)化合物有三氧化铬、铬酸盐和重铬酸盐。

> **案例 16-2**
> "酒驾"是指驾驶人饮酒后驾驶车辆的行为。中国每年由于酒后驾车引发的交通事故多达数万起，造成死亡的事故中 50% 以上都与酒后驾车有关。交警通常采用酒精探测器对涉嫌酒驾的司机进行检测。酒精探测器中含有三氧化铬硅胶，若司机呼出的气体含有一定量的乙醇时，则探测器中硅胶的颜色会发生变化，交警根据硅胶颜色的变化判断司机是否为"酒驾"。
> 问题：
> 1. 硅胶的颜色发生怎样的变化时，说明驾驶人为"酒驾"？
> 2. 请写出检测"酒驾"的反应方程式。

1. 三氧化铬 CrO_3 CrO_3 为暗红色晶体，有毒，熔点低，热稳定性差。在 707.15~784.15 K 时，则会发生分解反应：

$$4CrO_3 \xrightarrow{\triangle} 2Cr_2O_3 + 3O_2 \uparrow$$

向重铬酸钾的浓溶液中，缓缓加入过量的浓 H_2SO_4，则有橙红色的 CrO_3 晶体析出，所以 CrO_3 俗称"铬酐"：

$$K_2Cr_2O_7 + H_2SO_4 \rightleftharpoons K_2SO_4 + 2CrO_3 \downarrow + H_2O$$

CrO_3 容易潮解，易溶于水生成铬酸(H_2CrO_4)，溶于碱生成铬酸盐：

$$CrO_3 + H_2O \rightleftharpoons H_2CrO_4$$
$$CrO_3 + 2NaOH \rightleftharpoons Na_2CrO_4$$

> **案例 16-2 分析**
> 酒精探测器中装有经硫酸处理过的三氧化铬硅胶，三氧化铬在酸性介质中与乙醇相遇，会发生氧化还原反应，Cr 由 +6 价变为 +3 价，而颜色则由橙红变为绿色。因此交警可以根据硅胶颜色的变化判断司机是否为"酒驾"。

$$CH_3CH_2OH + 4CrO_3 + 6H_2SO_4 \rightleftharpoons 2Cr_2(SO_4)_3 + 9H_2O + 2CO_2$$

2. 铬酸盐和重铬酸盐

CrO_4^{2-} 和 $Cr_2O_7^{2-}$ 之间存在下列平衡：

$$2CrO_4^{2-} + 2H^+ \rightleftharpoons Cr_2O_7^{2-} + H_2O$$

随着溶液 pH 的变化，上述平衡会发生移动。在酸性溶液中，主要是以 $Cr_2O_7^{2-}$ 形式存在；在碱性溶液中，主要以 CrO_4^{2-} 形式存在。CrO_4^{2-} 的空间构型为四面体，而 $Cr_2O_7^{2-}$ 则由两个 CrO_4^{2-} 四面体共用一个氧原子形成。

案例 16-3

实验室中常用的"铬酸"洗液是重铬酸钾饱和溶液和浓硫酸的混合物。它是一种棕红色的液体,具有很强的氧化性,常用于洗涤化学玻璃器皿,以除去器壁上黏附的油污层。洗液经使用后,将由棕红色逐渐转变为暗绿色,若全部变为暗绿色,表明洗液已失效。大量使用铬酸洗液容易造成环境污染,现在已逐渐被其他洗涤剂所替代。

问题:
1. 为什么不能将 $KMnO_4$ 固体与浓硫酸混合?
2. 如何通过"铬酸"洗液颜色的变化,判断洗液是否失效?
3. 根据已学习过的 P 区元素的知识,请你从常见的化学试剂中选择合适的洗液代用品,并说明理由。

CrO_4^{2-} 和 $Cr_2O_7^{2-}$ 均具有氧化性,且其氧化性随着溶液酸度的增强而增大:

$$2Na_2CrO_4 + 2Fe + 2H_2O =\!=\!= Cr_2O_3 + Fe_2O_3 + 4NaOH$$

$$K_2Cr_2O_7 + 3H_2S + 4H_2SO_4 =\!=\!= Cr_2(SO_4)_3 + K_2SO_4 + 3S\downarrow + 7H_2O$$

$$K_2Cr_2O_7 + 6KI + 7H_2SO_4 =\!=\!= Cr_2(SO_4)_3 + 4K_2SO_4 + 3I_2\downarrow + 7H_2O$$

$K_2Cr_2O_7$ 还能与浓 HCl 反应,放出 Cl_2:

$$K_2Cr_2O_7 + 14HCl(浓) \xrightarrow{\triangle} 2CrCl_3 + 3Cl_2\uparrow + 2KCl + 7H_2O$$

$Cr_2O_7^{2-}$ 在酸性介质中与有机物如乙醇相遇,会发生氧化还原反应,溶液的颜色由橙红色变为绿色。

铬酸盐或重铬酸盐的另一个重要性质是沉淀反应,向铬酸盐或重铬酸盐溶液中加入 Ba^{2+}、Pb^{2+}、Ag^+ 等离子时,由于铬酸盐的溶度积远小于相应重铬酸盐的溶度积,所以可发生如下沉淀反应:

$$Cr_2O_7^{2-} + 2Ag^+ =\!=\!= 2Ag_2CrO_4\downarrow(砖红色) \quad K_{sp} = 9.0\times10^{-12}$$

$$Cr_2O_7^{2-} + 2Ba^{2+} + H_2O =\!=\!= 2H^+ + 2BaCrO_4\downarrow(柠檬黄) \quad K_{sp} = 1.6\times10^{-10}$$

$$Cr_2O_7^{2-} + 2Pb^{2+} + H_2O =\!=\!= 2H^+ + 2PbCrO_4\downarrow(亮黄色) \quad K_{sp} = 1.77\times10^{-14}$$

由于上述铬酸盐均具有显著的特征颜色,因此可用于鉴定 Ba^{2+}、Pb^{2+}、Ag^+ 或 CrO_4^{2-} 等离子。

案例 16-3 分析

由于 $KMnO_4$ 固体与浓硫酸混合,生成棕绿色的油状物 Mn_2O_7(高锰酸酐)。Mn_2O_7 氧化性极强,遇有机物发生燃烧,稍遇热即发生爆炸:

$$2Mn_2O_7 \xrightarrow{\triangle} 4MnO_2 + 3O_2\uparrow$$

配制洗液时,将浓 H_2SO_4 与 $K_2Cr_2O_7$ 混合,有 CrO_3 红色针状晶体析出。

$$K_2Cr_2O_7 + 2H_2SO_4(浓) =\!=\!= 2KHSO_4 + 2CrO_3\downarrow + H_2O$$

洗液实际上是利用 CrO_3 强的氧化性及 H_2SO_4 的强酸性,当洗液由棕红色转变为棕色或暗绿色时,表明大部分 Cr(Ⅵ)已转化为 Cr(Ⅲ),洗液基本失效。若全部变为暗绿色,表明洗液已完全失效。由于 Cr(Ⅵ)污染环境,是致癌物质,目前已很少使用。

洗液的代用品可选择王水,其组成为浓硝酸与浓盐酸按 1∶3 配制。王水利用浓硝酸的强氧化性、Cl^- 的配位性质及大多数金属硝酸盐易溶等性质洗涤去污。需要说明的是,由于 Cr(Ⅵ)具有明显的生物毒性,使用"铬酸"洗液时,一定要注意安全规则和严格处理后再排放。

三、钼和钨的重要化合物

钼和钨在化合物中氧化值可以从+3 到+6，其中最重要的是氧化值为+6 的化合物，如三氧化钼、三氧化钨、钨酸和钼酸。

（一）三氧化钼 MoO_3 和三氧化钨 WO_3

MoO_3 在室温下是白色固体，加热后变为黄色，熔点为 1070.15 K。WO_3 是深黄色粉末，加热时变橙黄色，熔点为 1746.15 K。

MoO_3 和 WO_3 都是酸性氧化物，难溶于水，因此不能通过它们与水的反应制备钨酸和钼酸，这与 CrO_3 不同。它们可溶于氨水和强碱溶液中，生成相应的盐：

$$WO_3 + 2NaOH = Na_2WO_4 + H_2O$$

$$MoO_3 + 2NH_3 \cdot H_2O = (NH_4)_2MoO_4 + H_2O$$

（二）钼和钨的含氧酸及其盐

将 MoO_3 和 WO_3 溶于碱溶液中即可得相应的钼酸盐和钨酸盐。在浓硝酸溶液中，钼酸盐可转变为水合钼酸而析出，加热至 334.15 K，则脱水生成白色的钼酸 H_2MoO_4。在热的钨酸盐溶液中加入强酸，即可析出黄色的钨酸 H_2WO_4。与铬酸不同的是，钼酸和钨酸在水中溶解度均较小，例如，298.15 K 时，1 L 水中约溶解 1 g 钼酸。

与铬酸盐不同的是，钼酸盐和钨酸盐的氧化性均很弱，在酸性溶液中只能用强还原剂才能将 H_2MoO_4 还原为 Mo^{3+}。例如，在 $(NH_4)_2MoO_4$ 溶液中加入浓盐酸，再加入金属锌，最后生成棕色的 $MoCl_3$：

$$2(NH_4)_2MoO_4 + 3Zn + 16HCl(浓) = 2MoCl_3 + 3ZnCl_2 + 4NH_4Cl + 8H_2O$$

与铬酸盐相比，钼酸盐和钨酸盐中的 Mo—O 和 W—O 键较弱，因此钼酸和钨酸容易形成多酸，而且其中的 O^{2-} 也容易被其他阴离子取代。例如，将钼酸盐溶液的酸度逐渐降低，钼酸盐将逐渐聚合成二钼酸 $Mo_2O_7^{2-}$、三钼酸 $Mo_3O_{10}^{2-}$ 等一系列的同多酸盐，最后析出 MoO_3。这种由两个或两个以上相同的酸酐和若干个水分子组成的酸称为杂多酸，它们的盐称为杂多酸盐。

鉴定 MoO_4^{2-} 的方法有两种：

(1) 将被鉴定的溶液以 HCl 酸化，加入 Zn 或 $SnCl_2$，若有 MoO_4^{2-} 存在，则 Mo^{6+} 被还原为 Mo^{3+}。溶液最初显蓝色，然后变为绿色，最后变为棕色（Mo^{3+}）：

$$2MoO_4^{2-} + 3Zn + 16H^+ = 2Mo^{3+} + 3Zn^{2+} + 8H_2O$$

加入 NCS^-，Mo^{3+} 与 NCS^- 形成配离子而呈红色：

$$Mo^{3+} + 6NCS^- = [Mo(NCS)_6]^{3-}（红色）$$

(2) 将被鉴定的溶液以硝酸酸化，加热至 323.15 K，再加入 $(NH_4)_3PO_4$ 溶液，若有 MoO_4^{2-} 存在，则生成黄色磷钼酸铵沉淀。

WO_4^{2-} 鉴定的方法：将被鉴定溶液以 HCl 或 H_2SO_4 酸化，加入 Zn 或 $SnCl_2$，若有 WO_4^{2-} 存在，则溶液呈现蓝色（钨蓝）。钨蓝是 W(Ⅵ) 和 W(Ⅴ) 氧化物的混合物，它的组成可能是 $WO_{2.67}(OH)_{0.33}$，其反应式为

$$WO_4^{2-} + Zn + H^+ \longrightarrow 钨蓝$$

第四节 锰

锰（Manganese，Mn）是ⅦB 族元素，在地壳中的质量分数为 0.085%，含量位居过渡元素的第三位，仅次于铁和钛。常以软锰矿（主要成分为 MnO_2）和黑锰矿（主要成分为 Mn_3O_4）等形式存在。

一、锰的单质

块状的纯锰呈银白色,熔点较高,硬度较大。

锰的化学性质较为活泼,在空气中,其表面被氧化为一层氧化物膜。室温下,锰与水缓慢发生反应,加热时则反应迅速并放出 H_2。它易溶于非氧化性稀酸,生成 Mn^{2+} 和 H_2:

$$Mn + 2H^+ = Mn^{2+} + H_2\uparrow$$

高温下,锰能与硫、磷、氮等许多非金属元素直接化合:

$$Mn + Cl_2 \stackrel{\triangle}{=\!=\!=} MnCl_2$$

$$3Mn + N_2 \stackrel{\triangle}{=\!=\!=} Mn_3N_2$$

$$Mn + S \stackrel{\triangle}{=\!=\!=} MnS$$

有氧化剂存在下,锰能与熔融 KOH 反应生成绿色的锰酸钾:

$$2Mn + 4KOH + 3O_2 = 2K_2MnO_4 + 2H_2O$$

二、锰的重要化合物

锰的价层电子组态为 $3d^54s^2$,一定条件下,锰的 7 个价电子可以部分或全部参与化学键的形成,因此锰能形成氧化值为 +2~+7 的化合物。

从锰的元素电势图(图 16-5)可知:①无论在酸性还是在碱性介质中,Mn 单质均具有强的还原性;②在酸性介质中,Mn(Ⅶ)的化合物具有强氧化性;③处于中间氧化态的 Mn(Ⅲ、Ⅵ)可发生歧化反应,尤其在酸性介质中歧化反应进行的倾向更大。

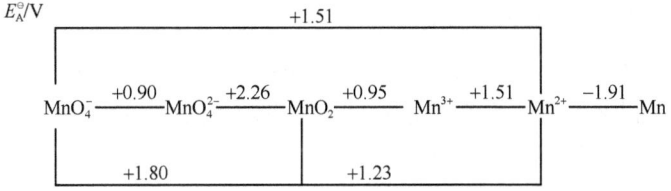

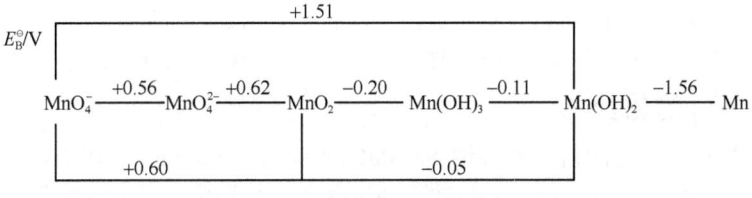

图 16-5 锰的元素电势图

(一) Mn(Ⅱ)的化合物

Mn(Ⅱ)的重要化合物中,常见的可溶性盐有氯化锰、硫酸锰、硝酸锰等,而碳酸锰、磷酸锰及硫化锰等弱酸性锰盐则难溶于水。

在溶液中,Mn^{2+} 与 S^{2-}、PO_4^{3-}、CO_3^{2-}、$C_2O_4^{2-}$ 等大多数弱酸根离子作用时,均可生成相应的难溶性物质:

$$Mn^{2+} + CO_3^{2-} = MnCO_3\downarrow(白色)$$

$$Mn^{2+} + S^{2-} = MnS\downarrow(肉色)$$

生成肉色 MnS 的沉淀反应可作为 Mn^{2+} 的鉴定反应。但由于 MnS 的溶度积常数较大($K_{sp} =$

$2.5×10^{-13}$),可溶于弱酸(如 HAc),因此该反应需要在近中性或弱碱性介质中进行。

在酸性介质中,Mn^{2+} 的还原性较弱,它十分稳定,只有铋酸钠 $NaBiO_3$ 或过二硫酸铵 $(NH_4)_2S_2O_8$ 等少数强氧化剂在浓酸条件下才能将 Mn^{2+} 氧化为紫红色的 MnO_4^-:

$$2Mn^{2+} + 5S_2O_8^{2-} + 8H_2O = 2MnO_4^- + 10SO_4^{2-} + 16H^+$$

$$2Mn^{2+} + 5NaBiO_3 + 14H^+ = 2MnO_4^- + 5Bi^{3+} + 5Na^+ + 7H_2O$$

以上两个反应均可用于 Mn^{2+} 的鉴定,其中第二个反应是鉴定 Mn^{2+} 的特征反应。

在碱性介质中,Mn^{2+} 的还原性较强。如在碱性介质中生成的 $Mn(OH)_2$ 易被空气的 O_2 氧化为棕色的水合二氧化锰 $MnO_2·nH_2O$,即 $MnO(OH)_2$:

$$2Mn(OH)_2 + O_2 = 2MnO(OH)_2 \downarrow (棕色)$$

由于 Mn^{2+} 的价层电子组态为 $3d^54s^0$,处于半充满状态,比较稳定,因此 Mn^{2+} 的配合物大多为 6 配位的高自旋八面体组态。当 Mn^{2+} 与强场配体结合时,也可以形成低自旋配合物,如 $[Mn(CN)_6]^{4-}$。

(二) Mn(Ⅳ)的化合物

Mn(Ⅳ)的化合物中以 MnO_2 最为常见,它是自然界中软锰矿的主要成分。MnO_2 是一种黑色粉末,不溶于水,常温下较稳定。由于 Mn(Ⅳ)的氧化值处于中间价态,所以 MnO_2 既有氧化性,也有还原性。

MnO_2 在酸性介质中具有较强的氧化性,例如,它与浓 HCl 反应释放出 Cl_2:

$$MnO_2 + 4HCl(浓) \xrightarrow{\Delta} MnCl_2 + Cl_2 \uparrow + 2H_2O$$

MnO_2 在酸性介质中还可氧化 H_2O_2:

$$MnO_2 + H_2O_2 + H_2SO_4 = MnSO_4 + O_2 \uparrow + 2H_2O$$

在碱性介质中,MnO_2 具有一定的还原性。例如,把 MnO_2、KOH 与 $KClO_3$ 等氧化剂一起混合加热至熔融状态,可得到深绿色的锰酸钾 K_2MnO_4:

$$3MnO_2 + 6KOH + KClO_3 \xrightarrow{熔融} 3K_2MnO_4 + KCl + 3H_2O$$

与 Mn^{2+} 类似,由于 Mn^{4+} 的价层电子组态为 $3d^34s^0$,有可利用的 $(n-1)d$、ns、np 空轨道,因此可与某些无机或有机配体生成较稳定的配合物。

例如,MnO_2 与 HF 和 KHF_2 作用,可生成金黄色的六氟合锰酸钾晶体:

$$MnO_2 + 2KHF_2 + 2HF = K_2[MnF_6] \downarrow + 2H_2O$$

$KMnO_4$ 与浓盐酸在浓 KCl 溶液中可生成深红色的 $K_2[MnCl_6]$ 沉淀:

$$2KMnO_4 + 16HCl(浓) + 2KCl(浓) = 2K_2[MnCl_6] \downarrow + 3Cl_2 \uparrow + 8H_2O$$

(三) Mn(Ⅵ)的化合物

Mn^{6+} 的化合物中较稳定的盐是锰酸钠 Na_2MnO_4 和锰酸钾 K_2MnO_4。在水溶液中 MnO_4^{2-} 离子呈绿色,只有在强碱性介质中(pH > 14.4)才能稳定存在。在酸性或近中性的条件下,易发生歧化反应:

$$3MnO_4^{2-} + 4H^+ = 2MnO_4^- + MnO_2 \downarrow + 2H_2O$$

$$3MnO_4^{2-} + 2H_2O = 2MnO_4^- + MnO_2 \downarrow + 4OH^-$$

> **案例 16-4**
>
> 高锰酸钾具有强氧化性,遇有机物时即释放初生态氧和二氧化锰。初生态氧有杀菌、除臭、解毒作用,故临床上常用 $KMnO_4$ 作为消毒防腐剂。例如,0.05%~0.02% 的 $KMnO_4$ 溶液常用于冲洗黏膜、腔道和伤口,1:1000 的 $KMnO_4$ 可用于有机磷中毒时洗胃等。在日常生活中 $KMnO_4$ 溶液可用于饮食用具、器皿、蔬菜、水果等消毒。

> **问题：**
> 1. 临床上使用 $KMnO_4$ 作消毒防腐剂，实际上利用了它的什么性质？
> 2. 上述高锰酸钾溶液显酸性还是显碱性？
> 3. $KMnO_4$ 应如何保存？

(四) Mn(Ⅶ)的化合物

Mn(Ⅶ)的化合物中最重要的是 $KMnO_4$，俗称灰锰氧，深紫色晶体，易溶于水，常温下稳定，加热至 473.15 K 以上时，$KMnO_4$ 固体即发生分解反应：

$$2KMnO_4 =\!=\!= MnO_2\downarrow + K_2MnO_4\downarrow + O_2\uparrow$$

$KMnO_4$ 在酸性溶液中可缓慢地发生分解反应，但在中性或弱碱性溶液中分解速率则很慢，分解为 MnO_4^{2-} 和 O_2：

$$4MnO_4^- + 4H^+ =\!=\!= 4MnO_2\downarrow + 3O_2\uparrow + 2H_2O$$

$$4MnO_4^- + 4OH^- =\!=\!= 4MnO_4^{2-} + O_2\uparrow + 2H_2O$$

日光对 $KMnO_4$ 的分解具有催化作用，因此 $KMnO_4$ 溶液应保存于棕色瓶中。

MnO_4^- 最重要的性质是具有氧化性，但在不同的介质中，其还原产物不同。酸性介质中，MnO_4^- 氧化能力最强，还原产物为 Mn^{2+}：

$$2MnO_4^- + 5H_2O_2 + 6H^+ =\!=\!= 2Mn^{2+} + 5O_2\uparrow + 8H_2O$$

$$2MnO_4^- + 5H_2C_2O_4 + 6H^+ =\!=\!= 2Mn^{2+} + 10CO_2\uparrow + 8H_2O$$

上述两个反应刚开始时均进行得较慢，溶液中 Mn^{2+} 生成后，反应速率逐渐加快，这是 Mn^{2+} 具有自身催化作用的缘故。

在中性溶液中，MnO_4^- 的还原产物为 MnO_2：

$$2MnO_4^- + I^- + H_2O =\!=\!= 2MnO_2\downarrow + IO_3^- + 2OH^-$$

在强碱性介质中，MnO_4^- 的还原产物为 MnO_4^{2-}：

$$2MnO_4^- + SO_3^{2-} + 2OH^- =\!=\!= 2MnO_4^{2-} + SO_4^{2-} + H_2O$$

由于 $KMnO_4$ 具强氧化性，所以它在工业上用作漂白剂，在日常生活及临床上，用于消毒杀菌和防腐等。

> **案例16-4分析**
> 高锰酸钾遇有机物时即释放初生态氧，初生态氧有杀菌、除臭、解毒作用。因此临床上使用 $KMnO_4$ 作消毒防腐剂，实际上是利用它的强氧化性。$KMnO_4$ 溶液的氧化性随酸度的增加而增强，因此上述应用中的 $KMnO_4$ 溶液显较强酸性。由于 $KMnO_4$ 见光易分解，且光对 $KMnO_4$ 的分解具有催化作用，因此 $KMnO_4$ 溶液应保存于棕色瓶中。

第五节 铁系元素

铁系元素是指周期表第一过渡系第ⅧB族元素，包括**铁**(Iron, Fe)、**钴**(Cobalt, Co)、**镍**(Nickel, Ni)。铁系元素中，铁在地壳中含量最高，质量分数为 4.1%，仅次于氧、硅、铝。铁在自然界中主要以黄铁矿(主要成分为 FeS_2)、磁铁矿(主要成分为 Fe_3O_4)、赤铁矿(主要成分为 Fe_2O_3)和菱铁矿(主要成分为 $FeCO_3$)等形式存在。钴和镍在地壳中的质量分数分别为 0.002% 和 0.008%，钴和镍在自然界中常与硫、砷结合并与其他金属共生，如辉钴矿(主要成分为 CoAsS)和镍黄铁矿($NiS \cdot FeS$)等。

一、铁系元素单质

铁、钴、镍单质均为有光泽的银白色金属，具有较大的密度和较高的熔点。铁和镍有很好的延展性,钴硬而脆。它们都具有强铁磁性,是很好的磁性材料。

在化学性质方面,铁、钴、镍都具有较高的反应活性,是中等活泼的金属。在常温和无水条件下,性质比较稳定,但在高温时,它们均能与氧气、氯气发生反应:

$$2Fe + 3Cl_2 \xrightarrow{高温} 2FeCl_3$$

$$Co + Cl_2 \xrightarrow{高温} CoCl_2$$

$$Ni + Cl_2 \xrightarrow{高温} NiCl_2$$

铁易溶于稀的无机酸中。当铁与非氧化性稀酸作用时,生成 Fe^{2+} 盐,而与氧化性稀酸作用时生成 Fe^{3+} 盐:

$$Fe + 2HCl(稀) = FeCl_2 + H_2\uparrow$$

$$Fe + 4HNO_3(稀) = Fe(NO_3)_3 + NO\uparrow + 2H_2O$$

钴和镍的活泼性不如铁,但也能与稀盐酸发生类似反应:

$$Co + 2HCl(稀) = CoCl_2 + H_2\uparrow$$

$$Ni + 2HCl(稀) = NiCl_2 + H_2\uparrow$$

常温下铁与冷浓氧化性酸作用,表面均被钝化,因此,可用铁器储运浓硝酸和浓硫酸。

铁能被浓碱溶液所侵蚀,但钴、镍在碱性溶液中稳定性较高,因此可用镍制坩埚熔融碱性物质。

二、铁的重要化合物

铁的价层电子组态为 $3d^64s^2$,一般能形成氧化值为+2 和+3 的化合物。

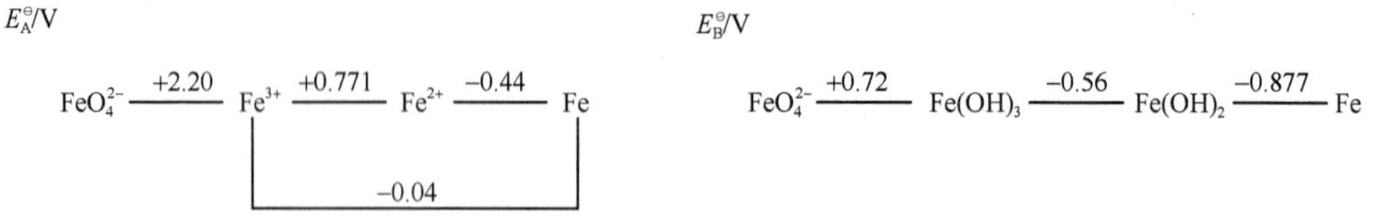

$E_A^\ominus/V$

$$FeO_4^{2-} \xrightarrow{+2.20} Fe^{3+} \xrightarrow{+0.771} Fe^{2+} \xrightarrow{-0.44} Fe$$

$$\xrightarrow{-0.04}$$

$E_B^\ominus/V$

$$FeO_4^{2-} \xrightarrow{+0.72} Fe(OH)_3 \xrightarrow{-0.56} Fe(OH)_2 \xrightarrow{-0.877} Fe$$

图 16-6　铁的元素电势图

从元素电势图(图 16-6)可以看出:①单质铁具有较强的还原性;②酸性介质中,Fe^{2+} 较稳定,Fe^{3+} 则具有较强的氧化性;②碱性介质中,Fe^{3+} 较稳定,Fe^{2+} 则具有较强的还原性;③碱性介质中,Fe^{3+} 与强氧化剂作用时,可生成高铁酸盐。

(一) 氧化物和氢氧化物

常见铁的氧化物有三种,黑色的氧化亚铁 FeO、砖红色的三氧化二铁 Fe_2O_3 和棕黑色的四氧化三铁 Fe_3O_4。FeO 呈碱性,溶于非氧化性酸生成亚铁盐。Fe_2O_3 呈两性,但碱性比酸性强。

铁的氢氧化物有两种,白色的氢氧化亚铁 $Fe(OH)_2$ 和棕红色的氢氧化铁 $Fe(OH)_3$。$Fe(OH)_2$ 易被空气中的 O_2 所氧化,因此在不含空气的亚铁盐中加入碱,首先生成白色胶状的 $Fe(OH)_2$,当与空气接触后,颜色逐渐加深,最后生成棕红色的 $Fe(OH)_3$:

$$4Fe(OH)_2 + O_2 + 2H_2O = 4Fe(OH)_3\downarrow$$

$Fe(OH)_3$ 略显两性,但碱性强于酸性。在强碱性溶液中,用 KClO 氧化 $Fe(OH)_3$,可以得到紫红色的高铁酸盐:

$$2Fe(OH)_3 + 3KClO + 4KOH = 2K_2FeO_4 + 3KCl + 5H_2O$$

(二) 盐类

1. Fe(Ⅱ)盐　重要的 Fe(Ⅱ)盐有硫酸亚铁 $FeSO_4 \cdot 7H_2O$、硫酸亚铁铵 $FeSO_4(NH_4)_2SO_4 \cdot 6H_2O$ 和氯化亚铁 $FeCl_2 \cdot 6H_2O$。其中 $FeSO_4 \cdot 7H_2O$ 为绿色晶体,俗称绿矾,在空气中易被氧化,

但 $FeSO_4(NH_4)_2SO_4·6H_2O$(俗称莫尔盐)在空气中却相当稳定,故在分析化学上常用来配制 Fe^{2+} 的标准溶液。

Fe(Ⅱ)盐在碱性溶液中立即被氧化,在酸性溶液中为防止其被氧化,应加适量酸和铁钉:

$$4Fe^{2+} + O_2 + 4H^+ = 4Fe^{3+} + 2H_2O$$

$$2Fe^{3+} + Fe = 3Fe^{2+}$$

Fe(Ⅱ)盐也是常用的还原剂,遇到强氧化剂(如 $K_2Cr_2O_7$、$KMnO_4$ 等)可被氧化为铁盐:

$$6FeSO_4 + K_2Cr_2O_7 + 7H_2SO_4 = 3Fe_2(SO_4)_3 + Cr_2(SO_4)_3 + K_2SO_4 + 7H_2O$$

$$10FeSO_4 + 2KMnO_4 + 8H_2SO_4 = 5Fe_2(SO_4)_3 + 2MnSO_4 + K_2SO_4 + 8H_2O$$

久置的 Fe(Ⅱ)盐溶液中会有棕色的碱式盐沉淀生成,通常使用时需新鲜配制;配制时除需加适量的酸抑制 Fe^{2+} 水解外,还应加入少量单质铁或其他抗氧化剂,防止其被氧化。

2. Fe(Ⅲ)盐 常见的 Fe(Ⅲ)盐有 $Fe_2(SO_4)_3$ 和 $FeCl_3$。$FeCl_3$ 属于共价型化合物,熔点(555.15 K)和沸点(588.15 K)均较低,易溶于水,并发生强烈的水解反应。无水 $FeCl_3$ 在空气中易潮解。加热到 673.15 K 时,以双聚分子 Fe_2Cl_6 存在。

由于 $FeCl_3$ 能够使蛋白质迅速凝聚,在医药上可作外用止血剂。

酸性介质中 Fe(Ⅲ)盐是中等强度的氧化剂,能将 I^-、H_2S 氧化成单质 I_2、S,将 Sn^{2+} 氧化成 Sn^{4+} 等:

$$2Fe^{3+} + 2I^- = 2Fe^{2+} + I_2↓$$

$$2Fe^{3+} + Sn^{2+} = 2Fe^{2+} + Sn^{4+}$$

$$2Fe^{3+} + H_2S = 2Fe^{2+} + S↓ + 2H^+$$

由于 Fe^{3+} 的电荷高,半径较小,极化作用强,因此铁盐的水解性显著,水溶液显酸性,其水解平衡简写如下:

$$[Fe(H_2O)_6]^{3+} + H_2O \rightleftharpoons [Fe(OH)(H_2O)_5]^{2+} + H_3O^+$$

$$2[Fe(OH)(H_2O)_5]^{2+} \rightleftharpoons [(H_2O)_4Fe(OH)_2Fe(H_2O)_4]^{4+} + 2H_2O$$

Fe^{3+} 的水解过程较为复杂,当溶液的 pH ≈ 0 时,主要以淡紫色的 $[Fe(H_2O)_6]^{3+}$ 形式存在。当 pH = 1 时,Fe^{3+} 开始水解,并发生多种类型的缩合反应。pH = 2~3 时,缩合反应增强,溶液呈黄棕色,随着溶液 pH 逐渐升高,溶液逐渐变为红棕色,最后生成水合三氧化二铁($Fe_2O_3·nH_2O$)胶状沉淀,习惯上把它写成 $Fe(OH)_3$。显然,若要配制 Fe^{3+} 溶液,需加入适量的酸抑制其水解。

> **案例 16-5**
> 氰化钾(KCN)属剧毒物质,常规致死量为 2 mg。而同样含有氰根的亚铁氰化钾却是国内外广泛使用的食盐抗结剂,我国《食品添加剂使用卫生标准》中允许其在盐和代盐制品中作为抗结剂,最大使用量为每千克 10 毫克。
> 问题:
> 1. 亚铁氰化钾中含有氰根,为什么还可作为食品添加剂使用?
> 2. 亚铁氰化钾用作食盐抗结剂的原理是什么?

(三) 铁的配合物

1. Fe(Ⅱ)的配合物 Fe^{2+}的价层电子组态为$3d^64s^0$,有很强的配位性,可形成配位数为6的配位化合物。例如,六氰合铁(Ⅱ)酸钾$K_4[Fe(CN)_6]$(又称亚铁氰化钾或黄血盐)、环戊二烯基铁$[(C_5H_5)_2Fe,$二茂铁]等都是重要的铁(Ⅱ)配合物。

黄血盐在常温下稳定,但加热至373.15 K则失去结晶水,形成白色粉末,若继续加热即分解:

$$K_4[Fe(CN)_6] \xrightarrow{\Delta} 4KCN + FeC_2 + N_2 \uparrow$$

在溶液中$[Fe(CN)_6]^{4-}$能与Fe^{3+}、Cu^{2+}、Cd^{2+}、Co^{2+}、Mn^{2+}、Ni^{2+}、Zn^{2+}等离子生成特定颜色的沉淀,这些反应常用于鉴定这些金属离子。

例如,$[Fe(CN)_6]^{4-}$与Fe^{3+}作用时,生成深蓝色的沉淀$KFe[Fe(CN)_6]$,俗称**普鲁士蓝**(prussian blue):

$$Fe^{3+} + [Fe(CN)_6]^{4-} + K^+ =\!=\!= KFe[Fe(CN)_6] \downarrow (蓝色)$$

该反应可用于鉴定Fe^{3+}。

二茂铁$(C_5H_5)_2Fe$是由π键配体环戊二烯离子$C_5H_5^-$与Fe^{2+}形成的一种具有特殊结构的配合物。两个$C_5H_5^-$环的平面相互平行,Fe^{2+}被夹在它们的中间,因此称之为夹心式结构配合物。环戊二烯基配体还可与许多金属离子形成配合物,如$Ti(C_5H_5)_2Cl_2$,有些配合物还具有一定的抗肿瘤活性。

2. Fe(Ⅲ)配合物 Fe^{3+}与CN^-、SCN^-、X^-、$C_2O_4^{2-}$和PO_4^{3-}等离子都能形成稳定的配合物。其中Fe^{3+}与SCN^-作用,生成血红色的$[Fe(SCN)_n]^{3-n}$离子:

$$Fe^{3+} + nSCN^- =\!=\!= [Fe(SCN)_n]^{3-n} \qquad n = 1\sim6$$

该反应非常灵敏,常用于检出Fe^{3+}。

Fe^{3+}与F^-作用时,生成无色的配离子$[FeF_6]^{3-}$:

$$Fe^{3+} + 6F^- =\!=\!= [FeF_6]^{3-}$$

$[FeF_6]^{3-}$离子稳定性较大,在定性分析中,常用该反应消除Fe^{3+}对反应的干扰。

六氰合铁(Ⅲ)酸钾$K_3[Fe(CN)_6]$可用Cl_2氧化六氰合铁(Ⅱ)酸钾溶液制得:

$$2K_4[Fe(CN)_6] + Cl_2 =\!=\!= 2K_3[Fe(CN)_6] + 2KCl$$

$K_3[Fe(CN)_6]$是红色晶体,俗称赤血盐。它易溶于水,在碱性溶液中具有一定的氧化性:

$$4[Fe(CN)_6]^{3-} + 4OH^- =\!=\!= 4[Fe(CN)_6]^{4-} + O_2 \uparrow + 2H_2O$$

在中性溶液中,赤血盐有微弱的水解作用:

$$[Fe(CN)_6]^{3-} + 3H_2O =\!=\!= Fe(OH)_3 \downarrow + 3CN^- + 3HCN$$

因此使用赤血盐的溶液时,最好临时配制。

赤血盐溶液遇到Fe^{2+}离子立即生成蓝色的沉淀物,称为滕氏蓝:

$$K^+ + Fe^{2+} + [Fe(CN)_6]^{3-} =\!=\!= KFe[Fe(CN)_6] \downarrow$$

$K_4[Fe(CN)_6]$俗称黄血盐,其溶液遇到Fe^{3+}离子立即生成蓝色的沉淀物,即普鲁士蓝:

$$K^+ + Fe^{3+} + [Fe(CN)_6]^{4-} =\!=\!= KFe[Fe(CN)_6] \downarrow$$

结构研究表明,滕氏蓝的结构和组成与普鲁士蓝一样,因此它们应属于同一种物质。常利用上述反应鉴定Fe^{2+}。

案例 16-5 分析

KCN是强电解质,进入人体后,易解离出大量氰根(CN^-),CN^-与细胞线粒体内氧化型细胞色素氧化酶中的Fe^{3+}结合,阻止氧化酶中Fe^{3+}的还原,阻碍细胞正常呼吸,造成组织缺氧,最终导致机体窒息而死亡。但是配合物亚铁氰化钾$K_4[Fe(CN)_6]$进入人体后,解离出稳定性很强的配离子$[Fe(CN)_6]^{2-}$,$K_s\{[Fe(CN)_6]^{4-}\} = 1.0×10^{35}$,它解离出的$CN^-$浓度非常小。所以,尽管二者同样含有氰根,但是亚铁氰化钾却可以作为食品添加剂使用。

> 加入亚铁氰化钾后食盐的正六面体结晶转变为星状结晶,从而不易发生结块,因此亚铁氰化钾用作食盐抗结剂。

三、钴和镍的重要化合物

钴和镍的价层电子组态分别为 $3d^74s^2$ 和 $3d^84s^2$,可形成氧化值为+2 和+3 的化合物。

由元素电势图(图 16-7)可知:① 在酸性介质中,Co^{3+}、Ni^{3+} 具有强氧化性;② 在碱性介质中,Co^{2+}、Ni^{2+} 具有还原性。

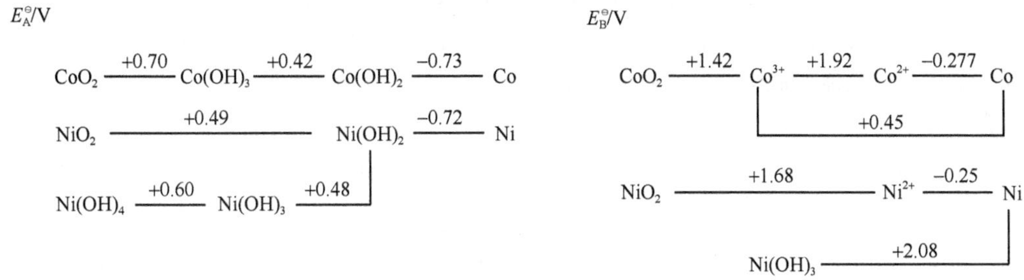

$E_A^{\ominus}/V$

$$CoO_2 \xrightarrow{+0.70} Co(OH)_3 \xrightarrow{+0.42} Co(OH)_2 \xrightarrow{-0.73} Co$$

$$NiO_2 \xrightarrow{+0.49} Ni(OH)_2 \xrightarrow{-0.72} Ni$$

$$Ni(OH)_4 \xrightarrow{+0.60} Ni(OH)_3 \xrightarrow{+0.48}$$

$E_B^{\ominus}/V$

$$CoO_2 \xrightarrow{+1.42} Co^{3+} \xrightarrow{+1.92} Co^{2+} \xrightarrow{-0.277} Co$$
$$\xrightarrow{+0.45}$$

$$NiO_2 \xrightarrow{+1.68} Ni^{2+} \xrightarrow{-0.25} Ni$$
$$Ni(OH)_3 \xrightarrow{+2.08}$$

图 16-7 钴、镍的元素电势图

(一) 氧化物和氢氧化物

常见的钴的氧化物有灰绿色的 CoO 和黑色的 Co_2O_3;镍的氧化物有暗绿色的 NiO 和黑色的 Ni_2O_3。在酸性介质中,Co_2O_3 和 Ni_2O_3 都具有强氧化性:

$$Co_2O_3 + 6HCl = 2CoCl_2 + Cl_2\uparrow + 3H_2O$$
$$Ni_2O_3 + 6HCl = 2NiCl_2 + Cl_2\uparrow + 3H_2O$$

$Co(OH)_2$ 为粉红色沉淀,具有两性,能溶于过量的浓碱溶液中形成 $[Co(OH)_4]^{2-}$(深蓝色)。$Co(OH)_2$ 在空气中放置可慢慢地被氧化成棕褐色的 $Co(OH)_3$。$Co(OH)_3$ 与 HCl 作用时放出 Cl_2,与 H_2SO_4 作用时放出 O_2:

$$2Co(OH)_3 + 6HCl = 2CoCl_2 + Cl_2\uparrow + 6H_2O$$
$$4Co(OH)_3 + 4H_2SO_4 = 4CoSO_4 + O_2\uparrow + 10H_2O$$

$Ni(OH)_2$ 为绿色沉淀,显碱性,在空气中比较稳定。当与 Br_2 等氧化剂作用时,可被氧化为棕黑色的 $Ni(OH)_3$。高氧化态 Ni 的化合物是强氧化剂。

$$2Ni(OH)_2 + Br_2 + 2NaOH = 2Ni(OH)_3\downarrow + 2NaBr$$

(二) 盐类

常见的钴和镍盐有 $CoCl_2$、$Co(NO_3)_2$、$NiCl_2$、$NiSO_4$ 和 $Ni(NO_3)_2$ 等。其中 $CoCl_2$ 在不同的温度下因含结晶水的数目不同,而呈现不同的颜色:

$$CoCl_2 \cdot 6H_2O \xrightarrow{325.15K} CoCl_2 \cdot 2H_2O \xrightarrow{363.15K} CoCl_2 \cdot H_2O \xrightarrow{393.15K} CoCl_2$$
(粉红色)　　　　(紫红色)　　　　(蓝紫色)　　　　(蓝色)

蓝色无水 $CoCl_2$ 吸水后逐渐变为粉红色,因此,$CoCl_2$ 通常添加在硅胶干燥剂中用作指示剂。吸水后的硅胶在烘箱中受热可以失水由粉红色变为蓝色,重复使用。

(三) 配合物

Co^{2+}、Co^{3+}、Ni^{2+} 均可与 NH_3、CN^-、SCN^- 等多种配体形成配合物。

例如,在 Co^{2+}、Ni^{2+} 溶液中加入过量氨水,分别生成绿色 $[Co(NH_3)_6]^{2+}$ 和浅蓝色 $[Ni(NH_3)_6]^{2+}$:

$$Co^{2+} + 6NH_3 = [Co(NH_3)_6]^{2+}$$

$$Ni^{2+} + 6NH_3 \Longrightarrow [Ni(NH_3)_6]^{2+}$$

$[Co(NH_3)_6]^{2+}$不稳定,在空气中被氧化为橙黄色$[Co(NH_3)_6]^{3+}$:

$$4[Co(NH_3)_6]^{2+} + O_2 + 2H_2O \Longrightarrow 4[Co(NH_3)_6]^{3+} + 4OH^-$$

在Co^{2+}、Ni^{2+}溶液中加入SCN^-,生成$[Co(SCN)_4]^{2-}$:

$$Co^{2+} + 4SCN^- \Longrightarrow [Co(SCN)_4]^{2-} \quad (蓝色)$$

由于$[Co(SCN)_4]^{2-}$在水溶液中容易解离,而在乙醚中比较稳定,因此可加入乙醚,将配离子萃取到有机相中,乙醚层显蓝色。此反应常用于鉴定Co^{2+}。Ni^{2+}不能与SCN^-生成稳定的配离子。

由于Co^{3+}不能稳定存在于水溶液中,因此Co^{3+}很难与配位体直接形成配合物。通常把Co^{2+}的盐溶解在配合物的溶液中,再利用氧化剂将Co^{2+}氧化成Co^{3+}的配合物:

$$4CoCl_2 + 4NH_4Cl + 20NH_3 + O_2 \Longrightarrow 4[Co(NH_3)_6]Cl_3 + 2H_2O$$

Ni^{2+}能与多齿配体形成螯合物。在Ni^{2+}溶液中加入丁二酮肟(镍试剂),立即生成一种鲜红色的螯合物:

上述反应是鉴别Ni^{2+}的特征反应。

第六节 铂系元素

铂系元素是指位于周期表第二、第三过渡系的六个ⅧB元素,即钌(Ruthenium,Ru)、铑(Rhodium,Rh)、钯(Palladium,Pd)、锇(Osmium,Os)、铱(Iridium,Ir)、铂(Platinum,Pt)。由于镧系收缩的缘故,钌、铑、钯与锇、铱、铂的性质相似,而与铁、钴、镍差别较显著。由于铂系元素在地壳中的丰度很小,也称为稀有元素。

钌、铑、钯在地壳中的质量分数分别为$1×10^{-7}\%$、$2×10^{-8}\%$、$6×10^{-8}\%$;锇、铱、铂分别为$1×10^{-8}\%$、$3×10^{-10}\%$和$1×10^{-7}\%$。铂系元素几乎完全以单质状态存在,高度分散于各种矿物中。

一、铂系元素单质

铂系元素除锇呈蓝灰色外,其他均呈银白色,具有较高的熔点和沸点。其中锇的熔点最高,为3306.15 K。在硬度方面,钯和铂有较好的延展性,容易机械加工。根据金属单质的密度,铂系元素可分为两组:钌、铑、钯称为轻铂系金属;锇、铱、铂称为重铂系金属。

铂系金属对酸的化学稳定性极高,Pd是最活泼的,且只能与硝酸反应;其次是铂,只能与王水反应:

$$3Pd + 8HNO_3 \Longrightarrow 3Pd(NO_3)_2 + 2NO\uparrow + 4H_2O$$

$$3Pt + 4HNO_3 + 18HCl \Longrightarrow 3H_2PtCl_6 + 4NO\uparrow + 8H_2O$$

铂系金属在氧化剂存在下,均能与碱共熔生成可溶性的化合物:

$$Ru + 3Na_2O_2 \Longrightarrow 2Na_2O + Na_2RuO_4(橙色)$$

$$Os + 3Na_2O_2 \Longrightarrow 2Na_2O + Na_2OsO_4(黄色)$$

大多数铂系金属能吸收氢气,其中钯吸收氢气的能力最强,标准状态下,1体积海绵状的钯能吸收约900体积的氢气。铂系金属吸收气体的性能与它们的高度催化活性有关。

二、铂和钯的重要化合物

铂和钯的价层电子组态分别为$5d^96s^1$和$4d^{10}$,可形成氧化值为+2和+4的化合物。

> **案例 16-6**
>
> 顺铂是第一代铂类配合物抗肿瘤药物,多年临床实践证实,该药对人体生殖泌尿系统、头颈部及其他软组织的肿瘤有明显的疗效,且与其他抗肿瘤药物联合使用时具有明显的协同作用。但是其毒副作用很大,主要表现为肾功能损害、严重的胃肠道反应、骨髓抑制以及神经毒性等。近几十年来,科学家们经过努力合成出了低毒、副作用较小、抗癌作用更强的第二、第三和第四代铂类配合物抗癌药物。
> 问题:
> 1. 顺铂的抗肿瘤作用机制是什么?
> 2. 请列举第二、第三和第四代铂类配合物抗癌药物的代表药物。

(一) 铂的配合物

铂具有很强的配位能力,可与 X^-、CN^-、CO、NH_3 等多种配体形成配合物,多种情况下,配合物是配位数为6的八面体结构。这些配合物中,以氯配位物更常见,如氯铂酸 $H_2[PtCl_6]$。

用王水溶解铂或四氯化铂溶于盐酸时均可生成氯铂酸:

$$3Pt + 4HNO_3 + 18HCl = 3H_2[PtCl_6] + 4NO\uparrow + 8H_2O$$

$$PtCl_4 + 2HCl = H_2[PtCl_6]$$

氯铂酸盐与某些还原剂如草酸钾、二氧化硫等作用生成氯亚铂酸盐 $M_2[PtCl_4]$:

$$K_2[PtCl_6] + K_2C_2O_4 = K_2[PtCl_4] + 2KCl + 2CO_2\uparrow$$

$$K_2[PtCl_4] + 2KI + 2NH_3 = [Pt(NH_3)_2I_2] + 4KCl$$

$$[Pt(NH_3)_2I_2] + AgNO_3 + 2NaCl = cis\text{-}[Pt(NH_3)_2Cl_2] + 2AgI\downarrow + 2NaNO_3$$

顺式二氯二氨合铂 $cis\text{-}[PtCl_2(NH_3)_2]$(Ⅱ),简称顺铂。

> **案例 16-6 分析**
>
> 顺铂的主要作用靶点是DNA,当其进入细胞后,由于细胞内氯离子浓度低,它很快发生解离,生成带正电荷的水合配离子 $[Pt(NH_3)_2(H_2O)_2]^{2+}$,由于其化学性质很活泼,当它到达DNA时,DNA的碱基嘌呤取代 $[Pt(NH_3)_2(H_2O)_2]^{2+}$ 中的水分子,形成 $[Pt(NH_3)_2]$/DNA加合物,改变了DNA正常复制模板的功能,引起DNA复制障碍,从而抑制癌细胞的分裂。
> 第二、第三和第四代铂类配合物抗癌药物的代表药物主要有卡铂、奥沙利铂和双环铂。

(二) 二氯化钯

在红热的条件下,金属钯与氯气反应可得到 $PdCl_2$。

$PdCl_2$ 溶液与CO作用,即被还原为单质钯:

$$PdCl_2 + H_2O + CO = Pd\downarrow + 2HCl + CO_2\uparrow$$

由于析出的少量Pd使溶液呈现黑色,因此可用该反应鉴别CO的存在。

二氯化钯是一种良好的催化剂,例如,常温常压下,乙烯在 $PdCl_2$ 的催化下被氧化为乙醛,这是一个重要的配位催化反应,是生产乙醛的常用方法。

第七节 d区元素生物学效应及常用药物

一、钒的生物效应

钒是人体必需微量元素,在体内总含量小于 1 mg,仅占体重的 0.01% 以下,主要分布在脂肪组织中,肝、肾等组织中也有少量的储存。钒进入人体主要有两条途径:其一是通过每日的食物、饮水,其二是环境中的钒经皮肤和呼吸道进入。由于人体对钒的生理需求量很低,食物、饮水和大气中的钒完全可以满足需要。

体内的钒主要以钒酸根(VO_3^-)或氧钒离子(VO^{2+})的形式存在,其生化功能主要体现在以下三点:① 与磷酸根竞争磷酸盐传递蛋白、磷酸水解酶和磷酸转移酶的活性位点;② 与其他过渡金属竞争在金属蛋白的结合位点;③ 参与细胞的氧化还原反应。

尽管钒在体内的含量较低,却在生物体内起着重要而又复杂的生物学作用,其中尤以降血糖作用而引人注目。钒化合物的类胰岛素效应无论在体内还是体外实验均已得到证实,无机和有机钒化合物均显示出降血糖效应、增加葡萄糖的吸收、提高胰岛素的敏感性等。钒还影响体内的氧化还原反应,刺激造血功能,增强铁对红细胞的再生。此外钒还可抑制胆固醇合成。

人一般不会缺钒,同时钒也不易在体内蓄积,因此很少发生钒中毒,但急性钒中毒除外。对急性钒中毒的治疗可用大剂量的维生素C和依地酸二钠钙的高渗葡萄糖静脉滴注,抗感染及对症治疗,同时用NH_4Cl酸化尿液促进钒的排出。

二、铬和钼的生物效应

(一) 铬

铬是人体必需微量元素,正常成人体内含铬的总量为5~10 mg,广泛分布于体内的各种组织器官及体液中。人体主要是从食物中摄取铬,饮水及空气中也可供给少部分。

体内铬主要以Cr(Ⅲ)形式与蛋白质、核酸以及各种小分子配体结合,参与机体的糖、脂肪等代谢,促进人体的生长发育。Cr(Ⅲ)的生物化学功能主要是作为胰岛素的增强剂。胰岛素是胰岛β-细胞分泌的多肽激素,它的显著功能是具有降低血糖的作用。如果体内缺铬,组织对胰岛素的敏感性降低,葡萄糖耐量异常,血糖异常升高。Cr(Ⅲ)的另一个作用是参与脂代谢,它能增强细胞膜的稳定性,保护动脉内膜不受外因损伤,并通过影响人体脂肪代谢与胆固醇代谢,使胆固醇氧化物不易过量沉积在血管中,从而预防动脉粥样硬化的发生。

所有铬化合物浓度过高时均有毒性,Cr(Ⅲ)毒性较小,而Cr(Ⅵ)毒性较大且具有致癌性。

(二) 钼

钼是人体必需微量元素,成人体内钼几乎分布于所有组织、器官,以肝脏和肾组织含量最高。

虽然钼在体内含量极低(0.2 mg/kg),但钼作为三种金属硫蛋白(黄嘌呤氧化酶、醛脱氢酶和亚硫酸氧化酶)的构成成分,在体内发挥着重要的生物学作用。

黄嘌呤氧化酶是含有钼和铁硫中心的金属黄素蛋白,主要参与核酸代谢,并催化黄嘌呤氧化形成尿酸。别嘌呤醇是临床用来治疗痛风的药物,其作用机制为:别嘌呤醇是一种黄嘌呤氧化酶抑制剂,它可使该酶活性丧失而不起作用,黄嘌呤就不能氧化为尿酸,尿酸生成量随之减少,从而使血尿酸下降。

三、锰的生物效应

Mn是人体必需微量元素,正常成人体内的含量为10~20 mg,广泛分布在骨骼、肝、肾、胰腺及各组织细胞中。人体所需要的锰元素主要是从食物、饮水及空气中摄取。

Mn元素的生物功能十分重要,Mn(Ⅱ)、Mn(Ⅲ)是生物体内某些酶的活性中心,如超氧化物歧化酶(SOD)、精氨酸酶以及丙酮酸羧化酶等。这些生物酶对机体组织细胞中进行的各种氧化还原反应及电子转移、能量转移有很重要的影响。研究已证实,Mn^{2+}还参与软骨和骨组织形成时所需糖蛋白的合成,并对血液的生成及循环状态和脂类的代谢产生影响。锰还与体内的其他必需元素互相作用,并影响这些元素在体内的分布、代谢及生物活性。

锰在能量和蛋白质代谢中起着重要的作用,并具有促进人体生长发育、参与人体骨骼造血等重要生理功能。

锰摄入量过高时会引起中毒。锰中毒比缺锰更具有临床和公共卫生意义,尤其是在矿山、冶炼厂附近地区。锰中毒早期多表现为神经衰弱和植物神经功能障碍症状,中、晚期病人表现为一系列的神经系统障碍,类似帕金森综合征。

四、铁、钴和镍的生物效应

(一) 铁

铁是人体必需的微量元素。体内的铁可分为两类:一类是功能铁,包括血红蛋白、肌红蛋白以及含铁酶;另一类是储存铁,主要以铁蛋白及含铁血黄素等形式储存于肝、脾及骨髓中。

铁在体内具有极其重要的生物学功能。几乎所有的细胞都通过细胞外的转铁蛋白获取铁,并将其中的大部分铁提供给线粒体用以合成血红蛋白、肌红蛋白和细胞色素等,并发挥其重要的生物学作用。例如,肌红蛋白内的铁约占体内总铁量的3%,肌红蛋白与氧的亲和力较血红蛋白强,在横肌纹与心肌中起到氧气储存作用,缺氧时可放出氧供肌肉收缩之急需。铁与能量代谢也密切相关,研究证明,机体内能量的释放与细胞线粒体聚集铁的数量有关。心、肝、肾等具有高度生理活动能力和生化功能的器官里的细胞线粒体内,蓄积的铁特别多。

铁与人体的健康关系密切,缺铁可以引起多种疾病。许多疾病可干扰铁的正常代谢,直接影响铁的吸收和利用。例如,缺铁性贫血,由于患者对铁的吸收显著增加,同时铁的利用率也明显提高,导致铁的储存量减少,因此无法满足正常合成血红蛋白所需铁量。患者通过补充铁剂可以使疾病得到有效治疗。

铁在体内过度积累则会表现出一定的生物学毒性。大量研究表明,高铁水平是引发心脏疾病的主要因素,这主要是铁与氧形成的过氧化物对心肌细胞壁有损伤作用,或形成血栓,造成心肌梗塞。还有研究发现,脑内铁含量升高也可能是造成老年痴呆的因素之一。

(二) 钴和镍

钴是人体必需微量元素。正常人体内钴的含量为 1~2 mg,主要分布于骨骼、肌肉和脂肪组织中。钴是维生素 B_{12} 的组成成分,是某些酶的组分或催化活性的辅助因子,具有刺激造血的作用。此外,钴对其他微量元素的吸收也有影响,例如,钴摄入不足除了可影响铁的吸收外,还可阻碍铜的吸收而出现缺铜症,并加剧碘不足对人体的影响。此外,钴可能改变硒的代谢,导致硒的减少或排泄增多,或者改变硒在组织中的分布。实验表明,增加饲料中的钴含量,可使大鼠心肌硒含量减少,而补给硒和维生素 E 后,则可减轻这种损害。

镍是人体必需微量元素。镍的生物作用主要包括影响 DNA 合成、RNA 复制以及蛋白质的合成等。研究发现,镍还具有刺激造血、促进红细胞生成的作用。由于人体代谢所需的镍极其微量,而环境污染所致的镍来源日益增多,因此由于镍摄入过多而导致的癌变或其他病变已备受关注。

五、常用药物

1. 顺铂 cis-$[PtCl_2(NH_3)_2]$ 临床常用抗癌药物,主要用于治疗睾丸癌、卵巢癌、淋巴肉瘤、头颈部鳞癌、甲状腺癌等。此外,对小细胞肺癌、成胶质细胞癌、食管癌、胃癌也有一定的疗效。

2. Cr(Ⅲ)盐(如 $CrCl_3 \cdot 6H_2O$) 临床用于治疗糖尿病和动脉粥样硬化症。老年糖尿病人每天补充 Cr(Ⅲ) 约 150 μg 后,葡萄糖耐量显著改善,血脂也明显降低。

3. 富马酸亚铁($C_4H_2O_4Fe$) 临床上治疗缺铁性贫血的常用药物,与各种营养物质、抗生素相容性好,具有协同作用。能提高抗应激能力和抗病能力,可有效避免因添加无机铁对维生素等活性物质的破坏。

4. 维生素 B_{12}($C_{63}H_{88}CoN_{14}O_{14}P$) 临床常用于治疗恶性贫血和维护神经系统健康。

5. 高锰酸钾（$KMnO_4$） 临床常用消毒防腐药，可用于口腔黏膜、妇科及皮肤炎症的消毒。

本 章 小 结

d 区元素的价层电子组态为 $(n-1)d^{1-9}ns^{1-2}$，它们的原子半径随着原子序数的增加逐渐减小，由于镧系收缩，第五、第六周期同族元素原子半径比较相近。与 s 区、p 区元素相比，d 区元素同周期电离能、电负性等基本性质递变的规律性较差；同族元素，因镧系收缩，第一、第二、第三过渡系元素的性质非常相似，但与第一过渡系元素的性质差别较大。单质一般具有沸点熔点高、硬度密度大、导电性和导热性优良等特征。元素通常具有多种氧化值，化合物具有一定的颜色，离子容易形成配合物。

钛的重要化合物有 TiO_2 和 $TiCl_4$。TiO_2 虽然不溶于稀酸，但能溶于热的浓 H_2SO_4，生成硫酸钛 $Ti(SO_4)_2$ 和硫酸钛酰 $TiOSO_4$。

钒的重要化合物有 V_2O_5，与 TiO_2 相比，V_2O_5 具有较强的酸性，易溶于强碱生成正钒酸盐。

铬的重要化合物有 Cr(Ⅲ) 和 Cr(Ⅵ) 的化合物。Cr(Ⅵ) 的化合物，如 CrO_3、CrO_4^{2-} 和 $Cr_2O_7^{2-}$ 都具有强氧化性，且 CrO_4^{2-} 和 $Cr_2O_7^{2-}$ 的氧化性随着溶液酸性的增强而增大。

锰的重要化合物主要有 Mn(Ⅳ) 和 Mn(Ⅶ) 的化合物。Mn(Ⅶ) 的化合物，如 MnO_4^-，MnO_4^- 都具有强氧化性，其还原产物与介质的酸碱性有关。

铁的重要化合物主要有 Fe(Ⅱ) 和 Fe(Ⅲ) 化合物。Fe(Ⅱ) 的化合物具有还原性、水解性、易形成沉淀和配位性等性质；而 Fe(Ⅲ) 的化合物则主要有氧化性、水解性和配位性。

铂的重要化合物主要有 Pt(Ⅱ) 和 Pt(Ⅳ)，如 cis-$[PtCl_2(NH_3)_2]$、$K_2[PtCl_4]$、$K_2[PtCl_6]$ 等。

习 题

1. 过渡元素的通性包括哪些？并请列举熔点最高的金属，硬度最大的金属，沸点最高的金属及密度最大的金属。

2. 解释下列实验现象。

(1) 在 $FeCl_3$ 溶液中加入 KSCN 溶液时出现血红色，再加入铁粉后血红色逐渐消失。

(2) 变色硅胶干燥时显蓝色，吸水后变为粉红色。

(3) 向少量 $FeCl_3$ 溶液中加入过量 $(NH_4)_2C_2O_4$ 饱和溶液后，滴加少量 KSCN 溶液并不显红色，但再滴加稀盐酸溶液则立即变红。

3. 请解释铬(Ⅵ)的化合物在酸性溶液中比在碱性溶液中氧化性强。

4. $K_2Cr_2O_7$ 溶液分别与 $BaCl_2$、KOH、浓 HCl（加热）和 H_2O_2（乙醚）混合作用后将得到什么产物？请写出有关反应方程式。

5. 铁溶于过量盐酸和过量稀硝酸中，产物是否相同？写出有关的反应方程式。

6. 完成并配平下列反应方程式。

(1) $K_2Cr_2O_7 + H_2S + H_2SO_4 \longrightarrow$

(2) $CrCl_3 + NaOH + Br_2 \longrightarrow$

(3) $K_2Cr_2O_7 + H_2SO_4$（浓）$\longrightarrow$

(4) $MnO_2 + HCl$（浓）$\longrightarrow$

(5) $MoO_4^{2-} + Zn + H^+ \longrightarrow$

(6) $KMnO_4 + KI + H_2O \longrightarrow$

(7) $KMnO_4 + Na_2SO_3 + NaOH \longrightarrow$

(8) $Pt + HNO_3 + HCl \longrightarrow$

(9) $K_2[PtCl_4] + KI + NH_3 \longrightarrow$

(10) $PdCl_2 + H_2O + CO \longrightarrow$

7. 某绿色固体 A 可溶于水,其水溶液中通入 CO_2 即得棕黑色固体 B 和紫红色溶液 C。B 与浓盐酸溶液共热时得黄绿色气体 D 和无色溶液 E。将此溶液和溶液 C 混合可得沉淀 B。将气体 D 通入 A 的溶液中也会得到 C。请根据上述现象写出 A、B、C、D、E 的分子式,并写出上述现象涉及的相关反应方程式。

8. 在 $Cr(NO_3)_3$ 溶液中逐滴加入 NaOH,先有灰蓝色胶状沉淀生成,继而沉淀溶解,溶液变成深绿色。向上述溶液中加入适量的 H_2O_2,溶液变成黄色,加酸至过量,溶液又由黄色变为橙红色,再加入适量的 H_2O_2 和少量乙醚,溶液显蓝色,放置后溶液又变成绿色。请写出每一步反应的主要产物。

(赵先英)

第十七章　ds 区元素

学习目标

掌握　铜和银的重要化合物的性质,Cu(Ⅰ)和Cu(Ⅱ)的相互转化;锌和汞的重要化合物的性质,Hg(Ⅰ)和Hg(Ⅱ)的相互转化。

熟悉　镉的重要化合物的性质。

了解　ds 区元素的生物学效应。

ds 区元素包括铜族元素和锌族元素。这两族元素原子的价电子组态与其他过渡元素有所不同,为 $(n-1)d^{10}ns^{1\sim2}$。由于它们的次外层 d 能级有 10 个电子(全充满结构),而最外层的电子组态又和 s 区相同,所以称为 ds 区。

第一节　铜族元素

一、单　质

铜族元素又称第ⅠB族元素,包括铜(copper,Cu)、银(silver,Ag)、金(gold,Au)三种元素。它们的价层电子组态为 $(n-1)d^{10}ns^1$。第ⅠB族与第ⅠA族的最外层电子数均为 ns^1,但第ⅠB族次外层为 18 电子结构,而第ⅠA族为 8 电子结构(Li 次外层为 2 电子结构),18 电子结构对核的屏蔽效应比 8 电子结构小得多,即第ⅠB族元素有效核电荷较大,最外层 s 电子受核吸引力较强,因而表现出相应的电离势高、原子半径小和密度大等性质。

铜族元素常见的氧化值有+1、+2、+3 三种,这是由于铜族元素 ns 电子和次外层 $(n-1)d$ 电子能量相差不大,与其他元素反应时,不仅 ns 电子能参加反应,$(n-1)d$ 电子在一定条件下也可以失去 $1\sim2$ 个,呈现变价。碱金属的氧化值只有+1,因为碱金属的第一电离能(I_1)和第二电离能(I_2)相差很大,一般情况下很难失去第二个电子。

铜族元素具有特定的颜色,纯铜为紫红色,银为白色,金为黄色。它们的密度均大于 $5\ \text{g}\cdot\text{cm}^{-3}$,属于重金属,其中金的密度最大,为 $19.3\ \text{g}\cdot\text{cm}^{-3}$。与其他过渡金属相比,它们具有更优良的导电性和传热性,其中,银的导电性最好,铜次之。由于铜族元素都是面心立方晶体,有较多的滑移面,因而均具有很好的延展性,如 1 g 金能拉成 3 km 的金丝,另外金还能被制成各种饰品。

铜族元素的化学性质均不活泼,并且依 Cu、Ag、Au 的顺序递减。常温下在纯净干燥的空气中,三种金属都很稳定。在有 CO_2 的潮湿空气中,铜的表面会慢慢形成一层绿色的铜锈(铜绿):

$$2Cu + O_2 + H_2O + CO_2 = Cu(OH)_2 \cdot CuCO_3$$

铜绿可防止金属进一步腐蚀,其组成是可变的。银和金则不发生上述反应。空气中若有 H_2S 气体,银与之接触后表面很快形成一层 Ag_2S 的黑色薄膜而使银失去白色光泽。

铜族元素的标准电极电势大于氢,故其金属活泼性远小于碱金属,不能置换酸中的氢。在空气中氧气的氧化下,铜可以缓慢地溶于稀盐酸中:

$$2Cu + 4HCl(稀) + O_2 = 2CuCl_2 + 2H_2O$$

加热条件下,铜也能与浓盐酸反应,这是因为 Cl^- 和 Cu^+ 形成较稳定的配离子 $[CuCl_4]^{3-}$。铜在浓盐酸中加热解的反应式如下：

$$2Cu + 8HCl(浓) \xrightarrow{\triangle} 2H_3[CuCl_4] + H_2 \uparrow$$

硝酸、热的浓硫酸可使铜、银氧化而溶解，分别生成相应的硝酸盐、硫酸盐：

$$3Cu + 8HNO_3(稀) = 3Cu(NO_3)_2 + 2NO \uparrow + 4H_2O$$

$$Cu + 4HNO_3(浓) = Cu(NO_3)_2 + 2NO_2 \uparrow + 2H_2O$$

$$Cu + 2H_2SO_4(浓) \xrightarrow{\triangle} CuSO_4 + SO_2 \uparrow + 2H_2O$$

$$2Ag + 2H_2SO_4(浓) \xrightarrow{\triangle} Ag_2SO_4 + SO_2 \uparrow + 2H_2O$$

金只能溶于王水，因生成配合物而被溶解：

$$Au + 4HCl + HNO_3 = H[AuCl_4] + NO \uparrow + 2H_2O$$

二、重要化合物

(一) 铜的化合物

铜原子的价层电子组态为 $3d^{10}4s^1$，在化合物中最高的氧化值为 +3，Cu(Ⅲ)的化合物有较强的氧化性，稳定性差，常见氧化值为 +2 和 +1。铜的标准电极电势图如下：

$$E_A^{\ominus}/V \quad Cu^{2+} \xrightarrow{+0.153} Cu^+ \xrightarrow{+0.521} Cu$$
$$\underset{+0.3419}{\underline{\qquad\qquad\qquad\qquad}}$$

由图可知：酸性介质中，Cu^+ 不稳定，易发生歧化反应，生成 Cu^{2+} 和 Cu；Cu^{2+} 具有一定的氧化性。

案例 17-1

据国际糖尿病联盟(IDF)报告显示，糖尿病已经成为继肿瘤、心脑血管疾病之后威胁人类健康和生命安全的第三位重大疾病，并已成为 21 世纪全球面临的重大公共卫生问题。尿糖试验在临床上主要用于糖尿病的普查、协助诊断及监护糖尿病患者的治疗。尿糖试验所用的化学试剂俗称"班氏试剂"，其中包括柠檬酸钠、碳酸钠和硫酸铜等。尿糖试验用于尿糖半定量，具有操作简单、灵敏、结果判断容易、试剂稳定、无毒等优点，已广泛应用于临床。

问题：
1. 尿糖试验利用了 Cu^{2+} 的什么性质？
2. 写出尿糖试验反应方程式，实验现象如何？

---

1. 铜(Ⅱ)的化合物

(1) 氢氧化铜 $Cu(OH)_2$ 和氧化铜 CuO：在 Cu^{2+} 溶液中加入强碱，即有淡蓝色的 $Cu(OH)_2$ 絮状沉淀析出。$Cu(OH)_2$ 受热易分解，加热至 353.15 K 时，$Cu(OH)_2$ 脱水生成黑色的 CuO。

$$Cu^{2+} + 2OH^- = Cu(OH)_2 \downarrow$$

$$Cu(OH)_2 \xrightarrow{353.15K} CuO + H_2O$$

$Cu(OH)_2$ 微显两性，既能溶于酸生成相应的盐，又能溶于过量浓强碱生成亮蓝色的四羟基合铜(Ⅱ)配离子：

$$Cu(OH)_2 + 2HCl = CuCl_2 + 2H_2O$$

$$Cu(OH)_2 + 2OH^- = [Cu(OH)_4]^{2-}$$

$Cu(OH)_2$ 也易溶于氨水，生成深蓝色的四氨合铜(Ⅱ)配离子：

$$Cu(OH)_2 + 4NH_3 = [Cu(NH_3)_4]^{2+} + 2OH^-$$

CuO 难溶于水，是碱性氧化物，具有热稳定性，只有当温度超过 1273.15 K 时，才会明显分解。

$$4CuO \xrightarrow{>1273.15K} 2Cu_2O + O_2 \uparrow$$

此外，CuO 在加热时易被 H_2、C、CO 和 NH_3 等还原为铜。例如，

$$3CuO + 2NH_3 \xrightarrow{\Delta} 3Cu + 3H_2O + N_2 \uparrow$$

(2) 硫酸铜 $CuSO_4$：$CuSO_4$ 是最常见的铜盐，可以用热的浓硫酸溶解铜，也可以在有氧气条件下，用热的稀硫酸与铜反应制得：

$$Cu + 2H_2SO_4(浓) \xrightarrow{\Delta} CuSO_4 + SO_2 \uparrow + 2H_2O$$

$$2Cu + 2H_2SO_4(稀) + O_2 \xrightarrow{\Delta} 2CuSO_4 + 2H_2O$$

从水溶液中结晶，得到蓝色晶体 $CuSO_4 \cdot 5H_2O$，俗称胆矾。$CuSO_4 \cdot 5H_2O$ 是蓝色斜方晶体，遇热可逐步失去结晶水：

$$CuSO_4 \cdot 5H_2O \xrightarrow{375.15K} CuSO_4 \cdot 3H_2O \xrightarrow{423.15K} CuSO_4 \cdot H_2O \xrightarrow{523.15K} CuSO_4$$

无水 $CuSO_4$ 为白色粉末，不溶于乙醇和乙醚，具有很强的吸水性，吸水后显示特征蓝色。这一性质常用来检验乙醇、乙醚等有机溶剂中的微量水，并且可以用作干燥剂。

硫酸铜是一种重要的化工原料，被广泛地应用于镀铜、颜料等工业。在储水池中加入硫酸铜，可以防止藻类生长。它与石灰乳混合，可得农业上常用的杀虫剂"波尔多液"。在医药上用作收敛剂、防腐剂和催吐剂。

在 $CuSO_4$ 溶液中加入 KI，Cu^{2+} 被还原为 Cu^+，生成白色的 CuI 沉淀：

$$2CuSO_4 + 4KI = 2CuI \downarrow + 2K_2SO_4 + I_2$$

利用这个反应，可以测定 Cu^{2+} 的含量。

> **案例 17-1 分析**
>
> Cu^{2+} 具有一定的氧化性，它可以与含有醛基的葡萄糖在碱性条件下反应，生成砖红色的氧化亚铜沉淀：
>
> $$2Cu^{2+} + CH_2OH(CHOH)_4CHO + 4OH^- = Cu_2O \downarrow + CH_2OH(CHOH)_4COOH + 2H_2O$$

(3) 氯化铜 $CuCl_2$：无水 $CuCl_2$ 为棕黄色固体，可由单质直接化合而成，为共价化合物，其结构为链状，如图 17-1 所示。

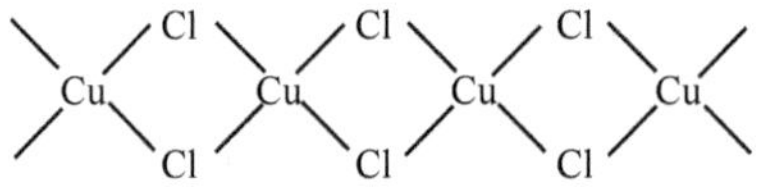

图 17-1 无水 $CuCl_2$ 的结构示意图

$CuCl_2$ 不但易溶于水，而且易溶于一些有机溶剂（如乙醇、丙酮）中。在 $CuCl_2$ 的浓溶液中，可形成黄色的 $[CuCl_4]^{2-}$：

$$CuCl_2 + 2Cl^- = [CuCl_4]^{2-}$$

而 $CuCl_2$ 的稀溶液为浅蓝色，原因是水分子取代了 $[CuCl_4]^{2-}$ 中的 Cl^-，形成浅蓝色的 $[Cu(H_2O)_4]^{2+}$：

$$[CuCl_4]^{2-} + 4H_2O = [Cu(H_2O)_4]^{2+} + 4Cl^-$$

$CuCl_2$ 的浓溶液通常为黄绿色或绿色，这是因为溶液中同时含有 $[CuCl_4]^{2-}$ 和 $[Cu(H_2O)_4]^{2+}$。氯化铜可用作颜料、消毒剂、媒染剂和催化剂。

(4) 硫化铜 CuS：在硫酸铜溶液中通入 H_2S，即有黑色 CuS 沉淀析出。

$$CuSO_4 + H_2S = CuS \downarrow + H_2SO_4$$

CuS 不溶于水，也不溶于稀酸，但溶于热的稀 HNO_3 中：

$$3CuS + 8HNO_3(稀) \xrightarrow{\triangle} 3Cu(NO_3)_2 + 2NO\uparrow + 3S\downarrow + 4H_2O$$

CuS 也能溶于 KCN 生成 $[Cu(CN)_4]^{3-}$：

$$2CuS + 10CN^- == 2[Cu(CN)_4]^{3-} + (CN)_2\uparrow + 2S^{2-}$$

上述反应中，CN^- 既是配位剂，又是还原剂，CN^- 与 $(CN)_2$ 都有剧毒，需慎用。

案例 17-2

人造丝是一种丝质的人造纤维，具有清爽、舒适、质感佳、清洗方便等优点，是服装行业常用的面料之一。人造丝主要由纤维素构成，工业上制造人造丝的方法通常是：先将棉纤维溶于铜氨溶液中，然后从很细的喷丝嘴中将溶解了棉纤维的铜氨溶液喷注于稀酸中，纤维素则以具有蚕丝光泽的细丝从稀酸中沉淀出来，再进行染色、调图等，一块质地高档、色泽艳丽的人造丝即展现在人们面前。

问题：

1. 铜氨溶液的主要化学成分是什么？
2. 工业上制造人造丝主要是利用了铜氨溶液的什么性质？

(5) 配合物：Cu^{2+} 的价层电子组态为 $3d^94s^0$，带两个正电荷，与配体的静电作用强，很容易形成配合物。Cu^{2+} 与单齿配体一般形成配位数为 4 的平面正方形配合物，如 $[Cu(H_2O)_4]^{2+}$、$[Cu(NH_3)_4]^{2+}$、$[CuCl_4]^{2-}$ 等。此外，Cu^{2+} 还可以与一些有机多齿配体形成稳定的螯合物，如 $[Cu(en)_2]^{2+}$ 和 $[CuY]^{2-}$。

Cu^{2+} 溶液与过量的氨水反应可生成 $[Cu(NH_3)_4]^{2+}$，$[Cu(NH_3)_4]^{2+}$ 溶液有溶解纤维的能力，在所得的纤维素溶液中加酸或水时，纤维又可析出，工业上利用这种性质制造人造丝。

案例 17-2 分析

向硫酸铜溶液中加入过量氨水，得到的不是氢氧化铜，而是浅蓝色的碱式硫酸铜沉淀：

$$2CuSO_4 + 2NH_3 \cdot H_2O == (NH_4)_2SO_4 + Cu_2(OH)_2SO_4\downarrow$$

若继续加入氨水，碱式硫酸铜沉淀就会溶解，得到深蓝色的四氨合铜(Ⅱ)配离子：

$$Cu_2(OH)_2SO_4 + 8NH_3 == 2[Cu(NH_3)_4]^{2+} + SO_4^{2-} + 2OH^-$$

铜氨溶液具有溶解纤维的性能，在所得的纤维溶液中加酸时，纤维又可沉淀析出。

2. 铜(Ⅰ)的化合物

(1) 氧化亚铜 Cu_2O：由于制备方法和条件不同，Cu_2O 晶粒大小各异，而呈现多种颜色，如黄、橘黄、鲜红或深棕。Cu_2O 对热很稳定，在 1508.15 K 时熔化也不分解，继续升高温度，可发生分解反应：

$$2Cu_2O \xrightarrow{>1508.15K} 4Cu + O_2\uparrow$$

Cu_2O 难溶于水，但易溶于稀硫酸，并发生歧化反应：

$$Cu_2O + H_2SO_4 == CuSO_4 + Cu\downarrow + H_2O$$

Cu_2O 易溶于氨水，生成无色的 $[Cu(NH_3)_2]^+$：

$$Cu_2O + 4NH_3 + H_2O == 2[Cu(NH_3)_2]^+ + 2OH^-$$

但 $[Cu(NH_3)_2]^+$ 不稳定，很容易被空气氧化成蓝色的 $[Cu(NH_3)_4]^{2+}$，利用这个反应可除去气体中的氧：

$$4[Cu(NH_3)_2]^+ + 8NH_3 + 2H_2O + O_2 == 4[Cu(NH_3)_4]^{2+} + 4OH^-$$

Cu_2O 也易溶于氢卤酸，并形成稳定的配合物：

$$Cu_2O + 4HX == 2H[CuX_2] + H_2O$$

(2) 硫化亚铜 Cu_2S：Cu_2S 外观呈黑色，难溶于水，可以用过量的铜和硫加热制得：

$$2Cu(过量) + S \xrightarrow{\Delta} Cu_2S$$

在硫酸铜溶液中，加入硫代硫酸钠溶液，也能生成 Cu_2S 沉淀，分析化学中常用此反应定量测定铜：

$$2Cu^{2+} + 2S_2O_3^{2-} + 2H_2O \xrightarrow{\Delta} Cu_2S \downarrow + S \downarrow + 2SO_4^{2-} + 4H^+$$

(3) 卤化亚铜 CuX：CuX 都是白色的难溶化合物，溶解度按 $CuCl$、$CuBr$、CuI 的顺序减小。卤化亚铜可以通过卤化铜与还原剂（如 SO_2、$SnCl_2$ 等）反应制得，例如，$CuCl$ 可以通过下列反应制备：

$$2CuCl_2 + SO_2 + 2H_2O == 2CuCl \downarrow + H_2SO_4 + 2HCl$$

氯化亚铜在不同浓度的 KCl 溶液中，可以形成 $[CuCl_2]^-$、$[CuCl_3]^{2-}$ 及 $[CuCl_4]^{3-}$ 等配离子。

(4) 配合物：Cu^+ 的价层电子组态为 $3d^{10}4s^0$，具有空的 s、p 轨道，通常以 sp、sp^2 或 sp^3 等杂化轨道，与 X^-、NH_3、CN^- 等配体形成配位数为 2、3、4 的配离子。配位数为 2 的配离子，空间构型为直线型，如 $[CuCl_2]^-$。配位数为 4 的配离子，空间构型为四面体，如 $[Cu(CN)_4]^{3-}$。Cu^+ 的配合物一般没有颜色，这是由于其 3d 轨道全满，不会发生 d-d 跃迁。

3. Cu(Ⅰ)和 Cu(Ⅱ)的相互转化 从离子的价层电子组态分析，Cu(Ⅰ)的结构是 $3d^{10}4s^0$，应该比 Cu(Ⅱ)的 $3d^9 4s^0$ 稳定。铜的第二电离能（$I_2 = 1970$ kJ·mol^{-1}）较高，因此 Cu(Ⅰ)的化合物在气态或固态是稳定的，自然界也确有含 Cu_2O 和 Cu_2S 的矿存在。

水溶液中，Cu^{2+} 电荷高、半径小，水合能（2121 kJ·mol^{-1}）比 Cu^+ 的（593 kJ·mol^{-1}）大得多，因此在水溶液中 Cu^+ 没有 Cu^{2+} 稳定，易发生歧化反应：

$$2Cu^+ == Cu^{2+} + Cu$$

298.15 K 时，上述歧化反应的平衡常数 $K = 1.7 \times 10^6$。K 很大，说明歧化反应进行得很完全，因此 Cu^{2+} 在溶液中很稳定。

为了使溶液中的 Cu^{2+} 转化为 Cu^+，只有大幅度降低 Cu^+ 的浓度，通常的方法是向溶液中同时加入还原剂和沉淀剂。例如，铜与氯化铜在热的浓盐酸中形成 Cu(Ⅰ)的化合物：

$$Cu + CuCl_2 == 2CuCl \downarrow$$
$$CuCl + HCl == HCuCl_2$$

可见在水溶液中，Cu^+ 的化合物除不溶解的或以配离子的形式存在外，都是不稳定的。

由于 Cu(Ⅱ)的极化作用比 Cu(Ⅰ)强，在高温下，Cu(Ⅱ)的化合物不稳定，易分解成 Cu(Ⅰ)化合物。例如，CuO 加热到 1273.15 K 以上就分解为 Cu_2O 和 O_2，其他如 CuS、$CuCl_2$、$CuBr_2$ 加热至高温都有分解为相应 Cu(Ⅰ)化合物的现象。甚至有些化合物如 CuI_2、$Cu(CN)_2$ 在室温下就不能稳定存在，会分解为 Cu(Ⅰ)化合物。总之，两种氧化值的铜化合物各以一定条件而存在，当条件变化时，会相互转化。

（二）银的化合物

银原子的价层电子组态为 $4d^{10}5s^1$，银的化合物主要是氧化值为 +1 的化合物，氧化值为 +2 的化合物很少。银的标准电极电势图如下：

$$E_A^{\ominus}/V \quad Ag^{2+} \xrightarrow{+1.987} Ag^+ \xrightarrow{+0.7996} Ag$$
$$\underbrace{\qquad\qquad\qquad\qquad}_{+1.393}$$

由图可知：酸性介质中，Ag^+ 具有强氧化性，Ag 和 Ag^{2+} 易发生反歧化反应，生成 Ag^+。

1. 氧化银 Ag_2O Ag_2O 外观呈褐色，难溶于水。通常由可溶性银盐与强碱反应而制得：

$$2Ag^+ + 2OH^- == Ag_2O \downarrow + H_2O$$

Ag_2O 对热不稳定，加热到 573.15 K 时就完全分解。

$$2Ag_2O \xrightarrow{573.15K} 4Ag + O_2 \uparrow$$

Ag$_2$O 很容易被 CO 或 H$_2$O$_2$ 所还原：

$$Ag_2O + CO =\!=\!= 2Ag + CO_2\uparrow$$

$$Ag_2O + H_2O_2 =\!=\!= 2Ag + H_2O + O_2\uparrow$$

在室温下，Ag$_2$O 和 MnO$_2$、Co$_2$O$_3$、CuO 的混合物能将 CO 迅速氧化成 CO$_2$，可用于防毒面具中。

2. 硝酸银 AgNO$_3$ AgNO$_3$ 是最重要的可溶性银盐，可以将银溶于硝酸，然后蒸发并结晶而制得：

$$3Ag + 4HNO_3(稀) =\!=\!= 3AgNO_3 + NO\uparrow + 2H_2O$$

AgNO$_3$ 晶体对热不稳定，加热到 713.15 K 时分解：

$$2AgNO_3 \xrightarrow{>713.15K} 2Ag + 2NO_2\uparrow + O_2\uparrow$$

有微量的有机物存在或日光直接照射时，AgNO$_3$ 即逐渐分解，因此 AgNO$_3$ 晶体或它的溶液应保存在棕色玻璃瓶中。AgNO$_3$ 遇到蛋白质即生成黑色蛋白银，对有机组织有破坏作用，使用时应避免接触皮肤。10% 的 AgNO$_3$ 溶液在医药上作消毒剂和腐蚀剂。

3. 卤化银 AgX 将 Ag$_2$O 溶于氢氟酸、蒸发、结晶制得 AgF。其余卤化银可在硝酸银溶液中加入可溶性卤化物制得。表 17-1 列出了卤化银的主要物理性质。

表 17-1 卤化银的主要物理性质

化合物	AgF	AgCl	AgBr	AgI
颜色	白色	白色	浅黄色	黄色
溶解度/(mg·L^{-1})	1.8×10^6	30	5.5	0.056
晶格类型	NaCl	NaCl	NaCl	ZnS
离子半径之和/pm	262	307	321	342
共价半径之和/pm	205	233	248	267

由表 17-1 可知，卤化银中只有 AgF 易溶于水，其余均难溶于水，而且溶解度按 AgCl、AgBr、AgI 的顺序降低，颜色依次加深。这些性质反映了 AgF 到 AgI 键型的变化，即从主要为离子型化合物递变到主要为共价型化合物。

AgCl、AgBr、AgI 都具有感光性，见光容易分解：

$$2AgX \xrightarrow{h\nu} 2Ag + X_2$$

基于卤化银的感光性，可用它作照相底片上的感光物质。例如，照相底片上敷有一层含有 AgBr 胶体粒子的明胶，在光照下，AgBr 被分解为"银核"（银原子），然后用显影液（有机还原剂如对苯二酚）处理，使含有银核的 AgBr 粒子被还原为金属而变为黑色，最后在定影液（主要含有 Na$_2$S$_2$O$_3$）作用下，使未感光的 AgBr 形成 [Ag(S$_2$O$_3$)$_2$]$^{3-}$ 而溶解，晾干后就得到"负像"。

$$AgBr + 2S_2O_3^{2-} =\!=\!= [Ag(S_2O_3)_2]^{3-} + Br^-$$

印相时，将负像放在照相纸上再进行曝光，经显影和定影，即得"正像"。

4. 配合物 Ag$^+$ 的重要特征是容易形成配离子。Ag$^+$ 的价层电子组态为 4d^{10}5s^0，外层有空的 s、p 轨道，所以 Ag$^+$ 常形成 sp 杂化轨道与配体形成配位数为 2 的直线型配合物，如 [Ag(NH$_3$)$_2$]$^+$、[Ag(CN)$_2$]$^-$ 等。

在 AgNO$_3$ 溶液中加入氨水，首先生成 Ag$_2$O 沉淀，继而溶于过量的氨水形成 [Ag(NH$_3$)$_2$]$^+$：

$$Ag^+ + 2NH_3 =\!=\!= [Ag(NH_3)_2]^+$$

[Ag(NH$_3$)$_2$]$^+$ 具有弱氧化性，在加热条件下，可以把醛基氧化为羧基，自身被还原为单质 Ag：

$$2[Ag(NH_3)_2]^+ + RCHO + 2OH^- =\!=\!= RCOONH_4 + 2Ag\downarrow + 3NH_3 + H_2O$$

这个反应称为银镜反应,在有机化学中用于鉴别醛基。另外,在热水瓶的制造过程中,瓶胆上镀银也是利用这个原理。

(三) 金的化合物

金原子的价层电子组态为 $5d^{10}6s^1$,在化合物中表现的氧化值有+1 和+3,但以氧化值为+3 的化合物最稳定。金的标准电极电势图如下:

$$E_A^{\ominus}/V \quad Au^{3+} \xrightarrow{+1.401} Au^+ \xrightarrow{+1.692} Au$$
$$\underline{\qquad +1.498 \qquad}$$

由图可知:酸性介质中,Au^+ 易发生歧化反应,生成 Au^{3+} 和 Au:

$$3Au^+ \rightleftharpoons Au^{3+} + 2Au$$

298.15 K 时,上述歧化反应的平衡常数 K 为 10^{13}。K 很大,说明歧化反应进行得很完全,因此 Au^+ 在溶液中很不稳定,即使是溶解度很小的 AuCl 也会歧化。但 Au^+ 转化为配离子,如 $[Au(CN)_2]^-$ 却能稳定存在于溶液中。

金在 473.15 K 时与氯作用生成红褐色晶体 $AuCl_3$,其在固态和气态都是以二聚体 Au_2Cl_6 形式存在,其空间结构为平面正方形,如图 17-2 所示。

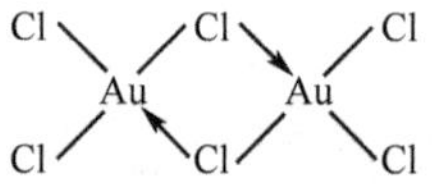

图 17-2 Au_2Cl_6 的结构示意图

Au^{3+} 的化合物易被许多有机物如草酸、甲醛、葡萄糖等还原为 Au 的胶体溶液,即金胶。

> **知识拓展**
>
> 金胶,又称金纳米颗粒(gold nanoparticles,GNP),是直径为 0.8~250 nm 的缔合胶体,具有纳米表面效应、量子效应、宏观量子隧道效应。按粒子尺寸和聚集情况,GNP 可显示不同的特征颜色,此性质已被广泛用于光学、电学、电子显微镜检测的生物分子标记。单个纳米颗粒的尺寸和颗粒间的组装形式,使胶体 Au 溶液表现出不同的整体特征。通过 GNP 最终的物理状态(如颜色、吸光度等)可得到参与组装的生物分子的"质、量"特征,从而达到检测的目的。另外,GNP 逐渐在生物芯片中显现出应用前景。生物芯片技术本身是纳米尺度的分子操作和组装技术,芯片诊断、纳米检测等技术可以在此得到良好的融合。例如,GNP 修饰的寡核苷酸与捕获探针结合后可导致导电率变化,据此可以开发出一种新的 DNA 检测方法。随着对 GNP 的物理化学性质和纳米介观效应的深入研究,GNP 在生物医疗、生物分子检测等领域将具有美好的前景。

第二节 锌族元素

一、单 质

锌族元素又称第ⅡB族元素,包括锌(zinc,Zn)、镉(cadmium,Cd)、汞(mercury,Hg)三种元素。它们的价层电子组态为 $(n-1)d^{10}ns^2$。由于锌族元素最外层的 ns 轨道和次外层的 $(n-1)d$ 轨道均已充满,且 ns 电子和 $(n-1)d$ 电子能量相差远大于铜族元素,因此通常情况下,只失去 ns 电子而呈氧化值+2。至于氧化值为+1 的 Hg_2^{2+} 的稳定存在,可能与 Hg 原子中 4f 电子对 6s 电子的屏蔽较小,使汞的第一电离能特别高,引起的"惰性电子对效应"有关。

锌族元素均为白色,其中锌略带蓝白色。它们在物理性质上一个突出的特点是单质的熔、沸点都比同一过渡系其他金属单质低,并按锌、镉、汞的顺序下降。这可能是最外层 s 电子成对后稳定性的缘故,而且这种稳定性随原子序数的增加而增强。在 Hg 原子里,这一对电子最稳定,所以金属键最弱,故在室温下呈液态。锌、镉的 s 电子对也有一定的稳定性,所以金属间的结合较弱,熔点和熔化热、沸点和蒸发焓也较低。

汞是常温下唯一呈液态的金属,具有流动性,有"水银"之称。在 273.15~573.15 K 时,汞的膨胀系数随温度升高而均匀地改变,且不润湿玻璃,故常用作温度计。汞的密度很大,蒸气压又低,因此用于制造气压计。汞受热易挥发,人体吸入汞蒸气会发生慢性中毒,空气中汞蒸气的最大允许浓度为 $0.01\ mg\cdot m^{-3}$。如果不小心撒落汞,应尽可能收集起来,并在遗落汞的地方撒上硫磺粉,使汞生成难溶的硫化汞。汞的另一特性是能溶解一些金属,形成汞的合金,即汞齐。活泼金属与汞形成汞齐后,其活泼性会降低,如钠汞齐与水反应,汞保持其惰性,而钠与水则能平稳地进行反应,缓慢地释放出氢气。根据此性质,钠汞齐在有机合成中常用作还原剂。混汞法提金也是利用汞能溶解金,从而与其他金属分离。

锌族元素中,锌和镉的金属活泼性相近,而汞比较特殊,这主要表现在其与氧及与酸的反应上。加热条件下,锌和镉可以燃烧生成氧化物,汞则必须加热至沸才缓慢与氧作用生成氧化汞,而且在 773.15 K 以上又重新分解成氧和汞:

$$2Zn + O_2 \xrightarrow{1273.15K} 2ZnO$$

$$2Hg + O_2 \xrightarrow[>773.15K]{加热至沸} 2HgO$$

锌与含 CO_2 的潮湿空气接触,表面会形成一层致密的碱式碳酸锌薄膜,它能阻止锌被进一步氧化:

$$4Zn + 2O_2 + 3H_2O + CO_2 = ZnCO_3\cdot 3Zn(OH)_2$$

由于锌有上述性质,而且锌比铁活泼,因此常常把锌镀在铁片上,构成镀锌铁,以防止铁生锈。从标准电极电势可知,锌和镉都能溶于盐酸和稀硫酸,而汞只能溶解于硝酸或热的浓硫酸:

$$3Hg + 8HNO_3 \xrightarrow{\triangle} 3Hg(NO_3)_2 + 2NO\uparrow + 4H_2O$$

$$Hg + 2H_2SO_4(浓) \xrightarrow{\triangle} HgSO_4 + SO_2\uparrow + 2H_2O$$

锌与铝相似,具有两性,既能溶于酸,也能溶于强碱:

$$Zn + 2OH^- + 2H_2O = [Zn(OH)_4]^{2-} + H_2\uparrow$$

但与铝又不同,锌还能溶于氨水:

$$Zn + 4NH_3 + 2H_2O = [Zn(NH_3)_4](OH)_2 + H_2\uparrow$$

二、重要化合物

(一) 锌的化合物

锌原子的价层电子组态为 $3d^{10}4s^2$,常见氧化值为+2。

1. 氧化锌 ZnO 和氢氧化锌 $Zn(OH)_2$ 锌与氧直接化合得白色粉末状 ZnO,俗称锌白,常用作白色颜料。它的优点是遇 H_2S 不变黑,因为 ZnS 也是白色。由于 ZnO 有收敛性和一定的杀菌能力,医药上常制成软膏应用。

在锌盐中加入适量强碱,可生成白色的 $Zn(OH)_2$ 沉淀:

$$ZnCl_2 + 2NaOH = Zn(OH)_2\downarrow + 2NaCl$$

$Zn(OH)_2$ 显两性,既能溶于酸生成锌盐,又能溶于强碱生成四羟基合锌(Ⅱ)配离子:

$$Zn(OH)_2 + 2H^+ = Zn^{2+} + 2H_2O$$

$$Zn(OH)_2 + 2OH^- \rightleftharpoons [Zn(OH)_4]^{2-}$$

$Zn(OH)_2$ 还能溶于氨水,形成四氨合锌(Ⅱ)配离子:

$$Zn(OH)_2 + 4NH_3 \rightleftharpoons [Zn(NH_3)_4]^{2+} + 2OH^-$$

2. 硫化锌 ZnS 在 Zn^{2+} 溶液中通入 H_2S,即可生成白色 ZnS 沉淀。ZnS 是常见难溶硫化物中唯一呈白色的,可用作白色颜料,它同 $BaSO_4$ 共沉淀所形成的混合物晶体 $ZnS \cdot BaSO_4$ 称为锌钡白,俗称"立德粉",是一种优良的白色颜料。无定形 ZnS 在 H_2S 气氛中灼烧可转变为晶体 ZnS。若在 ZnS 晶体中加入微量的含 Cu、Mn、Ag 的化合物作活化剂,经紫外光或可见光照射后能发出不同颜色的荧光,这种材料为荧光粉,可制作荧光屏、发光油漆等。

3. 氯化锌 $ZnCl_2$ 无水 $ZnCl_2$ 是溶解度最大的固体盐,溶于水时有较弱的水解反应,得到碱式氯化锌:

$$ZnCl_2 + H_2O \rightleftharpoons Zn(OH)Cl + HCl$$

因此,将氯化锌溶液蒸干,只能得到碱式氯化锌而得不到无水氯化锌。制备无水氯化锌,需在干燥 HCl 气氛中加热蒸干氯化锌溶液。

在浓的 $ZnCl_2$ 水溶液中,可形成酸性很强的羟基二氯合锌(Ⅱ)酸,从而使溶液具有强酸性(如 $6 \text{ mol} \cdot L^{-1}$ $ZnCl_2$ 溶液的 pH = 1),它能溶解金属氧化物:

$$ZnCl_2 + H_2O \rightleftharpoons H[ZnCl_2(OH)]$$
$$Fe_2O_3 + 6H[ZnCl_2(OH)] \rightleftharpoons 2Fe[ZnCl_2(OH)]_3 + 3H_2O$$

因此在焊接金属前,常用 $ZnCl_2$ 浓溶液清除金属表面的氧化物,焊接时它不损害金属表面,当水分蒸发后,熔盐覆盖在金属表面,使之不再氧化,能保证焊接金属的直接接触,俗称"熟镪水"。

此外,$ZnCl_2$ 还用于电镀、医药、木材防腐和农药等领域。

4. 配合物 Zn^{2+} 的价层电子组态为 $3d^{10}4s^0$,外层具有空的 s、p 轨道,所以 Zn^{2+} 能与 NH_3、CN^- 等配体形成配位数为 4 的配离子。这些配合物通常无色,这是因为次外层 3d 轨道全满,不能发生 d-d 跃迁。

(二) 镉的化合物

镉原子的价层电子组态为 $4d^{10}5s^2$,在化合物中表现的稳定氧化值为+2。

镉是一种活泼金属,能溶于酸,其标准电极电势如下:

$$E_A^\ominus/V \quad Cd^{2+} \xrightarrow{-0.4030} Cd$$

1. 氧化镉 CdO 不同方法制备的 CdO 呈现出不同的颜色。如镉在空气中加热时生成棕色 CdO:

$$2Cd + O_2 \xrightarrow{\triangle} 2CdO(棕)$$

在 523.15 K 时,将氢氧化镉加热,得到绿色的 CdO:

$$Cd(OH)_2 \xrightarrow{523.15K} CdO(绿) + H_2O$$

在 1073.15 K 加热氢氧化镉,得到蓝黑色的 CdO:

$$Cd(OH)_2 \xrightarrow{1073.15K} CdO(蓝黑) + H_2O$$

2. 氢氧化镉 $Cd(OH)_2$ 将氢氧化钠加入到镉盐溶液中,即有白色的 $Cd(OH)_2$ 沉淀析出:

$$Cd^{2+} + 2OH^- \rightleftharpoons Cd(OH)_2 \downarrow$$

与 $Zn(OH)_2$ 不同,$Cd(OH)_2$ 不溶于碱,只溶于酸:

$$Cd(OH)_2 + 2H^+ \rightleftharpoons Cd^{2+} + 2H_2O$$

与 $Zn(OH)_2$ 相同,$Cd(OH)_2$ 也可溶于氨水生成配离子:

$$Cd(OH)_2 + 4NH_3 \rightleftharpoons [Cd(NH_3)_4]^{2+} + 2OH^-$$

3. 配合物 Cd^{2+} 的价层电子组态为 $4d^{10}5s^0$,外层具有空的 s、p 轨道,所以 Cd^{2+} 能与 NH_3、CN^-

等配体形成[Cd(NH$_3$)$_4$]$^{2+}$和[Cd(CN)$_4$]$^{2-}$等配合物。由于Cd^{2+}能取代金属酶中的Zn^{2+}，从而使酶活性降低甚至完全丧失，表现出镉的毒性。

(三) 汞的化合物

汞原子的价层电子组态为5d^{10}6s^2，在化合物中表现的氧化值有+1和+2。汞元素的标准电极电势图如下：

$$E_A^\ominus/V \quad Hg^{2+} \xrightarrow{+0.920} Hg_2^{2+} \xrightarrow{+0.7973} Hg$$
$$\underset{+0.851}{\xleftarrow{\hspace{4cm}}}$$

由图可知：酸性介质中，Hg$_2^{2+}$可以稳定存在。Hg$_2^{2+}$为双原子离子[Hg:Hg]$^{2+}$，两个Hg(Ⅰ)共用1对6s电子，以达到稳定的电子组态。

1. 汞(Ⅱ)化合物

（1）氧化汞HgO：HgO有红、黄两种变体，均难溶于水，有毒。HgO在773.15 K时分解为汞和氧气。在汞盐的溶液中加入碱，生成黄色的HgO：

$$Hg^{2+} + 2OH^- \rightleftharpoons HgO \downarrow (黄) + H_2O$$

红色的HgO一般是由硝酸汞受热分解或者由碳酸钠与硝酸汞反应制得：

$$2Hg(NO_3)_2 \xrightarrow{\Delta} 2HgO \downarrow (红) + 4NO_2 \uparrow + O_2 \uparrow$$

$$Hg(NO_3)_2 + Na_2CO_3 \xrightarrow{\Delta} HgO \downarrow (红) + CO_2 \uparrow + 2NaNO_3$$

黄色的HgO在低于573.15 K加热时可以转变为红色的HgO，二者晶体结构相同，颜色不同仅是由晶粒大小不同所致，黄色晶粒较细小，红色晶粒较大。

（2）氯化汞HgCl$_2$：HgCl$_2$可以通过硫酸汞和氯化钠的混合物加热而制得：

$$HgSO_4 + 2NaCl \xrightarrow{\Delta} HgCl_2 + Na_2SO_4$$

HgCl$_2$为白色针状晶体，熔点低，易升华，因而其俗名为"升汞"。HgCl$_2$为共价型化合物，氯原子与汞原子结合成直线型分子Cl—Hg—Cl。HgCl$_2$微溶于水，在水中解离度很小，主要以HgCl$_2$分子形式存在，所以HgCl$_2$又有假盐之称。

HgCl$_2$遇氨水即析出白色的氯化氨基汞沉淀：

$$HgCl_2 + NH_3 \rightleftharpoons Hg(NH_2)Cl \downarrow (白) + HCl$$

在酸性溶液中，HgCl$_2$是一种较强的氧化剂，适量的SnCl$_2$可以将其还原为白色的Hg$_2$Cl$_2$：

$$2HgCl_2 + SnCl_2 + 2HCl \rightleftharpoons Hg_2Cl_2 \downarrow (白) + H_2[SnCl_6]$$

如果SnCl$_2$过量，则生成的Hg$_2$Cl$_2$又进一步被还原为黑色金属汞，沉淀由白变黑：

$$Hg_2Cl_2 + SnCl_2 + 2HCl \rightleftharpoons 2Hg \downarrow (黑) + H_2[SnCl_6]$$

在分析化学中，常利用上述反应检验Hg^{2+}或Sn^{2+}。

HgCl$_2$有剧毒，内服0.2~0.4 g可致死。它的稀溶液具有杀菌和防腐作用，在外科上用作器械的消毒剂。

（3）硫化汞HgS：HgS有黑、红两种变体，均难溶于水。在Hg^{2+}的溶液中通入H$_2$S，得到黑色的HgS沉淀：

$$Hg^{2+} + H_2S \rightleftharpoons HgS \downarrow (黑) + 2H^+$$

黑色HgS变体加热至659.15 K即可转变为较稳定的红色变体。HgS颜色不同是由于晶型不同，红色的HgS（α型）为六方晶系，黑色HgS（β型）为立方晶系。

HgS是溶解度最小的金属硫化物，它既不溶于盐酸也不溶于硝酸，只溶于王水：

$$3HgS + 12HCl + 2HNO_3 \rightleftharpoons 3H_2[HgCl_4] + 3S \downarrow + 2NO \uparrow + 4H_2O$$

HgS的天然矿物称为辰砂或朱砂，呈朱红色，中药材朱砂常用作安神镇静药。

（4）配合物 Hg^{2+}的价层电子组态为5d^{10}6s^0，外层具有空的s、p轨道，所以Hg^{2+}容易与X$^-$、

CN^-、SCN^- 等配体形成稳定的无色配离子,配位数一般为 2 或 4。如 Hg^{2+} 与适量的 I^- 作用生成橙红色的 HgI_2 沉淀,HgI_2 继续与过量的 I^- 作用可生成无色的 $[HgI_4]^{2-}$:

$$Hg^{2+} + 2I^- \Longrightarrow HgI_2 \downarrow (橙红)$$

$$HgI_2 + 2I^- \Longrightarrow [HgI_4]^{2-}(无色)$$

$[HgI_4]^{2-}$ 的碱性溶液称为 Nessler(奈斯勒)试剂。如果溶液中有微量的 NH_4^+ 存在,滴加 Nessler 试剂,会立即生成红棕色沉淀,此反应常用来鉴定 NH_4^+。

2. 汞(Ⅰ)的化合物——氯化亚汞 Hg_2Cl_2 为白色固体,难溶于水。少量的 Hg_2Cl_2 无毒,因味略甜,俗称"甘汞",在化学上常用于制作甘汞电极,在医药上作轻泻剂。Hg_2Cl_2 为直线型分子,其结构为 Cl—Hg—Hg—Cl。Hg_2Cl_2 见光易分解:

$$Hg_2Cl_2 \xrightarrow{h\nu} HgCl_2 + Hg$$

所以氯化亚汞应储存在棕色瓶中。

Hg_2Cl_2 与氨水反应,由于 Hg^{2+} 与 NH_3 生成了比 Hg_2Cl_2 溶解度更小的 $Hg(NH_2)Cl$ 沉淀,使 Hg_2Cl_2 发生歧化反应:

$$Hg_2Cl_2 + 2NH_3 \Longrightarrow Hg(NH_2)Cl \downarrow (白) + Hg \downarrow (黑) + NH_4Cl$$

利用此反应中黑灰色沉淀的颜色可以鉴别 Hg_2^{2+} 和 Hg^{2+}。

3. Hg(Ⅰ)和 Hg(Ⅱ)的相互转化 Hg_2^{2+} 和 Hg^{2+} 在水溶液中存在下列平衡:

$$Hg^{2+} + Hg \Longrightarrow Hg_2^{2+}$$

298.15 K 时,上述反应的平衡常数 $K = 118$。此反应常用于亚汞盐的制备,如把硝酸汞溶液与金属汞共同振荡,则生成硝酸亚汞:

$$Hg(NO_3)_2 + Hg \Longrightarrow Hg_2(NO_3)_2$$

由于平衡常数 K 不是很大,当条件改变时,Hg_2^{2+} 也可以发生歧化反应。为了使 Hg_2^{2+} 转化为 Hg^{2+},可以大大降低 Hg^{2+} 的浓度,常用方法是向溶液中加 Hg^{2+} 的沉淀剂或配位剂。例如,

$$Hg_2^{2+} + 2OH^- \Longrightarrow HgO \downarrow + Hg \downarrow + H_2O$$

$$Hg_2^{2+} + S^{2-} \Longrightarrow HgS \downarrow + Hg \downarrow$$

$$Hg_2Cl_2 + 2NH_3 \Longrightarrow Hg(NH_2)Cl \downarrow + Hg \downarrow + NH_4Cl$$

$$Hg_2^{2+} + 4I^- \Longrightarrow [HgI_4]^{2-} + Hg \downarrow$$

第三节 生物学效应及常用药物

ds 区元素中,铜、锌属于人体必需微量元素,而镉和汞则是明确的有毒元素。

一、铜和锌的主要生物效应

案例 17-3

两岁大的某男婴,瘦小,且伴有面色苍白、不爱活动、食欲不振、注意力不集中和精神萎靡等症状,医生诊断为贫血,给患儿补充铁剂,疗效不明显。经进一步化验,发现患儿既缺铁又缺铜,随后给患儿补充铁剂的同时,合并补充铜剂,症状得到明显改善。

问题:
1. 铜对人体有哪些重要的生理作用?
2. 为什么缺铜会影响铁的吸收?

(一)铜

1928 年,美国科学家 Hart(哈特)发现铜是人体必需微量元素。成年人体内含铜 100~150 mg,

主要分布在肝、脑和血液中。中国营养学会建议，成人每日铜的摄入量约为 2 mg。从饮食中摄取的铜被运送到人体各组织器官，合成人体所需要的酶，完成它在生命活动中的作用。

铜在体内具有多种生物功能，包括催化超氧阴离子自由基歧化、构成血浆**铜蓝蛋白**（copper protein, CP）并参与铁代谢等。

1. 催化超氧阴离子自由基歧化 $·O_2^-$ 是体内一种重要的活性氧，是氧在体内代谢的正常产物。临床发现体内若存在过量的超氧阴离子自由基，会引发体内脂质过氧化反应，造成机体在分子水平、细胞水平及组织器官水平的各种损伤，加速机体的衰老过程并诱发多种疾病（如心血管疾病、老年性痴呆、肿瘤等）。**超氧化物歧化酶**（superoxide dismutase, SOD）能催化超氧阴离子自由基的歧化分解，所以在防御活性氧毒性、防治肿瘤、预防衰老等方面具有重要意义。SOD 是一类金属酶，按金属的不同分为三类，其中一类含铜和锌，即 CuZn-SOD。实验证明，铜是 CuZn-SOD 催化活性的中心，其催化机制如下：

$$SOD—Cu^{2+} + ·O_2^- \longrightarrow SOD\text{-}Cu^+ + O_2$$
$$SOD—Cu^+ + ·O_2^- + 2H^+ \longrightarrow SOD\text{-}Cu^{2+} + H_2O_2$$

2. 构成血浆铜蓝蛋白，参与铁代谢 铜是血浆铜蓝蛋白活性中心的组成元素。食物中的铁通常呈 Fe^{3+}，不易被吸收，在胃肠道中 Fe^{3+} 还原为 Fe^{2+} 才能被吸收。但是进入血流中的 Fe^{2+} 必须氧化成 Fe^{3+} 才能与 β 球蛋白结合成铁传递蛋白而被运送至骨髓，用于合成血红蛋白。Fe^{2+} 氧化成 Fe^{3+} 的转变过程需在有氧条件下经血浆铜蓝蛋白的催化才能实现：

$$Fe^{2+} + Cu^{2+}\text{-CP} \longrightarrow Fe^{3+} + Cu^+\text{-CP}$$
$$4Cu^+\text{-CP} + O_2 + 4H^+ \longrightarrow 4Cu^{2+}\text{-CP} + 2H_2O$$

人体缺铜时，血浆铜蓝蛋白不足或活性低下，铁得不到有效利用而发生贫血。在这种情况下，单纯补铁不能纠正贫血，必须同时补充铜和铁才有效。

3. 与铜代谢异常有关的疾病 铜作为人体的一种必需微量元素，对维持人体正常生物功能具有非常重要的作用。它在人体中的含量过高或过低，都有可能导致疾病的发生。与铜代谢异常有关的疾病见表 17-2。

表 17-2　与铜相关的疾病

分类	疾病	临床主要症状
铜代谢紊乱	Menkes 症	生长和精神运动发育障碍、痉挛发作、各种毛发异常
	Wilson 症	又称肝豆状核变性，以肝硬化、颤抖、不自主运动、步伐不稳、口齿不清、流口水、吞咽困难等为特征
缺乏或中毒	典型铜缺乏症	贫血和骨病变
	职业性铜中毒	肝大、肝功能异常、溶血性贫血

铜代谢紊乱引发的疾病大多与遗传因素有关，如 Menkes 症，此病于 1962 年由美国儿科医生 Menkes 进行了描述，1972 年 Danks 等发现该病具有明显的铜代谢异常特征，由于此病患儿头发呈卷曲状，故又称卷发综合征。进一步的研究发现，Menkes 症是由基因缺陷而导致的体内铜代谢障碍性疾病，经肠道吸收铜产生障碍，肝和脑组织内的铜含量降低，而肾与肠组织内铜含量增高，临床上以生长和精神运动发育障碍、痉挛发作、各种毛发异常为特征。又如，肝豆状核变性，又称 Wilson 症，此病最早由 Wilson（威尔逊）于 1911 年首先描述为"进行性肝豆状核变性"而得名。进一步的研究发现，Wilson 症是由于基因缺陷导致胆汁排铜减少和铜蓝蛋白合成障碍，从而造成铜在肝、肾和脑组织中的大量蓄积，是一种常染色体隐性遗传病。临床上以肝硬化、颤抖、不自主运动、步伐不稳、口齿不清、流口水、吞咽困难等为主要特征。

（二）锌

> **案例 17-4**
> 1958 年，A. S. Prasad 等发现在伊朗锡拉兹的乡村地区的一些儿童生长发育迟缓，并伴有身材矮小、智力低下等特征。1961 年作了正式报道，并称之为"伊朗乡村病"。此病患者除了明显的侏儒症外，还有严重的贫血、生殖功能腺不足、皮肤粗糙干燥等特征。起初他们认为病因主要是缺铁性贫血，进行了补铁治疗，贫血症状确有改善，但生长阻滞、睾丸萎缩与智力低下却没有明显好转。后给患者服用补锌药物并食用含锌量高的食物，疗效显著。因此，认为此病是由缺锌引起。
>
> **问题：**
> 1. 锌对人体有哪些重要的生理作用？
> 2. 为什么儿童缺锌会影响他们的生长及智力发育？

锌是人体最重要的必需微量元素，在世界卫生组织公布的微量元素中，锌位列第一。人体内锌的含量仅次于铁，正常成人体内含锌 2~2.5 mg，它主要分布在肌肉和骨骼中。人体每日需从食物中摄取 12~16 mg 锌以满足机体所需。人体内的锌主要与生物大分子配体形成金属蛋白和金属核酸。目前，已知这些含锌的生物大分子几乎参与生物体内大多数的新陈代谢过程，其中包括碳水化合物、脂类、蛋白质及核酸的合成和降解过程。

1. 锌与蛋白质代谢 由于锌主要存在于蛋白质及各种锌酶中，因此，细胞内锌的含量直接影响这些酶的活性，即控制各种新陈代谢，特别是蛋白质、糖和脂肪的代谢过程。如碳酸酐酶，含锌 0.33%，是第一个被确定的含锌酶。实际上，这些酶存在于大多数动、植物组织中，它们除了起催化作用，还在光活作用、钙化、维持 pH、离子输送等一系列生理过程中发挥其功能。但是，催化 CO_2 水合反应是碳酸酐酶最重要的生物功能，也是迄今已知的催化效率最高的酶。298.15 K 下没有催化剂存在时，反应 $CO_2 + H_2O \rightleftharpoons H_2CO_3$ 的速率很慢，一级反应速率常数为 $0.037\ s^{-1}$；而在碳酸酐酶催化下，反应的一级反应速率常数变为 $4\times10^5 \sim 6\times10^5\ s^{-1}$，反应速率几乎提高了 7 个数量级。它对于从哺乳动物微血管循环体系中快速带走 CO_2 是生命攸关的。

2. 锌与免疫 锌是参与机体免疫功能的一种重要元素，在微量元素中，锌对免疫功能的影响最明显。体内锌含量的减少可引起细胞免疫功能低下，对疾病的易感性增加。动物试验表明，缺锌时细胞分裂受损，对淋巴、脾脏和胸腺有显著的影响：T 淋巴细胞的数量大大减少，最终导致淋巴器官的退化和萎缩。研究结果证实，锌主要还是通过各种锌依赖酶参与并调节细胞免疫功能。例如，锌是胸腺嘧啶核苷激酶和 DNA 聚合酶的激活因子，这些酶是脱氧核糖核酸合成的关键物质，对免疫功能有特异性作用，它们可以促进淋巴细胞的有丝分裂；这些酶活性的降低会导致周边淋巴细胞的减少。

3. 与锌代谢有关的疾病 锌是人体最重要的一种必需微量元素，对维持人体正常的生物功能有非常重要的作用。如果锌的摄入、储存、利用和排泄等代谢过程发生紊乱，就会导致机体的各种病变。与锌代谢异常有关的疾病见表 17-3。

表 17-3 与锌相关的疾病

分类	疾病	临床主要症状
锌缺乏症	伊朗乡村病	生长发育迟缓、身材矮小、智力低下
	肠原性肢体皮炎	皮肤、神经、眼部、胃肠道等典型特征
锌中毒	急性锌中毒	恶心、呕吐、腹痛、眩晕、共济失调
	职业性锌中毒	贫血、生长迟缓、性功能减退

二、镉和汞的生物效应

案例 17-5
　　汞是一种致命的有毒元素,汞中毒对人体的神经系统、心血管系统、消化和生殖系统均有较大的危害,如20世纪50年代发生在日本九州岛熊本县的"水俣病"。当地的氮肥生产公司在生产过程中用汞作催化剂,含汞的废水未经任何处理直接排入海湾。汞先是在鱼贝体内富集,之后通过食物链使食用水产品的人中毒。
　　问题:
　　1. 汞中毒的临床症状有哪些?
　　2. 临床上,对于汞中毒有哪些治疗方法?

　　镉和汞作为重金属,对大多数生物都是有毒的。毒性机制是阻断生物高分子活性功能基团、取代生物高分子中的必需金属离子,或者改变生物高分子具有活性的构象,从而破坏人体免疫系统、产生神经毒性或者致癌。

(一) 镉

　　镉主要通过饮食和呼吸进入人体,镉进入人体内可置换骨骼中的钙,中毒严重者患骨痛病并致死。镉的污染主要来自于金属冶炼、电镀业,空气中的镉来自于烟尘,煤和石油产品的燃烧也排放镉。镉的毒性极强,在人体内蓄积将造成慢性中毒,主要造成肝脏、肾脏和骨骼组织的损害。

(二) 汞

　　自然环境中汞的含量不高,一般不会出现中毒。汞中毒主要由于工业生产中没有良好的防护设备、汞化物使用不当、含汞废水在自然界转化为有机汞,并通过呼吸道、消化道、皮肤等途径进入人体而引起。由于摄取途径各异,进入生物体内的汞以不同形态存在于不同器官。汞蒸气能有效地由肺泡扩散通过肺膜进入血液,与血红蛋白结合并氧化成二价汞离子,并与蛋白质、氨基酸等生物分子的活性基团(如巯基)结合形成配合物,从而使生物分子的活性降低或完全丧失,表现出汞的毒性,这一类汞称为无机汞。有机汞以甲基汞为代表,由于它的亲脂性,能透过细胞膜进入细胞核中,与核酸结合,例如,汞与DNA的作用使汞定量地嵌入DNA,因而改变了DNA的柔性,干扰DNA的合成。

　　汞中毒的主要表现是患者精神失常、中枢神经中毒,造成视野缩小、运动失调、语言混乱、听力下降等精神障碍症状。

　　临床上对于汞中毒可以通过使用螯合剂,如二巯基类药物进行解毒治疗。

　　我国是汞资源丰富的国家,也是汞污染较严重的国家,汞中毒事件时有发生。因此汞污染的防止和环境保护应引起各级政府及化学、环境科学工作者们的高度重视。

三、常用药物

　　(1) 硫酸铜,收敛药和消毒药,有催吐作用。用于治疗沙眼和结膜炎、创面腐蚀,亦用于磷中毒时的催吐。

　　(2) 铜末散,主要成分为铜屑,中医常用于治疗筋骨折伤、外伤出血、烂炫风眼等。

　　(3) 碧霞丹,主要成分为铜绿 $CuCO_3 \cdot Cu(OH)_2$,中医主要用于祛痰、镇惊。

　　(4) 纳米银外用抗菌凝胶由纳米银和医用高分子构成,能够缓释纳米银粒子,抑制并杀灭与之接触的病菌,包括痤疮丙酸杆菌、糠秕孢子菌、表皮葡萄球菌,并有促进皮肤愈合的作用。

（5）硫酸锌和葡萄糖酸锌是临床常用的补锌药物。主要用于治疗因为缺锌而导致的厌食、营养不良、生长缓慢等，还可治疗脱发、皮疹、口腔溃疡、胃炎等疾病。

（6）朱砂是含有 HgS 的天然矿物药。在中医中药中常与其他药剂配伍成方剂使用，如治瘟病的安宫牛黄丸、紫雪丹、至宝丹，治疗小儿疾患的保赤散，清热解毒、消肿止痛的六神丸，祛风化痰、活血通络的再造丸等。使用朱砂制剂一定要注意量和度，以防中毒。

（7）金箔镇心丸，其主要药用成分为自然金箔、人参、茯神、犀角、西牛黄、天竺黄等，对镇心安神有一定疗效。

本 章 小 结

ds 区元素包括铜族元素（铜、银、金）和锌族元素（锌、镉、汞）。

铜族元素的价层电子组态为 $(n-1)d^{10}ns^1$。铜族元素单质有特定的颜色，并有良好的导电性和传热性。铜族元素的化学性质均不活泼，并依铜、银、金的顺序递减。铜和银能溶于氧化性酸，而金只溶于王水。铜的化合物中常见的氧化值有+2 和+1，Cu(Ⅱ)在水溶液中较稳定，Cu(Ⅰ)在高温下较稳定，并且 Cu(Ⅱ)和 Cu(Ⅰ)可以相互转化。银的化合物主要是+1 价的化合物。金的化合物中以+3 氧化值最稳定。

锌族元素的价层电子组态为 $(n-1)d^{10}ns^2$。锌族元素单质都呈白色，熔、沸点较低。汞是唯一在常温下呈液态的金属。锌族元素中，锌和镉的金属活泼性相近，汞较特殊。锌和镉均溶于盐酸和稀硫酸，而汞只能溶于硝酸或热的浓硫酸。锌和镉的化合物中氧化值均为+2。汞在化合物中表现的氧化值有+1 和+2。

ds 区元素中，铜和锌为人体重要的必需微量元素，但镉和汞为有毒元素。

习　　题

1. 回答下列问题：
（1）为什么铜器在潮湿的空气中放置会慢慢生成一层铜绿？
（2）金属焊接时，为什么常用浓 $ZnCl_2$ 溶液处理金属表面？
（3）汞与硝酸反应，为什么当汞过量时生成物是硝酸亚汞？
（4）为什么 Cu^+ 的化合物一般呈无色或白色，而 Cu^{2+} 的化合物常有一定颜色？

2. CuCl、AgCl、Hg_2Cl_2 均为难溶于水的白色粉末，试区别这三种金属氯化物。

3. 在某白色沉淀中，加入氨水沉淀发生溶解，再加入 KBr 溶液又析出淡黄色沉淀，此沉淀可溶于 $Na_2S_2O_3$ 溶液中，再加入 KI 溶液又出现黄色沉淀，此沉淀可溶于 KCN 溶液中，最后加入 Na_2S 溶液析出黑色沉淀。试问：
（1）白色沉淀是什么物质？
（2）写出每步的反应方程式。

4. 镉的化合物有毒，进入人体后，会引起骨质疏松、软化等症状，临床称之为"痛痛病"，试从化学角度加以解释。

5. 用适当方法区别下列各组物质：
（1）$HgCl_2$ 和 Hg_2Cl_2
（2）$Zn(OH)_2$ 和 $Cd(OH)_2$
（3）$SnCl_2$ 和 $CdCl_2$

6. 完成下列反应方程式。
（1）$CuSO_4 + KI \Longrightarrow$
（2）$Cu_2O + NH_3 + H_2O \Longrightarrow$
（3）$AgBr + S_2O_3^{2-} \Longrightarrow$

(4) $Hg_2Cl_2 + NH_3 \cdot H_2O$(过量) ==

(5) $HgCl_2 + 4KI$ ==

7. 讨论：

(1) Cu(Ⅰ)和Cu(Ⅱ)相互转化条件及其化合物的稳定性。

(2) Hg_2Cl_2和$HgCl_2$在性质上有何差异，可以用什么反应区别它们？

(杨小丽)

第十八章　f 区元素

学习目标

掌握　镧系和锕系元素的电子组态特点与性质的关系;镧系和锕系金属及其化合物的重要性质。

熟悉　镧系收缩的实质及其对镧系化合物性质的影响。

了解　f 区元素与 d 区元素在性质上的异同;稀土元素的存在和应用;镧和铈的生物学效应和常用药物。

f 区元素(f-block elements)包括**镧系元素**(lanthanides)和**锕系元素**(actinides),其价层电子组态为$(n-2)f^{0\sim14}(n-1)d^{0\sim1}ns^2$。随着核电荷数的递增,镧系和锕系元素新增加的电子依次填入倒数第三电子层的 f 轨道,因此,镧系元素和锕系元素分别占据周期表中第三副族、第六周期和第七周期的一格。为了和 d 区的过渡金属相区别,f 区元素也被称为**内过渡元素**(inner transition elements)。镧系元素是指原子序数从 57 号镧(La)到 71 号镥(Lu)共 15 种元素的总称(用 Ln 表示);锕系元素是指原子序数从 89 号锕(Ac)到 103 号铹(Lr)共 15 种元素的总称(用 An 表示)。

第三副族的元素钇(Y)和镧系元素的化学性质很相似,具有共同特征的氧化值,钇的三价离子半径(89.3 pm)接近钬(89.4 pm)和铒(88.1 pm),因此钇在矿物中与镧系共生。钪的氧化数特征和镧系元素也较相似,所以,常把钪、钇和镧系元素合称为**稀土元素**①(rare earth's elements),用 RE 表示。根据原子的电子层组态及原子量大小将稀土元素分为轻稀土组(镧、铈、镨、钕、钷、钐、铕)和重稀土组(钆、铽、镝、钬、铒、铥、镱、镥和钇)。根据稀土元素硫酸盐溶液与 Na_2SO_4 生成的稀土元素硫酸复盐在水中的溶解度将稀土分为铈组(镧、铈、镨、钕、钐)、铽组(铕、钆、铽、镝)和钇组(钬、铒、铥、镱、镥)。

第一节　镧系元素

一、镧系元素通性

(一) 镧系元素原子的基态电子组态

镧系元素原子的价层电子组态如表 18-1 所示,由表可以看出:镧系元素最外层和次外层的电子组态基本相同,只是 4f 轨道上的电子数不同,占据 4f 轨道的电子处在原子或离子的内层,被外层轨道(5s、5p)的电子屏蔽,受外界影响较小,不易失去 4f 电子。这是镧系元素及其离子化学性质相似的主要原因。大多数镧系元素的电子组态为 $[Xe]6s^24f^x5d^0$,只有 Ce、Gd 和 Lu 例外,它们的 5d 轨道上有一个电子。根据 Hund 规则,当原子中的等价轨道全充满、半充满或全空的状态时比较稳定,因此,镧系元素原子的电子排布方式一般符合 Hund 规则。如 La、Gd、Lu 的 f 轨道组态分别为 $4f^0$、$4f^7$ 和 $4f^{14}$。而第 58 号元素 Ce 是特例,它的价层电子组态不是 $4f^26s^2$ 而是 $4f^15d^16s^2$。

---

①有人认为钪元素不包括在稀土元素中。

表 18-1 镧系元素的一些性质

原子序数	元素符号	价层电子组态	主要氧化值		金属原子半径/pm	离子半径 Ln^{3+}/pm	Ln^{3+}价电子层组态
57	La	$[Xe]4f^05d^16s^2$	+3		187.9	106.1	[Xe]
58	Ce	$[Xe]4f^15d^16s^2$	+3	+4	182.4	103.4	$4f^1$
59	Pr	$[Xe]4f^36s^2$	+3	+4	182.8	101.3	$4f^2$
60	Nd	$[Xe]4f^46s^2$	+3		182.1	99.5	$4f^3$
61	Pm	$[Xe]4f^56s^2$	+3		182.0	97.9	$4f^4$
62	Sm	$[Xe]4f^66s^2$	+2	+3	180.4	96.4	$4f^5$
63	Eu	$[Xe]4f^76s^2$	+2	+3	204.2	95.0	$4f^6$
64	Gd	$[Xe]4f^75d^16s^2$	+3		180.1	93.8	$4f^7$
65	Tb	$[Xe]4f^96s^2$	+3	+4	178.3	92.3	$4f^8$
66	Dy	$[Xe]4f^{10}6s^2$	+3	+4	177.4	90.8	$4f^9$
67	Ho	$[Xe]4f^{11}6s^2$	+3		176.6	89.4	$4f^{10}$
68	Er	$[Xe]4f^{12}6s^2$	+3		175.7	88.1	$4f^{11}$
69	Tm	$[Xe]4f^{13}6s^2$	+2	+3	174.6	86.9	$4f^{12}$
70	Yb	$[Xe]4f^{14}6s^2$	+2	+3	193.9	85.8	$4f^{13}$
71	Lu	$[Xe]4f^{14}5d^16s^2$	+3		173.5	84.8	$4f^{14}$

随着核电荷数的递增,镧系元素 4f 电子数目逐渐增加,原子半径缓慢减小,使镧系元素的性质略有差异,这是分离镧系元素的基础。

由于镧系元素的价层电子组态特殊,结构中有大量的单电子,电子能级多种多样,因此,镧系元素具有许多特殊的光、电、磁和化学特性,在新型材料开发中占有重要的地位。

(二) 原子半径和离子半径

由图 18-1 可以看出,镧系元素原子半径总体呈减小趋势,Eu 和 Yb 出现了反常(称为双峰效应),原因是 Eu 和 Yb 元素的 4f 轨道处于半充满 $4f^7$ 或全充满 $4f^{14}$ 状态,屏蔽效应强,减弱了核对最外层电子的引力。同时,由于没有 5d 电子,在形成金属键时,只有 2 个 6s 电子参与成键,金属键较其他镧系元素弱,键长大大增加,导致金属原子半径明显增大,所以 Eu 和 Yb 这两种金属的密度和熔点也较低,物理性质与其他镧系金属不同。

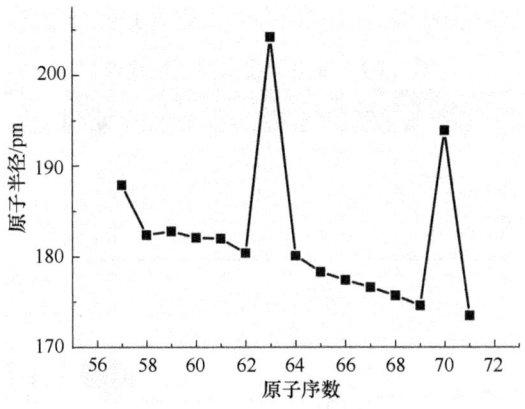

图 18-1 镧系元素原子半径与原子序数的关系

从图 18-2 中可以看出,从 La 到 Lu 元素的三价离子半径也逐渐减小。这种镧系元素的原子半径和离子半径随着原子序数递增而减小的现象称为**镧系收缩**(lanthanide contraction)。镧系元素中,原子核每增加一个质子,相应的一个电子进入 4f 层,而 4f 电子只能屏蔽核电荷的一部分,因而随着原子序数增加,有效核电荷略有增大,核对最外层电子的吸引增强,使原子半径和离子半径逐渐缩小。

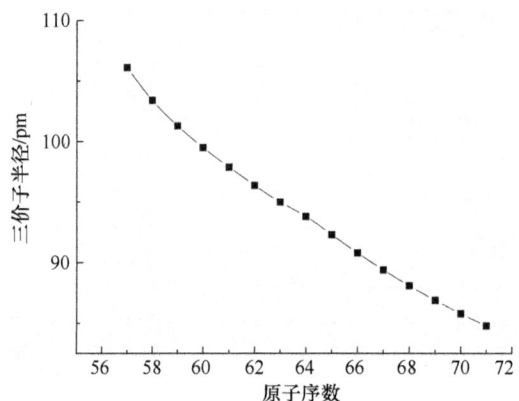

图 18-2 镧系元素的离子半径随原子序数的变化

镧系元素原子半径缩小程度不如离子半径,这是因为其原子的电子层比离子层多一层,它的最外层是 $6s^2$,4f 居于倒数第三层,它对原子核的屏蔽作用很强,接近 100%(一般认为在离子中 4f 电子只能屏蔽核电荷的 85%),因而镧系金属原子半径收缩的效果不明显,小于离子半径。

镧系收缩是无机化学中的一个重要现象。由于镧系收缩的原因,使第二过渡系与第三过渡系金属的原子和离子半径相近,性质相似,如 Zr^{4+}(80 pm)和 Hf^{4+}(79 pm),Nb^{5+}(70 pm)和 Ta^{5+}(69 pm),Mo^{6+}(62 pm)和 W^{6+}(62 pm)的化学性质极为相似,分离相当困难。

矿物中大量存在的"伴生"现象也是镧系收缩的结果。由于镧系收缩使 Y^{3+} 的半径接近 Er^{3+},Sc^{3+} 半径接近 Lu^{3+},因而自然界中,Y 常同镧系共生,成为稀土元素成员。

(三)氧化值

镧系元素在固态、水溶液或其他溶剂中的主要氧化值为+3。由于镧系元素的第一、第二和第三电离能相对较小,即气态时失去 2 个 s 电子和 1 个 d 电子或 2 个 s 电子和 1 个 f 电子所需的能量较低,因此,镧系元素一般呈+3 氧化值。除了+3 氧化值外,镧系元素还存在一些其他氧化值。例如,铈与铽常呈现+4 氧化值,其电子组态分别为 $Ce^{4+}(4f^0)$、$Tb^{4+}(4f^7)$,这是因为其 4f 原子轨道处于全空和半充满时较稳定。但只有 Ce^{4+} 能存在于溶液中,具有很强的氧化性。同理,铕与镱常呈现+2 氧化值,Eu^{2+}、Yb^{2+} 的电子组态分别为 $4f^7$ 和 $4f^{14}$,表现出一定的稳定性,能存在于固体化合物中,但在水溶液中不稳定,还原性很强。镧系元素的主要氧化值见表 18-2。

表 18-2 镧系元素的主要氧化值

La	Ce	Pr	Nd	Pm	Sm	Eu	Gd	Tb	Dy	Ho	Er	Tm	Yb	Lu
					+2	+2						+2	+2	
+3	+3	+3	+3	+3	+3	+3	+3	+3	+3	+3	+3	+3	+3	+3
	+4	+4						+4	+4					

案例 18-1

稀土永磁材料是将钐、钕混合稀土金属与过渡金属(如钴、铁等)组成的合金,经磁场充磁后制得的一种磁性材料。分为第一代($RECo_5$)、第二代(RE_2TM_{17})和第三代稀土永磁材料

（NdFeB）。新的稀土过渡金属系和稀土铁氮系永磁合金材料正在开发研制中，有可能成为新一代稀土永磁合金。在医疗方面，运用稀土永磁材料进行"磁穴疗法"，使得疗效大为提高，从而促进了"磁穴疗法"的迅速推广。随着科技的进步，稀土永磁材料不仅应用在医疗保健等行业以及核磁共振设备等需产生强间隙磁场的元器件中，而且风力发电、新能源汽车等新兴领域对高端稀土永磁材料的需求日益增长，其应用市场空间巨大。

问题：
1. 为什么镧系元素可以做永磁材料？这和它们的哪些性质有关？
2. 物质的磁性和单电子数目有何关系？

（四）离子的颜色和磁性

Ln^{3+}离子大多数有颜色，表现出一定的周期性变化，见表18-3。表18-3显示，具有f^n和f^{14-n}电子组态的Ln^{3+}颜色相同或者相近。

表 18-3 Ln^{3+}的颜色和磁性

离子	未成对电子数	颜色	磁矩/B.M	离子	未成对电子数	颜色	磁矩/B.M
La^{3+}	$0(4f^0)$	无色	—	Tb^{3+}	$6(4f^8)$	浅粉	9.5~9.8
Ce^{3+}	$1(4f^1)$	无色	2.3~2.5	Dy^{3+}	$5(4f^9)$	黄色	10.4~10.6
Pr^{3+}	$2(4f^2)$	绿色	3.4~3.6	Ho^{3+}	$4(4f^{10})$	黄色	10.4~10.7
Nd^{3+}	$3(4f^3)$	淡紫	3.5~3.6	Er^{3+}	$3(4f^{11})$	玫瑰红	9.4~9.6
Pm^{3+}	$4(4f^4)$	粉红	—	Tm^{3+}	$2(4f^{12})$	浅绿	7.1~7.5
Sm^{3+}	$5(4f^5)$	黄	1.4~1.7	Yb^{3+}	$1(4f^{13})$	无色	4.3~4.9
Eu^{3+}	$6(4f^6)$	浅粉	3.3~3.5	Lu^{3+}	$0(4f^{14})$	无色	0
Gd^{3+}	$7(4f^7)$	无色	7.9~8.0				

Ln^{3+}离子的颜色主要是由于4f亚层中电子f-f跃迁引起。具有f^0、f^7、f^{14}组态的离子是无色的，如La^{3+}和Lu^{3+}在200~1000 nm区域内无吸收，所以无色。成单电子数为2~5的离子都是有色的，且成单电子数相同的离子所显示的颜色相近。由于Ln^{3+}的4f电子可以在7个4f轨道之间任意排布，从而产生多种多样的电子能级，较主族元素和d区过渡元素的电子能级均多，因此，Ln^{3+}可以吸收从紫外、可见到红外区的各种波长的电磁辐射。除了f-f跃迁，镧系元素水合离子的颜色还和电荷跃迁有关。例如，$Ce^{4+}(4f^0)$的橙红色就是电荷迁移跃迁所引起，而不是f-f跃迁所引起。这些原因使镧系元素具有优良的光电性能，可以制备各种各样的发光材料，如荧光粉、发光二极管。镧系元素的使用，使发光二极管发光效率提高了近100倍。

> **案例18-1分析**
> 由表18-3可以看出，大多数Ln^{3+}是顺磁性物质，很多离子具有相当大的磁矩。通过十一章的学习可知，物质的磁矩和未成对电子数目有关。一般顺磁性物质和铁磁性物质都含有未成对电子，单电子数目越多，磁性越强。而反磁性物质没有未成对电子，它们的磁矩等于零。从表中也可以看出，$4f^0$组态的离子La^{3+}和Ce^{4+}以及f^{14}组态的离子Yb^{2+}和Lu^{3+}没有未成对电子，因而是反磁性的，而$f^{1~13}$组态的原子或离子都是顺磁性的。由于镧系元素中单电子数多，加上电子轨道磁矩对物质磁性的贡献，镧系元素可以作为良好磁性材料，磁性甚至超过铁系元素，把它们制成稀土合金后可作为永磁材料。

二、镧系元素的单质和重要化合物

(一) 镧系元素的单质

1. 物理性质 镧系元素为银白色带灰(某些略带淡黄)的金属,质地较软,随原子序数增大逐渐变硬,延展性良好,S、C、O、N 存在会大大减少其延展性。镧系金属具有良好的导电性能,但随金属纯度降低而下降。当温度小于 4.37 K 时具超导性,由于其结构特点,使其具有强顺磁性,钐、钆、镝具有铁磁性。镧系元素的物理性质见表 18-4。

表 18-4 镧系元素的物理性质

原子序数	元素	密度/(g·cm^{-3})	熔点/℃	沸点/℃	氧化物熔点/℃
57	La	6.19	920±5	4230	2315
58	Ce	6.76	804±5	2930	1950
59	Pr	6.76	935±5	3020	2500
60	Nd	7.00	1024±5	3180	2270
61	Pm	—	—	—	—
62	Sm	7.50	1052±5	1630	2350
63	Eu	5.16	826±10	1490	2050
64	Gd	7.86	1350±20	2730	2350
65	Tb	8.25	1336	2530	2387
66	Dy	8.56	1485±20	2330	2340
67	Ho	8.79	1490	2330	2360
68	Er	9.05	1500~1550	2630	2355
69	Tm	9.31	1500~1600	2130	2400
70	Yb	6.95	824±5	1530	2346
71	Lu	9.84	1650~1750	1930	2400

从表 18-4 可以看出,随着原子序数的递增,镧系元素的密度、熔点、沸点总趋势是逐渐增大的,但 Eu 和 Yb 例外,这和它们的结构有关。

2. 化学性质 镧系元素的电极电势见表 18-5。从电极电势可以看出:镧系金属都是较强的还原剂,其还原能力仅次于碱金属 Li、Na、K 和碱土金属的 Mg、Ca、Sr、Ba,随原子序数增加,其还原能力逐渐减弱。

表 18-5 镧系元素的标准电极电势 (298.15 K)

元素符号	标准电极电势 $E^{\ominus}$/V		
反应	$Ln^{3+} + 3e^- \rightleftharpoons Ln(s)$	$Ln(OH)_3 + 3e^- \rightleftharpoons Ln(s) + 3OH^-$	$Ln^{3+} + e^- \rightleftharpoons Ln^{2+}$
La	−2.52	−2.90	
Ce	−2.48	−2.87	
Pr	−2.46	−2.85	
Nd	−2.43	−2.84	
Pm	−2.42	−2.84	
Sm	−2.41	−2.83	−1.55

续表

元素符号	标准电极电势 $E^\ominus/\text{V}$		
Eu	-2.41	-2.82	-0.4343
Gd	-2.40	-2.79	
Tb	-2.39	-2.78	
Dy	-2.35	-2.78	
Ho	-2.32	-2.77	
Er	-2.30	-2.75	
Tm	-2.28	-2.74	
Yb	-2.27	-2.73	-1.21
Lu	-2.26	-2.72	

镧系金属能与大部分非金属作用,燃点低,铈为 438.15 K,镨为 563.15 K,钕为 543.15 K,燃烧时放出大量的热。当铈等混合轻稀土金属在不平的表面擦磨时,其细末就会自燃,因此可用于制造民用打火石和军用引火合金。镧系金属和潮湿的空气接触会发生氧化,因此镧系金属应隔绝空气保存,如保存在煤油中。

室温下,镧系金属可以与卤素、氧气、硫等非金属发生反应,生成相应的+3 氧化值的化合物。对于 Ce、Pr 和 Tb,它们发生氧反应生成非定比氧化物:

$$2\text{Ln} + x\text{O}_2 = 2\text{LnO}_x$$

La~Eu(称为轻镧系元素)与潮湿的空气迅速反应生成 $\text{Ln}_2\text{O}_3 \cdot x\text{H}_2\text{O}$,重镧系元素(Ga~Lu)则与之生成 Ln_2O_3,且反应较慢。而 Eu 与潮湿空气反应则生成 $\text{Eu(OH)}_2 \cdot \text{H}_2\text{O}$。

在高温下,镧系金属可以与氮、碳及氢分别发生反应:

$$2\text{Ln} + \text{N}_2 = 2\text{LnN}$$
$$\text{Ln} + 2\text{C} = \text{LnC}_2$$
$$2\text{Ln} + 3\text{C} = \text{Ln}_2\text{C}_3$$
$$\text{Ln} + \text{H}_2 = \text{LnH}_2$$
$$2\text{Ln} + 3\text{H}_2 = 2\text{LnH}_3$$

镧系金属在室温下可以与稀的盐酸、硫酸、高氯酸及乙酸等发生反应,放出氢气,但镧系金属都不溶于碱:

$$2\text{Ln} + 6\text{H}^+ = 2\text{Ln}^{3+} + 3\text{H}_2 \uparrow$$

在室温下,镧系金属能与水慢慢反应,反应产物为 Ln_2O_3 或 $\text{Ln}_2\text{O}_3 \cdot x\text{H}_2\text{O}$,并有氢气放出。

(二) 重要化合物

1. 氧化物和氢氧化物　镧系元素的特征氧化值是+3,一般形成组成为 Ln_2O_3 的氧化物(Ce,Pr,Tb 除外),稀土元素氧化物(Ln_2O_3)均可以通过氧化金属或将氢氧化物、草酸盐、硝酸盐加热分解的方法制备。

Ln_2O_3 与碱土金属氧化物性质相似,显碱性,易溶于强酸,难溶于水和碱性介质,具有很高的熔点。Ln_2O_3 与空气中二氧化碳和水形成相应的碱式碳酸盐和水合氧化物。生成 Ln_2O_3 的反应同生成 Al_2O_3 的反应一样都是强的放热反应。例如,La_2O_3、Sm_2O_3、Y_2O_3 的标准生成焓分别为 $-1793 \text{ kJ} \cdot \text{mol}^{-1}$、$-1810 \text{ kJ} \cdot \text{mol}^{-1}$、$-1905 \text{ kJ} \cdot \text{mol}^{-1}$,它们都小于 Al_2O_3 的标准生成焓($-1678 \text{ kJ} \cdot \text{mol}^{-1}$),所以稀土元素与氧作用生成氧化物时将放出大量的热。

镧系元素氧化物的应用广泛。例如,氧化镧用于发光材料、储氢材料等;氧化铈可用作钨电极、燃料电池原料等;掺纳米氧化钕的纳米氧化钇铝石榴石激光器代替手术刀用于摘除手术或消毒创伤口;氧化铕可以用作荧光粉,其中 Eu^{3+} 用于红色荧光粉的激活剂,而 Eu^{2+} 用于蓝色荧光粉。

镧系元素的氢氧化物分子式为 $Ln(OH)_3$,可以通过在 $Ln(Ⅲ)$ 盐溶液中加入 NaOH 或 $NH_3 \cdot H_2O$ 溶液制备。$Ln(OH)_3$ 的碱性接近于碱土金属氢氧化物,从 $La(OH)_3$ 到 $Lu(OH)_3$ 碱性逐渐减弱,这是因为随着 Ln^{3+} 半径逐渐减小,中心离子对 OH^- 的吸引力逐渐增强,氢氧化物解离度逐渐减小,碱性减弱。但 $Yb(OH)_3$ 和 $Lu(OH)_3$ 例外,它们与浓碱溶液在高压釜中加热可转变为 $Na_3Ln(OH)_6$。

$Ln(OH)_3$ 的溶度积很小($10^{-24} \sim 10^{-19}$),从 La 到 Lu,它们的溶解度总趋势逐渐减小。$Ln(OH)_3$ 受热时,首先分解为 $LnO(OH)$,继续受热变为 Ln_2O_3。

2. 盐类 镧系元素的盐类大多数都含有结晶水。轻镧系元素和重镧系元素的很多盐类在溶解度上存在很大差别。其中,镧系元素氯化物、硝酸盐、硫酸盐易溶于水,草酸盐、氟化物、碳酸盐、磷酸盐难溶于水。

(1) 卤化物。镧系元素卤化物中较重要的是氟化物和氯化物。

镧系元素氟化物通式为 LnF_3,难溶于水。在 Ln^{3+} 盐溶液中加氢氟酸或 F^-,可得到氟化物的沉淀,即使有 $3\ mol \cdot L^{-1}\ HNO_3$ 存在,此反应也可以发生。因此,可用此方法检验镧系元素离子。在氟中加热 CeF_3 可得到 CeF_4。

镧系元素的氯化物易溶于水,溶解度随温度的升高而显著增加。在水溶液中制备氯化物一般形成水合物。加热水合物时,由于 Ln^{3+} 发生水解生成氯氧化物 LnOCl,所以制备 $LnCl_3$ 时,可将其氧化物在 $COCl_2$ 或 CCl_4 蒸气中加热。也可将氧化物与 NH_4Cl 共热制备:

$$Ln_2O_3 + 6NH_4Cl = 2LnCl_3 + 3H_2O + 6NH_3 \uparrow$$

无水 $LnCl_3$ 具有熔点高、易潮解、易溶于水和醇的特点,熔融状态下电导率较高,是离子化合物。La、Ce、Pr、Nd、Sm、Gd 的水合氯化物在 $328.15 \sim 363.15\ K$ 时开始脱水:

$$LnCl_3 \cdot nH_2O = LnCl_3 + nH_2O$$

脱水的同时发生水解反应:

$$LnCl_3 + H_2O = LnOCl + 2HCl(除\ Ce\ 外)$$

$CeCl_3$ 水解的最后产物是 CeO_2。其溴化物、碘化物与氯化物相似。

(2) 硫酸盐。由镧系元素的氧化物或氢氧化物溶于硫酸制备。常见镧系元素 Ln^{3+} 硫酸盐为八水合物 $Ln_2(SO_4)_3 \cdot 8H_2O$。硫酸铈除外,其为九水合物。$Ln_2(SO_4)_3 \cdot nH_2O$ 的脱水产物与脱水温度有关,脱水温度介于 $428.15 \sim 533.15\ K$ 时,形成无水盐,继续升温分解为碱式盐 $(LnO)_2SO_4$,最终分解为氧化物。

水合硫酸盐在 $428.15 \sim 533.15\ K$ 脱水得到无水硫酸盐:

$$Ln_2(SO_4)_3 \cdot nH_2O = Ln_2(SO_4)_3 + nH_2O$$

无水硫酸盐在 $1128.15 \sim 1219.15\ K$ 分解为碱式硫酸盐:

$$Ln_2(SO_4)_3 = Ln_2O_2SO_4 + 2SO_2 \uparrow + O_2 \uparrow$$

碱式硫酸盐在 $1363.15 \sim 1523.15\ K$ 分解为氧化物:

$$Ln_2O_2SO_4 = Ln_2O_3 + SO_2 \uparrow + \frac{1}{2}O_2 \uparrow$$

镧系元素的水合硫酸盐和无水硫酸盐均溶于水,它们的溶解度随着温度升高而减小。镧系元素硫酸盐能与碱金属硫酸盐反应生成多种复盐,特别是钠盐,如 $Ln_2(SO_4)_3 \cdot Na_2SO_4 \cdot 2H_2O$。反应式如下:

$$xLn_2(SO_4)_3 + yM_2SO_4 + nH_2O = xLn_2(SO_4)_3 \cdot yM_2SO_4 \cdot nH_2O$$

(3) 硝酸盐。稀土氧化物、氢氧化物、碳酸盐和稀土金属与硝酸反应均生成相应的硝酸盐。稀土硝酸盐易溶于无水胺、乙醇、丙酮、乙醚及乙腈等极性溶剂中,并可用磷酸三丁酯等萃取剂萃取。

硝酸盐受热时,先分解为碱式盐,进一步受热则分解为氧化物:

$$2Ln(NO_3)_3 \rightleftharpoons 2LnONO_3 + 4NO_2\uparrow + O_2\uparrow$$
$$4LnONO_3 \rightleftharpoons 2Ln_2O_3 + 4NO_2\uparrow + O_2\uparrow$$

稀土硝酸盐和可溶性硝酸盐也能形成复盐,如 $2NH_4NO_3 \cdot Ln(NO_3)_3 \cdot nH_2O$、$3Mg(NO_3)_2 \cdot 2Ln(NO_3)_3 \cdot nH_2O$ 等。硝酸复盐的溶解度随原子序数的增大而增大,并随温度的升高而急剧增大。

(4) 草酸盐。草酸盐$[Ln_2(C_2O_4)_3 \cdot H_2O]$是最重要的镧系盐类之一。可以通过下列反应得到:

$$2LnCl_3 + 3H_2C_2O_4 + nH_2O \rightleftharpoons Ln_2(C_2O_4)_3 \cdot nH_2O\downarrow + 6HCl$$

草酸盐在酸性溶液中难溶,可以利用这个性质将镧系元素离子与其他许多金属离子分离。

草酸盐沉淀的性质与反应条件有关。在硝酸溶液中,当主要离子是 $HC_2O_4^-$ 和 NH_4^+ 时,可以得到复盐 $NH_4Ln(C_2O_4)_2 \cdot yH_2O$($y = 1$ 或 3)。在中性溶液中,以草酸铵作沉淀剂,在铕以前的镧系元素得到正草酸盐,在钇和铕后面的镧系元素则得到混合物。

草酸盐在 1073.15 K 加热灼烧 30~40 min,经过脱水,继而形成碱式碳酸盐(Ce、Pr 和 Th 除外),最终得到氧化物。而 Ce、Pr 和 Th 相应得到 CeO_2、PrO_x($1.5 < x < 2$)和 Th_4O_7。

> **案例 18-2**
>
> 文献设计组装出一个基于 Gd_2O_3:Eu^{3+} 空心球结构的多功能纳米诊疗探针,用于癌症诊疗中的荧光/磁共振 MRI 成像及药物释放实时监测研究。该工作选取化疗药物阿霉素为模型分子进行药物负载和控释研究。在空心球内负载双光子功能配体,通过 Gd^{3+} 离子增强配体的吸收,实现了近红光(808 nm)激发稀土 Eu^{3+} 离子双光子荧光发射;药物分子与稀土离子之间的配位作用,不仅可以有效提高药物负载率,而且稳定了 Eu^{3+} 离子荧光,并且增强 Gd^{3+} 的弛豫率;在药物释放过程中,由于稀土离子配位环境变化,Eu^{3+} 离子发射强度和 Gd^{3+} 离子磁共振信号线性衰减,从而实现了发光/磁共振信号双模式监控药物释放。
>
> 问题:
> 1. 上述多功能空心球纳米诊疗探针,应用了稀土的哪些特殊性质?
> 2. 请讨论稀土元素在医、药学上还有哪些用途?

3. 配合物 Ln^{3+} 离子除生成水合离子外,它们的配合物种类不多,只与强螯合剂结合形成稳定的螯合物。事实上,镧系元素在配合物化学方面与 Ca、Ba 相似,而与 d 区过渡元素差别较大。

由于 Ln^{3+} 电荷高,半径(80 pm 以上)比一些过渡元素的离子半径大得多(如 Cr^{3+} 为 64 pm,Fe^{3+} 为 60 pm),外层有许多空轨道(5d、6s 和 4f 轨道),因此,Ln^{3+} 离子的配位数一般较大,最高可达 12,常显示特殊的配位几何形状。例如,在 $HLnY \cdot 4H_2O$ 配合物中,Ln(Ⅲ)的配位数为 10。

典型的镧系金属螯合物有 Ln^{3+} 与 β-二酮类的乙酰丙酮(acac)生成螯合物 $Ln(acac)_3$,与乙二胺四乙酸(EDTA)生成螯合物 $Ln(EDTA)^-$。在 $Y(acac)_3 \cdot H_2O$ 中,中心原子配位数为 7。7 个氧原子包围 Y^{3+},分别排在三角柱体加一个面心的角上。在 $La(acac)_3 \cdot 2H_2O$ 中,配位数为 8,形成四方反锥体结构。

镧系配合物在碱性溶液中很稳定,但随着溶液的酸度增大稳定性会降低,随镧系元素的原子序数增加,形成配合物能力增强。根据这些特征,可通过离子交换法和溶剂萃取法分离稀土元素。

> **案例 18-2 分析**
>
> 多功能空心球纳米诊疗探针,应用 Eu^{3+} 特殊的发光性能和 Gd^{3+} 的顺磁性,实现了荧光发射信号和磁共振信号的双模式监测。Eu^{3+} 的 $4f^6$ 电子处于内层,被外层(5s、5p)的电子所屏蔽,受外界影响较小。因此,Eu^{3+} 与配体形成配合物能够保持 Eu^{3+} f-f 跃迁特征线状发射光谱。

> $Gd^{3+}(4f^7)$ 具有 7 个成单电子,为顺磁性很强的金属离子,能显著缩短纵向弛豫时间(T_1 值)和横向弛豫时间(T_2 值),尤以 T_1 值更为明显,使弛豫时间呈直线下降,从而影响 MRI 的信号强度。
>
> 稀土元素在医、药学上还具有抗凝血、降血糖、抗炎杀菌及抗肿瘤和诱变等用途。

4. Ln(Ⅱ)和 Ln(Ⅳ)的化合物 Ce、Pr、Dy 和 Tb 均能生成氧化值为 +4 的化合物。Ce^{4+} 在水溶液中或在固相中都可存在,在空气中加热金属铈、$Ce(OH)_3$、三价铈的含氧酸盐(如草酸盐、碳酸盐、硝酸盐)可以得到白色的 CeO_2。二氧化铈不与强酸或强碱作用。当有还原剂(如 Sn^{2+})存在时,可溶于酸,得到 Ce^{3+} 的溶液。CeO_2 是强氧化剂:

$$CeO_2(s) + 4H^+ + e^- \rightleftharpoons Ce^{3+} + 2H_2O \qquad E^{\ominus}(CeO_2/Ce^{3+}) = 1.26 \text{ V}$$

CeO_2 可将浓盐酸氧化成 Cl_2,将 Mn^{2+} 氧化成 MnO_4^-。CeO_2 的热稳定性较好,只有温度高于 1073.15 K 时,才失去部分氧。

在 Ce^{4+} 的溶液中加入 NaOH 溶液时将析出黄色胶状 $CeO_2 \cdot nH_2O$ 沉淀,它能溶于酸。在 Ce^{4+} 盐溶液中加入盐酸,可生成 $CeCl_3$,并放出氯气。

一般 Ce^{4+} 盐不如 Ce^{3+} 盐稳定,在水溶液中易水解,以致 Ce^{4+} 盐在稀释时往往析出碱式盐。常见的 Ce^{4+} 盐有硫酸铈 $Ce(SO_4)_2 \cdot 2H_2O$ 和硝酸铈 $Ce(NO_3)_4 \cdot 3H_2O$。其中以硫酸铈最稳定,在酸性溶液中它是一个强氧化剂,与还原剂作用,被还原为 Ce^{3+},$E^{\ominus}(Ce^{4+}/Ce^{3+}) = 1.44$ V。反应快速,无副反应,常用于氧化还原滴定分析,称作铈量法。在 1 mol·L^{-1} $HClO_4$ 中,$E^{\ominus}(Ce^{4+}/Ce^{3+}) = 1.70$ V。Ce^{4+} 也能形成复盐,如 $2NH_4NO_3 \cdot Ce(NO_3)_4$ 和 $(NH_4)_2SO_4 \cdot Ce(SO_4)_2$,比相应的简单盐稳定。铈(Ⅳ)盐不如铈(Ⅲ)盐稳定,在水溶液中易水解,在稀释时往往析出碱式盐。

Sm、Eu、Yb 都可形成二价离子,其中以 Eu^{2+} 较为稳定,Eu^{2+} 能在固态化合物中稳定存在。已知 $E^{\ominus}(Eu^{3+}/Eu^{2+}) = -0.429$ V,而 $E^{\ominus}(Sm^{3+}/Sm^{2+}) = -1.55$ V,$E^{\ominus}(Yb^{3+}/Yb^{2+}) = -1.21$ V,可见 Yb^{2+} 和 Sm^{2+} 是强还原剂,在水溶液中易被氧化。Ln^{2+} 同碱土金属离子类似,尤其与 Ba^{2+} 相似,能形成溶解度较小的硫酸盐。

三、稀土元素的存在和生物学效应

(一) 稀土元素的存在和应用

1. 存在 镧系元素和钪、钇一起被称为"稀土元素",这是 18 世纪沿用下来的名称。实际上,镧系元素在自然界既不"稀"也不"土"。除钷以外,所有镧系元素都存在于自然界中。17 种稀土元素占地壳总量的 0.0153%,大大超过铜、铅、锌、锡等常见金属元素的地壳含量。

稀土元素在自然界以化合物存在于矿物当中,已发现的稀土矿物约有 250 多种,但含量较高的(即含 5%~8%)仅 60 种左右。其中真正具有开采价值的不到 10 种,主要是独居石矿、氟碳铈矿和磷钇矿。由于在地壳中的分布比较分散,提取和分离比较困难,所以"稀土"名称一直使用至今。

我国稀土储量很大,已在 18 个省市发现蕴藏各类稀土矿,储量占世界已探明稀土矿藏的 80% 左右,南方以重稀土为主,内蒙古以轻稀土为主。

内蒙古包头市北边白云鄂博,称为"世界稀土之都",储量约 3500 吨,占全国储量 70% 以上,主要以独居石、氟碳铈矿等轻稀土为主。

我国的稀土工业起步虽晚,但发展迅速,从 1986 年起,我国的稀土产量跃居世界第一,在稀土分离、应用技术及研究工作处于世界领先地位。

2. 应用 稀土元素及其化合物独特的理化性质,以及特殊的光、电、磁、声、热、力及其相互转换的性能,使得它们在现代材料科学技术领域中具有极为重要的地位和广泛的应用。目前,稀土已广泛应用在石油化工、原子能工业、能源工业、黑色及有色冶金工业、玻璃及陶瓷工业、农业、稀土发光、永磁材料、超导技术、皮毛染色及轻纺工业、医药和农业等方面。

在医药上，氯化铈及氯化钠制成的膏剂对治疗皮肤病有良好效果。稀土元素同位素还可用于放射治疗和示踪治疗。稀土放射性药物在肝癌、结肠癌、白血病、骨癌等严重疾病的治疗中起着重大作用。在纺织工业中用轻稀土氯化物处理的纺织品有防蛀、防腐、防酸等性能。

总之，稀土元素及其化合物有许多与众不同的光、电、磁和化学特性，无论是航天、航空、军事等高科技领域，还是人们的日常生活用品，无论工业、农牧业，还是化学、生物学、医药，稀土的应用及其作用几乎无所不在，无所不能。我国稀土资源丰富，开展稀土的研究、开发和应用，必将对我国的经济建设和科学技术的发展有着重要的意义。

（二）稀土的生物学效应以及常见药物

稀土特殊的物理性质和化学性质，主要应用于临床诊断和药物治疗。例如，钆配合物具有可自由扩散，无交换作用，稳定系数大，无毒，可很快经尿排出体外等优点，可用作大脑肿瘤、肝肿瘤、膀胱癌的图像对比度加强剂，也常用于脑损伤和脑梗死等方面的诊断以及肾、脾、心肌缺血、损伤、肾盂造影等方面。

稀土元素虽不是生命必需元素，但对其生物效应研究表明，稀土化合物具有多种生物活性，能够改变细胞膜的流动性、通透性、细胞膜表面的 ATP 酶活性，影响细胞内外离子交换、细胞有丝分裂、DNA 合成等生命活动，对细胞生长产生影响。此外，稀土元素对机体细胞的一些物质代谢过程和酶的活性有促进或抑制作用。特别是有些稀土化合物对动植物的生长具有促进作用，成为人们研究和利用的热点。

（1）抗凝血作用。稀土在抗凝血方面占有特殊地位，稀土化合物作为抗凝剂的一个重要的优点是作用迅速，并且具有长效性。例如，利用稀土化合物进行静脉注射能立即产生抗凝作用并能维持 24 h 左右。稀土的乙酸盐、烟酸盐和香豆素类稀土配合物的防止血凝的作用已得到实验证实，并进行临床试用。近年来人们对稀土抗凝作用的研究取得新的进展，目前人们已经研制出掺有稀土化合物的高分子材料制成的导管，以及体外血液循环装置，用于防止血液凝固。稀土元素中以铈、镥、钕的化合物的抗凝作用最强。

（2）降血糖作用。稀土元素通过刺激胰岛 β 细胞分泌胰岛素和使肝中糖原异化作用的关键酶如丙酮酸羧化酶活性受到抑制而降低血糖。稀土元素与降血糖药氯磺丙脲间存在协同关系，且氯磺丙脲与稀土元素形成配合物后毒性降低而疗效提高。

（3）抗炎、杀菌功效。适宜的稀土对细菌的生长具有抑制作用，作为局部烧伤抗菌剂已在临床上使用。在抗炎效果方面，钕的化合物强于其他稀土元素的化合物。我国合成的稀土抗炎药有氯灭酸、消炎痛、丙磺舒等，抗炎效果好，毒性小。

（4）抗肿瘤和诱变作用。稀土元素对肿瘤组织具有较大亲和性，目前临床上诊断和治疗使用的放射性同位素一半以上是稀土元素。有些稀土化合物毒性比较小，能够抑制肿瘤细胞增殖，但对正常细胞的增殖无影响或影响很小，且毒害作用小。稀土元素能对细胞染色体产生一定的诱变作用。

（5）荧光标记作用。稀土元素作为荧光标记物，克服了一般荧光标记物受环境影响较大的缺点，灵敏度较高，已广泛应用于内分泌激素、肿瘤标志物、抗体、病毒抗原检测和药物代谢分析等方面。

稀土化合物在医药上的应用研究始于 19 世纪后期，至今仍是国内外的研究热点。自 20 世纪 60 年代以来陆续发现稀土化合物具有一系列特殊的药效作用，如治疗烧伤，具有抗凝血作用、抗炎及抑菌作用、抗动脉硬化和抗肿瘤作用等。到目前为止，除其在核磁诊断、放射性同位素诊断中用作诊断试剂以及临床上铈浴法治疗烧伤外，还可用于临床的用于治疗磷酸水平高的血液透析病人的磷酸盐结合剂——碳酸镧。大量的实验结果表明，稀土配合物属于毒性较低的物质，比许多有机合成药物或过渡金属配合物的毒性低，通过口服或外用稀土配合物未发现其在体内积累。我国生物无机化学工作者经过不懈努力，在稀土进入生物体后的物种分布、稀土的跨膜转运、稀土对细胞中钙内流的影响、稀土对细胞的一系列生物效应的影响等方面取得了许多研究成果。

1. 镧的生物学效应 低剂量的 $LaCl_3$ 可促进小鼠胰岛 β 细胞再生，修复胰岛 β 细胞功能。La、

Pr、Sm 的缩氨基硫脲配合物具有抗霉菌活性,也可以杀死尼日尔曲霉属真菌。稀土离子形成配合物可增强其抑菌效果。稀土与抗生素联合应用均比稀土和抗生素单独使用时的抗菌活性要高。研究发现,La、Ce 和 Nd 氧氟沙星配合物对金黄色葡萄球菌和大肠杆菌也表现出活性。La 的配合物对大肠杆菌和绿脓杆菌的活性与吡哌酸相似,但对肺炎链球菌的活性明显高于吡哌酸。La 的丙氨酸咪唑高氯酸盐对棉花黄萎病菌有明显的抑制作用。1-(2-硫代乙酸)-3-甲基-4-丁基-5-羟基嘧啶镧的配合物具有广谱抗菌活性,它不仅对金黄色葡萄球菌和枯草球菌具有抑制杀伤作用,也对大肠杆菌有杀伤作用,当浓度为 200 mg·L^{-1} 时,其对大肠杆菌的抑制杀伤作用甚至超过链霉素。

La、Eu 和 Er 的配合物对白血病细胞(L1210)都有较强的杀伤能力;二硫代二(N-氧化吡啶)稀土硝酸盐对 L1210 和人白血病细胞(K562)也表现出良好的抗肿瘤活性。

2. 铈的生物学效应 稀土可降低多种动物的血糖。用磷酸铈喂养豚鼠,10 d 后其血糖降低到原来浓度的 2%,胆固醇降低了 3/4,丙氨酸转氨酶活性增加 15%,天冬氨酸转氨酶活性升高 25%。它们都是戊糖氨基酸,是血糖降低后的一种代偿机制。

研究发现,Ce^{3+} 对离体豚鼠心房收缩产生影响,浓度为 0.05 mmol·L^{-1} 的 Ce^{3+} 溶液可抑制豚鼠右心房的自律性和左心房的收缩。硫酸铈铵对紫杉醇合成有显著的提高作用,可以认为四价稀土离子能有效地影响限速酶的活性,从而有效提高紫杉醇的合成。用 2.2% 的硝酸铈与 1.0% 的磺胺嘧啶银的复方乳膏治疗烧伤,其临床疗效比单独使用 2.2% 的硝酸铈或 1.0% 的磺胺嘧啶银显著。

如何在医药中发挥稀土配合物有效作用,避免或减轻其毒性或副作用,是人们研究的主要目标之一。有关稀土配合物药物的合成研究主要集中在将具有特定生理活性的配体与稀土离子配位。研究表明,稀土离子和其他有生物活性的配体配位后,表现出良好的抑菌、抗肿瘤等活性,很多药效超过单一药物的使用。

3. 常用的稀土药物 将稀土化合物作为治疗药物,可追溯到 20 世纪初。1906 年,一种商品名为 Ceriform 的外用杀菌药已经在欧洲市场上销售,该杀菌药的主要成分是硫酸铈钾。1920 年,铈、钕和镨的硫酸盐溶液曾用于静脉注射治疗结核病。1950 年前后,草酸铈作为止吐药用于临床,其后还曾作为治疗消化道疾病的药物被载入多国药典。1982 年,英国 Martindale(马丁代尔)药典将硝酸铈作为治疗烧伤的药物收载。近几年来稀土元素及其化合物的药学研究又得到了进一步的发展,在临床上使用的含稀土药物有:

(1) $La_2(CO_3)_3·4H_2O$ 治疗晚期肾功能衰竭患者并发的高磷血症。
(2) $Ce(NO_3)_3$ 与磺胺嘧啶银合用治疗烧伤。
(3) $[Gd(DTPA)(H_2O)]^{2-}$ 作为磁共振成像造影剂,用于肿瘤的诊断和治疗。

第二节 锕系元素

锕系元素又称第二内过渡元素,包括锕(Ac)、钍(Th)、镤(Pa)、铀(U)、镎(Np)、钚(Pu)、镅(Am)、锔(Cm)、锫(Bk)、锎(Cf)、锿(Es)、镄(Fm)、钔(Md)、锘(No)、铹(Lr),它们都具有放射性。1789 年,德国 M. H. Klaproth(克拉普特)从沥青矿中发现铀,它是人们认识的第一种锕系元素,随后又陆续发现了锕、钍和镤。极微量的镎和钚也存在于铀矿中。在铀以后的 11 种元素(93 ~ 103)均是在 1940 ~1962 年用人工核反应制得的,通常又称超铀元素。

锕系元素原子核不稳定,而且 5f 和 6d 的能量比 4f 和 5d 的能量更为接近,因此,确定锕系元素基态价电子组态非常困难。一般认为和镧系类似,随着核电荷数的递增,锕系元素的电子填充在 5f 轨道上。

一、锕系元素通性

(一) 锕系元素的价层电子组态

锕系元素的价层电子组态与镧系元素相似,区别在于增加的电子填充在 5f 电子层上,通式为

$5f^{0\sim14}6d^{0\sim2}7s^2$。一般有[Rn]$5f^n7s^2$和[Rn]$5f^{n-1}6d^17s^2$(锕和钍无 5f 电子)两种组态,其价电子组态见表 18-6。

表 18-6　锕系元素基态原子的电子层组态和离子半径

原子序数	元素	元素符号	价层电子组态	$r(An^{3+})$/pm	$r(An^{4+})$/pm
89	锕	Ac	[Rn]$5f^06d^17s^2$	111	99
90	钍	Th	[Rn]$5f^06d^27s^2$	108	96
91	镤	Pa	[Rn]$5f^26d^17s^2$	105	93
92	铀	U	[Rn]$5f^36d^17s^2$	103	92
93	镎	Np	[Rn]$5f^46d^17s^2$	101	90
94	钚	Pu	[Rn]$5f^67s^2$	100	89
95	镅	Am	[Rn]$5f^77s^2$	99	88
96	锔	Cm	[Rn]$5f^76d^17s^2$	98.5	87
97	锫	Bk	[Rn]$5f^97s^2$	98	86
98	锎	Cf	[Rn]$5f^{10}7s^2$	97.7	—
99	锿	Es	[Rn]$5f^{11}7s^2$	—	—
100	镄	Fm	[Rn]$5f^{12}7s^2$	—	—
101	钔	Md	[Rn]$5f^{13}7s^2$	—	—
102	锘	No	[Rn]$5f^{14}7s^2$	—	—
103	铹	Lr	[Rn]$5f^{14}6d^17s^2$	—	—

由表 18-6 可知,锕系元素的前一半元素中,Pu 和 Am 的电子组态是 $5f^n7s^2$,其余的均为 $5f^{n-1}6d^17s^2$。Cm 与镧系的 Gd 相似,为 $5f^7$ 半充满组态。除 Lr 外,锕系元素中的后一半电子组态为[Rn]$5f^n6s^2$。由于 5f 和 6d 的能量相近,有利于 f 电子从 5f 向 6d 轨道跃迁和 f 电子参与成键。因此,从 Th 到 Np 具有保持 d 电子倾向,而 Np 以后的元素的价电子组态与镧系元素十分相似。

(二) 锕系元素的氧化值变化

锕系元素的已知氧化值见表 18-7。从表 18-7 中可以看到,由 Th 到 Am 具有多种氧化值,其中最稳定的氧化值由 Ac +3 增至 U +6;随后又逐渐下降,直至 Am 为+3;Am 以后最稳定氧化值恒定至 +3。原因是 5f 电子容易参与成键,可以给出 7s、6d 和 5f 电子,呈现高氧化值。在 Am 以后出现低氧化值,说明 5f 电子成键越来越困难。

表 18-7　锕系元素的氧化值

Ac	Th	Pa	U	Np	Pu	Am	Cm	Bk	Cf	Es	Fm	Md	No	Lr
					(+2)				+2	+2	+2	+2	+2	
+3	(+3)	+3	+3	+3	+3	+3	+3	+3	+3	+3	+3	+3	+3	+3
	+4	+4	+4	+4	+4	+4	+4	+4	+4					
		+5	+5	+5	+5	+5								
		+6	+6	+6	+6									
			(+7)	(+7)										

注:有下划线标注的为最稳定的价态;( )表示该价态只存在于固体中。

(三) 离子半径

由表 18-6 可以看出，随着原子序数增加，锕系元素 An 电子进入 5f 轨道，最外层是全充满的 7s 电子，由于 5f 电子不能完全屏蔽增加的核电荷，使有效核电荷增加，因而产生锕系收缩。与镧系元素类似，锕系元素的离子半径减小幅度很小。

(四) 离子的颜色

锕系元素不同类型的离子在水溶液中的颜色不同，如表 18-8 所示。除少数离子（Ac^{3+}，Cm^{3+}，Th^{4+}，Pa^{4+} 和 PaO^+）为无色外，其余离子均显色。同镧系相似，锕系水合离子颜色的变化和价电子组态有关，主要由 f-f 跃迁引起。例如，$Ce^{3+}(4f^1)$ 和 $Pa^{4+}(5f^1)$，$Gd^{3+}(4f^7)$ 和 $Cm^{3+}(5f^7)$，$La^{3+}(4f^0)$ 和 $Ac^{3+}(5f^0)$ 都是无色的；$Nd^{3+}(4f^3)$ 和 $U^{3+}(f^3)$ 显浅红色。

表 18-8 锕系离子在水溶液中的颜色

元素	An^{3+}	An^{4+}	AnO_2^+	AnO_2^{2+}
Ac	无色	—	—	—
Th	—	无色	—	—
Pa	—	无色	无色	—
U	浅红	绿	—	黄
Np	紫	黄绿	绿	粉红
Pu	蓝	黄褐	红紫	黄橙
Am	粉红	粉红	黄	浅棕
Cm	无色	—	—	—

二、锕系元素的性质

锕系金属具有银白色光泽，在暗处遇到荧光物质能发光。和镧系金属相比，锕系金属熔点稍高和密度稍大，而且金属结构的变体多。

锕系元素单质的金属性较强，单质易与氧作用，在空气中迅速变暗，生成一种氧化膜，其中钍的氧化膜有保护作用，故锕系金属应该避氧保存。锕系金属可与大多数非金属反应，特别是在加热时易发生。锕系元素能与酸作用，但不与碱反应。锕系金属与沸水或蒸气反应时，在金属表面生成氧化物，并放出氢气。由于锕系金属容易与氢气反应生成氢化物，所以金属与水能迅速反应。

(一) 钍及其化合物

在锕系元素中，最常见的是钍和铀及其化合物，对其他元素研究较少，原因是这两种元素可用作核燃料，易操作，安全性高。随着原子序数增加，单位质量的放射性强度也增加。

1. 钍的单质 钍以化合物形式存在于硅酸钍矿 $ThSiO_4$ 和独居石等矿中。从独居石提取稀土元素时，可分离出 $Th(OH)_4$，这是钍的重要来源之一。经过分离后，还可以用磷酸三丁酯 TPB 萃取进一步提纯。

在 1200.15 K 的高温下可以用金属钙在氢气氛中还原 ThO_2 而制得金属钍：

$$ThO_2 + 2Ca \xrightarrow{H_2} Th + 2CaO$$

粉末状钍在空气中能燃烧。钍能与沸水反应；500.15 K 时可与氧反应；1050.15 K 时可与氮气反应。钍可以和稀 HF、稀 HNO_3 和稀 H_2SO_4 作用，也可与浓 HCl 或浓 H_3PO_4 缓慢作用，速度较慢，在浓硝酸中钝化。

钍主要用于原子能工业,因为 Th-232 被中子照射后可以蜕变为裂变原料 U-233。金属钍还可用于制造合金。钍还有良好的发射性能,可用于放电管和光电管中。

2. 钍的化合物

(1) 氧化物和氢氧化物。钍的最稳定氧化值为+4,常见的化合物有二氧化钍、氢氧化钍。可通过在氧气中加热燃烧钍粉,或将氢氧化钍、硝酸钍、草酸钍灼烧制备二氧化钍。二氧化钍为白色粉末,熔点可达 3660.15 K,它是所有氧化物中熔点最高的,和硼砂共熔可得晶体状态的二氧化钍。强灼热过的或晶形的二氧化钍几乎不溶于酸(除了 HNO_3 和 HF 的混酸),性质比较稳定。二氧化钍有广泛的用途,可以在人造石油工业中作催化剂,又可作制造钨丝的添加剂,约 1% 二氧化钍就能使钨成为稳定的小晶粒,并增加抗震强度。

在钍盐溶液中加碱或氨水,生成白色凝胶状二氧化钍水合物沉淀,其易溶于酸,不溶于碱,但可溶于碱金属的碳酸盐中生成配合物。在 530.15~620.15 K 温度范围内加热二氧化钍水合物,可脱水生成氢氧化钍 $Th(OH)_4$,743.15 K 时转化为二氧化钍。

(2) 硝酸钍。硝酸钍是最重要的钍盐,含有结晶水,它是制备其他钍盐的原料。制备条件若不同,产物所含的结晶水也不同。常见的硝酸钍为 $Th(NO_3)_4 \cdot 5H_2O$,它易溶于水、醇、酮和酯中。

Th^{4+} 在 pH 大于 3 时发生剧烈水解,形成配离子,随着溶液 pH、浓度和阴离子的性质不同,形成配离子的组成也不同。在高氯酸溶液中,主要离子为 $[Th(OH)]^{3+}$、$[Th(OH)_2]^{2+}$、$[Th_2(OH)_2]^{6+}$、$[Th_4(OH)_8]^{8+}$,最后产物为六聚物 $[Th_6(OH)_{15}]^{9+}$。

(二) 铀及其化合物

1789 年,德国化学家 M. H. Klaproth(克拉普罗特)从沥青铀矿中分离出铀(实际为二氧化铀),用 1781 年新发现的一个行星——天王星命名它为 uranium,元素符号为 U。1841 年,E. M. Peligot(佩利戈特)用钾还原四氯化铀,成功获得金属铀。铀主要用于玻璃着色或陶瓷釉料。直到 1939 年,O. Hahn(哈恩)和 F. Strassmann(斯特拉斯曼)发现了铀的核裂变现象,铀成为主要的核原料。

1. 铀的单质 铀在自然界主要存在于沥青铀矿,其主要成分为 U_3O_8。提炼方法很多而且复杂,但最后步骤通常均用萃取法将硝酸铀酰从水溶液中萃取得到有机相,从而得到较纯的铀化合物。

铀是致密而有延展性的银白色放射性金属,是密度最大的金属之一(19.07 $g \cdot cm^{-3}$)。铀在接近绝对零度时有超导性、延展性。铀的化学性质活泼,易与绝大多数非金属反应,能与多种金属形成合金,在空气中表面易氧化生成黑色氧化膜,但此膜不能保护金属。室温下,粉末状铀在空气或水中均会自燃。例如,美国制造的一种高效燃烧穿甲弹——"贫铀弹",能烧穿 30 cm 厚的装甲钢板,它利用的就是铀极重而又易燃的双重性质。铀易溶于盐酸和硝酸,但在硫酸、磷酸和氢氟酸中溶解较慢。它不与碱作用。

2. 铀的化合物 铀的主要化合物有氧化物、硝酸铀酰、卤化物、氢化物等。

(1) 氧化物。铀的氧化物主要有 UO_2(暗棕色)、U_3O_8(暗绿色)和 UO_3(橙黄色)。将硝酸铀酰 $UO_2(NO_3)_2$ 在 600.15 K 分解得到 UO_3:

$$2UO_2(NO_3)_2 \xrightarrow[\triangle]{600.15K} 2UO_3 + 4NO_2 \uparrow + O_2 \uparrow$$

U_3O_8 和 UO_2 可以根据以下反应制得:

$$3UO_3 \xrightarrow[\triangle]{1000.15K} U_3O_8 + \frac{1}{2}O_2 \uparrow$$

$$UO_3 + CO \xrightarrow[\triangle]{623.15K} UO_2 + CO_2 \uparrow$$

UO_3 具有两性,溶于酸生成铀氧基 UO_2^{2+},溶于碱生成重铀酸根 $U_2O_7^{2-}$。U_3O_8 不溶于水,溶于酸

生成相应的 UO_2^{2+} 的盐，UO_2 缓慢溶于硫酸和盐酸中，生成 U(Ⅳ) 盐，但硝酸容易将其氧化成硝酸铀酰 $UO_2(NO_3)_2$。

(2) 硝酸铀酰。将铀的氧化物溶于硝酸，可以得到柠檬黄色的 $UO_2(NO_3)_2 \cdot 6H_2O$ 晶体，硝酸铀酰易溶于水、醇和醚。UO_2^{2+} 在溶液中易水解，室温下其水解产物主要为 UO_2OH^+、$(UO_2)_2(OH)_2^{2+}$ 和 $(UO_2)_3(OH)_5^+$。硝酸铀酰与碱金属硝酸盐可生成 $M^INO_3 \cdot UO_2(NO_3)_2$ 复盐。

(3) 铀酸盐。在硝酸铀酰溶液中加碱，即析出黄色的重铀酸盐，如黄色的重铀酸钠 $Na_2U_2O_7 \cdot 6H_2O$。将此盐加热脱水，可得无水盐"铀黄"，主要应用于玻璃及陶瓷釉中作黄色颜料。

(4) 卤化物。铀的氟化物很多，有 UF_3、UF_4、UF_5、UF_6，其中以 UF_6 最重要。UF_6 可以由低价氟化物氟化而制得，也可按下式转化所得到：

$$UO_2 \xrightarrow[773.15K]{CCl_4} UCl_4 \xrightarrow[773.15K]{Cl_2} U_2Cl_{10}$$

$$UO_2 \xrightarrow[823.15K]{HF} UF_4 \xrightarrow[573.15K]{F_2} UF_6$$

六氟化铀是无色晶体，具有挥发性，熔点 337.15 K，可利用 $^{238}UF_6$ 和 $^{235}UF_6$ 蒸气扩散速度的差别分离二者，从而得到纯铀 235 核燃料。UF_6 是一种很强的氧化剂，在干燥空气中稳定，但遇水立即水解：

$$UF_6 + 2H_2O = UO_2F_2 + 4HF$$

绿色 UF_4 微溶，性质最为稳定。

(5) 氢化物。铀在 523.15 K 与氢作用得到能自燃的黑色粉末状氢化物 UH_3，用沸水与细粉状的金属作用也可以得到 UH_3，铀的氢化物很活泼，可用来制备其他铀的化合物。

本 章 小 结

f 区元素包括镧系元素和锕系元素。这些元素的最后 1 个电子填充在 $(n-2)f$ 亚层，又称为内过渡元素。钪、钇的氧化值特征和性质与镧系元素十分相似，它们一起被称为稀土元素。

镧系元素的价层电子组态为 $4f^{0\sim14}5d^{1\sim2}6s^2$，特征的氧化值为+3，也有+4、+2。多数 Ln^{3+} 具有一定颜色。镧系收缩使镧系元素的性质相近，呈现规律变化。镧系元素均为活泼金属，活泼性由 La 到 Lu 递减，但相差较小。

Ln_2O_3 均为碱性氧化物，稳定性高，难溶于水，易溶于酸，并能吸收 CO_2 和水蒸气形成碱式盐。$Ln(OH)_3$ 的碱性与碱土金属氢氧化物接近，溶解度小。除氯化物、硝酸盐和硫酸盐易溶于水外，其余多为难溶盐。与 d 区元素相比，镧系元素形成配合物的种类和数量要少得多，与ⅡA族的 Ba 相似。

锕系元素均为放射性元素，除钍、锕、镤、铀存在于自然界中，其余属于超铀元素，为人工合成元素。它们都是活泼金属，其性质变化规律与镧系元素相似。

习 题

1. 什么是镧系收缩？引起镧系收缩的原因是什么？
2. 镧系元素常见的氧化值为+3。为什么铈、镨、铽的氧化值常呈现+4，而钐、铕、镱却能呈现+2氧化值？
3. 试比较镧系元素和锕系元素的价层电子组态和氧化值的异同。
4. 哪些锕系元素是自然界中存在的？哪些是人工合成的？
5. 试简述稀土元素的主要用途。
6. 根据铀的氧化物的性质，完成并配平下列反应方程式：

(1) $UO_3 \xrightarrow{\Delta}$ 　　　　　　　　(2) $UO_3 + HF(aq) ==$

(3) $UO_3 + HNO_3 =\!=\!=$ (4) $UO_3 + NaOH(aq) =\!=\!=$

(5) $UO_3 + SF_4 \xrightarrow{573.15K}$ (6) $UO_2(NO_3)_2 \xrightarrow{623.15K}$

7. 根据下列镧系元素的标准电极电势，判断它们在通常条件下与水及酸的反应能力。

元素	Ce	Pr	Nd	Lu
$E^{\ominus}(M^{3+}/M)/V$	−2.48	−2.46	−2.43	−2.26

(徐　丽)

主要参考文献

安红敏,郑伟,高扬.2007.镉的健康危害及干预治疗研究进展.环境与健康杂志,24(9):739~742
北京师范大学,华中师范大学,南京师范大学无机化学教研室.2010.无机化学.第4版.北京:高等教育出版社
陈荣,高松.2012.无机化学学科前沿与展望.北京:科学出版社
迪丽努尔·沙来,黄贤仪.2007.铍的致癌作用及其作用机制.地方病通报,22(2):70~71
傅献彩,沈文霞,姚天扬,等.2012.物理化学.第5版.北京:高等教育出版社
傅洵,许泳吉,解从霞.2012.基础化学教程(无机与分析化学).第2版.北京:科学出版社
高永强,马燕.2007.铅对人体的危害.内蒙古环境科学,19(3):115~117
郭秀琴,郭小娟,刘志跃.2015.砷致癌机制的研究进展.中华地方病学杂志,34(1):74~75
国家药典委员会.2015.中华人民共和国药典.2015年版.北京:中国医药科技出版社
考庆君,吴坤.2004.铬的生物学作用及毒性研究进展.中国公共卫生,20(11):1398~1400
李瑞祥,曾红梅,周向葛,等.2013.无机化学.第1版.北京:化学工业出版社
李铁福,张乐华.2014.基础化学.第2版.北京:人民卫生出版社
梁奇峰.2006.铬与人体健康.广东微量元素科学,13(2):67~69
刘德育,刘有训.2009.无机化学.北京:科学出版社
刘君,张爱平.2015.无机化学.北京:中国医药科技出版社
刘岚.2005.铅对人类健康的危害及其防治.职业与健康,21(5):665~666
刘又年.2014.无机化学.第2版.北京:科学出版社
南京大学《无机及分析化学》编写组.2015.无机及分析化学.第5版.北京:高等教育出版社
祁嘉义,2000.临床元素与化学.北京:化学工业出版社
宋天佑,程鹏,徐家宁.2015.无机化学.第3版.北京:高等教育出版社
孙永波,李俊,宋益兴.2005.缺锌与肿瘤相关性的研究进展.医学综述,11(7):606~608
孙永虎,古桂雄,洪庆成.2004.铅对人体危害的研究.医学综述,10(8):502~505
铁步荣.2012.无机化学.第2版.北京:中国中医药出版社
涂传敏.2006.膳食微量元素与肿瘤.微量元素与健康研究,23(5):59~63
韦友欢,黄秋婵,苏秀芳.2008.镍对人体健康的危害效应及其机理研究.环境科学与管理,33(9):45~48
魏艳红,郭建强,陈志明等.2014.环境汞污染对人体健康的影响及预防措施.大众科技,16(175):59~61
魏祖期,刘德育.2013.基础化学.第8版.北京:人民卫生出版社
伍伟杰,王志江.2014.药用无机化学.第2版.北京:中国医药科技出版社
武红叶,曾明.2006.六价铬致癌机制的研究进展.癌变·畸变·突变,18(6):0491~0493
谢吉民,2008.无机化学(第二版).北京:人民卫生出版社
谢吉民.2015.无机化学.第3版.北京:人民卫生出版社
熊洋洋,孔娟,苏晗等.2015.锌与肿瘤.肿瘤代谢与营养电子杂志,2(3):68~72
游文玮,吴红.2012.无机化学.北京:科学出版社
张敏,刘晓涛,任其昌.2005.活性三价铬的制备生物活性及抗癌作用.微量元素与健康研究,22(2):9~10
张天蓝,姜凤超.2014.无机化学.第6版.北京:人民卫生出版社
张祖德.2014.无机化学.第2版.合肥:中国科学技术大学出版社
周静,郑全庆.2008.微量元素与癌症风险.国外医学(医学地理分册),29(1):22~47
Brown T E,LeMay H E,Bursten B E,et al.2014. Chemistry:The Central Science. 13th edition. New York:Pearson Education

Firkin F. 2014. Carcinogenic risk of retained arsenic after successful treatment of acute promyelocytic leukemia with arsenic trioxide:a cause for concern. Leuk Lymphoma,55(5):977~978

Firkin F. 2014. Carcinogenic risk of retained arsenic after successful treatment of acute promyelocytic leukemia with arsenic trioxide:a cause for concern. Leuk Lymphoma,55(5):977~978

Ho E. 2004. Zinc deficiency,DNA damage and cancer risk. Nutr Biochem,15(10):572~578

Peter A,Julio d P. 2009. Physical chemistry. 9th edition. New York:W. H. Freeman & Company

附 录

附录一 我国的法定计量单位

附表 1-1 SI 基本单位

量的名称	单位名称	单位符号
长度	米	m
质量	千克	kg
时间	秒	s
电流	安[培]	A
热力学温度	开[尔文]	K
物质的量	摩[尔]	mol
发光强度	坎[德拉]	cd

附表 1-2 包括 SI 辅助单位在内的具有专门名称的 SI 导出单位

量的名称	SI 导出单位		
	名称	符号	用 SI 基本单位和 SI 导出单位表示
[平面]角	弧度	rad	$1\ \text{rad} = 1\text{m/m} = 1$
立体角	球面度	sr	$1\text{sr} = 1\ \text{m}^2/\text{m}^2 = 1$
频率	赫[兹]	Hz	$1\ \text{Hz} = 1\ \text{s}^{-1}$
力	牛[顿]	N	$1\ \text{N} = 1\ \text{kg} \cdot \text{m/s}^2$
压力,压强,应力	帕[斯卡]	Pa	$1\ \text{Pa} = 1\ \text{N/m}^2$
能[量],功,热量	焦[耳]	J	$1\ \text{J} = 1\text{N} \cdot \text{m}$
功率,辐[射能]通量	瓦[特]	W	$1\ \text{W} = 1\ \text{J/s}$
电荷[量]	库[仑]	C	$1\ \text{C} = 1\ \text{A} \cdot \text{s}$
电压,电动势,电位,(电势)	伏[特]	V	$1\ \text{V} = 1\ \text{W/A}$
电容	法[拉]	F	$1\ \text{F} = 1\ \text{C/V}$
电阻	欧[姆]	Ω	$1\ \Omega = 1\ \text{V/A}$
电导	西[门子]	S	$1\ \text{S} = 1\ \Omega^{-1}$
磁通[量]	韦[伯]	Wb	$1\text{Wb} = 1\ \text{V} \cdot \text{s}$
磁通[量]密度	特[斯拉]	T	$1\ \text{T} = 1\ \text{Wb/m}^2$
电感	亨[利]	H	$1\ \text{H} = 1\text{Wb/A}$
摄氏温度	摄氏度	℃	$1\ \text{℃} = 1\ \text{K}$
光通量	流[明]	lm	$1\ \text{lm} = 1\text{cd} \cdot \text{sr}$
[光]照度	勒[克斯]	lx	$1\ \text{lx} = 1\ \text{lm/m}^2$

附表 1-3　由于人类健康安全防护需要而确定的具有专门名称的 SI 导出单位

量的名称	SI 导出单位		
	名称	符号	用 SI 基本单位和 SI 导出单位表示
[放射性]活度	贝可[勒尔]	Bq	$1\mathrm{Bq} = 1\ \mathrm{s}^{-1}$
吸收剂量 比授[予]能 比释功能	戈[瑞]	Gy	$1\mathrm{Gy} = 1\ \mathrm{J/kg}$
剂量当量	希[沃特]	Sv	$1\mathrm{Sv} = 1\ \mathrm{J/kg}$

附表 1-4　SI 词头

因数	词头名称		符号
	英文	中文	
10^{24}	yotta	尧[它]	Y
10^{21}	zetta	泽[它]	Z
10^{18}	exa	艾[克萨]	E
10^{15}	peta	拍[它]	P
10^{12}	tera	太[拉]	T
10^{9}	giga	吉[咖]	G
10^{6}	mega	兆	M
10^{3}	kilo	千	k
10^{2}	hecto	百	h
10^{1}	deca	十	da
10^{-1}	deci	分	d
10^{-2}	centi	厘	c
10^{-3}	milli	毫	m
10^{-6}	micro	微	μ
10^{-9}	nano	纳[诺]	n
10^{-12}	pico	皮[可]	p
10^{-15}	femto	飞[姆托]	f
10^{-18}	atto	阿[托]	a
10^{-21}	zepto	仄[普托]	z
10^{-24}	yocto	幺[科托]	y

附表 1-5　可与国际单位制单位并用的我国法定计量单位

量的名称	单位名称	单位符号	与 SI 单位的关系
时间	分	min	$1\ \mathrm{min} = 60\ \mathrm{s}$
	[小]时	h	$1\ \mathrm{h} = 60\ \mathrm{min} = 3600\ \mathrm{s}$
	日(天)	d	$1\ \mathrm{d} = 24\ \mathrm{h} = 86400\ \mathrm{s}$
[平面]角	[角]秒	″	$1'' = (\pi/648000)\ \mathrm{rad}$
	[角]分	′	$1' = 60'' = (\pi/10800)\ \mathrm{rad}$

续表

量的名称	单位名称	单位符号	与SI单位的关系
[平面]角	度	°	$1° = 60' = (\pi/180)\text{rad}$
体积	升	L(l)	$1\text{L} = 1\text{ dm}^3 = 10^{-3}\text{ m}^3$
质量	吨	t	$1\text{ t} = 10^3\text{ kg}$
	原子质量单位	u	$1\text{ u} = 1.66053886(28)\times10^{-27}\text{ kg}$
旋转速度	转每分	r/min	$1\text{ r/min} = (1/60)\text{s}$
长度	海里	n mile	$1\text{ n mile} = 1852\text{ m}$（只用于航程）
速度	节	kn	$1\text{ kn} = 1\text{n mile/h} = (1852/3600)\text{m/s}$（只用于航行）
能	电子伏	eV	$1\text{ eV} = 1.60217653(14)\times10^{-19}\text{ J}$
级差	分贝	dB	
线密度	特[克斯]	tex	$1\text{tex} = 10^{-6}\text{kg/m}$
面积	公顷	hm²	$1\text{ hm}^2 = 10^4\text{ m}^2$

附录二 一些物理和化学的基本常数

量的名称	符号	数值	单位
电磁波在真空中的速度	c, c_0	2.99792458×10^8	$\text{m}\cdot\text{s}^{-1}$
真空导磁率	μ_0	$4\pi\times10^{-7} = 1.2566370614\times10^{-6}$	$\text{N}\cdot\text{A}^{-2}$
真空介电常数 $\varepsilon_0 = 1/\mu_0 c_0^2$	ε_0	$10^7/(4\pi\times299792458) = 8.854187817\times10^{-12}$	$\text{F}\cdot\text{m}^{-1}$
引力常量 $F = Gm_1 m_2/r^2$	G	$6.67384(80)\times10^{-11}$	$\text{m}^3\cdot\text{kg}^{-1}\cdot\text{s}^{-1}$ $\text{N}\cdot\text{m}^2\cdot\text{kg}^{-2}$
普朗克常量 $\bar{h} = h/2\pi$	h	$6.62606957(29)\times10^{-34}$	$\text{J}\cdot\text{s}$
	$\hbar$	$1.054571726(47)\times10^{-34}$	$\text{J}\cdot\text{s}$
元电荷	e	$1.602176565(35)\times10^{-19}$	C
电子[静]质量	m_e	$9.10938291(40)\times10^{-31}$	kg
质子[静]质量	m_p	$1.672621777(74)\times10^{-27}$	kg
精细结构常数 $\alpha = \dfrac{e^2}{4\pi\varepsilon_0 hc}$	α	$7.2973525698(24)\times10^{-3}$	1
里德伯常量 $R_\infty = \dfrac{e^2}{8\pi\varepsilon_0 a_0 hc}$	R_∞	$1.0973731568539(55)\times10^7$	m^{-1}
阿伏伽德罗常量 $L = N/n$	N_A, L	$6.02214129(27)\times10^{23}$	mol^{-1}
法拉第常量 $F = N_A e$	F	$96485.3365(21)$	$\text{C}\cdot\text{mol}^{-1}$
摩尔气体常量 $pV_m = RT$	R	$8.3144621(75)$	$\text{J}\cdot\text{mol}^{-1}\cdot\text{K}^{-1}$
玻尔兹曼常量 $k = R/N_A$	k	$1.3806488(13)\times10^{-23}$	$\text{J}\cdot\text{K}^{-1}$
斯特藩—玻尔兹曼常量 $\sigma = \dfrac{2\pi^5 k^4}{15h^3 c^2}$	σ	$5.670373(21)\times10^{-8}$	$\text{W}\cdot\text{m}^{-2}\cdot\text{K}^{-4}$
质子质量常量	m_u	$1.660538921(73)\times10^{-27}$	kg

注：本表数据主要录自 Weast R C. CRC Handbook of Chemistry and Physics, 95th ed. CRC Press, 2014~2015.

附录三 弱酸(弱碱)在水中的解离常数

化合物	化学式	温度/℃	分步	K_a^*(或K_b)	pK_a(或pK_b)
砷酸	H_3AsO_4	25	1	5.5×10^{-3}	2.26
		25	2	1.7×10^{-7}	6.76
		25	3	5.1×10^{-12}	11.29
亚砷酸	H_2AsO_3	25	—	5.1×10^{-10}	9.29
硼酸	H_3BO_3	20	1	5.4×10^{-10}	9.27
		20	2		>14
碳酸	H_2CO_3	25	1	4.5×10^{-7}	6.35
		25	2	4.7×10^{-11}	10.33
铬酸	H_2CrO_4	25	1	1.8×10^{-1}	0.74
		25	2	3.2×10^{-7}	6.49
氢氰酸	HCN	25	—	6.2×10^{-10}	9.21
氢氟酸	HF	25	—	6.3×10^{-4}	3.20
氢硫酸	H_2S	25	1	8.9×10^{-8}	7.05
		25	2	1.2×10^{-13}	12.90
过氧化氢	H_2O_2	25	—	2.4×10^{-12}	11.62
次溴酸	HBrO	25	—	2.0×10^{-9}	8.55
次氯酸	HClO	25	—	3.9×10^{-8}	7.40
次碘酸	HIO	25	—	3×10^{-11}	10.5
碘酸	HIO_3	25	—	1.6×10^{-1}	0.78
高碘酸	HIO_4	25	—	2.3×10^{-2}	1.64
亚硝酸	HNO_2	25	—	5.6×10^{-4}	3.25
磷酸	H_3PO_4	25	1	6.9×10^{-3}	2.16
		25	2	6.1×10^{-8}	7.21
		25	3	4.8×10^{-13}	12.32
亚磷酸	H_3PO_3	20	1	5.0×10^{-2}	1.3
		20	2	2.0×10^{-7}	6.70
焦磷酸	$H_4P_2O_7$	25	1	1.2×10^{-1}	0.91
		25	2	7.9×10^{-3}	2.10
		25	3	2.0×10^{-7}	6.70
		25	4	4.8×10^{-10}	9.32
叠氮酸	HN_3	25		2.5×10^{-5}	4.6
硫酸	H_2SO_4	25	2	1.0×10^{-2}	1.99
亚硫酸	H_2SO_3	25	1	1.4×10^{-2}	1.85
		25	2	6×10^{-7}	7.2
硒酸	H_2SeO_4	25	2	2.0×10^{-2}	1.7
亚硒酸	H_2SeO_3	25	1	2.4×10^{-3}	2.62
		25	2	4.8×10^{-8}	8.32

续表

化合物	化学式	温度/℃	分步	K_a^*(或 K_b)	pK_a(或 pK_b)
正硅酸	H_4SiO_4	30	1	1.2×10^{-10}	9.9
		30	2	1.6×10^{-12}	11.8
		30	3	1×10^{-12}	12
		30	4	1×10^{-12}	12
乙(醋)酸	CH_3COOH	25	1	1.75×10^{-5}	4.756
丙酸	C_2H_5COOH	25	1	1.3×10^{-5}	4.87
一氯乙酸	$CH_2ClCOOH$	25	1	1.3×10^{-3}	2.87
草酸	$C_2H_2O_4$	25	1	5.6×10^{-2}	1.25
		25	2	1.5×10^{-4}	3.81
乳酸	$C_3H_6O_3$	25	1	1.4×10^{-4}	3.86
柠檬酸	$C_6H_8O_7$	25	1	7.4×10^{-4}	3.13
		25	2	1.7×10^{-5}	4.76
		25	3	4.0×10^{-7}	6.40
L-酒石酸	$C_4H_6O_6$	25	1	1.0×10^{-3}	2.98
		25	2	4.6×10^{-5}	4.34
苯甲酸	C_6H_5COOH	25	1	6.25×10^{-5}	4.204
邻苯二甲酸	$C_8H_6O_4$	25	1	1.14×10^{-3}	2.943
		25	2	3.70×10^{-6}	5.432
苯酚	C_6H_5OH	25	1	1.0×10^{-10}	9.99
巴比土酸	$C_4H_4N_2O_3$	25	1	9.8×10^{-5}	4.01
甲胺	CH_3NH_2	25	1	2.2×10^{-11}	10.66
二甲胺	$(CH_3)_2NH$	25	1	1.9×10^{-11}	10.73
吗啡	C_4H_9NO	25		3.2×10^{-9}	8.50
乙胺	$C_2H_5NH_2$	20	1	2.2×10^{-11}	10.65
腺嘌呤	$C_5H_5N_5$		1	5×10^{-5}	4.3
			2	1.5×10^{-10}	9.83
鸟嘌呤	$C_5H_5N_5O$	40		1.2×10^{-10}	9.92
胸腺嘧啶	$C_5H_6N_2O_2$	25		1.1×10^{-10}	9.94
Tris-HCl		37	1	1.4×10^{-8}	7.85
氨基乙酸	H_2NCH_2COOH	25	1	4.5×10^{-3}	2.35
		25	2	1.6×10^{-10}	9.78
氨水	NH_3	25	—	1.8×10^{-5}	4.75
氢氧化钙	Ca^{2+}	25	2	4×10^{-2}	1.4
氢氧化铝	Al^{3+}	25	—	1×10^{-9}	9.0
氢氧化银	Ag^+	25	—	1.0×10^{-2}	2.00
氢氧化锌	Zn^{2+}	25	—	7.9×10^{-7}	6.10
羟胺	NH_2OH	25		1.07×10^{-8}	7.97

* K_a(或 K_b)是从 pK_a(或 pK_b)换算过来的。

注:本表数据主要录自 Weast R C. CRC Handbook of Chemistry and Physics, 95th ed. CRC Press, 2014~2015。

附录四 一些难溶化合物的溶度积(298.15 K)

化合物	K_{sp}	化合物	K_{sp}	化合物	K_{sp}
AgAc	1.94×10^{-3}	$CdCO_3$	1.0×10^{-12}	Li_2CO_3	8.15×10^{-4}
AgBr	5.35×10^{-13}	CdF_2	6.44×10^{-3}	$MgCO_3$	6.82×10^{-6}
$AgBrO_3$	5.38×10^{-5}	$Cd(IO_3)_2$	2.5×10^{-8}	MgF_2	5.16×10^{-11}
AgCN	5.97×10^{-17}	$Cd(OH)_2$	7.2×10^{-15}	$Mg(OH)_2$	5.61×10^{-12}
AgCl	1.77×10^{-10}	CdS	8.0×10^{-27}	$Mg_3(PO_4)_2$	1.04×10^{-24}
AgI	8.52×10^{-17}	$Cd_3(PO_4)_2$	2.53×10^{-33}	$MnCO_3$	2.24×10^{-11}
$AgIO_3$	3.17×10^{-8}	$Co_3(PO_4)_2$	2.05×10^{-35}	$Mn(IO_3)_2$	4.37×10^{-7}
AgSCN	1.03×10^{-12}	CuBr	6.27×10^{-9}	$Mn(OH)_2$	1.9×10^{-13}
Ag_2CO_3	8.46×10^{-12}	CuC_2O_4	4.43×10^{-10}	MnS	2.5×10^{-13}
$Ag_2C_2O_4$	5.40×10^{-12}	CuCl	1.72×10^{-7}	$NiCO_3$	1.42×10^{-7}
Ag_2CrO_4	1.12×10^{-12}	CuI	1.27×10^{-12}	$Ni(IO_3)_2$	4.71×10^{-5}
Ag_2S	6.3×10^{-50}	CuS	6.3×10^{-36}	$Ni(OH)_2$	5.48×10^{-16}
Ag_2SO_3	1.50×10^{-14}	CuSCN	1.77×10^{-13}	α-NiS	3.2×10^{-19}
Ag_2SO_4	1.20×10^{-5}	Cu_2S	2.5×10^{-48}	$Ni_3(PO_4)_2$	4.74×10^{-32}
Ag_3AsO_4	1.03×10^{-22}	$Cu_3(PO_4)_2$	1.40×10^{-37}	$PbCO_3$	7.40×10^{-14}
Ag_3PO_4	8.89×10^{-17}	$FeCO_3$	3.13×10^{-11}	$PbCl_2$	1.70×10^{-5}
$Al(OH)_3$	1.3×10^{-33}	FeF_2	2.36×10^{-6}	PbF_2	3.3×10^{-8}
$AlPO_4$	9.84×10^{-21}	$Fe(OH)_2$	4.87×10^{-17}	PbI_2	9.8×10^{-9}
$BaCO_3$	2.58×10^{-9}	$Fe(OH)_3$	2.79×10^{-39}	$PbSO_4$	2.53×10^{-8}
$BaCrO_4$	1.17×10^{-10}	FeS	6.3×10^{-18}	PbS	8.0×10^{-28}
BaF_2	1.84×10^{-7}	HgI_2	2.9×10^{-29}	$Pb(OH)_2$	1.43×10^{-20}
$Ba(IO_3)_2$	4.01×10^{-9}	HgS	4×10^{-53}	$Sn(OH)_2$	5.45×10^{-27}
$BaSO_4$	1.08×10^{-10}	Hg_2Br_2	6.40×10^{-23}	SnS	1.0×10^{-25}
$BiAsO_4$	4.43×10^{-10}	Hg_2CO_3	3.6×10^{-17}	$SrCO_3$	5.60×10^{-10}
CaC_2O_4	2.32×10^{-9}	$Hg_2C_2O_4$	1.75×10^{-13}	SrF_2	4.33×10^{-9}
$CaCO_3$	3.36×10^{-9}	Hg_2Cl_2	1.43×10^{-18}	$Sr(IO_3)_2$	1.14×10^{-7}
CaF_2	3.45×10^{-11}	Hg_2F_2	3.10×10^{-6}	$SrSO_4$	3.44×10^{-7}
$Ca(IO_3)_2$	6.47×10^{-6}	Hg_2I_2	5.2×10^{-29}	$ZnCO_3$	1.46×10^{-10}
$Ca(OH)_2$	5.02×10^{-6}	Hg_2SO_4	6.5×10^{-7}	ZnF_2	3.04×10^{-2}
$CaSO_4$	4.93×10^{-5}	$KClO_4$	1.05×10^{-2}	$Zn(OH)_2$	3×10^{-17}
$Ca_3(PO_4)_2$	2.07×10^{-33}	$K_2[PtCl_6]$	7.48×10^{-6}	α-ZnS	1.6×10^{-24}

注:本表资料主要引自 Weast R C. CRC Handbook of Chemistry and Physics, 95th ed., CRC Press, 2014~2015.
硫化物的 K_{sp} 引自 Lange's Handbook of Chemistry, 16th ed. 2005:1331~1342.

附录五 一些金属配合物的累积稳定常数

配体及金属离子	$\lg\beta_1$	$\lg\beta_2$	$\lg\beta_3$	$\lg\beta_4$	$\lg\beta_5$	$\lg\beta_6$
氨(NH_3)						
Co^{2+}	2.11	3.74	4.79	5.55	5.73	5.11
Co^{3+}	6.7	14.0	20.1	25.7	30.8	35.2
Cu^{2+}	4.31	7.98	11.02	13.32	12.86	
Hg^{2+}	8.8	17.5	18.5	19.28		
Ni^{2+}	2.80	5.04	6.77	7.96	8.71	8.74
Ag^+	3.24	7.05				
Zn^{2+}	2.37	4.81	7.31	9.46		
Cd^{2+}	2.65	4.75	6.19	7.12	6.80	5.14
氯离子(Cl^-)						
Sb^{3+}	2.26	3.49	4.18	4.72		
Bi^{3+}	2.44	4.7	5.0	5.6		
Cu^+		5.5	5.7			
Pt^{2+}		11.5	14.5	16.0		
Hg^{2+}	6.74	13.22	14.07	15.07		
Au^{3+}		9.8				
Ag^+	3.04	5.04		5.30		
氰离子(CN^-)						
Au^+		38.3				
Cd^{2+}	5.48	10.60	15.23	18.78		
Cu^+		24.0	28.59	30.30		
Fe^{2+}						35
Fe^{3+}						42
Hg^{2+}				41.4		
Ni^{2+}				31.3		
Ag^+		21.1	21.7	20.6		
Zn^{2+}				16.7		
氟离子(F^-)						
Al^{3+}	6.10	11.15	15.00	17.75	19.37	19.84
Fe^{3+}	5.28	9.30	12.06			
碘离子(I^-)						
Bi^{3+}	3.63			14.95	16.80	18.80
Hg^{2+}	12.87	23.82	27.60	29.83		
Ag^+	6.58	11.74	13.68			
硫氰酸根(SCN^-)						
Fe^{3+}	2.95	3.36				

续表

配体及金属离子	$\lg\beta_1$	$\lg\beta_2$	$\lg\beta_3$	$\lg\beta_4$	$\lg\beta_5$	$\lg\beta_6$
Hg^{2+}		17.47		21.23		
Au^+		23		42		
Ag^+		7.57	9.08	10.08		
硫代硫酸根($S_2O_3^{2-}$)						
Ag^+	8.82	13.46				
Hg^{2+}		29.44	31.90	33.24		
Cu^+	10.27	12.22	13.84			
醋酸根(CH_3COO^-)						
Fe^{3+}	3.2					
Hg^{2+}		8.43				
Pb^{2+}	2.52	4.0	6.4	8.5		
柠檬酸根(按 L^{3-} 配体)						
Al^{3+}	20.0					
Co^{2+}	12.5					
Cd^{2+}	11.3					
Cu^{2+}	14.2					
Fe^{2+}	15.5					
Fe^{3+}	25.0					
Ni^{2+}	14.3					
Zn^{2+}	11.4					
乙二胺($H_2NCH_2CH_2NH_2$)						
Co^{2+}	5.91	10.64	13.94			
Cu^{2+}	10.67	20.00	21.0			
Zn^{2+}	5.77	10.83	14.11			
Ni^{2+}	7.52	13.84	18.33			
草酸根($C_2O_4^{2-}$)						
Cu^{2+}	6.16	8.5				
Fe^{2+}	2.9	4.52	5.22			
Fe^{3+}	9.4	16.2	20.2			
Hg^{2+}		6.98				
Zn^{2+}	4.89	7.60	8.15			
Ni^{2+}	5.3	7.64	~8.5			
乙二胺四乙酸(EDTA)						
Ag^+	7.32					
Al^{3+}	16.11					
Ba^{2+}	7.78					
Bi^{3+}	22.8					

续表

配体及金属离子	$\lg\beta_1$	$\lg\beta_2$	$\lg\beta_3$	$\lg\beta_4$	$\lg\beta_5$	$\lg\beta_6$
Ca^{2+}	11.0					
Cd^{2+}	16.4					
Co^{2+}	16.31					
Co^{3+}	36					
Cr^{3+}	23					
Cu^{2+}	18.7					
Fe^{2+}	14.33					
Fe^{3+}	24.23					
Hg^{2+}	21.80					
La^{3+}	16.34					
Mg^{2+}	8.64					
Mn^{2+}	13.8					
Ni^{2+}	18.56					
Pb^{2+}	18.3					
Ti^{3+}	21.3					
Sn^{2+}	22.1					
V^{3+}	25.9					
Zn^{2+}	16.4					

注：本表数据主要录自 Lange's Handbook of Chemistry, 16th ed. 2005；1.358~1.379.

附录六 一些物质的基本热力学数据

附表 6-1 298.15 K 的标准摩尔生成焓、标准摩尔生成自由能和标准摩尔熵的数据

物质	$\Delta_f H_m^\ominus / kJ \cdot mol^{-1}$	$\Delta_f G_m^\ominus / kJ \cdot mol^{-1}$	$S_m^\ominus / J \cdot K^{-1} mol^{-1}$
Ag(s)	0	0	42.6
Ag^+(aq)	105.6	77.1	72.7
$AgNO_3$(s)	−124.4	−33.4	140.9
AgCl(s)	−127.0	−109.8	96.3
AgBr(s)	−100.4	−96.9	107.1
AgI(s)	−61.8	−66.2	115.5
Ag_2O(s)	−31.1	−11.2	121.3
Al(s)	0	0	28.3
$AlCl_3$(s)	−704.2	−628.8	109.3
Al_2O_3(刚玉)	−1675.7	−1582.3	50.9
Ba(s)	0	0	62.5

续表

物质	$\Delta_f H_m^\ominus/\text{kJ}\cdot\text{mol}^{-1}$	$\Delta_f G_m^\ominus/\text{kJ}\cdot\text{mol}^{-1}$	$S_m^\ominus/\text{J}\cdot\text{K}^{-1}\text{mol}^{-1}$
$Ba^{2+}(aq)$	-537.6	-560.8	9.6
$BaCl_2(s)$	-855.0	-806.7	123.7
$BaO(s)$	-548.0	-520.3	72.1
$BaCO_3(s)$	-1213.0	-1134.4	112.1
$BaSO_4(s)$	-1473.2	-1362.2	132.2
$Br_2(g)$	30.9	3.1	245.5
$Br_2(l)$	0	0	152.2
C(金刚石)	1.9	2.9	2.4
C(石墨)	0	0	5.7
$CO(g)$	-110.5	-137.2	197.7
$CO_2(g)$	-393.5	-394.4	213.8
$Ca(s)$	0	0	41.6
$Ca^{2+}(aq)$	-542.8	-553.6	-53.1
$CaCl_2(s)$	-795.4	-748.8	108.4
$CaCO_3$(方解石)	-1207.6	-1129.1	91.7
$CaCO_3$(蓝文石)	-1207.8	-1128.2	88.0
$CaO(s)$	-634.9	-603.3	38.1
$Ca(OH)_2(s)$	-985.2	-897.5	83.4
$CaSO_4(s)$	-1434.5	-1322.0	106.5
$Cl_2(g)$	0	0	223.1
$Cl^-(aq)$	-167.2	-131.2	56.5
$Co(s)$	0	0	30.0
$CoCl_2(s)$	-312.5	-269.8	109.2
$Cu(s)$	0	0	33.2
$Cu^{2+}(aq)$	64.8	65.5	-99.6
$CuO(s)$	-157.3	-129.7	42.6
$Cu_2O(s)$	-168.6	-146.0	93.1
$CuS(s)$	-53.1	-53.6	66.5
$CuSO_4(s)$	-771.4	-662.2	109.2
$F_2(g)$	0	0	202.8
$F^-(aq)$	-332.6	-278.8	-13.8
$Fe(s)$	0	0	27.3

续表

物质	$\Delta_f H_m^\ominus / kJ \cdot mol^{-1}$	$\Delta_f G_m^\ominus / kJ \cdot mol^{-1}$	$S_m^\ominus / J \cdot K^{-1} mol^{-1}$
$Fe^{2+}(aq)$	−89.1	−78.9	−137.7
$Fe^{3+}(aq)$	−48.5	−4.7	−315.9
$FeO(s)$	−272.0	−251	61
$Fe_3O_4(s)$	−1118.4	−1015.4	146.4
$Fe_2O_3(s)$	−824.2	−742.2	87.4
$H_2(g)$	0	0	130.7
$H^+(aq)$	0	0	0
$HCl(g)$	−92.3	−95.3	186.9
$HF(g)$	−273.3	−275.4	173.8
$HBr(g)$	−36.3	−53.4	198.70
$HI(g)$	26.5	1.7	206.6
$HNO_3(l)$	−174.1	−80.7	155.6
$H_2O(g)$	−241.8	−228.6	188.8
$H_2O(l)$	−285.8	−237.1	70.0
$H_2O_2(l)$	−187.8	−120.4	109.6
$H_2S(g)$	−20.6	−33.4	205.8
$HN_3(l)$	264.0	327.3	140.6
$HN_3(g)$	294.1	328.1	239.0
$Hg(l)$	0	0	75.9
$HgCl_2(s)$	−224.3	−178.6	146.0
HgO(红色)	−90.8	−58.5	70.3
$HgI_2(s)$	−105.4	−101.7	180.0
HgS(红色)	−58.2	−50.6	82.4
$I_2(g)$	62.4	19.3	260.7
$I_2(s)$	0	0	116.1
$I^-(aq)$	−55.2	−51.6	111.3
$K(s)$	0	0	64.7
$K^+(aq)$	−252.4	−283.3	102.5
$KI(s)$	−327.9	−324.9	106.3
$KCl(s)$	−436.5	−408.5	82.6
$KBr(s)$	−393.8	−380.7	95.9
$KOH(s)$	−424.6	−379.4	81.2
$KMnO_4(s)$	−837.2	−737.6	171.7

续表

物质	$\Delta_f H_m^\ominus$/kJ·mol^{-1}	$\Delta_f G_m^\ominus$/kJ·mol^{-1}	$S_m^\ominus$/J·K^{-1}mol^{-1}
Mg(s)	0	0	32.7
Mg^{2+}(aq)	−466.9	−454.8	−138.1
MgO(s)	−601.6	−569.3	27.0
MgCO$_3$(s)	−1095.8	−1012.1	65.7
MgSO$_4$(s)	−1284.9	−1170.6	91.6
Mn(s)	0	0	32.0
Mn^{2+}(aq)	−220.8	−228.1	−73.6
MnO$_2$(s)	−520.0	−465.1	53.1
N$_2$(g)	0	0	191.6
NH$_3$(g)	−45.9	−16.4	192.8
NH$_4$Cl(s)	−314.4	−202.9	94.6
NH$_4$NO$_3$(s)	−365.6	−183.9	151.1
NO(g)	91.3	87.6	210.8
NO$_2$(g)	33.2	51.3	240.1
N$_2$O$_4$(l)	−19.5	97.5	209.2
N$_2$O$_4$(g)	11.1	99.8	304.4
N$_2$H$_4$(l)	50.6	149.3	121.2
N$_2$H$_4$(g)	95.4	159.4	238.5
Na(s)	0	0	51.3
Na$^+$(aq)	−240.1	−261.9	59.0
NaCl(s)	−411.2	−384.1	72.1
Na$_2$CO$_3$(s)	−1130.7	−1044.4	135.0
NaNO$_3$(s)	−467.9	−367.0	116.5
Na(OH)(s)	−425.8	−379.7	64.4
O$_2$(g)	0	0	205.2
O$_3$(g)	142.7	163.2	238.9
OH$^-$(aq)	−230.0	−157.2	−10.8
P(白)	0	0	41.1
P(红)	−17.6	—	22.8
PCl$_3$(l)	−319.7	−272.3	217.1
PCl$_5$(s)	−443.5	—	—
Pb(s)	0	0	64.8
PbCl$_2$(s)	−359.4	−314.1	136.0
PbO(黄色)	−217.3	−187.9	68.7

续表

物质	$\Delta_f H_m^\ominus$/kJ·mol^{-1}	$\Delta_f G_m^\ominus$/kJ·mol^{-1}	$S_m^\ominus$/J·K^{-1}mol^{-1}
PbO$_2$(s)	-277.4	-217.3	68.6
Pb$_3$O$_4$(s)	-718.4	-601.2	211.3
PbS(s)	-100.4	-98.7	91.2
PbSO$_4$(s)	-920.0	-813.0	148.5
S(斜方)	0	0	32.1
S(单斜)	0.3	—	—
H$_2$S(g)	-20.6	-33.4	205.8
SO$_2$(g)	-296.8	-300.1	248.2
SO$_3$(g)	-395.7	-371.1	256.8
SiO$_2$(石英)	-910.7	-856.3	41.5
SnCl$_2$(s)	-325.1	—	—
SnO(四方)	-280.7	-251.9	57.2
SnO$_2$(四方)	-577.6	-515.8	49.0
SbCl$_3$(s)	-382.2	-323.7	184.1
Zn(s)	0	0	41.6
Zn^{2+}(aq)	-153.9	-147.1	-112.1
ZnO(s)	-350.5	-320.5	43.7
ZnS(s)	-206.0	-201.3	57.7
ZnSO$_4$(s)	-982.8	-817.5	-110.5
CH$_4$(g)	-74.6	-50.5	186.3
C$_2$H$_2$(g)	227.4	209.9	200.9
C$_2$H$_4$(g)	52.4	68.4	219.3
C$_2$H$_6$(g,乙烷)	-84.0	-32.0	229.2
C$_6$H$_6$(g,苯)	82.9	129.7	269.2
C$_6$H$_6$(l,苯)	49.1	124.5	173.4
CH$_3$OH(g)	-201.0	-162.3	239.9
CH$_3$OH(l)	-239.2	-166.6	126.8
HCHO(g)	-108.6	-102.5	218.8
HCOOH(l)	-425.0	-361.4	129.0
C$_2$H$_5$OH(g)	-234.8	-167.9	281.6
C$_2$H$_5$OH(l)	-277.6	-174.8	160.7
CH$_3$CHO(l)	-192.2	-127.6	160.2
CH$_3$COOH(l)	-484.3	-389.9	159.8
H$_2$NCONH$_2$(s)	-333.1	-197.33	104.60
C$_6$H$_{12}$O$_6$(s)(葡萄糖)	-1273.3	-910.6	212.1
C$_{12}$H$_{22}$O$_{11}$(s)(蔗糖)	-2226.1	-1544.6	360.2

注：本表数据主要录自 Weast RC. CRC Handbook of Chemistry and Physics, 95th ed. CRC Press, 2014~2015.

附表 6-2　一些有机化合物的标准摩尔燃烧热

化合物	$\dfrac{\Delta_c H_m^\ominus}{\text{kJ}\cdot\text{mol}^{-1}}$	化合物	$\dfrac{\Delta_c H_m^\ominus}{\text{kJ}\cdot\text{mol}^{-1}}$
烃类		醛、酮、酯类	
CH_4 甲烷(g)	-890.8	CH_2O 甲醛(g)	-570.7
C_2H_2 乙炔(g)	-1301.1	C_2H_2O 乙烯酮(g)	-1025.4
C_2H_4 乙烯(g)	-1411.2	C_2H_4O 乙醛(l)	-1166.9
C_2H_6 乙烷(g)	-1560.7	C_3H_6O 丙酮(l)	-1789.9
C_3H_6 丙烯(g)	-2058.0	C_3H_6O 丙醛(l)	-1822.7
C_3H_6 环丙烷(g)	-2091.3	C_4H_8O 2-丁酮(l)	-2444.1
C_3H_8 丙烷(g)	-2219.2	$C_2H_4O_2$ 甲酸甲酯(l)	-972.6
C_4H_6 1,3-丁二烯(g)	-2541.5	$C_3H_6O_2$ 乙酸甲酯(l)	-1592.2
C_4H_{10} 正丁烷(g)	-2877.6	$C_4H_8O_2$ 乙酸乙酯(l)	-2238.1
C_5H_{12} 正戊烷(l)	-3509.0	酸类	
C_6H_6 苯(l)	-3267.6	CH_2O_2 甲酸(l)	-254.6
C_6H_{12} 环己烷(l)	-3919.6	$C_2H_4O_2$ 乙酸(l)	-874.2
C_6H_{14} 正己烷(l)	-4163.2	$C_6H_5NO_2$ 烟酸(s)	-2731.1
C_7H_8 甲苯(l)	-3910.3	$C_7H_6O_2$ 苯甲酸(s)	-3228.2
C_7H_{16} 正庚烷(l)	-4817.0	$C_{17}H_{35}COOH$ 硬脂酸(s)	-11281
$C_{10}H_8$ 萘(s)	-5156.3	含氮化合物	
醇、酚、醚类		CHN 氢氰酸(g)	-671.5
CH_3OH 甲醇(l)	-726.1	CH_3NO_2 硝基甲烷(l)	-709.2
C_2H_5OH 乙醇(l)	-1366.8	CH_4N_2O 脲(s)	-632.7
C_2H_6O 甲醚(g)	-1460.4	CH_5N 甲胺(g)	-1085.6
$C_2H_6O_2$ 乙二醇(l)	-1189.2	C_2H_3N 乙胺(l)	-1247.2
C_3H_7OH 1-丙醇(l)	-2021.3	C_2H_5NO 乙酰胺(s)	-1184.6
$C_3H_8O_3$ 甘油(l)	-1655.4	C_3H_9N 三甲胺(g)	-2443.1
$C_4H_{10}O$ 乙醚(l)	-2723.9	C_5H_5N 吡啶(l)	-2782.3
$C_5H_{11}OH$ 1-戊醇(l)	-3330.9	C_6H_7N 苯胺(l)	-3392.8
C_6H_6O 苯酚(s)	-3053.5	碳水化合物	
		$C_6H_{12}O_6$ 葡萄糖(s)	-2803.0
		$C_{12}H_{22}O_{11}$ 蔗糖(s)	-5640.9

注：本表数据主要摘自 Weast R C. CRC Handbook of Chemistry and Physics, 95th ed. CRC Press, 2014~2015.

附录七 一些电对的标准电极电位(298.15K)

半反应	$E^{\ominus}/V$	半反应	$E^{\ominus}/V$
$Sr^+ + e^- \rightleftharpoons Sr$	-4.10	$Co^{2+} + 2e^- \rightleftharpoons Co$	-0.28
$Li^+ + e^- \rightleftharpoons Li$	-3.0401	$H_3PO_4 + 2H^+ + 2e^- \rightleftharpoons H_3PO_3 + H_2O$	-0.276
$Ca(OH)_2 + 2e^- \rightleftharpoons Ca + 2OH^-$	-3.02	$PbCl_2 + 2e^- \rightleftharpoons Pb + 2Cl^-$	-0.2675
$K^+ + e^- \rightleftharpoons K$	-2.931	$Ni^{2+} + 2e^- \rightleftharpoons Ni$	-0.257
$Ba^{2+} + 2e^- \rightleftharpoons Ba$	-2.912	$V^{3+} + e^- \rightleftharpoons V^{2+}$	-0.255
$Ca^{2+} + 2e^- \rightleftharpoons Ca$	-2.868	$Cu(OH)_2 + 2e^- \rightleftharpoons Cu + 2OH^-$	-0.222
$Na^+ + e^- \rightleftharpoons Na$	-2.71	$CO_2 + 2H^+ + 2e^- \rightleftharpoons HCOOH$	-0.199
$Mg^{2+} + 2e^- \rightleftharpoons Mg$	-2.372	$AgI + e^- \rightleftharpoons Ag + I^-$	-0.15224
$Mg(OH)_2 + 2e^- \rightleftharpoons Mg + 2OH^-$	-2.690	$O_2 + 2H_2O + 2e^- \rightleftharpoons H_2O_2 + 2OH^-$	-0.146
$Al(OH)_3 + 3e^- \rightleftharpoons Al + 3OH^-$	-2.31	$Sn^{2+} + 2e^- \rightleftharpoons Sn$	-0.1375
$Be^{2+} + 2e^- \rightleftharpoons Be$	-1.847	$CrO_4^{2-} + 4H_2O + 3e^- \rightleftharpoons Cr(OH)_3 + 5OH^-$	-0.13
$Al^{3+} + 3e^- \rightleftharpoons Al$	-1.662	$Pb^{2+} + 2e^- \rightleftharpoons Pb$	-0.1262
$Mn(OH)_2 + 2e^- \rightleftharpoons Mn + 2OH^-$	-1.56	$O_2 + H_2O + 2e^- \rightleftharpoons HO_2^- + OH^-$	-0.076
$ZnO + H_2O + 2e^- \rightleftharpoons Zn + 2OH^-$	-1.260	$Fe^{3+} + 3e^- \rightleftharpoons Fe$	-0.037
$H_2BO_3^- + 5H_2O + 8e^- \rightleftharpoons BH_4^- + 8OH^-$	-1.24	$Ag_2S + 2H^+ + 2e^- \rightleftharpoons 2Ag + H_2S$	-0.0366
$Mn^{2+} + 2e^- \rightleftharpoons Mn$	-1.185	$2H^+ + 2e^- \rightleftharpoons H_2$	0.00000
$2SO_3^{2-} + 2H_2O + 2e^- \rightleftharpoons S_2O_4^{2-} + 4OH^-$	-1.12	$Pd(OH)_2 + 2e^- \rightleftharpoons Pd + 2OH^-$	0.07
$PO_4^{3-} + 2H_2O + 2e^- \rightleftharpoons HPO_3^{2-} + 3OH^-$	-1.05	$AgBr + e^- \rightleftharpoons Ag + Br^-$	0.07133
$SO_4^{2-} + H_2O + 2e^- \rightleftharpoons SO_3^{2-} + 2OH^-$	-0.93	$S_4O_6^{2-} + 2e^- \rightleftharpoons 2S_2O_3^{2-}$	0.08
$2H_2O + 2e^- \rightleftharpoons H_2 + 2OH^-$	-0.8277	$[Co(NH_3)_6]^{3+} + e^- \rightleftharpoons [Co(NH_3)_6]^{2+}$	0.108
$Zn^{2+} + 2e^- \rightleftharpoons Zn$	-0.7618	$S + 2H^+ + 2e^- \rightleftharpoons H_2S(aq)$	0.142
$Cr^{3+} + 3e^- \rightleftharpoons Cr$	-0.744	$Sn^{4+} + 2e^- \rightleftharpoons Sn^{2+}$	0.151
$AsO_4^{3-} + 2H_2O + 2e^- \rightleftharpoons AsO_2^- + 4OH^-$	-0.71	$Cu^{2+} + e^- \rightleftharpoons Cu^+$	0.153
$AsO_2^- + 2H_2O + 3e^- \rightleftharpoons As + 4OH^-$	-0.68	$Fe_2O_3 + 4H^+ + 2e^- \rightleftharpoons 2FeOH^+ + H_2O$	0.16
$SbO_2^- + 2H_2O + 3e^- \rightleftharpoons Sb + 4OH^-$	-0.66	$SO_4^{2-} + 4H^+ + 2e^- \rightleftharpoons H_2SO_3 + H_2O$	0.172
$SbO_3^- + H_2O + 2e^- \rightleftharpoons SbO_2^- + 2OH^-$	-0.59	$AgCl + e^- \rightleftharpoons Ag + Cl^-$	0.22233
$Fe(OH)_3 + e^- \rightleftharpoons Fe(OH)_2 + OH^-$	-0.56	$As_2O_3 + 6H^+ + 6e^- \rightleftharpoons 2As + 3H_2O$	0.234
$In^{3+} + e^- \rightleftharpoons In^{2+}$	-0.49	$HAsO_2 + 3H^+ + 3e^- \rightleftharpoons As + 2H_2O$	0.248
$B(OH)_3 + 7H^+ + 8e^- \rightleftharpoons BH_4^- + 3H_2O$	-0.481	$Hg_2Cl_2 + 2e^- \rightleftharpoons 2Hg + 2Cl^-$	0.26808
$S + 2e^- \rightleftharpoons S^{2-}$	-0.47627	$Cu^{2+} + 2e^- \rightleftharpoons Cu$	0.3419
$Fe^{2+} + 2e^- \rightleftharpoons Fe$	-0.447	$Ag_2O + H_2O + 2e^- \rightleftharpoons 2Ag + 2OH^-$	0.342
$Cr^{3+} + e^- \rightleftharpoons Cr^{2+}$	-0.407	$[Fe(CN)_6]^{3-} + e^- \rightleftharpoons [Fe(CN)_6]^{4-}$	0.358
$Cd^{2+} + 2e^- \rightleftharpoons Cd$	-0.4030	$[Ag(NH_3)_2]^+ + e^- \rightleftharpoons Ag + 2NH_3$	0.373
$PbSO_4 + 2e^- \rightleftharpoons Pb + SO_4^{2-}$	-0.3588	$O_2 + 2H_2O + 4e^- \rightleftharpoons 4OH^-$	0.401
$Tl^+ + e^- \rightleftharpoons Tl$	-0.336	$H_2SO_3 + 4H^+ + 4e^- \rightleftharpoons S + 3H_2O$	0.449
$[Ag(CN)_2]^- + e^- \rightleftharpoons Ag + 2CN^-$	-0.31	$IO^- + H_2O + 2e^- \rightleftharpoons I^- + 2OH^-$	0.485

续表

半反应	$E^{\ominus}/V$	半反应	$E^{\ominus}/V$
$Cu^+ + e^- \rightleftharpoons Cu$	0.521	$Br_2(aq) + 2e^- \rightleftharpoons 2Br^-$	1.0873
$I_2 + 2e^- \rightleftharpoons 2I^-$	0.5355	$2IO_3^- + 12H^+ + 10e^- \rightleftharpoons I_2 + 6H_2O$	1.195
$I_3^- + 2e^- \rightleftharpoons 3I^-$	0.536	$ClO_3^- + 3H^+ + 2e^- \rightleftharpoons HClO_2 + H_2O$	1.214
$AgBrO_3 + e^- \rightleftharpoons Ag + BrO_3^-$	0.546	$MnO_2 + 4H^+ + 2e^- \rightleftharpoons Mn^{2+} + 2H_2O$	1.224
$MnO_4^- + e^- \rightleftharpoons MnO_4^{2-}$	0.558	$O_2 + 4H^+ + 4e^- \rightleftharpoons 2H_2O$	1.229
$AsO_4^{3-} + 2H^+ + 2e^- \rightleftharpoons AsO_3^{2-} + H_2O$	0.559	$Tl^{3+} + 2e^- \rightleftharpoons Tl^+$	1.252
$H_3AsO_4 + 2H^+ + 2e^- \rightleftharpoons HAsO_2 + 2H_2O$	0.560	$2HNO_3 + 4H^+ + 4e^- \rightleftharpoons N_2O + 3H_2O$	1.297
$MnO_4^- + 2H_2O + 3e^- \rightleftharpoons MnO_2 + 4OH^-$	0.595	$HBrO + H^+ + 2e^- \rightleftharpoons Br^- + H_2O$	1.331
$Hg_2SO_4 + 2e^- \rightleftharpoons 2Hg + SO_4^{2-}$	0.6125	$HCrO_4^- + 7H^+ + 3e^- \rightleftharpoons Cr^{3+} + 4H_2O$	1.350
$O_2 + 2H^+ + 2e^- \rightleftharpoons H_2O_2$	0.695	$Cl_2(g) + 2e^- \rightleftharpoons 2Cl^-$	1.35827
$[PtCl_4]^{2-} + 2e^- \rightleftharpoons Pt + 4Cl^-$	0.755	$Cr_2O_7^{2-} + 14H^+ + 6e^- \rightleftharpoons 2Cr^{3+} + 7H_2O$	1.36
$BrO^- + H_2O + 2e^- \rightleftharpoons Br^- + 2OH^-$	0.761	$HClO + H^+ + 2e^- \rightleftharpoons Cl^- + H_2O$	1.482
$Fe^{3+} + e^- \rightleftharpoons Fe^{2+}$	0.771	$MnO_4^- + 8H^+ + 5e^- \rightleftharpoons Mn^{2+} + 4H_2O$	1.507
$Hg_2^{2+} + 2e^- \rightleftharpoons 2Hg$	0.7973	$MnO_4^- + 4H^+ + 3e^- \rightleftharpoons MnO_2 + 2H_2O$	1.679
$Ag^+ + e^- \rightleftharpoons Ag$	0.7996	$Au^+ + e^- \rightleftharpoons Au$	1.692
$ClO^- + H_2O + 2e^- \rightleftharpoons Cl^- + 2OH^-$	0.841	$Ce^{4+} + e^- \rightleftharpoons Ce^{3+}$	1.72
$Hg^{2+} + 2e^- \rightleftharpoons Hg$	0.851	$H_2O_2 + 2H^+ + 2e^- \rightleftharpoons 2H_2O$	1.776
$2Hg^{2+} + 2e^- \rightleftharpoons Hg_2^{2+}$	0.920	$Co^{3+} + e^- \rightleftharpoons Co^{2+}$	1.92
$NO_3^- + 3H^+ + 2e^- \rightleftharpoons HNO_2 + H_2O$	0.934	$S_2O_8^{2-} + 2e^- \rightleftharpoons 2SO_4^{2-}$	2.010
$Pd^{2+} + 2e^- \rightleftharpoons Pd$	0.951	$F_2 + 2e^- \rightleftharpoons 2F^-$	2.866
$Br_2(l) + 2e^- \rightleftharpoons 2Br^-$	1.066	$XeF + e^- \rightleftharpoons Xe + F^-$	3.4

注：本表数据主要摘自 Weast R C. CRC Handbook of Chemistry and Physics, 95th ed. CRC Press, 2014~2015.

中英文词汇对照表

A

锕系元素　actinide elements
氨　ammonia
螯合物　chelate

B

钯　palladium
白磷　white phosphorus
半电池　half cell
半衰期　half-life
半透膜　semi-permeable membrane
饱和溶液　saturated solution
饱和蒸气压　saturated vapor
钡　barium, Ba
比例浓度　ratio concentration
必需元素　essential element
变形性　polarizability
标准电极电势　standard electrode potential
标准缓冲溶液　standard buffer solution
标准摩尔燃烧焓　standard molar enthalpy of combustion
标准摩尔熵　standard molar entropy
标准摩尔 Gibbs 生成自由能　standard molar Gibbs free energy of formation
标准摩尔生成焓　standard molar enthalpy of formation
标准平衡常数　standard equilibrium constant
标准氢电极　standard hydrogen electrode
标准态　standard state
表观荷电数　apparent charge number
表观解离度　apparent degree of dissociation
波函数　wave function
波粒二象性　wave-particle duality
玻璃电极　glass electrode
铂　platinum
不等性杂化　nonequivalent hybridization
不可逆反应　irreversible reaction
不可逆过程　irreversible process

C

产物　product
常量元素　macroelement
敞开系统　opening system
超氧化物歧化酶　superoxide dismutase, SOD
沉淀溶解平衡　precipitation dissolution equilibrium
沉淀转化　transformation of precipitate
成键轨道　bonding molecular orbital
臭氧　ozone
氚　tritium
磁量子数　magnetic quantum number
次磷酸　hypophosphorous acid

D

单齿配体　monodentate ligand
单线态氧　singlet oxygen
弹性碰撞　elastic collision
氘　deuterium
等价轨道　equivalent orbitals
等容过程　isovolumic process
等渗溶液　isotonic solution
等温方程式　isothermal equation
等温过程　isothermal process
等性杂化　equivalent hybridization
等压过程　isobaric process
低渗溶液　hypotonic solution
底物　substrate
第二电离能　the second ionization energy
第一电离能　the first ionization energy
电池电动势　electromotive force
电池反应　cell reaction
电负性　electronegativity
电荷平衡　charge balance
电极　electrode
电极电势　electrode potential
电极反应　electrode reaction
电解质　electrolyte
电解质溶液　electrolytic solution
电离能　ionization energy

电势法　potentiometry
电子层　shell
电子成对能　electron pairing energy
电子亚层　subshell
电子云　electron density
电子云图　electron density distribution
电子组态　electronic configuration
定态　stationary state
动量　momentum
对称性匹配原则　the symmetrical matching principle
多齿配体　polydentate ligand
多硫化物　polysulfide
多相催化　heterogeneous catalysis
多元弱碱　polyprotic base
多元弱酸　polyprotic acid
多重平衡　multiple equilibrium
多重平衡规则　multiple equilibrium rule

E

锇　osmium
二氧化氮　nitrogen dioxide
二氧化硫　sulfur dioxide
二氧化碳　carbon dioxide

F

f 区元素　f-block elements
钒　vanadium
反磁性　diamagnetism
反键轨道　antibonding molecular orbital
反向渗透　reverse osmosis
反应　reaction
反应分子数　molecularity of reaction
反应机制　reaction mechanism
反应级数　reaction order
反应进度　extent of reaction
反应热　heat of reaction
反应物　reactant
钫　francium
放热反应　exothermal reaction
非必需元素　non-essential element
非极性分子　nonpolar molecule
非极性共价键　nonpolar covalent bond
非键轨道　nonbonding orbital
非晶体　non crystal
沸点　boiling point
沸点升高　boiling point elevation
分步沉淀　fractional precipitation

分子的极化　polarizing
分子轨道　molecular orbital
分子轨道理论　molecular orbital theory
分子间作用力　intermolecular forces
封闭系统　closed system
富勒烯　fullerenes

G

钙　calcium
概率密度　probability density
高渗溶液　hypertonic solution
镉　cadmium
各向异性　anisotropy
铬　chromium
功　work
汞　mercury
共轭碱　conjugate base
共轭酸　conjugate acid
共轭酸碱对　conjugate pair of acid-base
共价半径　covalent radius
共价键　covalent bond
共价键的饱和性　saturation of covalent bond
构造原理　building-up principle
孤立系统　isolated system
钴　cobalt
冠醚　crown ether
光谱化学序列　spectrochemical series
光子　photon
广度性质　extensive property
规定熵　conventional entropy
硅酸　silicic acid
硅酸盐　silicate
硅烷　silane
过程　process
过渡金属　transition metal
过渡元素　transition element
过氧化氢　hydrogen peroxide

H

Heisenberg 不确定原理　Heisenberg's uncertainty principle
焓　enthalpy
核间距　internuclear distance
核式模型　nuclear model
洪德规则　Hund's rule
化学反应速率　rate of chemical reaction
化学计量数　stoichiometric number

化学键　chemical bond
化学平衡的移动　shift of chemical equilibrium
化学热力学　chemical thermodynamics
还原　reduction
还原剂　reducing agent
还原型　reduction form
环境　surrounding
缓冲比　buffer-component ratio
缓冲对　buffer pair
缓冲范围　buffer range
缓冲容量　buffer capacity
缓冲溶液　buffer solution
缓冲系　buffer system
缓冲作用　buffer action
缓冲作用原理　the principle of buffer action
混合物　mixture
活度　activity
活度系数　activity coefficient
活度因子　activity factor
活化络合物　activated complex
活化能　activation energy

J

Gibbs 自由能　Gibbs free energy
基态　ground state
激发态　excited state
极化率　polarizability
极化能力　polaring power
极性分子　polar molecule
极性共价键　polar covalent bond
钾　potassium
价层电子对互斥理论　valence shell electron pair repulsion theory
价电子　valence electron
价电子层或价层　valence shell
价键理论　valence bond theory, VBT
简并轨道　degenerate orbitals
碱　base
碱度　basidity
碱度常数　basidity constant
碱金属　alkali metals
碱土金属　alkaline earth metals
键参数　bond parameter
键长　bond length
键级　bond order
键角　bond angle
键能　bond energy

胶体渗透压　colloidal osmotic pressure
角度波函数　angular wave function
角量子数　azimuthal quantum number
节点　node
解离　dissociation
解离度　degree of dissociation
解离能　bond dissociation energy
解离平衡　dissociation equilibrium
解离平衡的移动　shift of dissociation equilibrium
金　gold
金刚石　diamond
金纳米颗粒　gold nanoparticle, GNP
金属半径　metallic radius
晶胞　unit cell
晶胞参数　lattice parameters
晶格　lattice
晶格能　lattice energy
晶体　crystal
晶体场分裂能　crystal field splitting energy
晶体场理论　crystal field theory, CFT
晶体场稳定化能　crystal field stabilization energy, CFSE
晶体渗透压　crystalloid osmotic pressure
肼　hydrazine
径向波函数　radial wave function
径向分布函数　radial distribution function
绝热过程　adiabatic process
均相催化　homogeneous catalysis

K

可逆反应　reversible reaction
可逆过程　reversible process
空间格子　space lattice
扩散　diffuse

L

拉平溶剂　leveling solvent
拉平效应　leveling effect
镧系收缩　lanthanide contraction
镧系元素　lanthanide elements
铑　rhodium
镭　radium
离子半径　ionic radius
离子的极化　polarization of ion
离子对　ion pair
离子氛　ion atmosphere
离子化合物　ionic compound

离子积　ionic product
离子键　ionic bond
离子晶体　ionic crystals
离子强度　ionic strength
离子相互作用理论　ion interaction theory
锂　lithium
连续光谱　continuous spectrum
两性物质　amphiprotic species
量子　quantum
量子数　quantum number
钌　ruthenium
磷化氢　phosphine
硫代硫酸钠　sodium thiosulphate
硫化氢　hydrogen sulfide
硫化物　sufide
硫酸　sulfuric acid
卤素　halogens

M

酶　enzyme
酶催化反应　enzymic catalytic reaction
镁　magnesium
锰　manganese
膜电极　membrane electrode
摩尔分数　mole fraction
摩尔燃烧焓　molar enthalpy of combustion
摩尔生成焓　molar enthalpy of formation
钼　molybdenum

N

内轨型配合物　inner-orbital coordination compound
内过渡元素　inner transition element
内能　internal energy
钠　sodium
难溶强电解质　sparingly soluble strong electrolyte
能级　energy level
能级交错　energy level interlaced
能量的量子化　the quantization of energy
能量近似原则　energy-approximation principle
镍　nickel
凝固点　freezing point
凝固点降低　freezing point depression
凝结　condensation

P

Pauli 不相容原理　Pauli exclusion principle
排斥态　repellent state

配位共价键　coordinate covalent bond
配位化合物　coordination compound
配位键　coordination bond
配位平衡　coordination equilibrium
配位数　coordination number
配位效应　coordination effect
配位原子　donor atom
硼酸　boric acid
硼烷　borane
铍　beryllium
氕　protium
平均速率　average rate
屏蔽常数　screening constant
屏蔽效应　screening effect
普朗克常量　Planck's constant

Q

歧化反应　disproportionative reaction
强电解质　strong electrolyte
强度性质　intensive property
羟氨　hydroxylamene
氢　hydrogen
氢键　hydrogen bond
区　block
区分溶剂　differentiating solvent
区分效应　differentiating effect
取向力　orientation force

R

热　heat
热化学　thermochemistry
热化学方程式　thermochemical equation
热力学第二定律　the second law of thermodynamics
热力学第三定律　the third law of thermodynamics
热力学第一定律　the first law of thermodynamics
热力学能　thermodynamic energy
热容　heat capacity
热效应　heat effect
溶度积　solubility product
溶度积规则　solubility product principle
溶剂　solvent
溶剂合作用　solvation
溶解　dissolve
溶解度　solubility
溶血　hemolysis
溶液　solution
溶质　solute

铷　rubidium
软硬酸碱规则　soft hard acid base, SHAB
弱电解质　weak electrolyte
弱碱解离常数　base dissociation constant
弱酸解离常数　acid dissociation constant

S

三线态氧　triplet oxygen
三氧化硫　sulfur trioxide
色散力　dispersion force
铯　caesium
熵　entropy
熵判据　entropy criterion
熵增加原理　principle of entropy increase
渗透　osmosis
渗透活性物质　osmosis activated matter
渗透浓度　osmotic concentration
渗透压　osmotic pressure
渗透压摩尔浓度　osmolality
升华　sublimation
生命元素　biological element
生物配体　biological ligands
石墨　graphite
实验平衡常数　experimental equilibrium constant
始态　initial state
双电层　electric double layer
水合作用　hydrated effect
顺磁性　paramagnetism
瞬间偶极　instantaneous dipole
瞬时速率　instantaneous rate
锶　strontium
速控步骤　rate controlling step
速率常数　rate constant
酸　acid
酸度　acidity
酸度常数　acidity constant
酸碱半反应　half reaction of acid-base
酸碱电子理论　electron theory of acid and base
酸碱质子理论　Brönsted-Lowry theory
酸效应　acidic effect

T

钛　titanium
体积分数　volume fraction
体积功　volume work
体液　humor
铁　iron

同离子效应　common ion effect
同位素　isotope
铜　copper
铜蓝蛋白　copper protein, CP
途径　path

W

外轨型配合物　outer-orbital coordination compound
微量元素　microelement
稳定常数　stability constant
钨　tungsten
无定形碳　amorphous carbon
无定形物质　amorphuos solids
物料平衡　mass balance
物质波　matter waves
物质的量浓度　amount-of-substance concentration

X

吸热反应　endothermal reaction
稀薄溶液的依数性质　colligative properties of dilute solution
稀释定律　diluting law
稀土元素　rare earth's elements
稀有气体　noble gases
系统　system
现代价键理论　valence bond theory
线性组合　linear combination of atomic orbitals, LCAO
线状光谱　line spectrum
相似相溶原理　like dissolves like
硝酸　nitric acid
锌　zinc
Schrödinger 方程　Schrödinger's equation
循环过程　cyclic process

Y

亚磷酸　phosphorous acid
亚硫酸　sulfurous acid
亚硝酸　nitrous acid
盐桥　salt bridge
盐效应　salt effect
氧化　oxidation
氧化还原反应　oxidation-reduction reaction
氧化剂　oxidizing agent
氧化型　oxidation form
氧化值　oxidation number
一氧化氮　nitrogen monoxide
一氧化二氮　dinitrogen oxide

一氧化碳　carbon monoxide
一元弱碱　monoprotic base
一元弱酸　monoprotic acid
铱　iridium
异构　isomerism
银　silver
永久偶极　permanent dipole
有效核电荷　effective nuclear charge
有效碰撞　effective collision
诱导力　induction force
诱导偶极　induced dipole
元反应　elementary reaction
元素的电子亲合能　electron affinity
元素电势图　potential diagram of elements
原电池　primary cell
原子半径　atomic radius
原子轨道　atomic orbital
原子实　atomic kernel
跃迁　transition

Z

杂化　hybridization
杂化轨道　hybrid orbital
杂化轨道理论　hybrid orbital theory
蒸发　evaporation

蒸气压　vapor pressure
蒸气压下降　vapor pressure lowering
正常沸点　normal boiling point
正磷酸　phosphoric acid
质量分数　mass fraction
质量摩尔浓度　molality
质量浓度　mass concentration
质量作用定律　law of mass action
质子的给予体　proton donor
质子的接受体　proton acceptor
质子自递平衡　autoprotolysis equilibrium
质子自递平衡常数　autoprotolysis equilibrium constant
中心原子　central atom
终态　final state
周期　period
主量子数　principal quantum number
主族　representative-group, main-group
状态　state
状态函数　state function
自发过程　spontaneous process
自旋磁量子数　spin magnetic quantum number
组成标度　composition scale
钻穿效应　penetration effect
最大重叠原则　the maximum overlapping principle